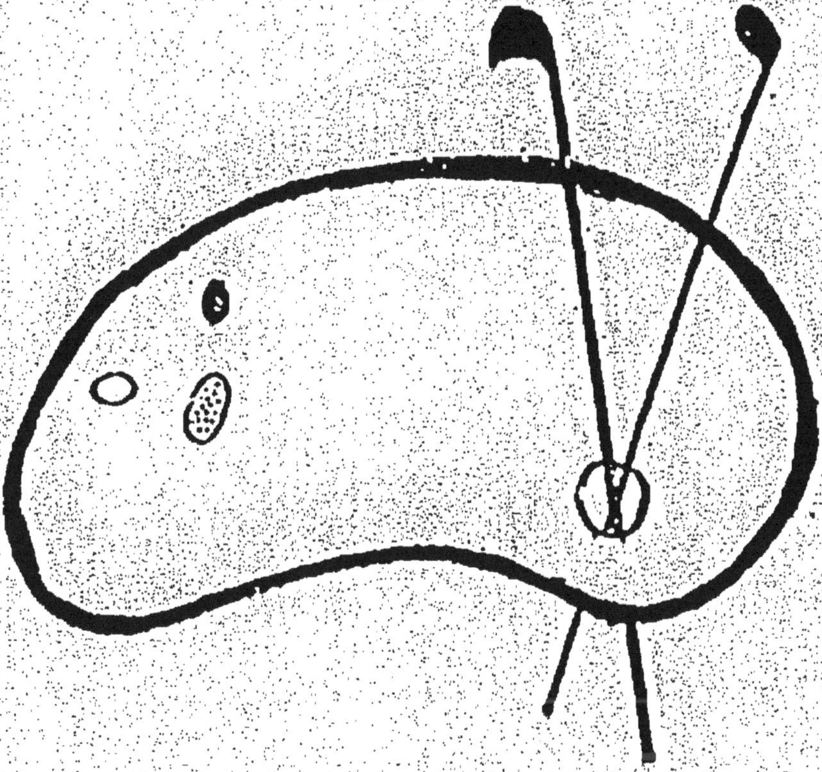

TRAITÉ

DES

FIÈVRES PALUSTRES

AVEC

LA DESCRIPTION DES MICROBES DU PALUDISME

PAR

A. LAVERAN

MÉDECIN-MAJOR DE PREMIÈRE CLASSE
PROFESSEUR-AGRÉGÉ
DE L'ÉCOLE DE MÉDECINE MILITAIRE DU VAL-DE-GRACE

Avec figures dans le texte

PARIS
OCTAVE DOIN, ÉDITEUR
8, PLACE DE L'ODÉON, 8
1884

TOURS, IMPRIMERIE ROUILLÉ-LADEVÈZE.

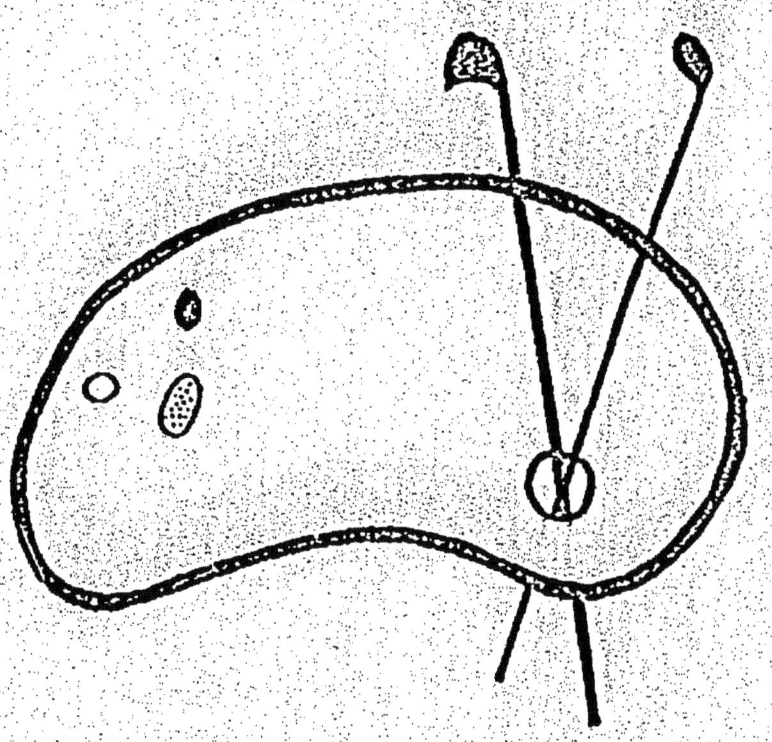

FIN D'UNE SERIE DE DOCUMENTS
EN COULEUR

TRAITÉ

DES

FIÈVRES PALUSTRES

PRINCIPAUX TRAVAUX DU MÊME AUTEUR

TRAITÉ DES MALADIES DES ARMÉES, Paris, 1875
(Ouvrage traduit en langue russe)

NATURE PARASITAIRE DES ACCIDENTS DE L'IMPALUDISME. DESCRIPTION D'UN NOUVEAU PARASITE TROUVÉ DANS LE SANG DES MALADES ATTEINTS DE FIÈVRE PALUSTRE, Paris, 1881.

EN COLLABORATION AVEC M. J. TEISSIER

NOUVEAUX ÉLÉMENTS DE PATHOLOGIE ET DE CLINIQUE MÉDICALES, 2e édition, Paris, 1883
(Ouvrage traduit en langue italienne et en langue espagnole)

TRAITÉ

DES

FIÈVRES PALUSTRES

AVEC

LA DESCRIPTION DES MICROBES DU PALUDISME

PAR

A. LAVERAN

MÉDECIN-MAJOR DE PREMIÈRE CLASSE
PROFESSEUR AGRÉGÉ
DE L'ÉCOLE DE MÉDECINE MILITAIRE DU VAL-DE-GRACE

Avec figures dans le texte

PARIS
OCTAVE DOIN, ÉDITEUR
8, PLACE DE L'ODÉON, 8
1884

INTRODUCTION

Ce livre est le fruit de cinq années de recherches poursuivies sans relâche en Algérie ; en l'écrivant j'ai eu pour principal but de faire connaître les parasites qu'il m'a été donné de trouver dans le sang des malades atteints de fièvre palustre.

Lors de mon arrivée à Bone, au mois de septembre 1878, je ne nourrissais pas l'espoir de découvrir les causes du paludisme et mes premiers travaux ne furent pas dirigés dans ce sens ; je m'occupai tout d'abord de la clinique et de l'anatomie pathologique des fièvres palustres, en cherchant à m'affranchir de toute idée préconçue et après avoir fait table rase des théories classiques.

L'analyse des lésions anatomiques observées sur des sujets morts d'accès pernicieux ou de cachexie palustre, me fit voir que la lésion caractéristique, la seule constante dans le paludisme, consistait en la présence d'éléments pigmentés dans le sang. Ces éléments pigmentés étaient connus, ils avaient été en particulier très bien décrits par Frerichs; mais leur nature et leur origine étaient encore fort obscures. C'est en étudiant le mode de formation de ces éléments pigmentés dans le sang que je fus amené à reconnaître leur nature parasitaire.

Le 6 novembre 1880, j'examinais le sang d'un malade en traitement pour fièvre intermittente à l'hôpital militaire de Constantine, lorsque je constatai pour la première fois l'existence de filaments mobiles qui adhéraient aux corps pigmentés et dont la nature animée n'était pas douteuse. J'eus à ce moment même l'intuition que j'étais en présence des véritables microbes du paludisme et tous les faits que j'ai observés depuis lors n'ont fait que confirmer cette impression première (1).

J'ai constaté l'existence des microbes du paludisme chez quatre cent trente-deux malades atteints des différentes formes du paludisme et je n'ai jamais rencontré ces microbes chez des sujets atteints d'autres affections.

Tous les médecins militaires qui à Constantine ont bien voulu s'intéresser à mes recherches et qui m'ont fait l'honneur de fréquenter mon laboratoire, ont pu constater l'existence des microbes du paludisme et vérifier les faits que j'ai signalés.

(1) Communications à l'Académie de médecine, 23 novembre et 28 décembre 1880, et 25 octobre 1881. — Communications à l'Académie des sciences, 24 octobre 1881 et 23 octobre 1882.

Parmi ces confrères, qu'il me soit permis de citer : MM. les médecins principaux Hattute, Aron et de Courtois, qui ont été pour moi des chefs pleins de bienveillance ; MM. Massoutié et Marvaud, ce dernier professeur agrégé du Val-de-Grâce, et MM. les médecins majors : Mounier, Jeunhomme, Boppe, Coustan, Maupetit, Langue, Vacher, Petit, Troussaint.

M. le Dr Richard, médecin major, actuellement professeur agrégé au Val-de-Grâce, a recherché dans le sang des paludiques de Philippeville les parasites que j'avais trouvés à Constantine, et il a constaté leur existence dans le sang d'un grand nombre de malades.

Je ne saurais trop remercier M. le Dr Richard de l'empressement qu'il a mis à contrôler mes recherches et à proclamer leur exactitude dès qu'elle lui a été démontrée (1). La grande habitude que M. le Dr Richard a des recherches histologiques et sa compétence incontestable en matière de paludisme donnent à son adhésion une très grande valeur.

M. le Dr Nepveu a réussi à retrouver les microbes du paludisme dans le sang d'un malade que je lui avais adressé à Paris. (Communication orale. Voyez aussi Verneuil, *Du paludisme*, *Revue de chirurgie* du 10 avril 1882,

(1) Richard, Communication à l'Académie des sciences, séance du 20 février 1882 — Du même, *le Parasite de l'impaludisme*, conférence faite à l'hôpital militaire de Philippeville, *Revue scientifique*, 1883, p. 113.

p. 284.) Je prie M. le professeur Verneuil et M. le Dr Nepveu d'agréer tous mes remerciements pour l'intérêt qu'ils ont bien voulu prendre à mes travaux sur les microbes du paludisme.

En 1882, j'ai fait le voyage d'Italie, dans le but spécial de rechercher, à Rome, les parasites que j'avais observés à Constantine, et j'ai pu me convaincre que le sang des fébricitants de la campagne Romaine renfermait des microbes identiques à ceux que j'avais décrits dans le sang des fébricitants algériens.

Les parasites du paludisme n'appartiennent pas à la classe des schizophytes, qui a fourni jusqu'ici les microbes pathogènes des maladies infectieuses et ils ne paraissent pas pouvoir se prêter aux mêmes expériences que ces derniers.

La méthode des cultures et l'expérimentation sur les animaux qui ont conduit M. Pasteur à de si belles découvertes sur la nature de quelques zoonoses : maladies charbonneuses, choléra des poules, rouget du porc, etc., ont été appliquées, dans ces derniers temps, à l'étude de la plupart des maladies infectieuses de l'homme, mais il faut l'avouer, on s'est heurté ici à de grandes difficultés.

Pour que la méthode des cultures et de l'expérimentation sur les animaux soit applicable à l'étude d'une maladie parasitaire, il faut : 1° que le parasite soit cultivable dans un milieu artificiel, en dehors de l'économie; 2° que le parasite puisse vivre et se reproduire sur quelques espèces animales; or il paraît certain que beaucoup de maladies parasitaires de l'homme ne remplissent pas ces conditions.

A côté des microbes qui, comme la bactéridie charbonneuse, ont une structure très simple, il est des parasites beaucoup plus compliqués dont la culture en dehors de l'organisme présente de grandes difficultés, si même elle n'est pas impossible. Je citerai, par exemple, les filaires du sang, qui sont la cause de l'hémato-chylurie et qui accomplissent, dit-on, une des phases de leur existence dans le corps des moustiques. D'autre part, beaucoup de maladies de l'homme telles que la fièvre typhoïde, les fièvres éruptives, ne sont pas inoculables aux animaux, et le paludisme semble devoir être rangé parmi ces dernières.

Nul n'admire plus que moi les beaux travaux de M. Pasteur; mais je crois qu'il ne faut pas se bercer de l'espoir d'arriver à la connaissance de tous les parasites, de tous les microbes pathogènes au moyen d'une seule et même méthode.

En 1881, j'ai publié un premier travail sous ce titre : *Nature parasitaire des accidents de l'impaludisme; description d'un nouveau parasite trouvé dans le sang des malades atteints de fièvre palustre*, Paris, 1881. En 1882, j'ai résumé mes recherches sur les parasites du paludisme dans une communication à la Société médicale des hôpitaux (séance du 23 avril 1882) et dans un article sur *la Nature parasitaire de l'impaludisme*, publié dans la *Revue scientifique* du 29 avril 1882.

Dans ce nouvel ouvrage, je me propose d'exposer avec plus de détails que je n'ai pu le faire jusqu'ici mes recherches sur les microbes des fièvres palustres en les complétant sur quelques points et de montrer combien la connaissance exacte du microbe pathogène a simplifié l'histoire de ces fièvres.

On peut dire sans exagération, ce me semble, que l'histoire du paludisme forme aujourd'hui un des chapitres les plus clairs, les plus précis de la pathologie. Sans doute il y a encore des inconnues, l'histoire naturelle des microbes du paludisme laisse certainement à désirer; mais les notions que nous avons dès maintenant sur ces parasites sont très suffisantes au point de vue clinique, et c'est ce point de vue surtout qui nous intéresse.

A côté des formes cliniques dont la nature n'a jamais été contestée et qui de tout temps ont fait partie du domaine du paludisme : fièvres intermittentes, accidents pernicieux, cachexie palustre, il en est d'autres en assez grand nombre dont les relations avec le paludisme n'ont jamais été bien définies. Il me suffira de citer les nombreuses discussions auxquelles ont donné lieu les fièvres continues des pays chauds, les fièvres climatiques, les fièvres bilieuses, la typhoïde palustre, le coup de chaleur. L'existence dans le sang des paludiques de parasites spéciaux et absolument caractéristiques, fournit aujourd'hui dans tous ces cas litigieux un criterium extrêmement précieux. Loin de moi la prétention d'avoir résolu tous ces problèmes, mais à défaut de solutions définitives le lecteur trouvera dans cet ouvrage des notions précises sur la marche à suivre dans l'étude de ces questions.

Il me sera facile de montrer combien l'anatomie pathologique des fièvres palustres si obscure jusqu'ici devient simple et facile à concevoir pour celui qui connaît les parasites du paludisme, et combien la pathogénie des différentes manifestations cliniques s'éclaire d'un jour nouveau.

Nous verrons enfin que l'action spécifique des sels de quinine dans les fièvres palustres s'explique de la manière la plus rationnelle par l'action toxique très énergique que ces sels exercent sur les microbes du paludisme.

La connaissance des microbes du paludisme est aussi importante au point de vue pratique qu'au point de vue théorique; elle est également utile au clinicien et au nosologiste.

Tous les médecins qui ont exercé dans des pays palustres, savent qu'il est souvent très difficile, pour ne pas dire impossible, d'affirmer si tel malade qui présente d'ailleurs des symptômes très graves, réclamant impérieusement une intervention active, est ou n'est pas sous l'influence du paludisme. En Algérie, par exemple, on apporte journellement dans les hôpitaux, des malades qui sont plongés dans le coma ou dans un état typhoïde grave; le coup de chaleur, l'alcoolisme, la méningite, la fièvre typhoïde peuvent, tout aussi bien que le paludisme, expliquer l'ensemble des symptômes observés ; les anamnestiques, quand ils ne font pas défaut, ce qui arrive souvent, et la provenance des malades peuvent fournir des présomptions pour ou contre le paludisme, mais rien de plus; le clinicien en est réduit à suspendre son diagnostic et à prescrire la médication quinique dans tous les cas. L'examen histologique du sang fournit, dans ces circonstances, les indications les plus utiles et permet seul d'arriver rapidement à porter un diagnostic précis ; dès qu'il a constaté la présence dans le sang des éléments parasitaires caractéristiques du paludisme, le médecin n'hésite plus, et il emploie la médication quinique avec la confiance que donne la vue nette et précise du but à atteindre, la connaissance exacte de l'ennemi qu'il faut combattre.

La recherche des parasites du paludisme exige, il est vrai, une certaine habitude du microscope en général et de l'examen du sang des paludiques en particulier; mais ce sont là des difficultés qu'il est facile de surmonter avec un peu de patience.

J'ai divisé cet ouvrage en neuf chapitres. Le chapitre premier est consacré à l'étiologie des fièvres palustres ; je montre que les conditions qui favorisent le développement du paludisme sont celles qui président à l'éclosion de toutes les espèces végétales et animales inférieures, ce qui explique que de tout temps l'opinion qui admet l'existence d'un parasite du paludisme ait été accueillie avec faveur, et je fais l'historique des recherches entreprises dans le but de découvrir ce parasite.

Le chapitre deuxième est consacré à l'anatomie pathologique du paludisme ; il ressort de cette étude que la caractéristique anatomique du paludisme est fournie par la présence d'éléments pigmentés en grand nombre dans le sang et principalement dans les capillaires de la rate et du foie, éléments pigmentés qui ne sont que les formes cadavériques des parasites du paludisme ; je résume à la fin de ce chapitre l'historique de la mélanémie palustre.

Le chapitre troisième est consacré à la description des parasites ou microbes du paludisme, qui se présentent dans le sang sous plusieurs aspects : forme enkystée, état adulte ou parfait ; j'indique dans quelles conditions il faut se placer pour constater l'existence de ces parasites.

Les manifestations cliniques du paludisme sont étudiées dans les chapitres quatrième et cinquième ; ces manifestations cliniques si variables, si compliquées d'après certains auteurs m'ont paru pouvoir être ramenées à quatre : fièvres intermittentes simples, fièvres continues palustres, fièvres intermittentes ou fièvres continues compliquées d'accidents graves dits pernicieux, cachexie palustre.

Le chapitre sixième traite des complications du paludisme autres que les accidents dits pernicieux et des maladies intercurrentes ; les rapports du paludisme avec la fièvre typhoïde et la dysenterie sont étudiés avec soin.

Le chapitre septième est consacré au diagnostic et au pronostic du paludisme.

Le chapitre huitième à la pathogénie des accidents du paludisme.

Le chapitre neuvième au traitement et à la prophylaxie.

Les mots *paludisme*, *paludique*, qui ont été adoptés par M. le professeur Verneuil dans les remarquables articles qu'il a publiés sur le paludisme considéré au point de vue chirurgical (*Revue de chirurgie*, 1881-1882), me paraissent excellents pour désigner l'ensemble des troubles morbides produits par les microbes des fièvres palustres et les malades qui sont sous le coup de ces troubles morbides ; le lecteur rencontrera ces mots à chaque page de ce livre.

Paris, 11 février 1884.

A. LAVERAN.

TRAITÉ
DES
FIÈVRES PALUSTRES

CHAPITRE PREMIER

ÉTIOLOGIE

CONDITIONS DE MILIEU FAVORABLES AU DÉVELOPPEMENT DU PALUDISME. — CES CONDITIONS SONT CELLES QUI FAVORISENT LE DÉVELOPPEMENT DE LA PLUPART DES ESPÈCES ANIMALES ET VÉGÉTALES INFÉRIEURES. — PRÉDISPOSITIONS INDIVIDUELLES. — DU PALUDISME CONGÉNITAL. — LE PALUDISME EXISTE-T-IL CHEZ LES ANIMAUX? — HISTORIQUE DES RECHERCHES FAITES DANS LE BUT DE DÉCOUVRIR LE PARASITE DU PALUDISME.

Le paludisme est une des maladies qui méritent le mieux de figurer dans le cadre des *endémies;* sous l'influence de circonstances exceptionnelles, à la suite d'inondations par exemple les fièvres palustres peuvent prendre, il est vrai, une extension inusitée dans certaines localités qui d'ordinaire en sont à peu près indemnes, mais la règle générale est que le paludisme ne règne que dans des foyers faciles à limiter, si bien qu'on peu tracer pour chaque pays une carte très exacte des localités palustres.

Un exposé complet de la géographie médicale du paludisme m'entraînerait trop loin, cette étude a été faite du reste avec beaucoup de soin par différents auteurs, notamment par Hirsch (1); je me contenterai de résumer les enseignements que nous donne la géographie médicale au point de vue de la recherche des causes du paludisme.

Supposons que, sur une mappemonde, on marque à l'encre de Chine les localités dans lesquelles règne la malaria, en ayant soin d'employer une teinte d'autant plus foncée que les fièvres observées sont plus fréquentes et plus graves, travail qui a été fait du reste pour plusieurs pays, notamment pour la France et pour l'Italie, il suffira de jeter un coup d'œil sur cette carte pour constater ce qui suit :

1° Le paludisme augmente de fréquence et de gravité à mesure qu'on descend des pôles vers l'équateur; 2° les principaux foyers du paludisme sont situés sur les côtes ou le long des grands fleuves.

Prenons pour exemple l'Europe. C'est sur les côtes méridionales de l'Europe que l'endémie palustre règne avec le plus de force; les côtes de la Corse, de l'Italie, de la Sicile, de la Grèce, les rives de la mer Noire, les bords du Pô, de l'Adige, du Tibre et du Danube sont les principaux foyers du paludisme en Europe; les marais Pontins et les Palus Méotides sont justement célèbres.

Les bords de la Loire et du Rhin, les côtes de France, d'Espagne, d'Angleterre, de Bretagne, de Hollande, de Danemark, de Suède, sont déjà des foyers beaucoup moins dangereux que les précédents et mériteraient d'être marqués sur la carte dont

(1) A. Hirsch, *Handbuch der historisch-geograph. Pathol.*, *Erlangen*, 1860, 1862, 1864 2 vol. — *Nouvelle édit. Stuttgard*, 1881-1882. Voyez aussi : Mahé *article* GÉOGRAPHIE MÉDICALE *du Dictionnaire encyclopédique des sciences médicales*.

nous parlons avec une teinte beaucoup moins noire; à partir de Saint-Pétersbourg (59° de latitude), le paludisme disparaît presque complétement.

L'étude de la géographie médicale du paludisme montre en outre : 1° que les fièvres palustres ne s'observent pas sur les montagnes, sur les hauts plateaux; que l'altitude, en un mot, est avec le froid une des conditions les plus défavorables à leur développement; 2° qu'un grand nombre de localités autrefois désolées par la malaria sont devenues très salubres et, inversement, que certaines populations qui pendant de longs siècles avaient été épargnées par les fièvres ont vu tout à coup l'endémie palustre se développer parmi elles avec une grande force.

Au temps de Pringle les fièvres palustres étaient très communes et très graves en Hollande, l'endémie n'était pas limitée aux côtes, elle s'étendait très loin dans l'intérieur des terres; les grands travaux accomplis pour protéger les côtes de la Hollande contre l'envahissement de la mer ont réduit de beaucoup le champ de l'endémie palustre. Les fièvres ne se rencontrent plus aujourd'hui que sur les côtes, à La Haye, à Amsterdam, à Rotterdam, dans les polders qui avoisinent les bouches de l'Escaut, dans l'Over-Yssel et dans l'île de Walcheren, encore l'endémie palustre est-elle, sur ces points mêmes, beaucoup moins redoutable qu'autrefois.

Les fièvres palustres étaient communes autrefois à Londres, ainsi qu'en témoignent les écrits de Morton, de Willis et de Sydenham : un marais voisin de Londres fut desséché et la disparition de ce marais amena celle des fièvres.

Graves appelle l'attention de ses élèves sur les heureux effets du drainage des terres en Irlande, et il montre qu'en beaucoup d'endroits le drainage a mis fin à l'endémie palustre. (*Clinique*, t. I, p. 3.)

A Strasbourg les fièvres palustres ont régné pendant longtemps; il y avait à la Krutenau un marais entretenu par les débordements de l'Ill, et plus loin d'autres marais longeant le Rhin. En 1832 l'endémie palustre était encore très grave et les médecins de Strasbourg avaient souvent l'occasion de traiter non seulement des fièvres intermittentes, mais des fièvres compliquées d'accidents pernicieux; depuis ce temps, les marais ont été desséchés, l'Ill et le Rhin ont été endigués, et par suite les fièvres sont devenues très rares.

Dans la Bresse, la Sologne, les Landes, le Morbihan, l'endémie palustre a perdu aussi beaucoup de son importance.

En Italie, dans la campagne Romaine, les travaux d'art exécutés pour dessécher les marais et les transformer en terrains de culture, restreignent de plus en plus le domaine de la malaria.

En Algérie l'endémie palustre a disparu presque complètement de localités sur lesquelles elle sévissait avec une grande force au début de la conquête, et il serait facile de citer tel village aujourd'hui florissant, dont les premiers habitants ont tous été victimes de la malaria.

L'histoire de l'endémie palustre aux îles Maurice et de la Réunion est très intéressante. Les fièvres palustres, autrefois inconnues à la Réunion, ont fait brusquement leur apparition dans cette île au mois de mars 1869, sans qu'aucune circonstance météorologique ou autre vînt expliquer ce brusque changement; de même à l'île Maurice, où l'endémie palustre a pris tout à coup, à partir de 1867, une grande importance. (Articles : *Réunion* et *Ile Maurice* du *Diction. encyclop.*

des Sc. médicales. — Delteil. *Considér. sur le climat et la salubrité de la Réunion. Arch. de méd. nav,* 1881.)

Les naturalistes indiquent exactement sous quel climat, dans quelle localité, dans quelle saison on trouve telle ou telle espèce végétale ou animale qu'ils décrivent ; on peut déterminer de même avec précision les conditions de température, d'altitude, d'humidité du sol qui sont favorables au développement du paludisme. En Algérie, par exemple, lorsque le voyageur arrive sur les bords d'un marais couvert de roseaux, ou sur les rives d'une de ces rivières que l'hiver transforme en torrents et l'été en ruisseaux dont les bords fangeux sont garnis de lauriers roses, il peut se dire que l'agent du paludisme est caché sous ces fleurs.

Bien que le marais soit le milieu de prédilection de l'agent qui produit les fièvres intermittentes et que les expressions de *fièvres palustres*, *fièvres des marais*, *paludisme* ou *impaludisme* méritent d'être conservées, il est certain que l'existence d'un marais proprement dit n'est pas indispensable à son développement. Des plaines basses, mal drainées ou maintenues dans un état d'humidité constante par une nappe d'eau souterraine abondante et superficielle, des terres inondées ou mal irriguées, des rivières, des canaux ou des fossés mal entretenus et mis à sec pendant l'été, suffisent souvent à provoquer ou à entretenir l'endémie palustre.

Les marais mixtes, c'est-à-dire dans lesquels il y a un mélange des eaux douces et des eaux salées, sont particulièrement favorables au développement du paludisme.

De même que les conditions de milieu les plus propres à favoriser l'éclosion et la multiplication d'une plante sont impuissantes à faire naître cette plante si la graine fait défaut, de même des pays très favorables en apparence au développement de l'endémie palustre peuvent en être complètement indemnes si le germe du paludisme n'y existe pas.

J'ai dit plus haut que les fièvres palustres avaient épargné pendant longtemps les îles Maurice et de la Réunion ; il est très probable que le germe du paludisme a été transporté dans ces îles de 1867 à 1869 avec des plantes provenant de Mayotte ou de Madagascar, îles dans lesquelles l'endémie palustre a, comme on sait, une très grande intensité, ou de toute autre manière.

Il existe encore en Océanie des terres vierges du paludisme, bien que les conditions de climat et de terrain soient en apparence très favorables au développement de l'endémie. En Australie, à Taïti, à la Nouvelle-Calédonie, les fièvres palustres sont très rares ; à la Nouvelle-Calédonie on trouve cependant, dit Dutroulau, des marais qui présentent tous les caractères objectifs des marais fébrigènes. Boudin a insisté le premier sur ce fait très remarquable qu'on rencontre sous les tropiques comme ailleurs des marais non fébrigènes.

L'influence de l'altitude n'est pas douteuse, elle se confond du reste en partie avec celle qui doit être attribuée à la chaleur et l'humidité constante du sol ; sur les montagnes, sur les hauts plateaux, la température est plus basse que dans les plaines les eaux ont un écoulement facile et rapide et forment rarement des marécages. L'expérience a appris depuis longtemps aux populations des pays palustres cette influence heureuse de l'altitude ; l'Arabe et l'habitant de la campagne Romaine fuient la plaine pour la montagne pendant la saison des fièvres. Le même mot arabe qui signifie fièvre veut dire aussi plaine (*h'emma*).

Aux Indes, les Anglais ont établi sur les hauts plateaux des stations sanitaires (*sanatoria*) dont les habitants sont à l'abri des atteintes du paludisme; à la Guadeloupe, nous avons un établissement analogue, et, malgré sa faible élévation au-dessus de la mer, *le Camp Jacob* jouit d'une salubrité parfaite,(Dutroulau.) Au Mexique, les fièvres palustres, qui sont très communes et très graves sur les côtes, disparaissent à mesure qu'on s'élève sur les hauts plateaux, et, bien que Mexico soit entouré de lacs et de marais, bien que la température moyenne soit assez élevée, l'endémie palustre n'a plus à ces hauteurs que très peu d'importance.

L'altitude qui suffit à mettre à l'abri des fièvres est souvent peu considérable, si bien que dans une même localité on peut trouver à quelques centaines de mètres les unes des autres des zônes fébrifères et des zônes salubres.

La ville de Constantine est construite à 600 mètres environ d'altitude sur un énorme rocher ; à 130 mètres environ au-dessous se trouve la vallée du Rummel; les personnes qui habitent Constantine ne prennent presque jamais la fièvre palustre, au contraire, parmi celles qui habitent dans la vallée, très peu échappent au paludisme, et aux portes mêmes de Constantine, au Bardo, on observe les fièvres palustres sous leurs formes les plus graves.

De même à Bône : les habitants de la ville haute construite sur les collines qui bordent la mer, sont à l'abri du paludisme, tandis que ceux de la ville basse lui payent aujourd'hui encore un lourd tribut, malgré les travaux d'assainissement qui ont été effectués et qui ont produit déjà d'excellents résultats.

On a dit que les vents transportaient les germes du paludisme d'une localité dans une localité voisine, nous venons de voir que dans une même ville on pouvait trouver des foyers intenses du paludisme et des quartiers qui en étaient presque complètement indemnes ; il faut donc admettre que le transport par l'air de l'agent morbide qui donne lieu aux accidents du paludisme est tout au moins difficile, car il existe des échanges continuels entre les atmosphères des différents points d'une même localité. Une autre preuve de la difficulté de ce transport par l'air est fournie par ce fait bien connu et signalé déjà par Pringle, que sur les côtes les plus insalubres, les marins sont à l'abri du paludisme dans leurs vaisseaux.

Des pluies abondantes, en augmentant l'humidité du sol, favorisent le développement du paludisme. On a remarqué depuis longtemps en Algérie que dans les années pluvieuses l'endémie palustre prenait une grande importance et qu'au contraire les fièvres palustres étaient relativement assez rares dans les années de sécheresse; les premières pluies d'automne donnent lieu presque toujours en Algérie à une recrudescence des fièvres. Dans le désert et dans les oasis du Sahara le paludisme est beaucoup moins redoutable que sur le littoral de l'Algérie.

Le paludisme aime les campagnes incultes, les pays peu peuplés ou dévastés par la guerre et l'invasion, il recule au contraire presque toujours devant l'homme et devant la civilisation. Ce fait a même servi de base à M. L. Colin pour édifier une théorie nouvelle des fièvres palustres. D'après M. L. Colin, la puissance végétative du sol, lorsqu'elle n'est pas utilisée par la culture, serait la cause principale du paludisme.

Dans son *Traité des maladies épidémiques*, M. le professeur L. Colin formule ainsi qu'il suit sa théorie de l'*intoxication tellurique :* « Lorsqu'un sol, qui, grâce à la nature de ses éléments et à la température ambiante, pourrait être fertile comme la plupart des terres vierges ou incultes des climats chauds, n'épuise point cependant cette puissance de rendement par une végétation suffisante, il se produit à sa surface des émanations fébrifères. Ces effluves ne tiennent pas seulement aux gaz fournis par la putréfaction des matières organiques, car cette putréfaction s'accomplissant ailleurs qu'à la surface ou dans les entrailles de la terre ne donnera pas la fièvre aussi facilement qu'on l'a prétendu ; il faut que le sol intervienne et d'une manière aussi active peut-être que pour la végétation, ce qui m'a fait dire que la puissance fébrifère d'un sol était adéquate à sa puissance végétative et que le miasme palustre est engendré par la puissance végétative du sol, quand cette puissance n'est pas mise en action par la culture. » (L. Colin, *Traité des maladies épidémiques*, Paris, 1879, p. 126, et *Traité des fièvres intermittentes*, Paris, 1870.)

Il est probable que les arbres et les plantes assainissent le sol en le drainant et en le desséchant bien plutôt qu'en mettant en œuvre sa puissance végétative.

Certains pays doués d'une végétation luxuriante, comme la Guyane et les vallées inférieures de l'Abyssinie, sont des foyers palustres très dangereux.

L'influence que l'abandon de la culture des terres, le dépeuplement ou la dévastation d'un pays exercent sur l'extension de l'endémie palustre s'explique facilement. Dans un pays riche et peuplé, comme l'était la campagne Romaine au siècle d'Auguste, de nombreux travaux d'art sont exécutés et entretenus avec soin, on dessèche les marais, on endigue les fleuves, les égouts, les aqueducs se multiplient, les arbres et les plantes couvrent le sol et le drainent par leurs racines ; vienne une invasion de barbares : les travaux d'art sont détruits, les aqueducs sont coupés, les canaux s'envasent, les marais s'étendent et se multiplient, les campagnes se dépeuplent, la culture du sol est abandonnée, les arbres sont détruits, et le paludisme trouve alors un milieu très favorable à son développement.

Même dans les contrées les plus désolées par la malaria, les fièvres palustres ne règnent pas pendant toute l'année. MM. Mayer et L. Colin ont fait remarquer qu'à Rome les fièvres palustres de première invasion apparaissaient tous les ans presque à jour fixe, vers le 5 ou le 6 juillet (L. Colin *Traité des fièvres intermittentes*, p. 158.) ; j'ai fait la même observation en Algérie ; à Constantine par exemple j'ai constaté pendant trois ans de suite que les premiers cas de fièvre palustre de première invasion se produisaient vers la fin du mois de juin, les derniers dans le courant du mois de novembre ; pendant les mois de décembre, janvier, février, mars, avril, mai, on n'observe que des fièvres intermittentes de récidive. Pendant les mois de juillet, août, septembre, octobre, les cas de fièvre palustre se multiplient avec une rapidité qui explique l'expression d'*endémo-épidémie*, qui a été employée par quelques auteurs. Ainsi, pendant l'hiver, le germe du paludisme sommeille comme les végétaux et les animaux inférieurs, il a comme eux sa période hibernale, et, comme eux, il se réveille au commencement de l'été avec une grande régularité.

Sur le littoral, à Bône, à Philippeville, la période fébrifère est plus étendue qu'à Constantine ; mais là aussi il y a pour l'agent du paludisme une morte saison.

Au Sénégal, on n'observe guère pendant les deux premiers trimestres de l'année que des fièvres de récidive ; c'est pendant le troisième trimestre que les fièvres apparaissent en grand nombre, et pendant le quatrième qu'elles prennent leurs formes les plus graves. (Dutroulau, *Traité des maladies des Européens dans les pays chauds*, 2e édit., Paris, 1868, p. 225.)

A la Guyane, où la différence entre les saisons est moins tranchée qu'au Sénégal, les fièvres se répartissent plus également entre les quatre trimestres; mais elles sont beaucoup moins nombreuses et moins graves pendant les six mois frais que pendant les six mois de chaleur accablante entremêlée d'orages qui terminent l'année. C'est le troisième trimestre qui est le plus chargé; de même aux Antilles. (Dutroulau, *op cit.*, p. 226.)

Le paludisme est surtout une maladie des campagnes, de même que la fièvre typhoïde est une maladie des villes; l'encombrement qui s'observe au centre des cités populeuses et qui favorise à un si haut degré le développement des maladies typhoïdes, paraît au contraire créer une sorte d'immunité pour les fièvres palustres.

Les professions les plus malsaines dans les pays où règne le paludisme sont celles qui mettent l'homme le plus directement et le plus souvent en rapport avec le sol. Les ouvriers qui sont employés à dessécher les marais, à curer des ports ou des fossés, les terrassiers, les jardiniers, les agriculteurs, les individus qui travaillent aux moissons fournissent au paludisme le plus grand nombre de ses victimes.

Les soldats en campagne obligés de coucher en plein air, de remuer la terre, d'aller aux fourrages, réduits souvent à boire une eau de mauvaise qualité, soumis enfin à de grandes fatigues et à des privations qui les prédisposent à contracter toutes les maladies, se trouvent dans des conditions très défavorables pour lutter contre le paludisme. Aussi toutes les fois que des armées ont été obligées d'occuper pendant la saison des fièvres des localités insalubres, on a vu se développer des épidémies graves qui parfois ont pris les proportions de véritables désastres. (A. Laveran, *Traité des maladies des armées*, Paris, 1875, p. 150.)

Pringle rapporte que, pendant la campagne de 1747, dans les Pays-Bas, les troupes anglaises qui occupaient Zuit-Beveland et l'île de Walcheren en furent tellement incommodées par les fièvres, qu'à un certain moment quelques bataillons avaient au plus cent hommes en état de faire leur service, ce qui représentait seulement la septième partie d'un bataillon complet ; le *Royal*, à la fin de la campagne, n'avait que quatre hommes qui se fussent toujours bien portés. L'escadre qui était à l'ancre dans un canal entre Zuit-Beveland et l'île de Walcheren fut complètement préservée : preuve, dit Pringle, que l'air humide et putride des marais était dissipé ou du moins corrigé avant que d'arriver aux navires. (Pringle, *Observations sur les maladies des armées*, Londres, 1752. Traduction *in Encyclopédie des sciences médicales*, p. 33.)

Pendant la campagne suivante (1748), les fièvres furent encore plus nombreuses. Les bataillons qui, en 1747, avaient été en Zélande, présentèrent les premiers des fièvres intermittentes irrégulières, qui étaient évidemment des rechutes et qui se terminaient souvent, dit Pringle, en hydropisies. Les Hollandais avaient inondé le pays pour se défendre; une fois les préliminaires de la paix signés, on fit rentrer une partie des eaux dans leur lit et les terrains incomplètement desséchés devinrent des foyers actifs de paludisme. A Bréda, la maladie prit de telles proportions que les États-Généraux donnèrent l'ordre de remettre l'inondation dans son premier état. Les quartiers les plus voisins des inondations eurent surtout à souffrir des fièvres ardentes (pernicieuses délirantes et comateuses) ; le régiment de Gray, en quartier près de Bois-le-Duc, eut jusqu'à deux cens soixante malades, ce qui était plus de la moitié de l'effectif et à la fin de la campagne il n'y avait en tout que trente hommes qui se fussent toujours bien portés ; le régiment de Johnson, à Nieuland, et les fusiliers écossais qui se trouvaient à Dinther, comptaient leurs malades par centaines. (Pringle, *op. cit.*, p. 34.)

Jamais peut-être désastre militaire causé par le paludisme ne fut plus complet que celui qui suivit le débarquement des Anglais au mois d'août 1809 dans l'île de Walcheren. Du 28 août au 23 décembre, sur un effectif de trente-neuf mille deux cent dix-neuf hommes, quatre mille cent soixante-quinze succombèrent aux fièvres ; du 21 août au 18 novembre, le nombre des admissions aux hôpitaux, récidives comprises, s'élevait à vingt-six mille huit cent quarante-six ; vers la fin de décembre 1809, après la rentrée des troupes en Angleterre on comptait encore onze mille cinq cent trois hommes atteints de *maladies de Walcheren*. L'armée anglaise avait été vaincue avant de combattre, elle n'eut que deux cent dix-sept hommes tués à l'ennemi.

Les armées en campagne dans les plaines du bas Danube ont été bien souvent éprouvées par les fièvres palustres qui, en s'unissant probablement au typhus ou à la fièvre typhoïde, ont produit ces graves épidémies qui sont connues sous le nom de *fièvre hongroise*. Pendant la guerre turco-russe de 1877 à 1878, il y a eu dans l'armée russe du Danube : cent quarante mille cas de fièvres palustres et mille quatre-vingt douze décès par cette cause.

En 1828, pendant la campagne de Morée, et en 1859, pendant la guerre d'Italie, les fièvres palustres ont régné avec une grande fréquence dans notre armée. L'armée française était entrée en Lombardie à la fin d'avril et au commencement de mai 1859 ; dès les premiers jours de juillet et jusqu'à la fin de septembre, écrit M. Cazalas, toutes les maladies se confondirent en un seul type, caractérisé surtout par la fièvre rémittente simple ou compliquée d'état typhoïde. (Cazalas, *Maladies de l'armée d'Italie. Rec. mém. de méd. milit.*, 1864.)

Pendant les premières années de la conquête de l'Algérie, le paludisme a fait un très grand nombre de victimes parmi nos soldats. L'endémo-épidémie était particulièrement grave dans la plaine de la Metidja et à Bône. En 1833, on perdait à Bône plus de onze cents hommes. Il faut dire qu'au début de la conquête de l'Algérie, nos médecins, imbus des idées de Broussais, ne connaissaient guère du paludisme que la fièvre intermittente et savaient mal se servir du sulfate de quinine ; Maillot sut heureusement réformer leur thérapeutique défectueuse : il montra que les continues palustres étaient justiciables du sulfate de quinine comme les fièvres intermittentes, et les bons effets de cette réforme ne tardèrent pas à se faire sentir ; la mortalité, qui était de 1 sur 3 à l'hôpital de Bône, descendit rapidement à 1 sur 20. (Maillot, *Traité des fièvres intermittentes*, Paris, 1836. — Hutin, *l'Épidémie de Bône en 1835*, Paris, 1882, extrait de la *Gazette médicale de l'Algérie.*)

Toutes les causes déprimantes, débilitantes : fatigues, excès de toute sorte, anémie résultant de privations ou de maladies antérieures, etc..., prédisposent au paludisme.

Non seulement les individus affaiblis, anémiés par quelque maladie antérieure prennent plus facilement la fièvre palustre bue les individus en parfaite santé, mais chez eux on observe en sutre que les fièvres sont extrêmement rebelles.

Cette action des causes débilitantes est bien en rapport avec l'idée du parasitisme des fièvres palustres; la plupart des parasites se développent de préférence sur les organismes affaiblis; le muguet, le pityriasis versicolor ne se montrent guère que chez des individus dont la vitalité est déjà notablement affaiblie, de même que les mousses et les lichens croissent de préférence sur le tronc des arbres malades; les helminthes se développent volontiers dans les intestins des enfants malingres, misérables; les poux pullulent avec une facilité singulière chez es vieillards cachectiques, si bien que pendant longtemps on a admis leur génération spontanée. Il semble, comme l'a dit M. Pasteur, que la vie repousse la vie qui veut se greffer sur elle; quand un être s'affaiblit, il devient facilement la proie des parasites qui l'assiègent.

Les hommes appartenant à toutes les races sont sujets au paludisme, il y a cependant des degrés; il est certain, par exemple, que la race noire présente une résistance beaucoup plus grande au paludisme que la race blanche ou caucasique.

En 1841, trois navires anglais, l'*Albert*, le *Wilberforce* et le *Soudan*, remontèrent le Niger; les équipages se composaient de cent quarante-cinq blancs et de cent cinquante-huit nègres; un mois après l'entrée dans le Niger, cent trente blancs sur cent quarante-cinq étaient atteints de fièvre; quarante succombèrent; des cent cinquante-huit noirs, onze seulement eurent de légères atteintes de fièvre palustre, aucun ne mourut.

Sur les cent cinquante-huit nègres, cent trente-trois appartenaient à la côte d'Afrique: c'étaient surtout des Kroomen; aucun de ces nègres africains ne fut malade. Les vingt-cinq autres noirs étaient originaires les uns des Indes occidentales, les autres des Etats-Unis, et ils avaient passé quelque temps en

Angleterre, c'est à ce groupe qu'appartenaient les onze hommes qui prirent la fièvre. (William, *Medical History of the expedition to the Niger*, London, 1843; cité par Graves: *Clinique médicale.* Traduction de Jaccoud, 3e édition, t. I, p. 483.)

En 1845, la plupart des Européens qui étaient à bord du steamer l'*Éclair*, en station sur les côtes d'Afrique, moururent de fièvre palustre, tandis que sur quarante Kroomen qui faisaient partie de l'équipage, aucun ne fut atteint; à l'arrivée en Angleterre cinq seulement de ces nègres eurent une fièvre légère. (Graves, *loc. cit.*)

Le major Forbes a signalé aussi l'immunité très grande des nègres pour le paludisme à Ceylan, c'est grâce aux travailleurs nègres que l'on put achever les routes qui traversent cette île. (Graves, *loc. cit.*)

Boudin a exagéré sans doute en admettant qu'il y avait un antagonisme de la race noire pour les fièvres palustres (1); des faits nombreux prouvent que la cachexie palustre n'est pas rare chez les nègres, notamment au Gabon, à Ceylan et aux Antilles; la résistance très grande dont les nègres font preuve contre le paludisme n'en est pas moins bien établie, aussi les nègres sont-ils de très utiles auxiliaires dans les pays palustres.

Pendant la guerre du Mexique, les nègres venus du Soudan ont rendu de grands services dans les terres chaudes, grâce à l'immunité très remarquable qu'ils présentaient, non seulement pour les fièvres palustres, mais aussi pour la fièvre jaune.

(1) Voyez à ce sujet: Boudin, *Acclimatement des races humaines sur divers points du globe. Rec. de mém. de méd. mil.*, 3e série, t. XII, XIII et XV. — L. Laveran. Article *Antagonisme* du *Diction. encyclop. des sc. médicales.* — Dutroulau, *Traité des maladies des Européens dans les pays chauds*, 2e édition, Paris, 1868 p. 147. — L. Colin, *Traité des fièvres intermittentes*. p. 519.

Au Soudan, au Cordofan, au Sénégal, les fièvres palustres n'épargnent pas complètement la population indigène, elles sont même assez communes pendant l'hivernage, mais en général elles ne présentent pas de gravité.

Les nègres vivent et prospèrent dans des pays, comme Madagascar, où l'Européen ne peut pas s'acclimater.

Les Indiens, les créoles ne sont pas épargnés par le paludisme. La fièvre bilieuse hématurique, qui paraît être de nature palustre, a été appelée quelquefois, par les médecins des Antilles, *fièvre jaune des acclimatés et des créoles.* Pendant la guerre du Mexique on avait levé aux Antilles, pour les terres chaudes, une compagnie de volontaires créoles : cette compagnie se fondit rapidement sous l'influence des fièvres palustres. Cent-quatorze créoles venant de la Martinique et de la Guadeloupe arrivaient à la Vera-Cruz en octobre 1862 ; au mois de février suivant, la compagnie ne comptait plus que soixante-sept hommes ; reportée à cent vingt-huit hommes au mois d'août 1863, elle était de nouveau réduite à quarante-sept hommes en décembre, à trente-cinq en mars 1864, et à quatre en avril. (A. Corre, *De l'Influence de la race dans les maladies infectieuses. Gaz. hebdom.*, 1869.)

Les chiffres suivants, fournis par Morehead, prouvent qu'à Bombay la fièvre palustre n'épargne pas les Indiens.

De 1848 à 1853 il y a eu à l'hôpital général européen de Bombay : six cent soixante-sept entrées pour fièvre intermittente et cent soixante-trois entrées pour fièvre rémittente. La mortalité a été de un sur cent malades admis pour fièvre intermittente, et de quinze sur cent malades admis pour fièvre rémittente.

Pendant la même période il y a eu à l'hôpital des natifs

(Bombay): mille sept cent neuf entrées pour fièvre intermittente, et sept cent quatre-vingt-quatre pour fièvre rémittente ; la mortalité a été de 1,43 sur 100 admis pour fièvre intermittente et de 37,2 sur 100 admis pour fièvre rémittente.

En Algérie, j'ai souvent constaté le paludisme chez les Arabes ; il n'est pas possible d'apprécier exactement le degré de fréquence relative des fièvres palustres chez les Européens et chez les indigènes, ces derniers échappant presque toujours à l'observation ; mais on peut dire d'une façon générale que les Arabes, s'ils sont sujets comme nous au paludisme, ont néanmoins une force de résistance et une tolérance pour l'agent morbigène que ne possèdent pas les Européens ; le paludisme prend presque toujours chez les indigènes des formes moins graves et moins aigues que chez les Européens. La continue palustre et les accidents pernicieux sont rares chez les Arabes, qui cependant se soignent très peu et très mal ; par contre la cachexie palustre est très commune dans les tribus qui occupent des localités malsaines ; il n'est pas rare de rencontrer des indigènes dont la rate est extrêmement volumineuse et qui continuent à se livrer à des occupations souvent très fatigantes.

Le paludisme s'observe à tous les âges, il n'est pas rare chez les jeunes enfants, il paraît même probable qu'il peut être transmis par la mère au fœtus ; J. Frank, Stokes, Boudin ont admis ce fait comme démontré ; il existe dans la science des observations, assez rares il est vrai, de paludisme chez des nouveau-nés dont les mères étaient atteintes de fièvre intermittente. Les faits de Sue et de Hawelka (cités par Bouchut, *Traité des maladies des nouveau-nés*), ceux de Playfair et de Duchek (cités par Griesinger), ceux de Bohn et de Bureau (cités par M. le Dr Leroux, *Revue de Médecine*, 1882, p. 569-575) paraissent très probants. « Playfair rapporte l'observation d'une femme qui, pendant sa première grossesse, était atteinte tous les quinze jours d'accès répétés de fièvre intermittente; l'enfant, à la naissance, présentait une rate tellement hypertrophiée que son extrémité inférieure atteignait l'ombilic; l'enfant n'eut point de fièvre jusqu'à l'âge de deux ans, mais il était pâle et maladif. Duchek a observé un cas tout à fait semblable ; l'enfant, mort peu de temps après la naissance, présentait une tumeur splénique pigmentée et du pigment dans le sang de la veine-porte. » (Griesinger, *Traité des maladies infectieuses*, deuxième édition, 1877, p. 20.) Il serait très intéressant de répéter cette observation et de constater l'existence des éléments pigmentés caractéristiques du paludisme dans le sang des nouveau-nés et dans les viscères des mort-nés dont les mères sont paludiques ; dès aujourd'hui on peut admettre l'existence du paludisme congénital comme très probable.

M. le Dr Leroux, dans l'excellent mémoire qu'il a publié sur le paludisme congénital (*Revue de médecine* 1882, p. 661. — Voyez aussi Verneuil. *Même recueil*, 1882), émet l'opinion que l'existence du paludisme congénital paraît être en désaccord avec l'idée de la nature parasitaire de la maladie ; il est certain que s'il était démontré que le père peut transmettre le paludisme à son enfant, la théorie parasitaire du paludisme en serait fort ébranlée ; mais il n'existe aucun fait probant à l'appui de cette opinion. Dans tous les faits connus il s'agit de mères qui, atteintes de fièvre intermittente pendant leur grossesse, ont accouché d'enfants qui présentaient les signes du paludisme; or on comprend très bien que des parasites qui ont un très petit volume et qui s'accolent intimement aux corpuscules rouges du sang, puissent passer de la mère au fœtus. MM. I. Straus et Chamberland ont prouvé que les microbes du charbon symptomatique, du choléra des poules et de la septicémie expérimentale, pouvaient passer de la mère au fœtus (*Société de biologie*, 11 novembre 1882) ; ils ont même constaté que la bactéridie charbonneuse n'était pas toujours arrêtée par le placenta (*Société de biologie*, 16 décembre 1882), contrairement à ce que pensait Davaine. La transmission du paludisme de la mère au fœtus se concilie donc très bien avec les faits qui démontrent que les accidents du paludisme sont produits par des parasites du sang.

J. Franck et Boudin admettaient qu'une nourrice pouvait transmettre la fièvre intermittente à l'enfant qu'elle allaitait. (Boudin, *Traité des fièvres intermittentes*, 1842, p. 193.) Il n'existe dans la science aucun fait probant à l'appui de cette opinion, qui toutefois mérite considération, du sang pouvant se mélanger au lait, et le sang renfermant, comme nous le verrons, les parasites du paludisme.

Le paludisme existe-t-il chez les animaux ? C'est une question très intéressante et très controversée ; dans ces dernières années, on a inoculé à différents animaux du sang pris chez les paludiques ou de l'eau provenant de marais fébrigènes, et plusieurs observateurs ont pensé qu'ils avaient réussi par ces procédés à produire le paludisme chez différentes espèces animales. Je discuterai plus loin les résultats de ces expériences ; il importe de rechercher d'abord si le paludisme se développe dans les conditions ordinaires chez certaines espèces animales.

L'observation la plus superficielle montre d'abord que la plupart des animaux peuvent vivre et prospérer dans des localités que l'endémie palustre rend à peu près inhabitables à l'homme. Sans parler des espèces animales qui pullulent dans l'air, dans l'eau et dans le sol des localités marécageuses, les animaux domestiques fournissent de nombreux exemples d'immunité pour les fièvres palustres. Les troupeaux paissent sans danger dans les plaines de la campagne Romaine, et l'élevage du cheval donne d'excellents produits au milieu des marais Pontins. Dans les contrées marécageuses de la France, en Hollande, dans les *polders* de la Belgique, dans le delta du Rhin, les fièvres intermittentes enzootiques n'existent pas. (Verheyen. En Algérie, les vétérinaires militaires n'ont jamais eu, je crois, l'occasion de signaler le paludisme chez les chevaux dans les localités où la plupart des cavaliers prenaient la fièvre. L'élevage du porc, des lapins, de la volaille réussit très bien dans les endroits ou le paludisme règne avec le plus d'intensité. Le chien se prête très bien à l'observation : il est le compagnon fidèle de l'homme, et ses maladies sont étudiées avec beaucoup de soin ; or que voyons-nous? le chien de chasse qui fouille les marais les plus insalubres et qui s'abreuve aux mares les plus justement suspectes, brave impunément les fièvres dont son maître est trop souvent victime.

Sans doute on a signalé des épizooties dans les pays palustres ; mais il ne suffit pas de constater que des animaux ont été malades ou sont morts dans des localités palustres, il faut démontrer que les accidents se sont produits sous l'influence du paludisme.

La plupart des vétérinaires admettent que la fièvre intermittente vraie, d'origine palustre, n'existe pas chez les animaux. (Verheyen, article *Fièvres intermittentes*, *in Dictionn. de médecine vétérinaire* de Bouley et Raynal.)

On a accusé les marais de produire la maladie charbonneuse et quelques vétérinaires ont voulu voir dans les affections charbonneuses des fièvres pernicieuses d'origine palustre; Raynal et Leblanc admettaient encore cette opinion comme très vraisemblable quand ils ont écrit l'article *Charbon* du *Dictionnaire de médecine vétérinaire*. L'étiologie du charbon est aujourd'hui trop bien connue pour qu'il soit nécessaire de discuter cette question, il est trop évident que le rôle des marais se réduit à celui d'une cause adjuvante.

Dans l'étiologie de la clavelée le rôle des marais paraît encore moins important, s'il est possible, que dans celle du charbon.

La *cachexie aqueuse* ou *pourriture*, qui fait souvent de grands ravages au milieu des troupeaux qui paissent dans les prairies basses et inondées, n'a rien à voir avec la cachexie palustre. Il est démontré aujourd'hui que la cachexie aqueuse est produite par la présence de distomes ou douves du foie dans les voies biliaires. (Raynal, article *Cachexie aqueuse in Dictionn. de médecine vétérinaire* de Bouley et Raynal.) Les rapports de la cachexie aqueuse avec les marais s'expliquent du reste facilement. « Certains trématodes, les distomaires, se produisent par génération alternante ; leurs embryons ciliés, microscopiques, pénètrent le corps de certains mollusques d'eau douce, de larves ou d'insectes aquatiques, et même de quelques mollusques terrestres des genres limax et hélix. L'embryon disparaît en donnant naissance à une génération de cercaires microscopiques qui nagent par myriades dans l'eau des étangs, s'introduisent encore une fois dans des larves d'insectes aquatiques, ou dans des mollusques et même, d'après de Siebold, dans certaines plantes des marais, où ils arrivent à l'état de distomes complets. On comprend dès lors la fréquence de ce parasite chez tous les animaux qui s'abreuvent à l'eau des mares et qui avalent en même temps des cercaires libres ou enkystés dans de petits insectes ou des distomes, même à des périodes peu avancées de leur développement. D'ordinaire on trouve de deux cents à cinq cents distomes dans le foie des animaux atteints de pourriture : on comprend dès lors la série de symptômes observés : langueur, pâleur et bouffissure des muqueuses, œdème général, amaigrissement, épanchements splanchniques, diarrhée séreuse, etc..., et la mort, qui survient dans plus de la moitié des cas. » (Vallin, article *Marais*, *in Dictionn. encyclop. des Sc. méd.*)

La bronchite vermineuse règne assez fréquemment dans les pacages marécageux; ici encore on connaît la cause du mal, qui est l'accumulation dans les bronches du *strongylus filaria*.

« Les animaux atteints expectorent un mucus chargé de filaires ovovivipares ; le parasite meurt et en se décomposant il laisse s'échapper de son ovaire un nombre extraordinaire de jeunes filaires presque microscopiques dont la vitalité est extrême..... Il est probable que les embryons rejetés avec le mucus par les animaux malades, sont repris sur l'herbe recouverte de rosée, ou dans l'eau des boissons par les moutons et les autres espèces domestiques qu'on mène paître dans les lieux humides ; ils pénètrent dans les voies respiratoires soit directement, soit à la suite de migrations dont les parasites fournissent de nombreux exemples. C'est presque uniquement dans les marais que la maladie vermineuse se développe, se propage et prend quelquefois la marche d'une épizootie redoutable ; l'affection ne se transmet pas dans les étables ; elle s'éteint promptement dans les pacages bien secs, sans doute parce que les jeunes filaires se détruisent dans les corps desséchés de leurs mères ou à l'air libre quand elles ne trouvent pas l'humidité suffisante à l'entretien de leur vie. » (Vallin, *loc. cit.*)

Le tournis des moutons, qui est produit, comme on sait, par des cysticerques du cerveau, se développe aussi de préférence dans les pâturages marécageux; les chiens de berger contractent le ténia cœnurus en mangeant le cerveau des moutons morts du tournis, et les œufs du ténia expulsés par les chiens sont avalés par les moutons avec l'herbe qu'ils souillent.

Après avoir éliminé toutes les épizooties dans l'étiologie desquelles les marais ne jouent qu'un rôle très accessoire et dont les causes sont bien connues, il reste des faits en petit nombre difficiles à classer, sans doute, mais dont la relation avec le paludisme n'est nullement démontrée.

Tel est le fait suivant cité par M. le Dr Obédénare comme un exemple de paludisme chez les animaux : « Il est, dit-il, une affection qui fait périr les bœufs (dans la région danubienne) et que l'on a prise quelquefois à tort pour le typhus contagieux. Nous voulons parler de l'hématurie des bœufs, que nous considérons comme une manifestation de l'impaludisme. L'affection commence en mai, sévit surtout en juillet, août et septembre et cesse en octobre, comme l'intoxication paludéenne qui sévit sur l'homme. La maladie s'observe dans les endroits marécageux, et elle frappe surtout les bœufs qu'on a fait venir de la région des collines. En 1874, cette épizootie a été aussi meurtrière que l'est habituellement la peste bovine. Les animaux qui ont des hématuries dépérissent et succombent. Les globules diminuent notablement dans le sang; les chairs sont flasques; le sang est noir et diffluent; les cadavres se décomposent promptement. Dès que l'on fait partir les troupeaux dans les régions saines, loin de la malaria, la maladie disparaît. »

(*Article danubienne (région) ; in Diction. encyclop. des Sc. méd.*, 1re série, t XXV, p. 594.)

Il n'y a pas, ce me semble, de motif suffisant pour voir dans cette hématurie des bœufs une forme du paludisme; il est bien probable qu'il s'agit d'une maladie parasitaire que les bœufs contractent dans les marais, mais qui est produite par d'autres parasites que ceux du paludisme.

Des bestiaux sont malades dans une localité marécageuse, on en conclut qu'il s'agit du paludisme, comme si le marais n'était pas un milieu très favorable à l'éclosion d'autres maladies et s'il ne produisait que le paludisme. On ne devra admettre l'existence du paludisme chez les animaux qu'après que le microscope aura démontré que les altérations du sang qui caractérisent le paludisme chez l'homme, peuvent se rencontrer chez les animaux. Lorsque j'étais en Algérie, j'ai demandé souvent à des vétérinaires de m'envoyer des fragments du foie et de la rate des animaux qu'ils soupçonnaient d'être morts de paludisme ; j'ai fait l'examen histologique des pièces anatomiques, en petit nombre, qui m'ont été remises, et je n'ai jamais constaté dans les petits vaisseaux du foie ni de la rate les éléments pigmentés qui, comme nous le verrons plus loin sont si caractéristiques du paludisme.

Des faits qui précèdent on peut conclure que l'existence du paludisme chez les animaux est encore à démontrer; il est intéressant de constater en outre que si les animaux domestiques qui vivent dans les marais jouissent d'une véritable immunité pour les fièvres palustres, ils contractent souvent dans ce milieu des maladies parasitaires : charbon, cachexie aqueuse, bronchite vermineuse, tournis, et que la plupart de ces maladies épargnent l'homme comme le paludisme épargne les animaux.

Ce fait que le paludisme est une maladie particulière à l'homme, s'accorde donc très bien avec l'idée de parasitisme, chaque espèce animale ayant ses parasites qui souvent sont incapables de vivre sur d'autres espèces.

Le marais constitue un milieu essentiellement propre au développement et à la propagation des maladies parasitaires; aux parasites déjà cités nous pouvons ajouter encore la filaire de Médine, l'hémopis sanguisuga, les *ligules*, qui se développent dans le péritoine de certains poissons, les tanches en particulier, et qui à certains moments déterminent une mortalité considérable chez ces poissons. Ces vers, qui sont privés d'organes sexuels pendant leur séjour dans le péritoine des tanches, n'arrivent à l'état parfait que dans le tube digestif des canards, après avoir été absorbés par ces volatiles en même temps que les poissons qui les renferment. (Duchamp, cité par Magnin. Thèse, Paris 1876, p. 17.)

On trouve souvent des filaires en grand nombre dans le sang des grenouilles; j'ai eu plusieurs fois l'occasion d'observer ce fait, alors que j'étudiais la circulation du sang dans la membrane interdigitale, dans le mésentère ou dans le poumon des grenouilles à l'aide de l'appareil d'Holmgren et que je cherchais à vérifier les faits annoncés par Cohnheim relativement à la diapédèse des globules blancs.

M. Mégnin a signalé récemment une épidémie qui régnait sur les gardons dans certaines pièces d'eau, épidémie produite par une algue microscopique qui se développe sous forme de moisissure d'un gris sale et d'une consistance gélatineuse sur la tête et surtout sur les yeux de ces poissons. La cornée devient opaque et les gardons aveugles ne pouvant plus pourvoir à leur subsistance meurent de faim. (*Société de biologie*, séance du 3 novembre 1883.) Notons en passant que ces algues parasites des gardons ne s'observent pas sur les autres poissons : carpes, tanches, anguilles, etc., vivant dans le même milieu qu'eux; preuve nouvelle que chaque espèce animale a ses parasites, qui, en général, ne peuvent pas se développer sur les autres espèces même les plus voisines.

La durée de l'incubation du paludisme est très variable. J'ai observé plusieurs fois des faits analogues à celui-ci: un corps de troupes arrivant de France débarque à Bône pendant l'été et se rend par étapes de Bône à Constantine en traversant des localités insalubres; pendant la route on n'observe aucun cas de fièvre intermittente, c'est seulement plusieurs jours après l'arrivée à Constantine, où cependant ce corps de troupes est caserné dans de bonnes conditions, à l'abri du paludisme, que quelques hommes sont atteints de fièvre intermittente ou de continue palustre; les cas se succèdent ensuite à intervalles irréguliers et certains malades ne présentent les symptômes du paludisme qu'un mois ou plus après l'arrivée.

Les fièvres palustres n'étant pas transmissibles, cette succession de cas ne peut pas s'expliquer par la contagion comme s'expliqueraient des cas successifs de variole, de rougeole ou d'oreillons; tous les malades ont pris les germes de la fièvre en même temps, lors de leur passage dans les localités marécageuses. Il faut donc admettre que la période d'incubation du paludisme est très variable, ou plutôt qu'il peut y avoir une période assez longue de latence.

« J'ai vu, dit Maillot, un grand nombre de militaires ne tomber malades que dix ou douze jours après avoir quitté les postes voisins des marécages. » (*Traité des fièvres*, p. 263.)

On peut admettre, je crois, que la durée de l'incubation est assez souvent d'un septénaire : il est bien difficile de fixer la durée minima et la durée maxima.

Lind, Pringle et Nepple ont cité des faits qui tendraient à démontrer que l'invasion du paludisme peut être brusque. Pour que ces faits fussent probants, il faudrait démontrer: 1° que l'individu qui est tombé malade, en traversant un marais, par exemple, n'était pas sous l'influence du paludisme depuis quelque temps ; 2° que les accidents observés se sont produits sous l'influence du paludisme et non sous l'influence d'autres causes. Or ni Lind, ni Pringle, ni Nepple ne fournissent ces preuves, et il faut que la pénurie de faits démontrant la possibilité de l'invasion brusque du paludisme soit bien grande pour qu'on en soit réduit encore aujourd'hui à citer les exemples peu précis rapportés par ces auteurs.

Je n'ai jamais observé pour ma part l'invasion brusque de la fièvre chez des personnes qui, jusque là indemnes du paludisme, traversaient pour la première fois des localités marécageuses.

La période d'incubation ou de latence peut être de plusieurs mois ; il n'est pas très rare de rencontrer des personnes qui n'ont jamais eu la fièvre en Algérie et qui quelque temps après leur rentrée en France, présentent des accès très bien caractérisés. (Maillot, *op. cit.*, p. 263.)

« Quand on a habité certains climats de la zône tropicale où des localités très salubres se rencontrent à côté de foyers de fièvres très intenses; quand on a pu se transporter par la navigation d'une localité palustre dans une localité non palustre ou dans les régions pures de la pleine mer, on ne comprend pas, écrit Dutroulau (*op. cit.*, p. 232), qu'un observateur aussi judicieux que Nepple ait avancé que le miasme de la fièvre agissait immédiatement et que les incubations à longue période n'étaient que des hypothèses. »

Après avoir cité plusieurs exemples très probants de l'incubation prolongée du paludisme, Dutroulau ajoute : « Je pourrais multiplier beaucoup ces citations qui toutes ont la même signification : une période de latence variable du miasme avant l'explosion de la fièvre. Jusqu'où peut s'étendre cette période? C'est ce qu'il est impossible jusqu'ici de déterminer. » (*Op. cit.*, p. 233.)

Une première atteinte de fièvre intermittente ne confère aucune immunité; bien au contraire, on peut dire que dans les fièvres palustres la rechute est la règle. Durand de Lunel a observé des rechutes 87 fois sur 100 (*Traité des fièvres intermittentes*, p. 25), et ce chiffre est plutôt au-dessous qu'au-dessus de la proportion réelle. Dans la plupart des cas, il s'agit de *rechutes* dans l'intervalle desquelles l'agent du paludisme reste à l'état latent; mais à côté de ces rechutes il y a aussi de véritables *récidives*, impliquant une nouvelle infection; aussi est-il très difficile de guérir les paludiques qui ne peuvent pas s'éloigner du foyer dans lequel ils ont pris la fièvre.

La durée des intervalles d'apyrexie qui séparent les rechutes de fièvre dépend : 1° de la susceptibilité individuelle; 2° du traitement; 3° des causes accidentelles qui peuvent provoquer des accès.

J'ai déjà dit que chez les individus anémiés, affaiblis par le paludisme ou par d'autres maladies, les fièvres étaient extrêmement rebelles et reparaissaient dès qu'on cessait le traitement. En continuant l'administration du sulfate de quinine pendant quelque temps après la cessation des accès, en prescrivant des toniques et des reconstituants, on peut éloigner les rechutes sinon les supprimer; le repos à l'hôpital, une vie tranquille, diminuent les chances de rechute, qui sont augmentées, au contraire, par les fatigues et les excès de toute sorte. Il arrive souvent qu'un malade qui n'a pas eu d'accès depuis longtemps et qui paraît guéri, a une rechute de fièvre le jour même de sa sortie de l'hôpital, sous l'influence de la fatigue qui est la conséquence de la reprise du travail. L'insolation, les traumatismes, peuvent aussi réveiller la fièvre; M. le professeur Verneuil a étudié avec beaucoup de soin cette action des traumatismes sur la marche du paludisme, et il a réuni à ce sujet des faits nombreux et très probants dans les remarquables articles sur le paludisme publiés par lui dans la *Revue de chirurgie* (1881-1883).

Les conditions de milieu qui sont nécessaires au développement du paludisme sont les mêmes que celles qui favorisent la pullulation de la plupart des espèces végétales et animales à la surface du globe; on peut délimiter aussi exactement les zônes où règne la malaria que celles qui produisent telle ou telle plante, enfin l'agent du paludisme a, comme les végétaux et les animaux inférieurs, une période hibernale, et, comme eux, il se réveille toujours à la même époque pour une même localité. Ces analogies frappantes ont conduit naturellement un grand nombre d'observateurs à penser que les accidents du paludisme étaient produits par un miasme animé de nature végétale ou animale, par un parasite en un mot.

Le soleil, dit M. Mahé, est en quelque sorte le régulateur de la malaria, « il semble agir sur les causes de cette vaste endémie à la façon dont il exerce sa puissance fécondante sur les germes des végétaux et même de la plupart des animaux, dé sorte qu'il sert à rendre plus évidente l'analogie vivement soupçonnée entre la nature de celle-ci et de ceux-là. » (Article géographie médicale du *Diction. encyclop. des Sc. méd.*, 1e série, t. VIII, p. 264.)

Vitruve, Varron et Columelle admettaient déjà que les fièvres palustres étaient produites par l'introduction d'animalcules dans le corps de l'homme. Le microscope, en nous révélant le monde des infiniment petits, a transformé cette hypothèse grossière en une théorie scientifique, et de tous côtés on s'est mis à la recherche des parasites du paludisme.

Lancisi peut être considéré comme le premier auteur qui ait formulé d'une façon scientifique la docrine parasitaire du paludisme. D'après lui les fièvres palustres sont produites par des animalcules microscopiques qui, engendrés par la putréfaction des végétaux dans les marais, se trouvent en suspension dans l'air des localités marécageuses et qui sont susceptibles de pénétrer dans le sang. (Lancisi, *De noxiis paludum effluviis*, lib. II, Romæ, 1717.)

Ces idées, défendues par Razori, étaient si répandues et si populaires en Italie au commencement de ce siècle, que dans le peuple les animalcules fébrifères avaient reçu le nom de *serafici;* on conseillait de ne respirer l'air des localités palustres qu'à travers une gaze légère qui empêchait la pénétration des parasites de la fièvre dans les voies respiratoires, et de manger de l'ail ; les vapeurs alliacées ayant la propriété de détruire ces parasites. (Armand, *l'Algérie médicale*, p. 68.)

Virey pensait que les infusoires étaient la principale cause de l'insalubrité des marais.

Boudin attribuait le paludisme à la flore des marais et principalement à la flouve, au *chara vulgaris* et à quelques autres espèces végétales qui répandraient dans l'atmosphère des principes volatils nuisibles; il est bien prouvé que les espèces végétales incriminées par Boudin sont parfaitement innocentes des accidents du paludisme; l'hypothèse émise par Boudin s'éloigne du reste de la doctrine parasitaire, puisqu'elle attribue le paludisme à un véritable empoisonnement, à une intoxication par les émanations des plantes des marais, et non à la pénétration de parasites animaux ou végétaux dans l'économie.

M. le professeur Bouchardat a émis sur l'origine des fièvres palustres une opinion analogue à celle de Boudin, avec cette différence qu'il incrimine la faune des marais et non la flore; d'après Bouchardat, les accidents du paludisme sont produits par un *venin* que secrètent quelques-uns des animalcules microscopiques qui pullulent dans les marais. En examinant au microscope la rosée recueillie au-dessus des marais on y découvre, avec les débris organiques de toute espèce, de petits flocons qui seraient la matière toxique, l'agent de la malaria. (Bouchardat, *Annuaire de thérapeutique*, 1866, p. 299.) Il me serait facile de démontrer que le paludisme a les allures d'une maladie parasitaire et non celles d'une intoxication, mais je m'éloignerais de mon sujet, qui est, en ce moment, d'exposer les recherches faites dans le but de découvrir le parasite du paludisme.

J.-K. Mitchell a publié, en 1849, une série de leçons faites à Philadelphie sur le rôle des champignons microscopiques dans la pathogénie des accidents du paludisme. (*On the cryptogamous origin of malarious and epidemic fevers.*) Philadelphie, 1849.) J.-K. Mitchell cite des exemples d'individus atteints de fièvre intermittente après avoir respiré une atmosphère chargée de spores de champignons et dans les crachats desquels on rencontrait ces spores en grand nombre ; il conclut que les fièvres palustres sont produites par l'introduction dans notre économie de végétaux microscopiques dont il n'a pas réussi du reste à découvrir la nature ni à déterminer l'espèce.

Muhry (*Die geographischen Verhältnisse, etc*. ch. VI) arrive aussi à conclure que les agents du paludisme sont les spores de certains végétaux microscopiques ; mais il ne cite à l'appui de cette opinion aucune observation nouvelle.

W.-A. Hammond pense, comme Mitchell, que les maladies palustres sont dues très probablement à l'inhalation de spores (*A Treatise on hygiene*, Philadelphia, 1863) ; il dit avoir constaté très souvent la présence de spores en très grande quantité dans des localités où la malaria était endémique, lui-même a contracté une fièvre intermittente après avoir inspecté une grande quantité de fourrages avariés. Hammond non plus que Mitchell et Mühry ne s'explique du reste sur la nature de la plante qui fournit les spores fébrigènes.

J. Lemaire a étudié avec beaucoup de soin les organismes microscopiques qui se développent dans la vapeur d'eau recueillie au-dessus des marais ; ses recherches ont été faites dans une des localités les plus malsaines de la Sologne connue sous le nom expressif de *Tremble-Vif*.

« Au moment de sa condensation, le liquide, était incolore limpide ; son odeur et sa saveur rappelaient celles de l'eau des étangs ; elle était sans action sur les papiers réactifs. Elle contenait des spores sphériques, ovoïdales et fusiformes, puis un grand nombre de cellules pâles de diverses dimensions. Nous trouvâmes en quantité considérable de très petits corps semi-transparents, de formes diverses, sphérique, ovoïdale, cylindrique, régulière ou irrégulière; ces corps me paraissent reproduire des microphytes et des microzoaires; enfin quelques corps bruns, qui nous parurent d'origine végétale, des grains d'amidon, de la poussière et des cristaux cubiques. La liqueur condensée fut abandonnée à la température ambiante (23 à 30° centigr.) en présence d'un égal volume d'air dans un flacon bouché.

« Examen microscopique quinze heures après: odeur marécageuse prononcée; bourgeonnement des petites cellules; dans une seule goutte d'eau deux cents *bacterium termo*.

« Quarante heures après: cellules bijuguées: *bacterium, vibrio, spirillum*, monades très nombreuses; diminution des petits corps semi-transparents. Il y a un certain rapport entre la diminution de ces petits corps et l'augmentation des microphytes et des microzoaires.

« Soixante heures après: le liquide est troublé par des nuages blanchâtres; odeur putride; le dépôt est entièrement formé par: *bacterium, vibrio, spirillum* immobiles, etc...

« Plus tard les microphytes diminuent et sont remplacés par des animalcules...

« *Conclusions.* — Ces recherches paraissent prouver qu'en Sologne, où règnent les fièvres paludéennes, l'air contient une quantité considérable de *microphytes* et de *microzoaires*, tandis que celui de Romainville, pays très sain, n'offre qu'une minime proportion de ces petits êtres. L'air du Jardin des Plantes diffère de ces deux localités, mais il se rapproche beaucoup de celui de la Sologne. La situation particulière du Jardin des Plantes, qui est voisin de la rivière de Bièvre, de deux amphithéâtres d'anatomie, d'un hôpital, explique ce résultat. » (Lemaire, *Compte rendu de l'Acad. des Sc.*, séance du 17 août 1864, t. LIX, p. 317.)

Lemaire incline visiblement à penser que les microphytes ou les microzoaires qui se rencontrent en si grand nombre dans l'air des localités palustres sont la cause des accidents du paludisme, mais il n'accuse aucune espèce en particulier d'engendrer ces fièvres.

Binz ayant constaté d'une part, l'action toxique des sels de quinine sur les infusoires et d'autre part l'existence de bactéries dans le sang de malades atteints de fièvre intermittente, en a conclu un peu vite que les bactéries étaient la cause de la fièvre palustre et que le sulfate de quinine guérissait la fièvre en tuant ces bactéries. (*Max Schultze's Archiv*, 1867.)

On a objecté avec raison à Binz : 1° que la présence des bactéries en petit nombre dans le sang n'avait rien de caractéristique, attendu qu'on pouvait en rencontrer même dans le sang de l'homme sain ; 2° que les sels de quinine n'avaient pas d'action toxique bien énergique sur les bactéries. M. Vulpian a calculé que si les microbes du paludisme étaient des bactéries, pour les tuer, il faudrait administrer au moins 30 grammes de chlorhydrate de quinine dans les vingt-quatre heures. (Bochefontaine, *Action de la quinine sur les vibrioniens. Arch. de Physiol.*, 1873, 1re série, t. V, p. 390.)

Binz a essayé de produire chez des chiens les accidents du paludisme en leur injectant dans les veines des matières putrides d'origine végétale, et il a prétendu que les animaux rendus malades de cette façon guérissaient par le sulfate de quinine. Il est bien probable que Binz n'a jamais provoqué ainsi de véritables fièvres intermittentes et que les animaux sur lesquels il expérimentait ont eu simplement des accidents pouvant être rattachés à la septicémie. J'aurai du reste l'occasion de revenir à la fin de ce chapitre sur les tentatives qui ont été faites à plusieurs reprises dans le but de provoquer le paludisme chez les animaux.

J.-H. Salisbury, professeur à l'école de médecine de Claveland (Ohio), a publié, en 1866, sur les parasites du paludisme, un mémoire qui a eu un certain retentissement. (*The american Journ. of the med. sciences*, janvier 1866. — Ce mémoire a été traduit dans la *Revue des cours scientifiques* du 6 novembre 1869.)

En 1862 Salisbury eut l'occasion d'examiner dans les vallées de l'Ohio et du Mississipi de nombreux malades atteints de fièvre intermittente et de constater dans les crachats, dans les urines et dans la sueur de ces malades de petites cellules végétales se rapportant au genre *algue* et à l'espèce *palmelles ;* ces cellules ne se rencontraient que dans la zône où régnaient les fièvres, et leur présence était constante dans l'urine et dans la sueur des fébricitants. Salisbury définit ainsi qu'il suit les caractères de ces algues fébrigènes, qu'il désigne sous le nom de *gemiasma:* « Plantes ayant l'apparence de cellules, consistant chacune en une paroi extérieure mince contenant un noyau rempli de petites spores soit simples, soit agrégées, se multipliant par dédoublement ou segmentation de la face externe d'une membrane mère et provenant de spores. Couleurs variées : rouges, vertes, jaunes, blanches, plombées, etc... Il y a plusieurs espèces qui semblent agir comme un poison malarial. Les plantes rouge-brique et plombées se trouvent principalement dans les sols riches en calcaire, pendant que les variétés jaune-verdâtre et blanches se rencontrent plus souvent dans les terrains dépourvus de calcaire. » Salisbury retrouva les spores des palmelles sur le sol et dans les couches inférieures de l'atmosphère des localités palustres, et pour bien établir la relation qui existait entre les palmelles et le paludisme, il institua l'expérience suivante : il fit remplir six caisses en bois d'une couche mince de terre riche en palmelles, ces caisses furent transportées dans un lieu élevé, d'une salubrité parfaite et placées sur la fenêtre d'une chambre habitée par deux jeunes gens sains et bien portants. Au bout de quinze jours environ les deux jeunes gens avaient des accès de fièvre tierce bien réglée alors que personne autre n'était atteint dans la même maison; dans une autre expérience analogue, deux individus sur trois furent atteints de fièvre intermittente.

Salisbury dit encore que lorsqu'il parcourait des localités marécageuses dans lesquelles les palmelles étaient abondantes, il a souvent ressenti une sensation de sécheresse et de chaleur au fond de la gorge qui annonçait invariablement la pénétration des spores dans les premières voies de la respiration.

Depuis 1866, date de la publication du mémoire de Salisbury, aucun fait confirmatif de ces recherches n'a été publié, au contraire on a constaté que, dans beaucoup de localités désolées par la malaria, les palmelles faisaient complètement défaut. Les expériences faites par Salisbury ne sont pas probantes en faveur du rôle important des palmelles. Car en admettant qu'une fièvre intermittente légitime se soit développée chez les jeunes gens dont il parle, rien ne prouve que les palmelles ont été la cause de cette fièvre, la terre prise dans des localités marécageuses renfermait évidemment d'autres microbes en grand nombre, qui ont bien pu jouer le rôle que l'auteur attribue aux palmelles.

Les professeurs Wood et Leidy de Philadelphie ont couché pendant un mois dans une chambre où l'on avait réuni une grande quantité de palmelles sans éprouver aucun malaise.

(Wood, *American Journ. of med. sc.*, 1868.) Wood fait remarquer : 1° que les palmelles sont des plantes très riches en chlorophylle, qui ont besoin pour vivre de l'action de la lumière et qui ne peuvent pas vivre dans le sang ; 2° que les palmelles se trouvent dans une foule de localités très saines et qu'elles se développent aussi bien dans la neige que dans l'eau tiède, ce qui n'est pas en rapport avec ce que nous savons de l'action du froid sur l'agent du paludisme ; 3° que les palmelles vivent très bien dans des solutions de sulfate de quinine.

M. le Dr Quinquaud, qui a étudié avec soin les palmelles, a souvent absorbé lui-même et a fait absorber à d'autres personnes ces organismes ; les résultats ont toujours été négatifs. (*Société de biologie*, 15 *novembre* 1879.)

Le Dr Massy (de Ceylan) a signalé la présence d'une quantité énorme de champignons microscopiques dans l'air pendant la période endémo-épidémique des fièvres palustres à Jaffna, (*Army med. Report*, 1865.) L'air, l'eau, les crachats et l'urine de la plupart des fébricitants renfermaient des spores de mucédinées. La relation existant entre les fièvres palustres et les spores des mucédinées n'est pas établie dans les notes publiées par le Dr Massy, et tout indique qu'il ne faut voir là qu'une coïncidence.

Hallier n'a pas fait de recherches spéciales sur le parasite du paludisme ; mais il est tenté de croire, dit-il, que ce parasite doit appartenir à une espèce voisine des oscillariniées, c'est-à-dire de ces organismes vermiformes, doués de mouvements très vifs qu'on trouve en abondance dans l'enduit verdâtre des égouts et qu'on a placés tour à tour dans le règne animal et dans le règne végétal. (Richter. *Schmidt's Jahrbücher* 1867 et 1868. Cité par M. le Dr Vallin : art. *Marais in Dictionnaire Encyclopédique des sciences médicales.*)

MM. Van den Korput et Hannon ont eu des accès de fièvre intermittente, après avoir couché dans une chambre à côté de vases dans lesquels ils cultivaient des algues de différentes espèces, notamment des oscillariées. (*Journ. de méd. et de chir. de la Société des sc. méd. de Bruxelles*, 1866, 42e vol., p. 330 et 497.)

Le Dr Schürtz (de Zwickau) a vu la fièvre intermittente se développer, en dehors de tout foyer d'endémie palustre, chez un naturaliste qui se livrait à l'étude des cryptogames et qui avait dans sa chambre à coucher vingt-quatre soucoupes renfermant des oscillariées en voie de culture. (*Archiv. der Heilkunde*, 1868, *p.* 69.) Ces faits viendraient à l'appui de l'hypothèse émise par Hallier sur la nature des parasites du paludisme, si on pouvait démontrer que les vases dans lesquels ces naturalistes cultivaient les oscillariées ne renfermaient pas un grand nombre d'autres espèces animales et végétales ; mais c'est le contraire qui est probaole, pour ne pas dire certain.

Le Dr Balestra a trouvé constamment dans l'eau des marais Pontins, outre un grand nombre d'infusoires, une algue qu'il a rencontrée également dans l'air des localités insalubres et qui lui paraît être la cause des accidents du paludisme. « Cette algue surnage à la surface de l'eau ; elle est irisée si elle est jeune, et reproduit l'apparence de taches d'huile. C'est seulement quand elle se trouve au contact de l'air, exposée aux rayons solaires en présence de végétaux en décomposition, qu'elle se développe rapidement en laissant dégager de petites bulles gazeuses. « Les spores très nombreuses sont ovoides, d'un jaune-verdâtre, mesurant 1 millième de millimètre. Balestra a retrouvé les spores et les sporanges de cette algue dans l'eau produite par la condensation de la vapeur d'eau à la surface des marais. (*Communic. au*

Congrès médical de Florence en 1869, et à l'Académie des sciences le 18 juillet 1870.) Il est très difficile de dire exactement quelle est l'algue décrite par Balestra; il s'agit en tous cas d'une espèce différente des palmelles de Salisbury. Balestra ne fournit d'ailleurs aucune preuve des propriétés fébrigènes de cette algue.

Selmi a communiqué également au congrès de Florence, en 1869, des recherches faites dans les localités palustres aux environs de Mantoue; il a constaté que la vapeur d'eau condensée sur les parois d'un appareil Moschati donnait lieu, au bout de quelque temps, à un dépôt blanc formé par des algues de nature indéterminée.

MM. Balestra et Selmi ont cru pouvoir conclure de leurs recherches que l'agent du paludisme était une algue, conclusion hâtive et qui n'était pas appuyée de preuves suffisantes, car la présence de spores en grand nombre dans une localité palustre ne suffit pas à démontrer que ces spores sont la cause des accidents du paludisme.

Cunningham a fait à Calcutta des recherches intéressantes sur les microbes de l'air, et il n'a pas réussi à découvrir de connexion entre la présence et l'abondance dans l'air de tel ou tel microbe et le développement des fièvres palustres. (*Microscopic examinations of air by D. Douglas Cunningham.* Calcutta 1872)

Lichtenstein qui a procédé à une analyse microscopique minutieuse de l'air des rues de Berlin, croit, comme Ehrenberg, à l'innocuité des spores végétales, mais il fait de sérieuses réserves sur le rôle pathologique des infusoires et des bactéries (*Berliner Klinische Wochenschrift*, 1874.)

En 1872, pendant le congrès médical de Lyon, une commission composée de MM. Colrat, Magnin et Fochier, fut nommée pour rechercher dans les étangs des Dombes les palmelles de Salisbury. « Nous trouvâmes, dit M. Magnin, sur les bords des étangs visités par nous près de Villars, des algues répondant assez exactement aux palmelles de Salisbury, autant du moins que leur description imparfaite permet une identification. » (Magnin, *Recherches géologiques botaniques et statistiques sur l'impaludisme dans les Dombes*, Thèse, Paris, 1876, p. 96.) Cette algue, qui serait le *chlorococcum coccoma* ou *palmella coccoma*, a été rencontrée, dit M. Magnin, dans beaucoup d'endroits où ne règnent pas les fièvres ; des plaques de terre recouvertes de cette algue et transportées dans diverses habitations de Lyon n'ont jamais déterminé d'accès de fièvre chez les personnes qui occupaient ces habitations. M. Magnin conclut que les palmelles ne sont certainement pas les agents de la fièvre palustre. (Thèse citée, p. 99.)

M. le Dr Corre, qui a fait l'analyse microscopique des eaux stagnantes et de l'air de quelques localités insalubres de la côte occidentale d'Afrique, notamment de Saint-Louis au Sénégal, a constaté que l'on trouve dans toutes les localités où règne la malaria, partout où il existe des eaux croupissantes, des palmellées et des oscillariées; il a vu aussi que certaines formes dominaient dans l'air au moment de constitutions médicales particulières. M. Corre n'essaye pas du reste de déterminer d'une façon précise quel est, parmi tous les organismes microscopiques qu'il a décrits et figurés (*Archives de médecine navale*, 1877, p. 450) le véritable parasite de la fièvre palustre, et la conclusion de son travail montre combien il reste indécis : « Les observations qui précèdent semblent fournir, écrit-il, un nouvel appui à la théorie des miasmes figurés. »

M. le Dr Corre fait remarquer avec raison que la présence de spores dans la salive, dans les urines et dans la sueur des malades donnée par Salisbury comme une preuve de la pénétration des palmelles dans l'organisme, ne prouve absolument rien, attendu que ces spores viennent directement du milieu extérieur et qu'on ne les retrouve pas dans le sang.

« C'est dans le sang, dit M. Corre, et dans le sang préservé de tout contact avec l'air, dans le sang recueilli par piqûre pendant la vie et aussitôt soumis à l'examen microscopique, qu'il convient de chercher la preuve affirmative de l'intoxication paludéenne par les éléments figurés des eaux et de l'air des marais. » (*Loc. cit.*, p. 459.)

Le Dr Fr. Eklund a décrit sous le nom de *Limnophysalis hyalina*, un champignon qui, d'après lui, serait le véritable parasite du paludisme. (*Note sur le miasme palustre. Archives de médecine navale*, 1878.) Eklund recueillait le limon des marécages et des amas de varechs et de conferves sur les côtes de la mer où les fièvres intermittentes sont endémiques, et il plaçait le tout sous des cloches de verre qui étaient exposées au soleil; c'est dans la vapeur d'eau déposée à la surface interne des cloches qu'il aurait réussi à découvrir le mycelium et les conidies du *limnophysalis hyalina*. Le champignon fébrifère se retrouvait aussi dans l'urine et dans le sang des malades atteints de fièvres intermittentes. Ces recherches n'ont jamais été confirmées, et la *limnophysalis hyalina* doit être reléguée dans le cadre des parasites apocryphes du paludisme avec les *palmelles* de Salisbury et l'*alga miasmatica* de Balestra.

MM. Griffini, Lanzi et Terrigi, Klebs et Tommasi Crudeli, Ceci, ont essayé de résoudre la question de la nature du paludisme par la voie expérimentale ; avant de résumer les travaux publiés sur ce sujet, je crois devoir faire remarquer que la première condition pour étudier une maladie de l'homme par la méthode expérimentale, est de trouver une espèce animale susceptible de contracter cette maladie ; or nous avons vu plus haut que le paludisme était très probablement une maladie particulière à l'homme. Les animaux sur lesquels MM. Lanzi et Terrigi, Klebs et Tommasi Crudeli, Ceci, ont expérimenté, ne paraissent pas pouvoir prendre les fièvres palustres ; peut-on les leur donner artificiellement ? La chose reste très douteuse malgré les nombreuses tentatives faites dans ce sens ; aussi les résultats de la méthode expérimentale, si importants en ce qui concerne les maladies qui, comme la morve, le charbon et la rage sont communes à plusieurs espèces animales, ne peuvent-ils être acceptés ici que sous bénéfice d'inventaire.

Dès 1869, Binz avait essayé de produire le paludisme chez les chiens, en leur injectant dans les veines ou en leur faisant avaler des matières végétales en putréfaction. (*Pharmakologische Studien über Chinin. Virchow's Archiv*, 1869.)

En 1873, Griffini institua des expériences sur des chiens et des lapins avec de la rosée recueillie au-dessus des marais; il observa que chez les chiens en expérience il y avait souvent des mouvements fébriles et que chez les lapins on voyait quelquefois se produire des phénomènes d'intoxication (*Bulletino crittogamico*, 1874); Griffini estime que les accidents sont comparables à ceux qui surviennent chez l'homme atteint de paludisme, mais il ne donne aucune preuve à l'appui de cette assertion.

MM. Lanzi et Terrigi auraient réussi à tuer des lapins et des cobayes en leur injectant dans le sang de l'eau prise dans les marais d'Ostie et même, chose difficile à croire, en leur faisant respirer pendant quelques heures par jour l'air des localités où règne la malaria. (*Accademia medica di Roma*, 1876.)

MM. Lanzi et Terrigi prétendent avoir retrouvé dans la rate et dans le foie des animaux en expérience des éléments pigmentés analogues à ceux qui existent dans le sang des individus morts de fièvres pernicieuses ; et en cultivant ces éléments pigmentés, ils auraient obtenu une végétation analogue aux *zooglea*, pour laquelle ils proposent la dénomination de *bacteridium brunneum*.

C'est dans le but de contrôler les faits annoncés par MM. Lanzi et Terrigi que MM. Klebs et Tommasi Crudeli ont entrepris en 1879 dans la campagne Romaine leurs recherches sur la nature du miasme palustre. Les premiers résultats de ces recherches ont été communiqués par M. Tommasi Crudeli à la *Reale accademia dei Lincei* au mois de juin 1879, et publiés dans les *Arch. f. experiment. Pathologie*, le 1er juillet 1879.

Les recherches de MM. Klebs et Tommasi Crudeli ont porté sur l'air, l'eau et la terre des marais Pontins ; les principales expériences ont été faites avec des liquides fertilisés à l'aide de la terre des marais. La terre prise dans les marais était exposée à l'air par une température de 30 à 40°, de manière à dessécher la surface en laissant la couche profonde humide, ce qui, comme on le sait depuis longtemps, est la condition la plus favorable au développement du miasme palustre ; une petite quantité de cette terre était ensuite introduite dans un liquide de culture, et ce liquide servait à son tour à ensemencer d'autres liquides qui étaient injectés dans le tissu conjonctif sous-cutané du lapin.

D'après MM. Klebs et Tommasi Crudeli, le microbe du paludisme serait un *bacillus* qu'ils ont rencontré dans l'air, dans l'eau et dans la terre des marais ainsi que dans les liquides de culture préparés comme nous venons de le dire et dans le sang des animaux inoculés.

Dans le sol des régions palustres, le *bacillus malariæ* se trouverait sous l'aspect de nombreuses spores *mobiles* réfractant fortement la lumière, de forme allongée, ovalaire, le diamètre le plus grand de l'ovale étant de 0,95 millièmes de millimètre. Dans le corps des animaux inoculés ou dans les liquides de culture, le parasite se développerait sous la forme de longs filaments d'apparence d'abord homogènes, puis segmentés transversalement, de manière à figurer des articles dans l'intérieur desquels se développent des spores; l'origine des spores paraît être d'abord pariétale, mais les segments tout entiers se remplissent bientôt de corpuscules germes.

Le *bacillus malariæ* appartient à la classe des aérobies, il se développe facilement dans les liquides riches en substances azotées, dans les solutions de gélatine et d'albumine, dans l'urine et les liquides de l'organisme.

D'après les auteurs dont j'analyse le travail, les liquides tenant en suspension le *bacillus malariæ* donnent lieu aux accidents caractéristiques du paludisme quand on les injecte dans le tissu conjonctif sous-cutané des lapins. Tout d'abord il se produit une fièvre à marche typique, avec des intermittences qui durent quelquefois jusqu'à 60 heures; quand les animaux succombent, on trouve la rate tuméfiée et on constate la présence, dans la rate et dans la moelle des os, du bacillus malariæ, qui se présente parfois sous l'aspect de filaments homogènes, mesurant de 0,060 à 0,080 de millimètres de long; dans les cas graves, il existe aussi dans la rate des grains pigmentés analogues à ceux que l'on trouve dans le sang des individus morts de fièvres pernicieuses.

Lorsqu'on filtre avec soin les liquides de culture, liquide filtré injecté à des animaux ne produit plus aucun acci ent et au contraire le résidu de la filtration est très actif.

Ces recherches, très concluantes en apparence, sont passibles de très graves objections :

La présence des *bacilli* dans l'eau, l'air et le sol des localités marécageuses de la campagne Romaine n'est pas plus probante en faveur du rôle de ces parasites, que celle des palmelles dans les marais de l'Ohio. Tout le poids de la démonstration retombe donc sur la proposition suivante, qui ne me paraît pas suffisamment démontrée : en injectant à des lapins des liquides de culture renfermant les bacilli en question, on produit chez ces animaux des accidents qui relèvent du paludisme.

MM. Klebs et Tommasi Crudeli affirment dans leurs conclusions qu'ils ont produit chez les animaux en expérience des fièvres intermittentes à type régulier, il suffit cependant de jeter les yeux sur les tracés thermométriques annexés au mémoire de M. Tommasi Crudeli, pour se convaincre que ce n'est là qu'une illusion et qu'aucun des tracés ne ressemble à celui d'une fièvre intermittente légitime, et on conçoit très bien qu'une des variétés des septicémies si faciles à provoquer chez le lapin puisse donner lieu à des tracés semblables. La tuméfaction de la rate n'est pas plus probante, cette tuméfaction s'observe en effet dans toutes les formes de la septicémie ; l'existence des bacilli dans divers organes (rate, moelle des os), sous la forme de longs filaments homogènes, ne peut pas être considérée comme une lésion du paludisme, car on ne rencontre jamais de filaments semblables dans les organes des individus qui meurent de fièvres pernicieuses.

Reste le pigment trouvé dans la rate de quelques animaux. Cette preuve ne serait décisive que s'il était démontré que ce pigment était de même nature et de même provenance que celui qui existe dans le sang des paludiques ; le doute est permis à cet égard, d'autant plus que MM. Klebs et Tommasi Crudeli ne signalent la présence du pigment que dans la rate, localisation difficile à expliquer quand on admet que les lapins sont morts de fièvres palustres graves avec accidents pernicieux.

Alors même que quelques-uns des lapins inoculés par MM. Klebs et Tommasi Crudeli auraient succombé au paludisme, ce qui est très contestable, il ne serait pas prouvé pour cela que le bacillus décrit par ces observateurs soit le parasite du paludisme ; il est très probable, en effet, que les liquides qui ont servi à inoculer les lapins renfermaient d'autres microbes que le bacillus incriminé ; quand on ensemence un liquide avec de la boue des marais il faut s'attendre à récolter beaucoup de choses.

J.-H. Hittell, dans le travail qu'il a publié sur le bacillus malariæ (*Pacific Med. a. Surg. Journal*, juin 1880), montre bien qu'avant de considérer ce bacillus comme le parasite du paludisme, il y a encore bon nombre de questions à résoudre, celles-ci entre autres :

Le bacillus se rencontre-t-il chez toutes les personnes atteintes de paludisme? — Fait-il défaut chez toutes les personnes atteintes d'affections étrangères au paludisme? — Ne le trouve-t-on pas quelquefois chez des personnee qui jouissent d'une bonne santé? — N'existe-t-il pas des localités salubres dans l'air et le sol desquelles le bacillus se trouve comme dans les localités où le paludisme est endémique? — Le bacillus meurt-il ou perd-il au moins une partie de son activité aux basses températures qui empêchent le développement du paludisme? — Les sels de quinine tuent-ils les bacilli? — Les lapins peuvent-ils contracter spontanément la malaria dans les localités palustres, sinon pourquoi ne la contractent-ils pas?

MM. Klebs et Tommasi Crudeli n'ont jamais répondu à ces

questions, et ils auraient été fort empêchés de répondre au moins à quelques-unes d'entre elles ; il est certain par exemple que le prétendu *bacillus malariæ* fait souvent défaut dans le sang de malades atteints d'affections palustres et que, par contre, il a été rencontré maintes fois dans le sang de malades atteints d'affections absolument étrangères au paludisme. Il est certain aussi que les sels de quinine tuent très difficilement les bacilli.

M. Tommasi Crudeli a publié, en 1880 (*The Practitioner*, novembre 1880, p. 321), le résumé de ses recherches nouvelles sur le *bacillus malariæ* et aussi des recherches entreprises sur le même sujet par MM. Perroncito, Ceci, Cuboni et Marchiafava Valenti, Ferraresi, Piccirilli.

Il résulterait de ces nouvelles recherches que les spores du *bacillus malariæ* se retrouvent dans le sang des lapins auxquels on inocule l'eau des marais (Ceci), dans le sang des malades atteints de fièvre palustre (Marchiafava, Perroncito, Ferraresi), dans le sang aspiré de la rate des fébricitants par une méthode imaginée par le Dr Sciammana (Marchiafava, Ferraresi, Sciammana, Valenti et Piccirilli).

La culture du sang extrait de la rate sur le vivant pendant les paroxysmes fébriles aurait donné des bacilli identiques à ceux décrits et figurés par MM. Klebs et Tommasi Crudeli ; de même pour les cultures ensemencées avec des fragments de la pulpe splénique des personnes mortes de fièvres pernicieuses ; les cultures faites avec la pulpe de la rate de personnes mortes d'autres maladies en pays non palustre, n'auraient donné au contraire que des résultats négatifs (Cuboni).

D'après MM. Marchiafava et Ferraresi, le sang d'un malade atteint de fièvre intermittente examiné pendant la période de frisson contient toujours et parfois en grande quantité le *bacillus malariæ* à sa période de développement complet, pendant l'acmé de la fièvre les bacilli disparaissent du sang, et on ne trouve plus que des spores.

MM. Cuboni et E. Marchiafava ont publié les résultats de leurs recherches dans les *Archiv. f. experim. Path. u. Pharmak.*, Bd XIII, p. 265. Ces observateurs ont recueilli du sang jusque dans la rate de malades atteints de fièvre palustre et l'ont injecté dans le tissu conjonctif sous-cutané chez des chiens; une seule fois sur six ou sept, un des chiens eut quelques accès de fièvre : à l'autopsie la rate était un peu tuméfiée.

M. le Dr Rummo nous apprend que le professeur de Renzi a pratiqué à Naples beaucoup d'inoculations dans le tissu conjonctif sous-cutané, dans la trachée et dans le péritoine des chiens et des lapins avec le sang d'individus atteints de fièvre palustre; on produisait ainsi la fièvre chez les animaux en expérience, surtout lorsqu'on avait soin de recueillir le sang pendant la période de frisson des accès de fièvre. M. le Dr Rummo oublie de dire à quoi on reconnaissait que les animaux étaient impaludés; il avoue même qu'on n'observe pas chez les animaux l'élévation de température qui s'observe chez l'homme atteint de fièvre intermittente; quant aux lésions anatomiques il n'en est pas question. (Rummo, Notes à la traduction italienne des *Éléments de Pathologie interne* que j'ai publiés en collaboration avec M. Teissier, t. I, p. 88.)

MM. Baccelli, Giovanni et Orsi n'ont pas réussi à reproduire ces expériences; en injectant à différents animaux du sang de paludiques, ils n'ont jamais obtenu que des résultats négatifs; je n'ai pas été plus heureux.

D'après Orsi, le bacillus malariæ se trouverait parfois en

grande abondance chez des personnes jouissant d'une parfaite santé. (*Journal d'hygiène*, 1881, p. 383.)

D'après mes propres recherches, le bacillus décrit par MM. Klebs et Tommasi Crudeli se rencontre très rarement dans le sang frais des malades atteints de fièvre palustre, et il n'est nullement caractéristique du paludisme.

M. A. Ceci a publié en 1882 un mémoire sur les germes et les organismes inférieurs contenus dans les terrains palustres et dans les terrains ordinaires. (*Archiv. f. experim. Path. u. Pharmak.*, Bd XV et XVI, anal. *in Revue de Hayem*, 1883, t. XXI, p. 73.) Les conclusions de ce travail, fait dans le laboratoire de Klebs, sont conformes à celles de MM. Klebs et Tommasi Crudeli. L'auteur dit avoir réussi à provoquer des accidents palustres chez des chiens et des lapins en leur injectant dans les veines des liquides de culture préparés à l'aide des terrains palustres. Les objections que j'ai déjà formulées à propos des expériences de MM. Klebs et Tommasi Crudeli sont applicables à celles de M. le Dr Ceci. Il n'est pas prouvé que les animaux sur lesquels M. le Dr Ceci a expérimenté aient été atteints de paludisme, et le fait fût-il prouvé, il resterait à démontrer que l'agent morbide a été le bacillus malariæ, et non tel autre microbe, car les cultures de M. Ceci renfermaient très probablement d'autres microbes que le bacillus en question.

MM. Marchiafava et Celli, dans un travail récent, ont annoncé qu'ils avaient constaté dans le sang des paludiques l'altération suivante : pendant les accès de fièvre, on constate sur les globules rouges des corpuscules qui se colorent par le bleu de méthylène et qui dans leur forme primitive ressemblent à des micrococci. La formation du pigment coïncide avec l'apparition de ces corpuscules. (Marchiafava et Celli, *Altération du sang dans l'infection paludéenne, Gazz. degli Ospitali*, 1883, n° 66.) Il me paraît probable que MM. Marchiafava et Celli ont observé et décrit dans ce travail les éléments que j'ai signalés dès 1882 sous le nom de corps n° 2 de petit volume, éléments qui existent souvent en grand nombre dans le sang et qui s'accolent volontiers aux hématies (1). (Voir chapitre III.)

M. Maurel a communiqué en 1883 au Congrès de Rouen (*Association française pour l'avancement des sciences, section d'hygiène et de médecine publique*) un travail intitulé : *Recherches sur l'eau et sur l'air des marais au point de vue du paludisme.* M. Maurel conclut : 1° qu'il n'a trouvé dans le sang des paludiques aucun microphyte ou microgerme caractéristique de l'intoxication palustre ; 2° qu'il en est de même de l'eau et des vases des marais ; 3° que toutefois ces eaux et ces vases se font remarquer par une richesse très grande en infiniment petits ; 4° qu'il en est de même pour l'air des marais comparé à l'air sain ; 5° que de plus l'air des marais contient des amibes que l'on ne trouve jamais dans le torrent circulatoire ; 6° que les infiniment petits qui pénétreraient par la voie digestive resteraient inoffensifs parce que, ainsi qu'il a pu s'en assurer par des digestions artificielles, l'estomac les détruit ; 7° que c'est donc probablement par la voie pulmonaire qu'ils atteignent l'organisme ; 8° que ne trouvant aucun infiniment petit dans le sang des paludéens, il est forcé d'en conclure que ce n'est pas en pénétrant dans le torrent circulatoire qu'ils produisent l'intoxication. (*Revue d'hygiène*, 1883, p. 863.)

Je ne puis qu'engager M. Maurel à persévérer dans ses re-

(1) Lors de mon voyage à Rome en 1882, j'ai eu l'occasion de montrer ces éléments à M. le professeur Marchiafava.

cherches et à faire l'examen du sang des paludiques en se plaçant exactement dans les conditions que j'ai indiquées. M. Maurel paraît avoir donné beaucoup trop de temps à l'examen de l'eau et de l'air des marais, comme l'indique le titre de son travail, et pas assez à l'examen du sang, qui doit, au contraire, servir de base et de point de départ à ces recherches.

J'ai fait en 1883, à Constantine, quelques expériences dans le but de vérifier les faits annoncés par M. Ceci : j'ai injecté dans le sang des lapins de l'eau stagnante prise dans les endroits les plus malsains des environs de Constantine, et j'ai constaté que si ces injections déterminaient souvent un mouvement fébrile, la fièvre n'avait nullement le caractère intermittent ; que cette fièvre guérissait spontanément et que chez les animaux sacrifiés, on ne constatait pas les lésions si caractéristiques du paludisme. Je me contenterai de rapporter ici une des séries d'expériences que j'ai faites, les résultats obtenus ont été les mêmes pour les autres séries.

EXPÉRIENCE FAITE AU MOIS DE JUIN 1883 A L'HOPITAL MILITAIRE DE CONSTANTINE SUR TROIS LAPINS AGÉS DE DEUX A TROIS MOIS

Lapin n° 1. — La température prise dans le pli crural est de 39°7 le 4 juin à deux heures du soir. L'examen histologique du sang ne révèle rien d'anormal.

Le 4 juin, à trois heures du soir, j'injecte dans une des veines auriculaires 2 grammes de l'eau recueillie le matin même dans une des mares voisines du Rummel au Bardo.

Le 5 et le 6 la température se maintient à 40°2 l'animal ne paraît pas souffrir ; du 7 au 9 juin, la température oscille entre 39°8 et 40°3, chiffres qui peuvent être considérés comme normaux chez le lapin.

Le 10 juin au matin la température est de 40°; à deux heures et demie, j'injecte de nouveau dans une des veines de l'oreille 2 grammes d'eau de même provenance que la première fois; cette eau examinée au microscope renferme un très grand nombre d'infusoires de toute espèce; on y trouve notamment des filaments mobiles ayant la plus grande analogie avec ceux que j'ai décrits comme les parasites du paludisme. A quatre heures du soir la température, prise toujours dans le pli crural, est de 41°3, il existe évidemment un mouvement fébrile. Les jours suivants la température retombe aux environs de 40°, et sur le tracé qui a été établi avec soin, on ne distingue pas la moindre tendance à un mouvement fébrile intermittent.

Le 17 juin au matin la température est de 40°, le lapin se porte très bien; j'injecte dans une des veines auriculaires 3 grammes d'une eau très trouble provenant d'une des mares voisines du Rummel. Le 17 au soir la température est de 41°6, cette injection a donc été suivie, comme celle du 10, d'un mouvement fébrile, mais, comme la première fois, ce mouvement fébrile est très passager et ne se reproduit pas.

Le lapin est sacrifié le 30 juin. La rate a son volume normal. L'examen histologique du foie et de la rate ne m'a rien révélé d'anormal, je n'ai constaté l'existence d'aucun élément pigmenté. Les autres viscères étaient également à l'état sain.

Lapin n° 2. — La température prise dans le pli crural est, le 4 juin, de 39°2. Le 4 juin j'injecte dans une des veines auriculaires 2 grammes d'une eau très trouble et très riche en infusoires recueillie dans une mare voisine du Rummel.

Du 5 au 9 juin, la température varie entre 39°2 et 40; état général très satisfaisant.

Le 10 juin au matin la température est de 40°; à deux heures et demie je fais une deuxième injection de 2 grammes d'eau marécageuse dans une des veines auriculaires ; le 10 au soir la température est de 41°1, l'injection paraît donc avoir déterminé un mouvement fébrile. Les jours suivants la température varie entre 40° et 40°8 sans intermittence régulière, le lapin continue à manger et ne paraît pas souffrir.

Le 17 juin je constate qu'un petit abcès s'est formé à la face externe de l'oreille gauche non loin du point où les injections intra-veineuses ont été faites. Cet abcès renferme un pus très épais ; au milieu des globules de pus le microscope révèle l'existence de bactéries en très grand nombre.

Le 17 juin au matin la température est de 40°5 ; je fais dans la journée une troisième injection de 3 grammes d'eau marécageuse. Le 17 au soir la température est de 41°8, il existe donc un mouvement fébrile assez marqué. La fièvre tombe le 18 au soir et le mouvement fébrile ne se reproduit pas.

Le lapin est sacrifié le 1er juillet. L'examen histologique du foie et de la rate ne révèle l'existence d'aucun élément pigmenté. La rate a son volume normal. Les autres viscères sont à l'état sain, il n'y a pas trace d'abcès métastatiques.

Lapin n° 3. — Conservé comme témoin. Ce lapin, auquel il n'est fait aucune injection, a une température qui varie de 40° à 40°8. Mort le 26 juin d'une rupture de l'estomac. La rate est exactement pareille à celle des lapins n° 1 et n° 2. L'examen histologique du foie et de la rate ne révèle rien d'anormal.

Il est à remarquer que la plupart des recherches faites dans le but de découvrir le parasite du paludisme ont porté sur l'air, l'eau ou le sol des localités palustres et que l'examen histologique du sang des malades atteints de fièvre palustre a été très négligé. Comme l'air, l'eau et le sol des marais renferment un très grand nombre d'êtres microscopiques appartenant soit au règne végétal, soit au règne animal, on comprend qu'il soit difficile de dire quel est parmi ces microbes celui qui occasionne les accidents du paludisme, et qu'on ait été conduit à décrire comme parasite du paludisme tantôt une palmelle, tantôt un bacillus, suivant les espèces qui dominaient dans les localités où se faisaient les observations.

La présence de spores ou de bacilli dans les urines, dans la sueur ou dans la salive des malades atteints de fièvre palustre, n'est pas davantage une preuve du rôle actif de ces microphytes dans la pathogénie des accidents palustres. Les spores et les bacilli qui flottent souvent en grand nombre dans l'atmosphère, s'introduisent facilement dans la bouche et par suite dans la salive, dans la sueur et dans les urines.

La méthode expérimentale ne paraît pas non plus devoir fournir des résultats bien satisfaisants pour l'étude de la nature et des causes du paludisme. S'il existait un animal susceptible de contracter les fièvres palustres, on aurait sans doute des chances, à l'aide de cultures bien faites et d'inoculations successives, d'isoler le parasite du paludisme contenu dans l'eau et dans le sol des localités palustres. Malheureusement l'existence du paludisme chez les animaux est encore à démontrer.

C'est par l'étude des lésions anatomiques du paludisme que j'ai été amené à découvrir dans le sang des paludiques les microbes qui me paraissent être les véritables parasites du paludisme; avant de décrire ces microbes, je crois donc devoir consacrer un chapitre à l'anatomie pathologique du paludisme.

CHAPITRE II

ANATOMIE PATHOLOGIQUE

DES LÉSIONS ANATOMIQUES QUI SE RENCONTRENT : 1° DANS LE PALUDISME AIGU ; 2° DANS LE PALUDISME CHRONIQUE. — IL EXISTE DES LÉSIONS CONSTANTES ET CARACTÉRISTIQUES DU PALUDISME. — DE LA MÉLANÉMIE. — HISTORIQUE. — OBSERVATIONS.

Les altérations macroscopiques que l'on rencontre à l'autopsie des sujets morts d'accès pernicieux ou de cachexie palustre ont été très bien étudiées par Bailly, Maillot, Dutroulau, Griesinger et par M. L. Colin ; mais après avoir lu les descriptions magistrales que nous devons à ces auteurs, on peut se demander encore s'il existe une lésion propre au paludisme et si toutes les altérations mentionnées par eux ne sont pas des lésions secondaires.

La plupart des auteurs admettent que chez les individus qui succombent rapidement à une fièvre pernicieuse on ne trouve souvent à l'autopsie aucune altération. Telle est l'opinion exprimée par Monneret et Fleury. (*Comp. de méd.*, V, p. 341.)

Chomel parlant des fièvres pernicieuses, dit : « L'anatomie pathologique n'a rien appris de satisfaisant sur ces maladies.

Dans le cours de l'épidémie de fièvres intermittentes qui a régné à Pantin, un grand nombre de malades ont été traités à l'hôpital de la Charité. Je tiens de M. le professeur Fouquier qu'on n'a rencontré *aucune lésion appréciable* dans le cadavre de deux individus qui ont succombé à des symptômes pernicieux développés soudainement. Je n'ai également rencontré aucune lésion chez une femme fort âgée morte d'une fièvre intermittente qui tout à coup était devenue comateuse. » (Chomel, *Des fièvres et des malad. pest.*, Paris, 1821. Cité par Duboué, *De l'impaludisme*, Paris, 1867, p. 133.)

D'après Grisolle, l'augmentation de volume de la rate est la lésion la plus commune, la plus constante du paludisme, mais cette altération elle-même peut faire défaut, et il appuie son dire du témoignage de MM. Rochard, Jacquot et Sonrier. « Deux médecins militaires, écrit-il (*Traité de pathologie interne*, 8e édition, Paris, 1862, p. 159), MM. Jacquot et Sonrier, ont cité quelques cas de fièvres intermittentes pernicieuses mortelles au premier, au deuxième ou au troisième accès sans que l'autopsie ait révélé aucune altération dans l'organe splénique. (*Mémoire sur les fièvres comateuses. Gazette medicale*, 1849.) M. le docteur Rochard dit aussi que chez vingt-deux individus qui, à Madagascar, succombèrent à des fièvres pernicieuses avant d'avoir pris le sel de quinine, il a vu la rate tantôt normale, tantôt diminuée de volume; dans un cas elle était même tellement réduite qu'elle n'avait guère que la grosseur d'un marron. » (*Union médicale*, 10 février 1852.)

D'après M. Guinier, l'altération de la rate n'est pas constante chez les paludiques, cette altération pourrait même faire défaut chez des sujets épuisés après de longs mois par la cachexie palustre. (*Essai de pathol. et de clin. méd.*, Paris, 1866.)

M. Duboué arrive lui aussi à conclure qu'il n'y a pas d'altération constante du paludisme. (*Op. cit.* p. 133.)

« Les fièvres intermittentes récentes, écrit Jaccoud (*Traité de pathologie interne*, t. II, p. 594), ne présentent aucune lésion. »

On peut dire que les auteurs précédents n'avaient eu que peu d'occasions d'étudier les lésions anatomiques du paludisme ; la même explication n'est pas de mise pour Dutroulau, qui écrit cependant : « Les altérations varient autant que les formes de la fièvre dont elles ne sont que des effets..., elles expliquent quelquefois matériellement les accidents et la mort, jamais la nature de la fièvre. Les fièvres pernicieuses qui tuent le plus rapidement, au bout de quelques heures d'accès quelquefois, et qui par conséquent sont l'expression la plus intense et la plus tranchée de la maladie, ne laissent même souvent après elles aucune lésion apparente à l'œil nu dans les organes. » (*Traité des maladies des Européens dans les pays chauds*, 2e édition, Paris, 1868, p. 199.)

Ainsi, en 1868, un observateur aussi consciencieux que Dutroulau et aussi versé dans l'étude du paludisme, considérait encore les accidents palustres comme les manifestations d'une dyscrasie de cause inconnue pouvant entraîner la mort sans produire de lésion anatomique appréciable.

Une pareille opinion ne supporte plus aujoud'hui l'examen ; il existe une lésion constante du paludisme, lésion tout à fait caractéristique, puisqu'elle se rattache à la cause elle-même des accidents du paludisme, ainsi que j'espère le démontrer.

Je décrirai successivement, en me conformant à l'usage, les altérations anatomiques du paludisme aigu et celles du paludisme chronique. A vrai dire, il n'y a pas de ligne de démarcation bien précise entre le paludisme aigu et le paludisme chronique ; à quel moment un malade atteint de fièvre intermittente doit-il passer de la catégorie des paludiques aigus, dans celle des paludiques chroniques ? La chose est le plus souvent malaisée à décider. La cachexie palustre s'établit quelquefois d'emblée et très rapidement ; d'autre part on peut voir survenir les accidents les plus graves, les plus aigus du paludisme chez des individus qui sont atteints depuis longtemps de cachexie palustre. La distinction du paludisme en paludisme aigu et paludisme chronique est donc quelque peu arbitraire, artificielle, et à côté des cas qui rentrent facilement dans l'une ou l'autre de ces catégories, il faut s'attendre à en rencontrer un grand nombre d'autres qui sont difficiles à classer.

Si la distinction du paludisme en aigu et chronique est souvent difficile à faire dans la pratique, il faut reconnaître qu'elle rend de très grands services au nosologiste : elle mérite surtout d'être conservée en anatomie pathologique, car les paludiques succombent ou bien à des accidents pernicieux, ou bien dans la cachexie, et à ces deux genres de mort correspondent des lésions anatomiques bien distinctes.

I. — ALTÉRATIONS ANATOMIQUES DANS LE PALUDISME AIGU

Lorsqu'un individu atteint de fièvre intermittente depuis peu succombe rapidement à des accidents pernicieux, l'autopsie ne révèle en général que des lésions macroscopiques peu importantes en apparence et on s'explique facilement que de bons observateurs aient pu admettre que sur les sujets morts rapidement à la suite d'accès pernicieux on ne trouvait aucune altération importante.

La rate est augmentée de volume et ramollie, mais parfois l'augmentation de volume de la rate est peu considérable, moins prononcée même que dans certains cas de fièvre typhoïde. Chez les malades qui ont eu des accès pernicieux délirants ou comateux, on observe souvent une injection vive des méninges à la convexité du cerveau. Du reste tous les organes paraissent être à l'état sain.

En examinant les choses de plus près, on peut se convaincre qu'il existe toujours dans le paludisme aigu des lésions très caractéristiques et très appréciables même à l'œil nu.

La rate, qui est ramollie, et souvent diffluente, a une teinte *brunâtre* bien différente de la teinte d'un rouge foncé qu'elle présente dans la fièvre typhoïde par exemple; le foie a également cette teinte *brunâtre* si caractéristique qu'un observateur un peu exercé peut à l'autopsie, d'après le seul examen du foie, affirmer ou nier l'existence du paludisme aigu. La substance corticale du cerveau a souvent une teinte d'un gris ardoisé ou hortensia beaucoup plus foncée qu'à l'état normal, enfin la moelle des os présente une teinte brunâtre non moins prononcée que dans la rate et le foie.

Le microscope permet de constater que cette coloration brunâtre de la rate, du foie et de la moelle des os est produite par la présence dans les vaisseaux capillaires de ces organes d'éléments pigmentés en très grand nombre; ces éléments pigmentés, qui sont mélangés aux globules du sang, se retrouvent dans tous les organes, dans tous les tissus vasculaires du corps, mais ils ont une prédilection bien marquée pour la rate et pour le foie. Cette altération, connue sous le nom de *mélanémie*, est absolument constante chez les individus qui succombent au paludisme aigu, et elle ne se rencontre dans aucune autre maladie ; on peut donc dire qu'il existe dans le paludisme aigu une altération aussi caractéristique, aussi spécifique, que peut l'être l'altération des plaques de Peyer dans la fièvre typhoïde.

Je passerai successivement en revue les altérations que subissent : le sang, la rate, le foie, les reins, les poumons, les muscles, le cœur, les centres nerveux et les os.

A. *Altérations du sang.* — Je ne m'occuperai ici que des altérations du sang que l'on peut constater facilement sur le cadavre, l'étude du sang recueilli sur le vivant sera faite dans le chapitre suivant.

Le sang examiné au moment de l'autopsie, c'est-à-dire de douze à vingt-quatre heures après la mort, ne présente aucune altération appréciable à l'œil nu ; en général le cœur ne renferme que très peu de sang liquide et quelques petits caillots agoniques. Au microscope on constate facilement, au milieu des hématies des éléments pigmentés en plus ou moins grand nombre et des grains de pigment libres. Un grand nombre de ces éléments pigmentés sont évidemment des leucocytes plus ou moins chargés de pigment, dont on peut colorer les noyaux à l'aide du carmin. Le pigment, toujours situé dans le protoplasma, en dehors des noyaux, est disposé très irrégulièrement : tel leucocyte ne renferme qu'un seul grain de pigment, tandis qu'un autre en renferme huit ou dix, qui sont isolés, bien distincts, ou agglomérés en masses irrégulières. Les grains de pigment ont une forme arrondie, régulière, leur coloration est d'un rouge-grenat très foncé, presque noire.

A côté de ces leucocytes mélanifères on trouve d'autres éléments pigmentés qui se présentent sous l'aspect de petites masses de substance hyaline de forme très variable. Ces derniers éléments se colorent très difficilement par le carmin et ne renferment pas de noyaux; les grains de pigment qui s'y trouvent inclus sont du reste identiques à ceux que l'on rencontre dans les leucocytes mélanifères, et il est très difficile de distinguer ces deux espèces d'éléments pigmentés lorsque les autopsies ne sont faites que douze à vingt-quatre heures après la mort. Frerichs est, je crois, le seul observateur qui ne soit pas tombé dans cette confusion.

Si le sang est recueilli quelques heures seulement après la mort, les différences entre les leucocytes mélanifères et les corps hyalins pigmentés s'accentuent. On constate, comme dans les observations V et VIII, que les corps hyalins ont des formes régulières et très caractéristiques qui peuvent se ramener à deux types: corps cylindriques incurvés en croissant et pigmentés vers leur partie moyenne, corps sphériques renfermant des grains pigmentés disposés souvent d'une façon régulière en forme de couronne. Ces éléments, identiques à ceux qui seront étudiés plus loin sous le nom de corps kystiques n° 1 et n° 2 et dont la nature parasitaire n'est pas douteuse, se déforment rapidement sur le cadavre, ce qui explique comment ils ont échappé jusqu'ici à l'attention des observateurs et comment ils ont été confondus avec les leucocytes mélanifères.

C'est dans la veine-porte et dans les vaisseaux de la rate et du foie que les éléments pigmentés se trouvent en plus grand nombre.

B. *Rate*. — *a) Structure normale*. — Pour comprendre les altérations que subit la rate dans le paludisme aigu et dans le paludisme chronique, il est important de bien connaître la structure normale de cet organe; je résumerai aussi succinctement que possible les notions que nous possédons à cet égard sans m'arrêter bien entendu, à décrire les rapports de la rate ni les faits de grosse anatomie qui sont bien connus.

L'enveloppe de la rate se compose : 1° d'un feuillet superficiel formé par le péritoine qui, après avoir formé l'épiploon gastro-splénique, vient s'étaler à la surface de la rate; 2° d'un feuillet profond qui constitue la capsule proprement dite. Ces deux feuillets sont du reste si intimement soudés chez l'homme qu'il est impossible de les séparer, sauf au niveau du hile. Au microscope la capsule se distingue du feuillet péritonéal par la présence de fibres élastiques en grand nombre, ce qui permet de dire, lorsqu'il existe de la périsplénite, si l'inflammation a pour siège principal la capsule proprement dite ou l'enveloppe péritonéale.

De la face profonde de la capsule se détachent de nombreux tractus de tissu conjonctif qui s'enfoncent dans l'épaisseur du parenchyme splénique et qui le cloisonnent. Au niveau du hile la capsule se replie sur les vaisseaux (artères et veines spléniques), comme fait la capsule de Glisson dans le foie. Le squelette fibreux de la rate est donc constitué essentiellement par les tractus de tissu conjonctif qui se détachent de la face profonde de la capsule et par ceux qui accompagnent les vaisseaux; cette disposition devient très apparente lorsque, sous l'influence de l'inflammation chronique, les tractus fibreux s'épaississent fortement, ce qui arrive toujours dans le paludisme chronique.

L'élément vasculaire a dans la structure du parenchyme splénique une importance capitale.

L'artère splénique se divise dans l'épaisseur de l'épiploon gastro-splénique en quatre ou cinq branches, qui elles-mêmes se subdivisent, de sorte que, au niveau du hile, il existe huit à dix branches artérielles disposées dans un plan vertical. Arrivées dans l'épaisseur du parenchyme, ces artères continuent à se subdiviser sans présenter d'anastomoses entre elles ; elles ont en un mot la disposition des artères dites *terminales*, ce qui explique la fréquence des infarctus dans la rate.

La veine splénique présente d'abord la même disposition que l'artère, elle se ramifie comme elle, chaque branche veineuse étant accolée à une branche artérielle dans une gaine commune ; le parallélisme cesse pour les artérioles qui n'ont plus que de 0mm4 à 0mm2 de diamètre ; à partir de ce point, artérioles et veinules présentent une disposition absolument différente.

Les artérioles sont entourées d'une gaine lymphatique, et on trouve sur leur trajet de petits corps dont la teinte grisâtre tranche sur la coloration rouge de la rate, ce sont les corpuscules de Malpighi. Ces corpuscules sont constitués par du tissu lymphoïde, et leur structure est identique à celle des follicules clos de l'intestin. Telle est du moins la description classique. J'ai eu plusieurs fois l'occasion de constater que le tissu lymphoïde formait autour des artérioles non des corpuscules isolés les uns des autres, mais un véritable manchon qui entourait les artérioles spléniques sur une grande partie de leur trajet. Quelques observateurs ont dit que l'existence des corpuscules de Malpighi n'était pas constante chez l'homme ; il est souvent difficile de constater leur existence à l'œil nu, mais sur des coupes histologiques de la rate ils ne font jamais défaut.

La structure des artérioles de la rate ne diffère pas de celle des artérioles en général.

Après avoir traversé les corpuscules de Malpighi ou le

manchon de tissu lymphoïde qui les représente, les artérioles spléniques fournissent de fines ramifications qui se perdent dans la pulpe splénique. On trouve assez souvent deux artérioles au centre d'un même corpuscule de Malpighi.

Les veinules spléniques, après leur séparation des artérioles, donnent naissance à un réseau extrêmement riche. Les veinules qui constituent ce réseau ont une paroi très mince, formée presque exclusivement par des cellules épithéliales fusiformes très allongées ; chaque cellule possède un noyau, qui fait saillie dans la lumière du vaisseau (Robin).

Les espaces compris entre les vaisseaux et le tissu conjonctif de la rate sont remplis par du tissu lymphoïde qui a la même structure que celui des ganglions lymphatiques ; au premier abord on ne distingue que des cellules lymphoïdes, mais en traitant des coupes minces de la rate par le pinceau on met à nu le réticulum caractéristique du tissu lymphoïde ou adénoïde (His).

Les anatomistes ne sont pas d'accord sur la manière dont se fait la communication des artérioles spléniques avec les veinules : les uns admettent que les artérioles s'abouchent directement dans les veinules ; les autres pensent qu'il existe un système intermédiaire (Legros et Robin) ; d'autres enfin admettent que le sang à sa sortie des artérioles circule librement entre les éléments propres de la rate avant de pénétrer dans le réseau veineux. Cette dernière opinion, qui a été défendue par Frey, trouve dans l'anatomie pathologique un appui très important. Lorsque la rate est fortement congestionnée, dans la fièvre typhoïde par exemple, on constate facilement sur les coupes histologiques que le sang est intimement mélangé aux éléments lymphoïdes de la pulpe splénique, les éléments de la rate sont dissociés à ce point que l'organe devient diffluent ; cependant la rate n'est pas désorganisée; elle peut reprendre en quelques jours son aspect normal. L'examen de la rate dans la fièvre pernicieuse est aussi très instructif à cet égard : tandis que les éléments pigmentés ne se trouvent jamais en dehors des vaisseaux sur les coupes du foie, des reins, du cerveau, on constate facilement sur les coupes de la rate que ces éléments existent aussi bien dans la pulpe splénique que dans l'intérieur des petits vaisseaux.

Les gaines lymphatiques périvasculaires des artères spléniques ont été bien décrites par Legros; elles vont s'aboucher dans cinq ou six troncs lymphatiques dont la présence est facile à constater au niveau du hile.

On a comparé avec raison la rate à un énorme ganglion lymphatique dans lequel, au lieu de lymphe, circulerait du sang. La pulpe splénique a la même structure que la substance corticale des ganglions lymphatiques et le réseau veineux a son analogue dans les espaces périfolliculaires et les canaux lymphatiques des ganglions. (Cornil et Ranvier.)

Il paraît bien démontré aujourd'hui que la rate est une glande hématopoïétique, en d'autres termes que la rate concourt pour une part à la formation des globules rouges. Malassez a constaté que le sang de la veine splénique est plus riche en hématies que le sang de l'artère; cette simple observation paraît trancher la question si longtemps controversée des fonctions de la rate; lorsque la rate est profondément altérée, l'hématopoïèse se fait très mal, c'est ce qu'on observe dans le paludisme.

b.) Altérations de la rate. — La lésion la plus apparente de la rate dans le paludisme aigu consiste dans l'augmentation de volume et de poids de l'organe. Dans douze cas de fièvres pernicieuses terminées par la mort dont j'ai recueilli les observations avec soin, la rate est toujours notée comme volumineuse; ces observations me donnent comme poids moyen de la rate 685 grammes; poids maximum : 850 grammes; poids minimum : 400 grammes. Le poids de la rate normale étant de 200 grammes environ, on voit que le poids minimum est encore le double du poids normal et que le plus souvent le poids de la rate chez les individus morts d'accès pernicieux est trois ou quatre fois supérieur au poids normal.

La forme de la rate est en général un peu modifiée, les bords sont arrondis, l'organe tend évidemment à prendre une forme globuleuse, surtout dans les cas où le parenchyme splénique est fortement ramolli. On s'explique facilement qu'une bouillie demi-liquide renfermée dans une enveloppe peu extensible fasse prendre à cette enveloppe une forme sphérique, la forme sphérique étant celle qui donne le maximum de capacité.

La capsule est amincie, distendue, très friable, saine d'ailleurs, il est rare d'observer des adhérences ou d'autres traces de périsplénite, à moins qu'il ne s'agisse de sujets ayant eu auparavant plusieurs atteintes de paludisme.

Il arrive souvent que la seule action de saisir la rate pour la retirer de l'abdomen détermine la rupture de la capsule; les doigts enfoncent dans la bouillie splénique, et on n'arrive à retirer la rate que par morceaux.

La rupture spontanée de la rate a été observée quelquefois chez des malades atteints d'accès pernicieux. Maillot en cite un exemple (*Traité des fièvres intermittentes*, p. 120, observation XXII.) Quand on a manié la rate de sujets morts de fièvre pernicieuse, on s'explique la possibilité de cet accident, on s'étonne même qu'il ne se produise pas plus souvent.

Les ruptures de la rate se rencontrent surtout chez d'anciens fébricitants dont la rate volumineuse et adhérente aux parties voisines, notamment au diaphragme, vient à se tuméfier et à se ramollir à la suite d'une rechute de fièvre. Les ruptures siègent le plus souvent à l'extremité supérieure ou sur la face externe, elles sont suivies d'hémorrhagies intra-péritonéales presque toujours mortelles. (E. Collin, *Recueil de mémoires de médecine militaire*, 1855. — Quod, *Marseille medical*, n° du 20 novembre 1875.) Nous aurons l'occasion de revenir sur ce sujet (chapitre VI, *Complications*.)

La consistance de la rate est toujours diminuée; le parenchyme est le plus souvent réduit à l'état de bouillie, qui s'attache aux doigts de l'opérateur et qui est entraînée facilement lorsqu'on place l'organe sous un mince filet d'eau.

La coloration de la rate est caractéristique; au lieu de la teinte normale, qui est d'un rouge plus ou moins foncé sur les coupes, la rate présente, aussi bien à la surface que dans les parties profondes, une coloration d'un brun plus ou moins foncé : Maillot compare justement cette teinte à celle du chocolat à l'eau. Cet aspect de la rate ne se rencontre que dans le paludisme aigu; la rate peut bien prendre chez des individus qui ont succombé à d'autres affections une teinte brunâtre, mais il est facile de s'assurer qu'il s'agit alors d'une altération cadavérique.

L'examen histologique de la rate peut être fait de deux façons : immédiatement après l'autopsie, on peut examiner au microscope une goutte de la bouillie splénique; les éléments de la rate sont dissociés naturellement; on peut aussi mettre dans l'alcool des fragments de la rate, qui seront durcis par le procédé ordinaire et sur lesquels on pratiquera des coupes histologiques. Lorsque la rate est très ramollie, il n'est pas facile d'obtenir de bonnes préparations après durcissement, les coupes se délitent et s'émiettent dès qu'on les dépose dans l'eau, ce qui s'explique facilement par l'état de dissociation des éléments de la rate.

Eléments isolés examinés à l'état frais. Au milieu des hématies et des éléments propres de la rate : cellules lymphoides, cellules épithéliales fusiformes des veines spléniques, débris du réticulum adénoïde, on constate l'existence d'éléments pigmentés en grand nombre et de grains de pigment libres. Ce qui a été dit plus haut des corps pigmentés du sang s'applique naturellement aux corps pigmentés trouvés au milieu des éléments isolés de la rate, ces corps pigmentés proviennent en effet du sang; on distingue des leucocytes mélanifères et des corps hyalins pigmentés; lorsque l'autopsie est pratiquée rapidement après la mort, ces corps hyalins ont l'aspect des corps qui seront décrits dans le chapitre suivant sous les noms de corps kystiques n° 1 et n° 2. On trouve en général dans ces préparations des corps pigmentés beaucoup plus volumineux que ceux qui existent dans le sang pris dans le cœur ou dans les veines, et des grains de pigment plus gros.

Sur des coupes histologiques de la rate colorées au picrocarmin et montées dans la glycérine ou dans le baume de Canada, ce qui attire tout d'abord l'attention, c'est la grande quantité du pigment disséminé sur toute l'étendue des préparations, sauf dans les gaines de tissu lymphoïde des artérioles (corpuscules de Malpighi), qui ne renferment d'ordinaire que peu ou point d'éléments pigmentés et dans les tractus fibreux qui se détachent de la face profonde de la capsule ou qui accompagnent les vaisseaux. L'absence de pigment dans les corpuscules de Malpighi a pour effet de rendre la disposition de ces corpuscules plus apparente qu'à l'état normal (fig. 1 et 2) ; c'est sur des préparations de la rate d'individus morts de fièvre pernicieuse que j'ai constaté la disposition du tissu lymphoïde

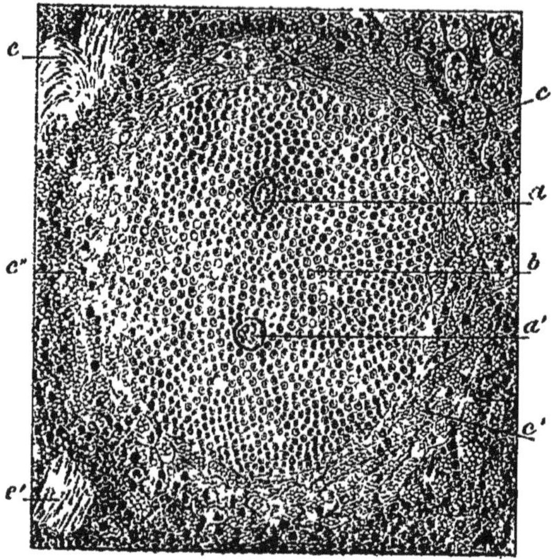

Fig. 1. — Coupe histologique de la rate. Accès pernicieux. La partie centrale de la figure est occupée par un corpuscule de Malpighi, b — a, a', artérioles centrales. — c, c', c'', zône hypérémiée autour du corpuscule — d, d', parenchyme splénique. — e, e' faisceaux de tissu conjonctif. — Les vaisseaux sont dilatés, remplis de sang et d'éléments pigmentés. (Grossissement : 150 diamètres.)

en forme de manchon sur une grande partie du trajet des artérioles.

En dehors des tractus fibreux et des corpuscules de Malpighi, on ne distingue en général sur les coupes de la rate que des éléments lymphoïdes mélangés en proportions variables à des hématies et à des éléments pigmentés. Il est souvent difficile de reconnaître les orifices des veinules des trabécules de tissu adénoïde qui les séparent. Les éléments pigmentés se rencontrent aussi bien dans la pulpe splénique qu'à l'intérieur des vaisseaux; il est du reste impossible, sur ces coupes, d'apprécier exactement la forme et les dimensions de ces éléments.

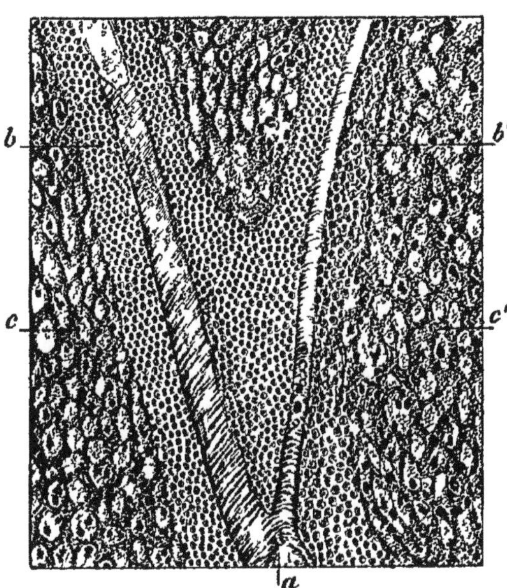

FIG. 2. — Coupe histologique de la rate. Accès pernicieux. — a, une artériole qui se divise en deux branches. — b, b', gaines de tissu lymphoïde accompagnant les artérioles et qui, sur des coupes transversales, donneraient lieu à l'aspect indiqué dans la figure 1. — c, c', parenchyme splénique; les vaisseaux dilatés renferment du sang et de nombreux éléments pigmentés. (Gross. : 150 diamètres.)

La capsule de la rate est normale ou légèrement épaissie.

Les éléments pigmentés font absolument défaut sur les coupes de la rate d'individus morts de fièvre typhoïde ou d'autres maladies infectieuses; on n'observe dans ces cas que les altérations produites par une très forte congestion.

C. *Foie.* — Le foie est en général un peu augmenté de volume et de poids, mais dans une proportion bien moindre que la rate. Sur huit observations dans lesquelles le poids du foie a été pris, je trouve comme poids moyen 2,110 grammes ; poids maximum : 2,400 grammes ; poids minimum : 1,880 grammes. Ces chiffres sont tous supérieurs au poids normal du foie chez l'adulte, qui est, d'après Sappey, de 1,500 à 1,800 grammes, mais on voit que les écarts ne sont pas en somme bien considérables.

La forme du foie est conservée, sa surface est lisse ; la consistance est généralement diminuée. La seule altération constante du foie consiste dans sa coloration anormale. Le parenchyme hépatique a une teinte brunâtre très caractéristique aussi bien dans les parties profondes qu'à la surface.

Sous l'influence des altérations cadavériques le foie prend quelquefois, notamment dans les parties qui sont en rapport avec l'intestin, une coloration brunâtre analogue à celle qu'on trouve sur les sujets morts d'accès pernicieux ; mais alors cette teinte est limitée à certaines parties, et elle reste en tout cas superficielle : en incisant le foie, il est facile de s'assurer que les parties profondes ont conservé leur teinte normale.

La vésicule biliaire renferme souvent une bile épaisse très foncée en couleur.

Le meilleur procédé d'examen histologique du foie consiste à faire durcir par la méthode ordinaire des fragments de l'organe, des coupes minces sont ensuite pratiquées, colorées au picrocarmin et montées dans la glycérine. Sur ces coupes on constate en général que les cellules hépatiques sont à l'état sain ; le tissu conjonctif du foie n'est pas davantage altéré, il faut noter cependant qu'on rencontre souvent au niveau des espaces triangulaires de petits amas d'éléments embryonnaires ou de leucocytes extravasés. La congestion est plus ou moins marquée; la seule altération constante consiste en la présence de nombreux éléments pigmentés dans le réseau sanguin (fig. 3).

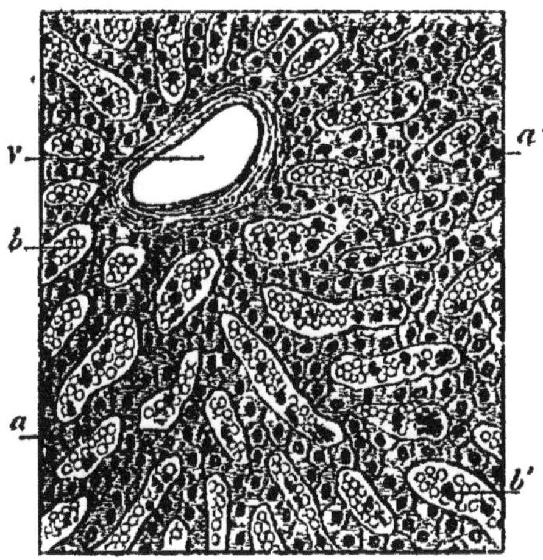

Fig. 3. — Coupe du foie. Accès pernicieux. — *a, a'*, trabécules de substance hépatique. — *b, b'*, capillaires sanguins renfermant des hématies et des éléments pigmentés. — *v*, veine centrale du lobule. (Gross. : 170 diamètres.)

Les capillaires sont souvent comme obstrués par des éléments qui sont identiques à ceux décrits plus haut (*Sang, Rate*).

D. *Reins.* — Les reins ont généralement leur aspect normal; ils ne présentent pas la teinte brunâtre si caractéristique de la rate et du foie et l'examen histologique est nécessaire pour y constater la présence des corps pigmentés. Sur les coupes faites après durcissement par le procédé ordinaire, il est facile de s'assurer que les petits vaisseaux renferment des éléments pigmentés identiques à ceux de la rate et du foie, mais en beaucoup moins grand nombre; c'est principalement au niveau des glomérules de Malpighi que se rencontrent les corps pigmentés (fig. 4). Ces éléments ont évidemment de la peine à franchir

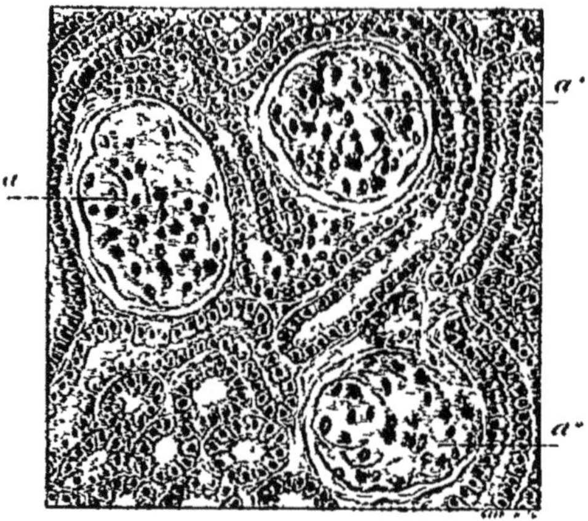

Fig. 4. — Coupe du rein. Accès pernicieux. — *a*, *a'*, *a'*, trois glomérules renfermant des éléments pigmentés (Gross : 170 diamètres)

le réseau capillaire des glomérules, et les plus gros y sont arrêtés comme dans un filtre. L'épithélium des tubuli et le tissu conjonctif sont en général à l'état sain.

Dans la fièvre bilieuse hématurique les reins présentent des altérations importantes, qui ont été très bien décrites par Pellarin (*Arch. de méd. navale*, 1865) et par Barthélemy Benoît (*même recueil*, même année). Les reins sont augmentés de volume et de poids, on observe sous la capsule des ecchymoses plus ou moins larges, il existe de nombreuses hémorrhagies interstitielles dans la substance corticale; la substance tubuleuse est congestionnée. J'ai constaté ces altérations des reins chez un malade mort de fièvre palustre bilieuse avec anurie complète pendant les derniers jours de la maladie. Dans les deux reins la substance corticale était infiltrée de sang dans toute son étendue.

E. *Tube digestif.* — Le tube digestif ne présente en général aucune altération.

Bailly et Maillot signalent les altérations de l'estomac comme très fréquentes dans les fièvres pernicieuses. (Maillot, *op. cit.*, p. 283.) Mais il est évident que ces auteurs n'ont pas pu échapper complètement au despotisme qu'exerçait le génie de Broussais. Au moment où Maillot écrivait son livre sur les fièvres intermittentes, on avait une tendance si grande à voir partout des *gastrites*, que les altérations cadavériques les plus constantes, les plus banales de la muqueuse stomacale étaient rapportées à l'inflammation; c'est ainsi que le *ramollissement* de cette muqueuse, qui est la lésion le plus souvent signalée par Bailly et Maillot chez les sujets morts de paludisme, ne figure même plus aujourd'hui dans nos procès-verbaux d'autopsie. On sait que Broussais considérait les fièvres palustres comme des *gastro-entérites périodiques*, et il était naturel que des médecins imbus de la doctrine physiologique fussent amenés à décrire les moindres altérations de la muqueuse stomacale.

Le gros intestin et l'intestin grêle sont à l'état normal; on n'observe aucune altération des plaques de Peyer, alors même que la fièvre palustre a pris les apparences cliniques de la fièvre typhoïde. C'est seulement dans les cas où le paludisme se complique d'autres affections, telles que la dysenterie, qu'on rencontre des altérations du tube digestif, comme dans l'observation II, qui sera rapportée plus loin. Dans deux cas (observations LV et LVI) j'ai constaté les lésions de la fièvre typhoïde à côté de celles du paludisme; je reviendrai dans un autre chapitre sur cette question (v. chapitre VI, complications et maladies intercurrentes). Nous verrons que la coïncidence de la fièvre typhoïde et du paludisme chez un même individu, explique très bien la coexistence des lésions, qui du reste est exceptionnelle, puisque pendant un séjour de cinq années en Algérie je n'ai eu l'occasion de la noter que deux fois.

Le péritoine est généralement à l'état sain. M. le Dr Obédénare à observé fréquemment à Bucharest, chez les malades atteints de fièvre continue palustre, une inflammation du péritoine au niveau de la rate, si bien qu'il a proposé de donner à cette affection le nom de *périsplénite* (*Gazette hebdom.*, 13 avril 1877). M. le Dr Obédénare dit avoir rencontré ces lésions de la rate dans une soixantaine d'autopsies. « La capsule, dans ces cas, est hyperémiée, épaissie, couverte de néo-membranes. Ces dernières s'étendent de la rate au colon et à l'estomac; plus souvent elles s'étendent de la face externe de la rate au diaphragme... Les néo-membranes sont assez molles au début; elles sont facilement déchirées avec le doigt, et ressemblent aux néo-membranes de la pleurésie... » (Obédénare, art. *Danubienne (région)* du *Diction. encyclop. des sc. méd.*)

En Algérie il est rare de rencontrer la périsplénite avec ce degré d'intensité dans le paludisme aigu, nous verrons plus loin que dans le paludisme chronique la périsplénite est à peu près constante.

Les vaisseaux sanguins du péritoine et des intestins renferment des éléments pigmentés en plus ou moins grand nombre: dans un cas d'accès pernicieux j'ai trouvé le péritoine criblé de petites taches hémorrhagiques.

Les ganglions mésentériques ne sont pas hypertrophiés.

F. *Poumons.* — Les plèvres sont saines d'ordinaire ainsi que les poumons, qui ne présentent que les altérations de la congestion hypostatique. En général la partie antéro-supérieure des deux poumons est pâle, très anémiée, tandis que la partie postéro-inférieure est d'un rouge sombre et crépite mal ou ne crépite pas sous la pression des doigts. Cette congestion hypostatique doit être considérée, dans la plupart des cas, comme une lésion en grande partie cadavérique.

Trois fois seulement sur douze autopsies de fièvre pernicieuse, j'ai trouvé dans les poumons des lésions inflammatoires plus ou moins étendues : pneumonie lobaire à la période d'hépatisation rouge ou grise, pneumonie lobulaire.

Dans aucun cas, il n'y avait trace de tubercules aux sommets des poumons.

L'examen histologique des coupes du poumon pratiquées après durcissement par le procédé ordinaire révèle les lésions suivantes :

Sur les points atteints de congestion hypostatique simple, on constate que les cloisons interalvéolaires sont épaissies par suite de la réplétion des capillaires sanguins ; on distingue au milieu des hématies contenues dans les petits vaisseaux des éléments pigmentés en plus ou moins grand nombre, ces éléments sont identiques à ceux décrits plus haut (*Sang Rate*). On trouve parfois dans les alvéoles un peu de sang plus ou moins altéré et des cellules épithéliales desquamées.

Dans les cas de congestion active, inflammatoire, on observe, outre les lésions précédentes, qu'un certain nombre d'alvéoles renferment des exsudats fibrineux et des cellules jeunes en plus ou moins grand nombre mélangées souvent à des hématies.

Lorsqu'il existe des noyaux de pneumonie lobulaire ou de la pneumonie lobaire, les alvéoles sont remplis, au niveau des parties hépatisées, par des cellules jeunes, des exsudats fibrineux, en général peu abondants, et des hématies.

M. Marchiafava a fait remarquer avec raison que dans la pneumonie aiguë des paludiques, l'exsudat fibrineux qui caractérise la pneumonie aiguë franche ou fibrineuse, faisait souvent défaut; les alvéoles sont remplis surtout par un exsudat séreux et par des cellules épithéliales provenant de l'épithélium normal; il s'agit en un mot d'une pneumonie desquamative analogue à celle qu'on rencontre assez fréquemment dans la fièvre typhoide. (Marchiafava, *Contrib. à l'étude des lésions anatomiques de l'infection palustre*, Rome, 1877.) Cette absence d'exsudat fibrineux explique l'aspect que présente souvent le poumon enflammé chez les paludiques; le parenchyme est plutôt splénisé qu'hépatisé, mais ces pneumonies se rencontrent plus souvent dans le paludisme chronique que dans le paludisme aigu; nous y reviendrons plus loin.

Au milieu des hématies épanchées dans l'intérieur des alvéoles, on distingue parfois quelques éléments pigmentés, ce qui implique la possibilité de les retrouver dans l'expectoration lorsque celle-ci est teintée de sang.

Outre les éléments pigmentés renfermés dans l'intérieur des vaisseaux on trouve souvent dans le tissu conjonctif qui entoure les vaisseaux sanguins, du pigment en grande quantité; les éléments pigmentés extra-vasculaires sont identiques à ceux qu'on trouve à l'état normal dans les poumons et qui deviennent si abondants toutes les fois que le poumon est enflammé chroniquement; mais ici ces éléments prennent, en dehors de tout processus inflammatoire, une importance particulière, et il est permis de croire que le pigment intra-vasculaire est une des sources d'origine de ce pigment extra-vasculaire.

G. *Muscles, Cœur.* — Les muscles du tronc et des membres sont le plus souvent à l'état sain. Lorsqu'on dissocie les fibres musculaires à l'état frais ou après un court séjour dans l'acool, ce qui facilite la dissociation, on constate presque toujours qu'elles sont régulièrement striées et que la seule anomalie consiste dans la présence d'éléments pigmentés en plus ou moins grand nombre dans les vaisseaux capillaires. Une fois seulement (observation I), j'ai constaté que quelques fibres des muscles grands droits de l'abdomen et des psoas avaient subi une transformation granulo-vitreuse identique à celle qu'on observe si souvent dans les mêmes muscles sur les sujets morts de fièvre typhoïde.

Le myocarde a son aspect normal ou bien il est flasque, pâle et il présente à un degré plus ou moins marqué la teinte qui a été désignée sous le nom de teinte *feuille morte.* Antonini et Monard frères, Maillot, L. Laveran, Haspel, Dutroulau, L. Colin, Vallin ont insisté sur la décoloration et la flaccidité du cœur des sujets morts d'accès pernicieux.

M. Vallin a constaté dans plusieurs cas une altération histologique des fibres du cœur.

« Dans dix cas, écrit M. Vallin, nous avons fait un examen complet du cœur et des muscles volontaires ; six fois la dégénérescence granulo-graisseuse du cœur était beaucoup trop marquée pour qu'il fût possible de la confondre avec les hauts degrés de l'état trouble considéré comme normal ; dans trois autres cas il pouvait y avoir doute, parce que la limite n'est pas bien tranchée entre les variétés de l'état réputé sain et l'altération pathologique; enfin, une fois la putréfaction avait commencé, et l'examen histologique du cœur n'a pu être fait fructueusement à l'état frais. Quant aux muscles du squelette, dans trois cas il y avait une dégénérescence granulo-protéique simple, trois fois les fibres avaient l'apparence normale; dans deux autres cas, elles présentaient le premier degré de la transformation vitreuse... Dans deux cas enfin, la transformation cireuse était complète et ne différait en rien de ce qu'on rencontre au quinzième jour d'une variole ou d'une fièvre typhoïde. » (Vallin, *Des altérations histologiques du cœur et des muscles volontaires dans les fièvres pernicieuses et rémittentes*, Paris, 1874, p. 21.)

D'après mes propres observations, les altérations du cœur seraient pour le moins très rares dans les fièvres palustres, et la décoloration du myocarde s'expliquerait plutôt par l'anémie que par la dégénérescence des fibres musculaires. Toutes les fois que j'ai fait l'examen histologique du cœur chez des sujets morts d'accidents pernicieux, et j'ai fait cet examen dans douze cas, j'ai constaté que les fibres musculaires étaient régulièrement striées; le tissu conjonctif et les petits vaisseaux étaient également à l'état sain. La seule anomalie consistait dans la présence d'éléments pigmentés dans les petits vaisseaux.

L'examen histologique du cœur doit être fait sur des coupes pratiquées après durcissement par le procédé ordinaire, colorées au picrocarmin et montées dans la glycérine. La dissociation des fibres du cœur à l'état frais ne donne que des préparations médiocres ou mauvaises, d'après lesquelles il est très difficile de juger de l'état des différents éléments constitutifs du myocarde. Comme les fibres du cœur se dissocient mal, on est toujours tenté de presser sur la lamelle couvre-objet afin de rendre la préparation plus mince, plus transparente, et les fibres musculaires écrasées perdent naturellement leur aspect normal.

II. *Centres nerveux.* — Les méninges cérébrales et spinales sont le plus souvent à l'état sain ; cependant, sur les sujets morts de fièvre pernicieuse délirante ou comateuse, il n'est pas rare d'observer une injection vive des méninges à la convexité du cerveau ; à la suite d'un accès comateux très prolongé, on peut même observer les lésions de la méningite aiguë.

Lorsqu'on a dépouillé le cerveau de ses méninges, on constate en général que la substance grise des circonvolutions a une teinte d'un gris beaucoup plus foncé qu'à l'état normal, ou bien encore une teinte violacée comparable à celle des fleurs de certains hortensias de couleur sombre. Cette dernière coloration de la substance grise paraît être le résultat de la pigmentation du cerveau d'une part, et d'autre part, de l'hyperémie des circonvolutions cérébrales (observations II, III, IV). Deux fois seulement sur douze, j'ai noté que la teinte des circonvolutions cérébrales était normale ; dans un de ces cas, il s'agissait d'une fièvre pernicieuse bilieuse (observation VI) ; dans le deuxième cas il existait une congestion très forte des deux poumons, qui avait certainement beaucoup contribué à amener la mort.

La substance grise des noyaux centraux du cerveau, du bulbe et de la moelle épinière présente, comme celle des circonvolutions cérébrales une teinte plus foncée qu'à l'état normal.

On ne constate d'ordinaire dans les centres nerveux aucune altération autre que la pigmentation anormale de la substance grise.

Pour faire l'examen histologique des centres nerveux, j'ai

suivi le procédé classique, qui consiste à faire durcir des morceaux du cerveau, le bulbe entier et la moelle dans une solution d'acide chromique à 2 pour 1000. Lorsque le durcissement est suffisant, on pratique des coupes qui sont colorées par le carmin et montées dans le baume de Canada.

L'examen des coupes histologiques faites au niveau des circonvolutions cérébrales m'a toujours permis de constater que les capillaires renfermaient des éléments pigmentés en plus ou moins grand nombre ; deux fois seulement ces éléments pigmentés sont notés comme rares (il s'agit des deux faits dans lesquels la coloration de la substance grise était normale). Dans tous les autres cas, les éléments pigmentés renfermés dans les capillaires du cerveau étaient très nombreux. C'est évidemment à la présence de ces éléments pigmentés dans les petits vaisseaux du cerveau qu'est due la teinte anormale de la substance grise ; les éléments pigmentés se rencontrent aussi dans les petits vaisseaux de la substance blanche, mais comme la substance blanche ne contient qu'un très petit nombre de vaisseaux, sa coloration est beaucoup moins modifiée par la présence des corps pigmentés que celle de la substance grise, qui renferme, comme on sait, un très grand nombre de capillaires.

Les éléments pigmentés sont souvent répartis assez inégalement dans l'intérieur des capillaires cérébraux, quelques capillaires n'en renferment que peu ou point, tandis que les capillaires voisins en sont véritablement obstrués. D'autres fois ces éléments sont répartis d'une façon plus régulière, et sur les coupes montées dans le baume de Canada on distingue dans toute la longueur des capillaires du cerveau un piqueté noir, souvent très régulier, formé de grains de pigment arrondis et de même grosseur (fig. 5). On dirait parfois, tant les corps pigmentés sont nombreux, que les vaisseaux du cerveau ont été injectés avec une substance hyaline tenant en suspension une matière noire pulvérulente. Les corps hyalins pigmentés se colorent

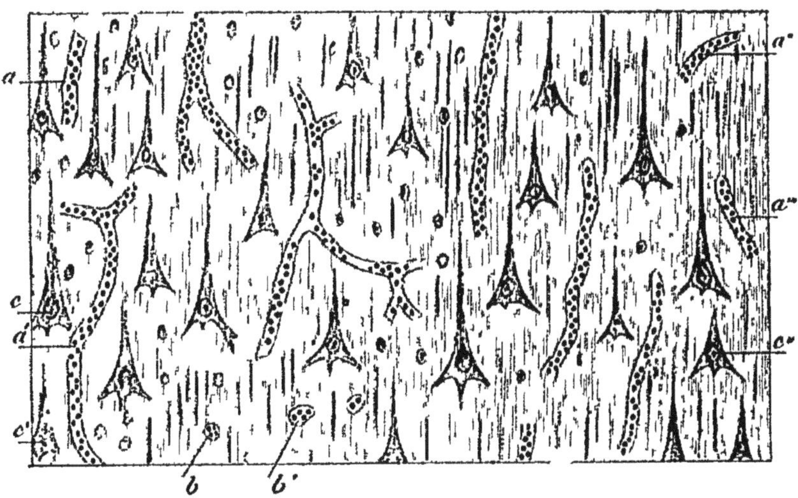

Fig. 5. — Coupe de la substance grise des circonvolutions motrices du cerveau. Accès pernicieux comateux. — a, a', a'', a''', vaisseaux capillaires renfermant un grand nombre d'éléments pigmentés. — b, b', capillaires coupés en travers ; on distingue au centre quelques grains pigmentés. — c, c', c'', cellules cérébrales, les espaces péricellulaires sont bien marqués. (Gross. . 300 diamètres.)

très peu par le carmin, et ils deviennent tout à fait transparents dans le baume de Canada, aussi on ne distingue en général sur ces coupes que les grains de pigment.

Les corps pigmentés siègent toujours à l'intérieur des vaisseaux, jamais en dehors.

Il n'existe aucune autre altération du cerveau, les éléments normaux et notamment les cellules cérébrales sont à l'état sain.

Dans le bulbe et dans la moelle épinière on constate les mêmes altérations que dans le cerveau; les petits vaisseaux renferment également des éléments pigmentés en plus ou moins grand nombre. Sur certaines coupes du bulbe, on constate que les capillaires qui desservent les noyaux de substance grise sont remplis d'éléments pigmentés. Les petits vaisseaux de la moelle épinière présentent les mêmes aspects que ceux du cerveau. Il n'existe du reste, en général, aucune altération des éléments propres du bulbe ni de la moelle épinière.

Maillot a noté souvent une injection vive de la moelle épinière et plusieurs fois un ramollissement rouge; on trouve dans son *Traité des fièvres intermittentes* l'observation très curieuse d'un malade qui, à la suite d'un accès pernicieux comateux et alors que la fièvre avait cédé au sulfate de quinine, fut atteint de vastes escbares au sacrum et de contracture du bras droit; l'autopsie montra que la substance blanche de la moelle n'était pas injectée, tandis que la substance grise l'était d'une façon bien évidente (*op. cit.*, observation XIV). Il est bien probable qu'il existait dans ce cas une myélite centrale, qui explique très bien le décubitus acutus et la contracture du bras.

Poncet a noté dans certains cas de fièvre pernicieuse une teinte grisâtre de la papille du nerf optique visible à l'ophtalmoscope et due à la présence d'éléments pigmentés dans les petits vaisseaux du nerf optique. Cette altération doit être rapprochée de la pigmentation des centres nerveux; elle est d'autant plus intéressante qu'elle peut être constatée pendant la vie. (Poncet, *Rétino-choroïdite palustre. Société de biologie*, 27 juillet 1878.)

I. *Système osseux.* — La moelle des os (vertèbres, côtes, sternum, etc.) présente une teinte brune très caractéristique. Des coupes histologiques faites sur des fragments d'os décalcifiés dans l'acide picrique, montrent que la moelle des os renferme un grand nombre d'éléments pigmentés identiques à ceux que l'on trouve sur les coupes de la rate et du foie (observations V et VI).

II. — ALTÉRATIONS ANATOMIQUES DANS LE PALUDISME CHRONIQUE

Les lésions du paludisme chronique sont beaucoup plus apparentes, beaucoup plus grossières, pour ainsi dire, que celles du paludisme aigu; mais elles sont aussi plus variées et on a plus de peine à distinguer les lésions du paludisme des lésions secondaires ou de celles qui sont le résultat des maladies concomitantes.

En Algérie, par exemple, il est très fréquent de voir le paludisme coïncider avec l'alcoolisme ou avec la syphilis, et lorsque les malades viennent à succomber, il est très délicat, à l'autopsie, de faire la part de ces différentes maladies; le plus souvent il faut y renoncer. Alors même que le sujet n'était ni alcoolique, ni syphilitique, on n'est pas autorisé pour cela à mettre au compte du paludisme toutes les lésions trouvées à l'autopsie. La cachexie palustre est une maladie à évolution très lente en général, dans le cours de laquelle peuvent se produire d'autres maladies telles que néphrites, hépatites, pneumonies, etc. L'organisme affaibli, anémié par la fièvre, offre plus de prise aux phlegmasies qu'un organisme sain, qui dispose de tous ses moyens de résistance, et on doit admettre que le paludisme joue le rôle de cause prédisposante, mais on ne peut pas faire rentrer dans l'anatomie pathologique du paludisme toutes ces phlegmasies accidentelles.

Au point de vue de l'anatomie pathologique macroscopique, on peut dire que la lésion la plus caractéristique, la seule constante du paludisme chronique consiste dans l'augmentation de volume de la rate ; l'hypersplénie est souvent énorme ; la rate, au lieu d'être ramollie, comme chez les individus morts d'accidents pernicieux, est indurée ; la coloration de l'organe n'est plus caractéristique, mais l'examen microscopique révèle encore l'existence d'éléments pigmentés dans les vaisseaux.

Après la rate, c'est le foie qui est le plus souvent altéré; les lésions sont celles de la congestion inflammatoire ou bien de la cirrhose. Lorsque les malades sont encore sous le coup du paludisme au moment de la mort, on constate sur les coupes histologiques du foie la présence d'éléments pigmentés dans les petits vaisseaux.

La néphrite et la pneumonie chroniques viennent ensuite par ordre de fréquence.

Si on trouvait toujours des éléments pigmentés dans le sang des individus qui succombent à des lésions organiques d'origine palustre, il serait facile d'établir d'après l'examen histologique si telle cirrhose du foie, par exemple, doit être ou non rapportée au paludisme ; malheureusement il n'en est rien. Il arrive souvent que le paludisme, après avoir donné naissance à une maladie du foie, des reins ou des poumons, disparaît soit sous l'influence du traitement spécifique, soit spontanément. Les malades n'ont plus d'accès de fièvre, ils sont guéris du paludisme, les éléments pigmentés disparaissent de leur sang, mais les lésions organiques de la rate, du foie ou des reins persistent et s'aggravent souvent jusqu'à entraîner la mort.

On trouvera plus loin quelques observations dans lesquelles l'origine palustre des lésions trouvées à l'autopsie ne paraît pas douteuse, bien que l'examen histologique n'ait plus permis de constater la présence d'éléments pigmentés dans le sang; il faut noter que, dans ces cas, il n'y avait plus eu d'accès de fièvre depuis longtemps (obs. XI et XII).

Je suivrai, pour la description des altérations pathologiques du paludisme chronique, l'ordre adopté pour celles du paludisme aigu.

A. *Sang*. -- La masse du sang est notablement diminuée. Tous les organes tous les tissus sont anémiés. L'examen histologique du sang pris dans le cœur ou dans les veines, ne révèle pas toujours la présence des éléments pigmentés qu'on rencontre en si grand nombre dans le sang des individus morts d'accidents pernicieux. Le sang recueilli dans la rate montre le plus souvent des corps pigmentés identiques à ceux que nous avons décrits en étudiant les altérations du sang dans le paludisme aigu; mais là aussi ces éléments peuvent faire défaut, bien que les antécédents du sujet et l'hypersplénie ne laissent aucun doute sur l'origine palustre des accidents.

Malgré l'hypersplénie, qui est souvent énorme, il est très rare d'observer la leucémie comme complication du paludisme chronique. M. le Dr Marchiafava en a cité un exemple (*Académie de médecine de Rome*, 31 octobre 1879); d'après mes propres observations, on n'observe même pas dans la cachexie palustre la leucocytose, qui est assez commune dans le paludisme aigu.

B. *Rate*. — La rate est toujours augmentée de volume et de

poids, et l'hypersplénie atteint souvent des proportions colossales. On trouve chez les anciens paludiques des rates qui occupent toute une moitié de la cavité abdominale et dont l'extrémité inférieure descend jusque dans la fosse iliaque gauche, tandis que l'extrémité supérieure refoule le diaphragme. Il n'est pas rare que le poids de la rate atteigne un kilogramme, et ce chiffre est quelquefois dépassé.

La rate adhère souvent aux parties voisines notamment au diaphragme. La forme de l'organe est conservée, les sillons normaux sont nécessairement exagérés par suite de l'hypertrophie générale de l'organe. La consistance du parenchyme splénique est notablement augmentée ; la rate, placée sur sa face convexe, sur la table de l'amphithéâtre, ne s'affaisse pas et conserve sa forme.

La capsule de la rate est le plus souvent enflammée : il existe des plaques blanches, fibreuses, de périsplénite, qui ont quelquefois deux ou trois millimètres, voire même un centimètre d'épaisseur. La capsule, très épaissie par places, a sur d'autres points son épaisseur normale, ce qui permet de comprendre que la périsplénite, loin de s'opposer aux ruptures de la rate, les favorise au contraire. Une des conditions les plus favorables à ces ruptures est l'adhérence de la rate au diaphragme, à cause des tiraillements qui en résultent.

Le parenchyme splénique est dur, résistant; sur les surfaces de section on distingue les tractus blanchâtres formés par l'épaississement du tissu conjonctif.

Examen histologique (coupes faites après durcissement par le procédé ordinaire). Sur les coupes faites au niveau des plaques de périsplénite on constate facilement que ces plaques se composent de deux parties distinctes : 1° une partie superficielle, qui répond à la tunique péritonéale et qui est formée par un tissu fibreux très dense à faisceaux parallèles; dans l'intervalle des fibres on trouve des cellules plates en petit nombre; 2° une partie profonde qui répond à la capsule fibreuse de la rate et qui se distingue de la partie superficielle par la présence de fibres élastiques en grand nombre et de faisceaux fibreux qui s'entrecroisent dans tous les sens au lieu de présenter une disposition régulière, une stratification parallèle, comme à la superficie. Au milieu de ces faisceaux fibreux on trouve d'ordinaire des éléments embryonnaires en grand nombre. Il est facile de s'assurer sur la plupart des coupes histologiques que l'épaississement de la capsule fibreuse est beaucoup moins considérable que celui de la tunique péritonéale. De la face profonde de la capsule se détachent d'épais tractus fibreux qui s'enfoncent dans l'épaisseur du parenchyme splénique; d'autres tractus fibreux suivent les vaisseaux spléniques; il y a, en un mot, un épaississement très considérable de tout le squelette fibreux de la rate, dont la structure devient par suite plus apparente qu'à l'état normal.

Les veines spléniques sont dilatées, gorgées de sang et au milieu des hématies on distingue des éléments pigmentés en plus ou moins grand nombre. On trouve aussi du pigment en dehors des vaisseaux et quelquefois jusque dans les cellules plates du tissu conjonctif.

La paroi des veinules est épaissie; les cellules épithéliales fusiformes qui constituent l'épithélium des veines spléniques s'hypertrophient et se multiplient.

La pulpe splénique proprement dite comprimée entre les tractus fibreux épaissis et les vaisseaux dilatés, n'occupe en réalité, sur ces rates énormes, qu'une petite place; les éléments lymphoides normaux sont peu nombreux ; le tissu adénoide qui forme des gaines aux artérioles spléniques dans une partie de leur parcours (corpuscules de Malpighi), est en général peu altéré.

Sur les coupes traitées au pinceau, on constate que le réticulum lymphatique, peu altéré dans certains cas, a subi dans d'autres un épaississement manifeste.

Il existe quelquefois une dégénérescence amyloide des vaisseaux de la rate ; j'ai observé dans deux cas cette dégénérescence à un degré très marqué. Il y avait du reste dans ces deux cas suppuration chronique (broncho-pneumonie avec dilatation des bronches), ce qui paraît être la condition pathogénique principale de la dégénérescence amyloide (obs. XI).

Les lésions de la rate dans le paludisme chronique sont en somme celles de la congestion inflammatoire et de la cirrhose hypertrophique. Il est à noter qu'on n'observe presque jamais la cirrhose atrophique de la rate.

C. *Foie.* — Le foie est presque toujours malade chez les cachectiques palustres. C'est même souvent l'altération du foie qui est chez eux la cause directe de la mort.

Les altérations du foie sont celles de la congestion inflammatoire ou de la cirrhose.

Congestion inflammatoire. Le foie est notablement augmenté de volume et de poids. Sa forme est conservée. Sa surface est lisse ou légèrement bosselée. Sa coloration est d'un rouge plus foncé qu'à l'état normal ; on trouve souvent à la surface des plaques blanches de périhépatite. La consistance est augmentée ; sur les coupes le parenchyme hépatique présente une teinte uniforme d'un rouge sombre ; la partie périphérique des lobules a une teinte presque aussi foncée que la partie centrale.

Sur les coupes histologiques, faites après durcissement par le procédé ordinaire, on constate ce qui suit : la capsule du foie est en général épaissie ; les capillaires sanguins, distendus par le sang, compriment les travées des cellules hépatiques, qui s'amincissent. Les noyaux des capillaires sanguins sont saillants et en voie de prolifération. Les espaces triangulaires élargis, montrent des éléments embryonnaires en plus ou moins grand nombre.

Au milieu des hématies qui remplissent les petits vaisseaux, on trouve des éléments pigmentés identiques à ceux qui existent dans le foie des sujets morts de fièvre pernicieuse, mais en moins grand nombre.

Cette congestion inflammatoire du foie peut se terminer par résolution ou bien aboutir à la cirrhose.

La cirrhose du foie qu'on rencontre le plus souvent dans le paludisme chronique est sans contredit la cirrhose atrophique. C'est à la cirrhose atrophique que se rapportent les observations IX et X.

Ces observations, qu'il m'eût été facile de multiplier, ont été recueillies sur des Arabes qui ne buvaient pas de boissons alcooliques ; j'ai éliminé à dessein toutes les observations dans lesquelles l'influence de l'alcoolisme pouvait être invoquée. Le foie, diminué de volume et de poids, est rétracté, déformé, globuleux ; la surface est inégale, mamelonnée ; au microscope on trouve les signes ordinaires de la cirrhose atrophique : hyperplasie du tissu conjonctif formant des anneaux qui englobent un ou plusieurs lobules, atrophie progressive des cellules hépatiques, néoformation de canalicules biliaires à la périphérie des lobules envahis par le tissu conjonctif, etc... La cirrhose atrophique du foie d'origine palustre, ne se distingue en somme des autres cirrhoses atrophiques que par la présence dans les petits vaisseaux des éléments pigmentés caractéristiques du paludisme, encore ce caractère n'est-il pas constant, car il peut se faire que le paludisme guérisse alors que la cirrhose du foie qu'il a provoquée continue a évoluer.

On observe quelquefois la dégénérescence graisseuse des cellules hépatiques ou la dégénérescence amyloïde des petits vaisseaux.

La cirrhose hypertrophique du foie est plus rare chez les paludiques que la cirrhose atrophique : je n'en ai recueilli qu'une observation avec autopsie, encore la relation de cause à effet entre le paludisme et l'affection du foie était-elle contestable dans ce cas.

Chez un autre malade j'ai vu survenir tous les symptômes de la cirrhose hypertrophique du foie, notamment l'augmentation considérable de volume de ce viscère et l'ictère chronique, à la suite d'une atteinte de fièvre intermittente; mais le militaire objet de cette observation a quitté le service trois mois après le début des accidents, et je l'ai perdu de vue.

MM. Kelsch et Kiéner ont décrit une hépatite parenchymateuse miliaire d'origine palustre (*Archives de physiologie*, 1878). Je n'ai jamais eu l'occasion de rencontrer cette altération du foie en Algérie, et il me paraît douteux qu'elle puisse être rattachée au paludisme.

D. *Reins*. — Par ordre de fréquence, les altérations des reins dans le paludisme chronique méritent de prendre place après celles de la rate et du foie.

Les altérations des reins d'origine palustre ont été décrites par MM. Lancereaux (*Atlas d'anatomie pathologique*), Kiéner

(*Tribune médicale*, 26 août et 2 septembre 1877), Marchiafava et Ferraresi (*Bulletin de l'Académie de médecine de Rome*, 1881).

D'après Kiéner les lésions des reins dans le paludisme chronique se rapportent à deux types : 1° rein engorgé, 2° rein atrophié.

Les reins engorgés sont volumineux, augmentés de poids; la surface est lisse, la consistance ferme ; la coloration est d'un rouge sombre; la congestion est marquée surtout dans les pyramides. Tous les vaisseaux sont distendus et la congestion est parfois si forte qu'il se produit des hémorrhagies interstitielles ou dans l'intérieur des tubuli. L'épithélium des tubuli est granuleux, il se desquame et on trouve souvent des cylindres hyalins.

Les reins atrophiés sont petits, bosselés ; la capsule est adhérente, la consistance augmentée ; les reins présentent une teinte marron ou acajou, ou bien un aspect tacheté. Il existe souvent de petits kystes. Le microscope révèle des altérations qui portent à la fois sur la trame conjonctive et sur l'épithélium des tubuli.

Tout en admettant avec Kiéner que les néphrites chroniques sont le plus souvent mixtes, on doit reconnaître cependant qu'il y a des types bien tranchés de néphrite épithéliale et de néphrite interstitielle, et on est en droit de se demander si la néphrite palustre a plus de tendance à se localiser sur le tissu conjonctif des reins que sur les épithéliums, ou inversement.

Les faits que j'ai recueillis en Algérie laissent cette question indécise, car j'ai rencontré tantôt la néphrite mixte, tantôt la néphrite épithéliale, tantôt enfin la néphrite interstitielle. L'observation XII est un type de néphrite épithéliale chronique sans mélange de néphrite interstitielle ; mais à côté de ce fait, j'aurais pu en citer d'autres dans lesquels les lésions des reins étaient celles de la néphrite interstitielle. Ces lésions étaient très nettes, notamment chez un malade mort de cachexie palustre à l'hôpital militaire de Sétif, dont les pièces anatomiques m'avaient été envoyées par M. le Dr Sorel. Le tissu conjonctif du rein était partout fortement épaissi, infiltré d'éléments embryonnaires ou transformé en tissu fibreux; parmi les glomérules les uns avaient subi la transformation fibreuse et les autres la transformation kystique. Quant à l'épithélium des tubuli, il ne présentait pas d'altération notable. La présence d'éléments pigmentés dans les petits vaisseaux du foie et de la rate ne laissait d'ailleurs aucun doute sur l'existence du paludisme dans ce cas.

Deux fois j'ai constaté la dégénérescence amyloïde des petits vaisseaux des reins (observation XI); dans les deux cas la cachexie palustre était compliquée de broncho-pneumonie chronique avec dilatation des bronches.

E. *Tube digestif.* — La dysenterie étant en général très commune dans les pays palustres, on comprend qu'il ne soit pas rare de trouver à l'autopsie des cachectiques les traces d'une dysenterie antérieure; pigmentation très marquée au niveau des follicules clos du gros intestin, comme dans l'observation X, cicatrices fibreuses, rétrécissements, ulcérations de la muqueuse, comme dans l'observation I; mais il s'agit là de coïncidences accidentelles. Le tube digestif ne paraît subir aucune altération du fait du paludisme lui-même.

Le péritoine renferme souvent de la sérosité citrine, qui s'y accumule en grande quantité dans les cas de cirrhose atrophique du foie.

La péritonite partielle est fréquente autour de la rate et du toie, la péritonite aigue est une cause de mort assez commune (observations IX et XII).

F. *Poumons.* — Les plèvres renferment de la sérosité en plus ou moins grande quantité dans les cas où la cachexie s'accompagne d'anasarque ; lorsqu'il existe des phlegmasies pulmonaires, ce qui n'est pas rare, les plèvres s'enflamment secondairement et on observe alors les lésions de la pleurésie ou des adhérences pleurales.

Les poumons sont fréquemment le siège d'inflammations aigues ou chroniques.

La pneumonie aigue des cachectiques palustres se caractérise en général par des lésions qui rappellent la splénisation pulmonaire plutôt que l'hépatisation franche. Le parenchyme pulmonaire, d'un rouge foncé, résistant, privé d'air, présente à la coupe une surface unie, luisante, et non une surface granuleuse comme dans la pneumonie franche ; on trouve souvent au milieu du parenchyme induré des noyaux noirâtres, hémorrhagiques. L'examen histologique fait sur des coupes pratiquées après durcissement par le procédé ordinaire montre que les alvéoles pulmonaires sont remplis d'éléments jeunes ; les exsudats fibrineux sont très peu abondants, ce qui explique l'aspect particulier du poumon. Il existe en général du pigment en assez grande quantité le long des vaisseaux sanguins.

Catteloup a donné une bonne description de la pneumonie aiguë palustre (*Rec. Mém. méd. milit.*, t. XI, 2e série, p. 268).

La pneumonie chronique sans mélange de tuberculose n'est pas très rare dans le paludisme chronique. Les observations XI et XII sont des exemples de cette pneumonie chronique d'origine palustre déjà signalée par Heschl (*Ueber Lungen Indu-*

ration. Prag. Viertelj., 1856). Les altérations macroscopiques sont celles de la pneumonie chronique interstitielle, ou induration grise, ardoisée des auteurs (Andral, Grisolle, Charcot). Le parenchyme pulmonaire est induré, résistant, d'une teinte grisâtre, marbrée; le tissu pulmonaire transformé présente une résistance fibreuse au scalpel, et on distingue sur les coupes de nombreux tractus fibreux, blanchâtres. Les bronches sont souvent dilatées et ulcérées. Il n'y a pas traces de granulations tuberculeuses ni de foyers caséeux.

L'examen histologique fait sur des coupes préparées par le procédé ordinaire permet de constater que les altérations portent principalement sur la trame conjonctive du poumon, mais qu'il existe aussi des modifications intéressantes de l'endothélium pulmonaire.

a) Altérations de la trame conjonctive. La charpente du tissu conjonctif du poumon, si délicate à l'état normal, prend un aspect massif tout à fait caractéristique; le tissu conjonctif s'infiltre d'éléments embryonnaires en grand nombre et ces éléments ne tardent pas à subir la transformation fibreuse; la cirrhose est à la fois périlobulaire et intralobulaire ; chaque lobule présente à sa circonférence un anneau fibreux, au centre on voit un deuxième anneau qui entoure la bronchiole centrale et l'artériole qui l'accompagne. Les cloisons alvéolaires épaissies également forment une espèce de stroma embryonnaire d'abord, puis fibreux. Les mailles de ce stroma correspondent aux alvéoles pulmonaires considérablement rétrécis et transformés comme nous allons le voir; çà et là des amas de pigment.

b) Altérations de l'endothélium pulmonaire Sur certains points l'endothélium pulmonaire est peu altéré, il présente seulement les traces d'un processus inflammatoire : les noyaux des cellules endothéliales sont saillants, au centre de la cavité alvéolaire on trouve quelques grandes cellules granuleuses libres, en voie d'élimination. Presque partout les alvéoles pulmonaires ont subi les transformations suivantes; les cavités alvéolaires rétrécies se présentent sur les coupes, tantôt sous l'aspect d'orifices arrondis tapissés d'un épithélium cylindrique régulier, tantôt sous celui de canaux ou de culs-de-sac communiquant entre eux et munis également d'un revêtement régulier de cellules épithéliales cylindriques. Les cellules épithéliales cylindriques qui tapissent les alvéoles ont en général un diamètre vertical à peine supérieur au diamètre transverse (épithélium cubique); sur quelques points cependant le diamètre vertical des cellules est notablement supérieur au diamètre transverse et l'épithélium est franchement cylindrique. Chaque cellule possède un noyau qui se colore en rose vif par le carmin. Au centre des cavités constituées par les alvéoles transformés on trouve le plus souvent quelques cellules granuleuses, en voie d'élimination. (A. Laveran, *Cirrhose pulmonaire palustre. Société médicale des hôpitaux*, 26 décembre 1879.)

La transformation de l'endothélium pulmonaire en épithélium à cellules cylindriques n'est pas spéciale à la pneumonie chronique d'origine palustre. Thaon (Thèse, Paris, 1873) parle de la transformation de l'endothélium pulmonaire en épithélium cubique dans la bronchopneumonie tuberculeuse. Charcot a vu cette transformation se produire très rapidement dans un cas de bronchopneumonie chez un nouveau-né. M. Martin, en injectant des substances irritantes dans les veines jugulaires, de manière à produire des embolies capillaires de l'artère pulmonaire, a donné naissance chez quelques animaux à des noyaux de pneumonie interstitielle, et il signale l'existence au centre du tissu embryonnaire ou fibreux de nouvelle formation d'alvéoles tapissés d'un épithélium cylindrique (*Archives de physiologie*, 1880, p. 113). Il est intéressant de rapprocher ces pneumonies expérimentales des pneumonies palustres, qui elles aussi sont provoquées par l'existence de corps étrangers dans l'intérieur des petits vaisseaux.

La tuberculose pulmonaire est assez rare en Algérie dans le paludisme chronique, il n'en est pas de même à Rome, où M. Marchiafava a eu souvent l'occasion de voir la tuberculose se développer chez des cachectiques palustres. (Marchiafava, *Académie de médecine de Rome*, 31 octobre 1879. — Marchiafava et Ferraresi, *Académie de médecine de Rome*, 1881.)

Il n'existe en général dans le paludisme chronique aucune altération du *cœur*, du *système nerveux*, ni de l'*appareil locomoteur*.

RÉSUMÉ DES LÉSIONS ANATOMIQUES DU PALUDISME. — IMPORTANCE CAPITALE DES ÉLÉMENTS PIGMENTÉS. — HISTORIQUE DE LA MÉLANÉMIE.

Le paludisme aigu est très bien caractérisé au point de vue anatomique par l'existence d'éléments pigmentés dans le sang et principalement dans les petits vaisseaux de la rate et du foie.

Dans le paludisme chronique on observe souvent des lésions profondes de la rate, du foie, des reins, des poumons, mais l'altération la plus constante, la plus caractéristique est fournie encore ici par la présence d'éléments pigmentés dans les petits vaisseaux de la rate.

Lorsque des malades atteints de fièvre intermittente simple succombent à des complications, à des maladies intercurrentes, on constate également chez eux, notamment dans la rate, l'existence des éléments pigmentés qui sont le véritable cachet anatomique du paludisme. On trouvera plus loin (voyez : chapitre VI) les observations de deux malades qui, entrés à l'hôpital pour fièvre intermittente, ont succombé le premier à une pneumonie aigue, le deuxième à une variole hémorrhagique; dans ces deux cas l'autopsie permit de constater que la rate renfermait un grand nombre d'éléments pigmentés.

L'étude des lésions anatomiques du paludisme nous montre en somme que l'altération la plus caractéristique, la seule constante du paludisme, consiste dans la présence d'éléments pigmentés dans le sang et principalement dans le sang de la rate; les corps pigmentés qui existent dans le sang des paludiques ne se rencontrent dans aucune autre maladie. L'anatomie pathologique ne peut guère nous conduire au delà de ces conclusions, elle nous renseigne mal sur la nature de ces éléments pigmentés.

L'examen du sang recueilli aussitôt après la mort montre, il est vrai, qu'à côté des leucocytes mélanifères il existe des corps hyalins pigmentés doués de formes très caractéristiques, mais l'étude du sang frais recueilli sur les malades atteints de fièvre palustre permet seule de reconnaître la véritable nature de ces éléments.

Avant d'aborder cette étude, qui fera l'objet du chapitre suivant, il me paraît nécessaire de consacrer quelques pages à l'histoire de la mélanémie qui, considérée jusqu'ici par la majorité des auteurs comme une lésion accessoire des fièvres palustres, mérite désormais de prendre la première place parmi les altérations anatomiques du paludisme.

Il est intéressant de voir, et c'est ce qui ressortira de cet historique, que la mélanémie a acquis de plus en plus d'importance à mesure que l'anatomie pathologique des fièvres palustres faisait des progrès, et de constater combien les théories de la mélanémie proposées jusqu'à ce jour étaient peu satisfaisantes.

Les premiers observateurs, privés du secours du microscope, ne pouvaient que constater la teinte brunâtre que présentent souvent la rate, le foie et le cerveau chez les sujets morts de paludisme, et ils n'enregistraient cette altération que lorsqu'elle était très marquée, et qu'elle s'imposait, pour ainsi dire, à l'attention.

Lancisi note la coloration noirâtre du foie chez un individu mort de fièvre bilieuse palustre (*De noxiis paludum effluviis*. In *Opera omnia*, Genevæ, 1718).

Stoll signale une pigmentation foncée du cerveau et du foie chez une femme morte à la suite d'une fièvre intermittente (*Ratio medendi*, t. I, p. 106).

Bailly remarque que chez plusieurs individus morts de fièvre pernicieuse, le foie tout entier était noirâtre et que la couleur du cerveau était beaucoup plus foncée qu'à l'état normal (*Traité anatomo-pathologique des fièvres intermittentes*, Paris, 1825, p. 181, etc.).

Monfalcon signale à plusieurs reprises la pigmentation exagérée du cerveau chez des malades morts de fièvre palustre (*Histoire médicale des marais*, p. 306-322).

Popken et Fricke mettent la pigmentation anormale de la rate, du foie et du cerveau au nombre des altérations les plus fréquentes qu'ils eurent l'occasion d'observer pendant l'épidémie de fièvres palustres qui régna en 1826, sur les côtes de la mer du Nord. (Cités par Frerichs, *Traité des maladies du foie*, traduct. franç., Paris, 1866, p. 190.)

Chisholm constate que dans les fièvres rémittentes des Indes Occidentales, le foie présente quelquefois une coloration qui rappelle celle du liège pourri.

Thussinck (épidémie de Groningue en 1826) note la couleur grise, ardoisée du foie ; de même Anderson, Prick, Drake (cités par Griesinger, *Traité des maladies infectieuses*, 2ᵉ édition, p. 96).

R. Bright a donné le dessin d'un cerveau dans lequel la substance grise des circonvolutions avait une couleur sombre semblable à celle du graphite (*Reports of med. cases*, ch. VI, pl. XVII-XIX).

Annesley, Stewardson signalent la coloration brunâtre que présentent souvent la rate et le foie chez les individus morts de fièvre palustre.

La teinte particulière de la rate, du foie et de la substance grise des centres nerveux chez les sujets morts à la suite d'accidents pernicieux, ne pouvait pas échapper à un observateur aussi habile et aussi consciencieux que Maillot.

L'illustre auteur du *Traité des fièvres intermittentes* signale en effet à plusieurs reprises la teinte brunâtre de la rate, et il compare justement cette teinte à celle du chocolat à l'eau. Sur vingt-deux autopsies de fièvre pernicieuse, Maillot note huit fois la coloration foncée de la substance grise du cerveau ; dans cinq cas cette coloration était portée jusqu'à une teinte noirâtre. (*Traité des fièvres intermitentes*, Paris, 1836, p. 285-287.)

Maillot, privé du secours du microscope, ne pouvait pas se rendre compte des causes de cette pigmentation, qu'il a été conduit à considérer comme une conséquence de l'inflammation. (*Op. cit.*, p. 328.)

Haspel mentionne aussi la pigmentation anormale de la rate,

du foie et de la substance grise du cerveau au nombre des altérations qu'il a rencontrées le plus souvent chez les sujets morts de fièvre palustre. (Haspel, *Maladies de l'Algérie*, Paris, 1850, t. I, p. 335, t. II, p. 318.)

C'est très probablement à la mélanémie palustre que se rapportent les observations publiées par Tigri en 1857 dans la *Gazette médicale de Toscane*, sous le titre de *Peau bronzée et rate noire* (analyse *in Gazette hebdom.*, 1857, p. 386.)

Meckel le premier reconnut que la coloration brunâtre de certains viscères chez les sujets morts de fièvre palustre dépendait d'une accumulation de pigment dans le sang. (*Zeitschr. f. Psychiatr. v. Damerow*, 1847, et *Deutsche Klinik*, 1850.) Peu après Virchow constatait l'existence de nombreux éléments pigmentés dans le sang et dans la rate d'un homme mort de fièvre intermittente. (*Archiv. f. Pathol. Anat. v. Damerow*, 1848, Band II, Seite 594.)

Dans sa *Pathologie cellulaire*, Virchow rend compte en ces termes de ses recherches sur la mélanémie : « Je trouvai, dit-il, des cellules à pigment dans le sang du cœur d'un malade sujet à la fièvre intermittente et dont la rate était depuis longtemps volumineuse. Meckel n'avait trouvé que des granules de pigment et de petits amas de granules. Les cellules que j'observais avaient une grande analogie avec les globules blancs du sang, elles étaient sphériques, allongées parfois, à noyaux ; leur intérieur était sablé de granules noirâtres plus ou moins volumineux. Dans ce cas la rate était aussi noirâtre et volumineuse. » (Virchow, *Pathologie cellulaire*, traduction française de P. Picard, Paris, 1861, p. 184.)

Heschl (*Zeitschr. d. Gessellschaft der Aerzte*, Wien, 1850) et Planer (*même recueil*, 1854) ont publié un grand nombre de faits relatifs à la mélanémie palustre ; ils ont bien observé en particulier la mélanémie des centres nerveux, mais c'est sans contredit Frerichs qui a donné la meilleure description de cette altération du paludisme et qui le premier en a compris l'importance.

Frerichs décrit très bien les altérations produites par la mélanémie dans les différents organes : foie, rate, poumons, reins, cerveau. Il signale dans le cerveau à côté des particules de pigment, « des concrétions incolores et hyalines qui obstruent certains vaisseaux capillaires et qui sont reconnaissables à leur puissance réfringente. » (*Traité des maladies du foie,* trad. française, p. 493.)

Frerichs a bien vu que le pigment est tantôt libre, tantôt renfermé dans des éléments, qui sont des leucocytes ou des corps hyalins. Rarement, écrit-il, les granules de pigment sont isolés. « La plupart du temps plusieurs sont réunis en groupe au moyen d'une substance pâle, soluble dans l'acide acétique et dans les alcalis caustiques. Ces conglomérats présentent des formes très diverses, il en est de ronds, de longs ; d'autres ressemblent à des boudins ou sont irrégulièrement ramifiés. Il n'existe pas de limites membraneuses bien nettes, la substance unissante hyaline qui possède les propriétés de la fibrine, enveloppe ces conglomérats d'un liséré tantôt mince tantôt plus large, mais dont les contours restent indécis. » (*Op. cit.*, p. 493-494.)

Il paraît évident que Frerichs a vu les formes cadavériques des éléments parasitaires qui seront décrits dans le chapitre suivant sous les noms de corps kystiques n° 1 et n° 2.

Frerichs a compris le rôle important que ces éléments pigmentés du sang devaient jouer dans la pathogénie de certains accidents du paludisme, des accidents cérébraux en particulier. Il a du reste méconnu absolument la nature et l'origine véritable de ces éléments; il ne paraît même pas avoir songé qu'il était en présence de parasites du sang. Frerichs admet comme vérité démontrée que le pigment résulte d'une décomposition du sang, et à partir de ce moment il est obligé de quitter le terrain solide des faits pour entrer dans la voie des théories et des hypothèses.

Pour Frerichs, c'est dans la rate que se forme la plus grande partie du pigment, d'autres organes et notamment le foie peuvent par exception prendre part à la formation du pigment. La cause principale du développement du pigment dans le sang des malades atteints de fièvre palustre est la stagnation du sang dans les sinus veineux de la rate. Frerichs avoue qu'il ne peut pas expliquer pourquoi la production de pigment manque ou du moins est *beaucoup moins considérable* dans un grand nombre d'autres hyperémies de la rate, dans celles notamment qui accompagnent la fièvre typhoïde, la pyémie et la *fièvre intermittente simple.* On voit que Frerichs ne regardait pas la mélanémie comme une lésion constante du paludisme, ni comme une altération tout à fait spéciale à cette affection. Il est à remarquer cependant que toutes les observations de mélanémie qu'il donne se rapportent au paludisme.

La description de la mélanémie palustre faite par Frerichs a été reconnue exacte par tous les observateurs qui, après lui, se sont occupés de la question; sa théorie de la formation du pigment a eu au contraire à subir de nombreux assauts, sans toutefois qu'aucune des théories rivales soit parvenue à s'établir définitivement à sa place. Les opinions émises sur l'importance séméiotique de la mélanémie ont aussi beaucoup varié comme nous allons le voir.

Charcot, dans un article très remarquable sur la mélanémie, publié en 1857, écrit au sujet de l'altération pigmentaire du cerveau dans les fièvres palustres accompagnées d'accidents cérébraux : « Cette altération n'existe pas dans tous les cas; on la rencontre dans des fièvres où les troubles cérébraux n'ont pas existé ; elle n'est pas proportionnée à l'intensité des symptômes : comment comprendre enfin qu'une lésion permanente puisse occasionner des désordres qui reparaissent et s'effacent tour à tour suivant un type parfois très régulier ? Mais ces réserves étant faites, il n'est pas impossible d'admettre que l'obstruction des vaisseaux capillaires du cerveau et des méninges par les corpuscules de pigment puisse avoir, lorsqu'elle existe à un haut degré, une certaine part dans la production de quelques accidents des fièvres comateuses. L'obstacle qu'une pareille lésion apporte au cours du sang prédispose évidemment à la formation des foyers d'apoplexie capillaire, des ramollissements cérébraux, des hémorrhagies méningées que l'on rencontre assez fréquemment sur les cadavres des individus qui ont succombé à la suite de ce genre de fièvre. » (Charcot, *De la mélanémie. Gazette hebdom.*, 1857, p. 663.)

Charcot admet aussi que la gêne mécanique qu'éprouve le sang par suite de l'oblitération du système capillaire peut rendre compte de l'albuminurie consécutive à la fièvre intermittente.

D'après Griesinger, le pigment ne se produit dans le sang que dans les cas graves de fièvre palustre, il ne se rencontre pas dans les fièvres intermittentes simples, ou du moins on ne le rencontre dans ce cas qu'en très petite quantité.

Le pigment qui circule dans le sang est généralement renfermé, écrit Griesinger, dans des éléments qui ressemblent aux leucocytes ou aux cellules de la rate, il ne devient libre qu'à la suite de la destruction de ces éléments. (*Traité des maladies infectieuses*, traduction française, deuxième édition Paris, 1877, p. 41.)

Pour Charcot et pour Griesinger, comme pour Frerichs, le pigment noir est un produit de destruction des hématies; Griesinger pense que cette transformation s'opère dans les épithéliums des vaisseaux. Le pigment provient très probablement, écrit-il (*op. cit.*, p. 43), de la matière colorante des globules rouges du sang; cette matière colorante se désagrège et se transforme en pigment noir dans l'épithélium des parois vasculaires ou dans ces parois elles-mêmes.

Griesinger admet avec Frerichs que l'accumulation du pigment dans les petits vaisseaux du cerveau est souvent la cause des accidents cérébraux qui se produisent dans le cours des fièvres palustres graves. Après avoir énuméré les accidents cérébraux qu'on observe pendant le cours et quelquefois à la suite de ces fièvres, Griesinger ajoute : « On doit considérer comme vraisemblable que les causes principales de ces accidents cérébraux et nerveux sont dues à des accumulations de pigment dans le cerveau et à une altération des capillaires les plus fins dont les parois sont le siège d'un dépôt pigmentaire; les différences symptomatiques seraient dues à l'envahissement de tels ou tels points de l'encéphale. » (*Op. cit.*, p. 82.)

Griesinger admet aussi que la présence des éléments pigmentés explique la teinte terreuse de la peau chez les individus atteints de paludisme, mais il considère en somme la mélanémie comme un phénomène accessoire et inconstant du paludisme; on ne sait pas encore, écrit-il (*op. cit.*, p. 46), si la formation du pigment a quelque rapport avec le développement des accès, *une telle hypothèse est peu vraisemblable.*

Robin, dans ses *Leçons sur les humeurs normales et morbides* (Paris, 1867, p. 209), consacre un chapitre à la mélanémie. D'après lui, les grains pigmentés sont des granules d'une substance grasse qui a la propriété de fixer la matière colorante existant toujours à l'état de dissolution dans le sérum du sang. Chose curieuse, Robin ne parle même pas des rapports du paludisme et de la mélanémie ; ce fait seul prouve combien, en 1867, on était peu fixé encore sur l'importance de la mélanémie et sur sa signification pathologique.

Dutroulau n'accorde que quelques lignes à la mélanémie dans l'étude qu'il fait de l'anatomie pathologique des fièvres palustres ; il ne s'agit là, pour lui, que d'une altération du sang tout à fait accessoire.

Dutroulau remarque très justement que, dans le paludisme, l'altération du sang paraît préexister aux altérations des organes et les régler en quelque sorte ; mais, ajoute-t-il, « la nature de cette dyscrasie n'est pas mieux déterminée pour la fièvre intermittente qu'elle ne l'est pour d'autres maladies où elle est encore plus apparente, le choléra et la fièvre jaune par exemple. » (Dutroulau, *op. cit.*, p. 197.)

D'après Rindfleisch, dans la mélanémie, le pigment dérive de la matière colorante du sang et n'est autre chose que l'hématite métamorphosée, condensée et précipitée sous forme de granules. Les dépôts de pigment qui se font dans le foie et dans la rate peuvent être considérés comme la conséquence immédiate d'une hyperémie considérable et persistante. Le pigment se forme *en dehors des vaisseaux*, il passe ensuite dans le sang et peut alors produire des embolies notamment dans les capillaires du cerveau. (Rindfleisch, *Traité d'histologie pathologique*, traduction française de Gross, Paris, 1873, p. 200.)

On voit que la théorie de la formation du pigment donnée par Rindfleisch diffère notablement de celle adoptée par Frerichs et Griesinger.

M. L. Colin, dans son *Traité des fièvres intermittentes*, signale la pigmentation de certains viscères, notamment de la rate, du foie et du cerveau parmi les principaux caractères anatomo-pathologiques des fièvres pernicieuses. « Chez trois sujets, deux enlevés par des accès comateux, le troisième par une fièvre algide, nous avons été frappé, écrit M. L. Colin, de la coloration grise noirâtre (graphite), de la substance corticale du cerveau ; cette coloration provenait de la présence de pigment dans la lumière et les parois des dernières ramifications capillaires de cette substance. » (*Op. cit.*, p. 345.)

Pour M. L. Colin la pigmentation de la rate, du foie, du cerveau, est du reste une lésion inconstante et très secondaire dans les fièvres palustres. Le pigment se forme sur place à la suite des congestions répétées dont la rate, le foie, le cerveau et la peau sont le siège ; il s'agit d'une épiphénomène banal en quelque sorte, analogue à la pigmentation qui se produit dans tous les tissus qui ont été enflammés, dans les plaques de Peyer, à la suite de la fièvre typhoide par exemple, ou dans la muqueuse du gros intestin chez les dysentériques. D'après le même auteur le pigment se trouverait très rarement dans le sang. (L. Colin., *op. cit.*, p. 346 et 347.)

Cette explication de la mélanémie palustre se rapproche de celle donnée par Rindfleisch, elle est en désaccord avec ce fait aujourd'hui bien établi que dans le paludisme aigu la mélanémie est produite par la présence d'éléments pigmentés en très grand nombre dans le sang, alors que, en dehors des vaisseaux, on ne rencontre aucun de ces éléments. La pigmentation qu'on observe à la suite des inflammations est produite au contraire par du pigment qui se dépose dans les cellules du tissu conjonctif, en dehors des vaisseaux; il n'existe jamais dans ce cas d'éléments pigmentés intra-vasculaires.

Pour M. Colin comme pour Rindfleisch la mélanémie n'a qu'un rôle très effacé dans la pathogénie des accidents du paludisme et en particulier dans celle des accidents cérébraux.

Dans un travail postérieur à son *Traité des fièvres intermittentes*, M. L. Colin explique la teinte terreuse que prennent rapidement les malades atteints de fièvre palustre, par la migration des leucocytes mélanifères dans le derme et non plus par la formation sur place du pigment; cette migration des leucocytes mélanifères lui paraît même si bien démontrée qu'il donne ce fait comme une preuve décisive à l'appui de la diapédèse des leucocytes chez l'homme. (*Arch. de médecine*, 1875, t. II, p. 641.) M. L. Colin paraît donc avoir abandonné, au moins en ce qui concerne la peau, la théorie de la formation du pigment sur place.

L'article *Mélanémie* du *Dictionnaire encyclopédique des sciences médicales*, dû à la plume de M. B. Ball, montre combien l'histoire de la mélanémie était encore obscure en 1873. Le fait d'avoir consacré un article à la mélanémie et de n'avoir pas renvoyé l'étude de cette altération du sang à l'article *Paludisme*, permet déjà de constater que la relation intime qui existe entre le paludisme et la mélanémie n'était pas nettement établie à ce moment. L'auteur de cet article arrive du reste à conclure que la mélanémie se développe presque exclusivement sous l'influence du paludisme et il ne cite aucune exception pour justifier ce *presque*.

M. B. Ball expose très bien, d'après Frerichs, les altérations des différents organes dans la mélanémie ou plutôt dans le paludisme aigu ; en même temps que ses descriptions, il adopte la théorie de Frerichs sur la formation du pigment ; les grains de pigment trouvés dans le sang sont pour lui des résidus des hématies détruites dans la rate par suite de la stagnation du sang dans les sinus veineux de cet organe ; comme Frerichs, M. B. Ball admet que d'autres organes, le foie par exemple, peuvent concourir à la formation du pigment.

M. B. Ball laisse entrevoir du reste que cette théorie de la mélanémie ne le satisfait pas complètement. Il se demande avec raison pourquoi la mélanémie ne s'observe que dans le paludisme. « Pourquoi cette coïncidence? Pourquoi d'autres maladies accompagnées d'une tuméfaction considérable de la rate, le typhus, la fièvre typhoïde par exemple, ne donnent-elles jamais (ou presque jamais) lieu à la mélanémie? C'est là un problème jusqu'à présent insoluble. » (*Diction. encyclop. des sc. méd.*, 2e série, t. VI, p. 354)

Sur le rôle joué par le pigment dans la pathogénie des accidents du paludisme, M. B. Ball fait les plus grandes réserves et il ajoute (*op. cit.*, p. 358) : « La théorie de la mélanémie envisagée comme cause efficiente des phénomènes les plus graves des fièvres intermittentes pernicieuses, est aujourd'hui presque complètement abandonnée en Allemagne, du moins il se fait autour d'elle un silence significatif. »

A l'appui de cette assertion M. B. Ball cite l'ouvrage classique de Niemeyer.

Niemeyer a écrit qu'on ne pouvait pas toujours expliquer les accidents cérébraux qui surviennent dans les fièvres palustres graves par une accumulation du pigment dans les vaisseaux capillaires du cerveau, mais il n'a pas méconnu complètement l'importance de la mélanémie. « Il est hors de doute, écrit-il, que dans les formes graves de la fièvre intermittente on trouve souvent une forte accumulation de pigment dans le sang ; » et un peu plus loin : « Parmi les fièvres intermittentes pernicieuses, compliquées dans un sens restreint, il faut compter les cas dans lesquels la maladie emprunte son caractère de malignité à des hyperémies, à des épanchements sanguins, à des inflammations et peut-être aussi à des troubles de la circulation déterminés dans divers organes par des masses pigmentaires qui oblitèrent les capillaires. » (Niemeyer, *Traité de pathologie interne,* traduction française, 1869, t. II, p. 770.)

Arnstein de Kasan dit avoir recherché en vain la mélanose cérébrale chez des sujets morts de fièvre pernicieuse alors même que pendant la vie il avait pu constater dans le sang l'existence de granulations pigmentaires libres ou incluses dans des leucocytes, et il en conclut que la théorie de Frerichs sur le rôle du pigment dans les fièvres graves n'est pas exacte. Arnstein cite cependant les travaux de deux médecins russes, Fenenko et Tscheglow, qui, plus heureux que lui, auraient réussi à constater l'accumulation du pigment dans les capillaires du cerveau chez des sujets morts d'accidents pernicieux. (Arnstein, *Bemerkungen uber Melanemie. Archives de Virchow,* 1874, analyse in *revue de Hayem,* t. V, p. 494.)

M. le Dr Hallopeau a donné une excellente description de la mélanémie (art. *Mélanémie,* in *Nouv. Diction. de méd. et de chir. pratiques,* 1876) ; mais lui aussi pense que la mélanémie n'est pas constante dans le paludisme et qu'on peut la rencontrer dans d'autres maladies. « Il n'est pas à la vérité de maladie où elle soit aussi fréquente et aussi prononcée (que dans le paludisme), mais ce serait une erreur de croire qu'elle lui appartienne exclusivement : on l'a constatée dans diverses autres affections et tout récemment Nepveu a montré qu'elle peut exister dans la mélanose généralisée. » (Hallopeau, *loc. cit.*, p. 33.)

Les altérations du sang signalées par M. le Dr Nepveu dans la mélanose sont les suivantes : les globules rouges pris en masse ont une teinte sépia, on trouve dans le sérum de petites granulations d'un brun rouge, et les leucocytes renferment quelquefois de fines granulations noirâtres. (Nepveu, *Du diagnostic de la généralisation des tumeurs mélaniques par l'examen du sang et des urines. Mém. de la soc. de biologie* et *Gaz. médicale*, 1874.) Des faits analogues à ceux annoncés par Nepveu ont été observés par MM. Clauzel et A. Heurtaux (article *Mélanose* in *Diction. de méd. et de chir. pratiques.*)

Les particules noirâtres, de forme et de volume variables, qui se rencontrent dans le sang des malades atteints de mélanose généralisée diffèrent, notablement des grains pigmentés très réguliers du sang des paludiques : il s'agit apparemment de particules détachées des tumeurs mélaniques, et cette provenance suffit à séparer complètement l'altération du sang observée dans la mélanose de celle des paludiques.

D'après M. Hallopeau la mélanémie serait une conséquence des congestions qui se produisent chez les paludiques. « Il paraît très probable que l'altération peut se développer sur place dans les divers organes où on la rencontre, et nous croyons qu'il faut chercher la cause de la mélanémie dans les violentes congestions que provoque l'intoxication palustre ; c'est ainsi seulement que l'on peut s'expliquer comment le pigment est aussi inégalement distribué dans les différents viscères. » (*Op. cit.*, p. 38.)

M. le Dr Kelsch a publié en 1875 et en 1880 deux mémoires intéressants sur la mélanémie palustre.

Dans le premier de ces mémoires M. Kelsch signale la fréquence des leucocytes mélanifères dans le sang des malades atteints de fièvre palustre grave, et il étudie la distribution du pigment dans les différents organes chez les sujets morts de fièvre pernicieuse, ces premières recherches sont absolument confirmatives de celles de Frerichs, sauf en ce qui concerne les corps hyalins pigmentés, que Frerichs avait très bien décrits et que M. Kelsch a cru devoir confondre avec les leucocytes mélanifères. (*Archives de Physiologie*, 1875.)

Le deuxième mémoire est consacré à l'étude des rapports de la mélanémie avec le paludisme et des causes de la mélanémie. M. Kelsch arrive à cette conclusion, très justifiée, que la mélanémie est une lésion particulière au paludisme et que par suite elle a une très grande importance au point de vue du diagnostic des fièvres palustres (*Archives générales de médecine*, n° d'octobre 1880). D'après M. Kelsch le pigment provient de la destruction des hématies, il se forme dans le sang et non dans la rate, comme le croyait Frerichs, c'est secondairement que le pigment s'accumule dans certains organes.

Parmi les observateurs qui ont le mieux compris l'importance de la mélanémie dans le paludisme je dois citer encore MM. Tommasi Crudeli et Marchiafava.

M. Marchiafava, dans les travaux qu'il a publiés sur différents points de l'anatomie pathologique du paludisme, a toujours insisté sur les caractères fournis par la mélanémie, et je tiens de lui-même qu'il considère cette altération du sang comme absolument spéciale aux fièvres palustres.

Lors de mon arrivée à Bône, au mois de septembre 1878, je n'avais que des idées très confuses sur la mélanémie, sur ses causes et sur son rôle pathologique ; l'occasion se présentait d'étudier une question si controversée et de me faire une opinion personnelle, je n'eus garde de la laisser échapper et je me mis aussitôt à l'œuvre. Les sujets d'observation ne me manquaient pas, car les environs de Bône quoique beaucoup moins malsains qu'au temps où Maillot y recueillait les documents de son admirable *Traité des fièvres intermittentes,* produisent encore aujourd'hui des fièvres très graves ; je recevais en particulier dans mon service beaucoup d'ouvriers civils et de condamnés militaires, qui avaient pris part aux travaux de dessèchement du lac Fezzara. Je vis tout d'abord que la mélanémie était une lésion absolument spéciale au paludisme, qui ne se rencontrait dans aucune autre maladie, et je fus conduit ainsi à me demander, après tant d'autres, comment les éléments pigmentés se produisaient dans le sang des paludiques et pourquoi ils ne se produisaient que chez eux. L'étude attentive du sang frais recueilli sur les malades atteints de fièvre palustre me révéla des faits nouveaux et me conduisit à une conclusion que je ne prévoyais pas en commençant ces recherches.

OBSERVATIONS

OBSERVATION I

ACCÈS PERNICIEUX COMATEUX. — MORT. — AUTOPSIE.

M..., soldat au 3e bataillon d'Afrique, entre à l'hôpital militaire de Biskra le 6 octobre 1878. Le malade a eu plusieurs accès de fièvre bien caractérisés avant son entrée à l'hôpital ; le 6 octobre, accès très fort, prostration très marquée. Je prescris 1 gramme de sulfate de quinine, puis, le malade ayant vomi la solution de sulfate de quinine, un quart de lavement avec 4 grammes de sulfate de quinine. Jusqu'au 10 octobre le malade prend 0 gr, 80 de sulfate de quinine par jour, la fièvre ne se reproduit pas. Le 14 octobre le malade sort sur sa demande.

Le 19 octobre M... rentre à l'hôpital : il se plaint de diarrhée. Le malade est amaigri, fortement anémié ; œdème des membres inférieurs, souffle anémique au cœur et dans les vaisseaux. Apyrexie.

Les jours suivants, la diarrhée persiste.

12 novembre. Un accès de fièvre. Le malade prend 0gr, 80 de sulfate de quinine.

13 novembre. Apyrexie le matin. A la contre-visite, je trouve le malade dans le coma. La température axillaire est de 39°2, le pouls, assez fort, bat 112 fois a la minute.

J'interpelle en vain le malade, je n'obtiens aucune réponse ; en piquant ou en pinçant fortement la peau des membres, on détermine quelques mouvements de retrait qui ne sont probablement que des mouvements réflexes.

A trois heures du soir, j'injecte dans le tissu cellulaire souscutané 1 gramme de chlorhydrate de quinine.

A cinq heures trente du soir, le malade a repris connaissance ; il est très faible, très abattu.

14 novembre. A la visite du matin, le malade a toute sa connaissance ; apyrexie. Sulfate de quinine, 1 gramme.

A dix heures du matin, le malade accuse des frissonnements, et a trois heures je le trouve comme la veille dans le coma. La température axillaire est seulement de 38°, 7 ; le pouls est variable ; respiration stertoreuse. Insensibilité complète.

J'injecte, comme la veille, 1 gramme de chlorhydrate de quinine ; mais cette fois le coma ne se dissipe pas, le malade meurt le 15 novembre, a cinq heures du matin.

Autopsie faite le 15 novembre à 2 heures du soir.

La peau a une pâleur cireuse ; œdème des membres inférieurs.

Abdomen. Le péritoine renferme un litre environ de sérosité citrine ; il n'y a pas trace, du reste, de péritonite.

La rate est très volumineuse, elle pèse 730 grammes, sa consistance est diminuée ; teinte brunâtre très marquée.

Le foie a son volume normal, il présente une teinte brune tres foncée ; la vésicule biliaire renferme de la bile d'un jaune très pâle, en petite quantité.

Reins : leur volume est normal ; la substance corticale est très pâle.

Intestins : Le gros intestin présente des lésions attestant l'existence d'une dysenterie antérieure, en voie de guerison ; il existe, de distance en distance, des rétrécissements produits par des brides fibreuses cicatricielles ; la muqueuse du gros intestin présente, en outre, dans toute son étendue, des taches noirâtres qui paraissent correspondre aux follicules isolés précédemment ulcérés. On trouve encore quelques petites ulcerations en voie de réparation.

L'intestin grêle est parfaitement sain, il n'existe aucune altération des plaques de Peyer.

L'estomac est petit, rétracté ; la muqueuse stomacale présente sur plusieurs points une hyperémie très marquée.

Thorax. Sérosité citrine en petite quantité dans le péricarde, qui est sain d'ailleurs.

Le myocarde ne paraît pas altéré, le cœur droit renferme quelques caillots mous ; les orifices du cœur sont a l'état sain.

Quelques adhérences pleurales, qui se laissent facilement déchirer. Les poumons présentent, à un degré très marqué, les lésions de la ongestion hypostatique.

Crâne. Pas d'altérations des méninges. La substance grise des circonvolutions cérebrales a une teinte d'un gris ardoisé beaucoup plus foncée qu'à l'état normal ; cette teinte est uniforme, elle se rencontre aussi bien a la base du cerveau qu'à la convexité. La substance cérébrale a d'ailleurs sa consistance normale. Pas d'épanchement abondant dans les ventricules.

Le bulbe paraît être à l'état sain.

Les *muscles* (grands droits de l'abdomen, psoas, etc.) ont une couleur et une consistance normales.

Examen histologique. Rate. On distingue sur les coupes de la rate, préparées par le procédé ordinaire, un grand nombre d'éléments pigmentés, qui siègent soit au niveau des orifices vasculaires, soit dans la pulpe splénique ; il est du reste assez difficile, sur beaucoup de points, de distinguer les limites des vaisseaux sanguins et de la pulpe splénique ; l'endothélium vasculaire s'est détaché et les éléments lymphoïdes paraissent avoir envahi la lumière des vaisseaux, tandis qu'au milieu même de la pulpe splénique on trouve des globules rouges du sang. Les éléments pigmentés ont respecté presque complètement le tissu lymphoïde qui entoure les artérioles de la rate ; il est facile de s'assurer, en recherchant des coupes longitudinales des arterioles, que ce tissu est disposé sous forme de *gaines* sur toute la longueur des artérioles. Les éléments pigmentés ont un volume assez variable, bon nombre se rapprochent des leucocytes par leurs dimensions, d'autres ont trois ou quatre fois au moins le volume des leucocytes. Les grains de pigment qu'ils renferment sont regulièrement arrondis, bien isoles les uns des autres, ou bien rapprochés et confondus en une masse noirâtre.

Foie. Les capillaires sanguins un peu dilatés renferment, au milieu des élements normaux du sang, un grand nombre de corps pigmentés analogues a ceux de la rate. En dehors des vaisseaux, on ne trouve aucun de ces corps pigmentés.

Les cellules hépatiques ne paraissent pas altérées, non plus que le tissu conjonctif.

Cerveau. Des morceaux des circonvolutions frontale et pariétale ascendantes sont durcis dans une solution faible d'acide chromique, puis des coupes sont pratiquées, colorées au picrocarmin et montées dans le baume de Canada. Les petits vaisseaux renferment des éléments pigmentés en assez grand nombre ; on ne distingue sur les coupes montees dans le baume de Canada que les grains de pigment qui sont arrondis, de volume à peu près égal, disséminés sous forme d'un piqueté noir assez régulier ou plus rarement groupés et formant tas. Aucun grain de pigment ne se rencontre en dehors des vaisssaux.

Les autres éléments du cerveau ne présentent aucune altération notable.

Myocarde. Coupes faites après durcissement par le procédé ordinaire. Les coupes sont colorées au picrocarmin et montées dans la glycérine. Les fibres du cœur sont régulièrement striées. La seule altération consiste dans la présence d'éléments pigmentés dans les petits vaisseaux.

Muscles (grands droits de l'abdomen et psoas). Fibres dissociées à l'état frais ou après un séjour de quelques heures dans l'alcool. Quelques fibres ont subi la dégénérescence granulo-vitreuse ; les fibres malades sont, du reste, en très petit nombre relativement aux fibres saines, présentant la striation régulière. Les petits vaisseaux qui se trouvent au milieu des fibres dissociées, renferment des éléments pigmentés en grand nombre.

OBSERVATION II

ACCÈS PERNICIEUX COMATEUX. — MORT. — AUTOPSIE

B..., détenu militaire employé dans un atelier de travaux publics, âgé de vingt et un ans, entre à l'hôpital militaire de Constantine le 13 septembre 1880, il meurt le 20 septembre à six heures du matin, après avoir présenté tous les symptômes d'une fièvre pernicieuse à forme comateuse.

Autopsie faite le 21 septembre 1880 à huit heures trente minutes du matin.

Le cadavre est celui d'un homme bien conformé, mais amaigri et profondément anémié; pas d'œdème.

Abdomen. Péritoine sain, pas d'épanchement. Les intestins sont petits, rétractés, presque complètement vides; on y trouve trois lombrics. Aucune altération de la muqueuse, les plaques de Peyer notamment sont intactes.

La rate est volumineuse, elle pèse 850 grammes ; elle est diffluente et présente une teinte brunâtre caractéristique; pas de périsplénite, pas d'adhérences.

Le foie pèse 1900 grammes, sa consistance est diminuée; coloration brunâtre caractéristique.

Les reins ne paraissent pas altérés, ils présentent leur coloration normale.

Thorax. Péricarde sain. Le myocarde a sa consistance et sa couleur normales. Endocarde sain, pas de lésions valvulaires. Le ventricule et l'oreillette droits renferment quelques caillots mous rouges ou ambrés.

Plèvres saines, pas d'adhérences. Les poumons ne s'affaissent que très incomplètement après avoir été retirés de la cage thoracique; congestion hypostatique.

Crâne. Les méninges sont saines. La substance grise des circonvolutions a une teinte violacée, hortensia, très caractéristique. Les noyaux centraux ne paraissent pas altérés; pas d'épanchement dans les ventricules.

Le bulbe a son aspect normal.

Les *muscles* grands droits de l'abdomen, psoas, etc., ne paraissent pas altérés à l'œil nu.

Examen histologique. Rate. On constate sur les coupes un grand nombre d'éléments pigmentés dont il est difficile d'apprecier la forme et les dimensions exactes. Le pigment se présente sous forme de granulations noirâtres, arrondies, de volume assez variable. Les éléments pigmentés se trouvent aussi bien au milieu de la pulpe splénique que dans les veinules, mais ils ne s'observent que très rarement dans les gaines de tissu lymphoïde qui accompagnent les artérioles (corpuscules de Malpighi). Le tissu conjonctif de la rate n'est pas épaissi.

Foie. On trouve dans les capillaires sanguins un grand nombre d'éléments pigmentés; ces éléments, dont la forme est très irrégulière, ont en moyenne les dimensions des leucocytes, mais quelques-uns sont beaucoup plus volumineux; les grains de pigment sont disposés le plus souvent à la circonference. En dehors des vaisseaux on ne trouve aucun grain de pigment.

Les cellules hépatiques ne paraissent pas altérées. Au niveau des espaces triangulaires il y a souvent de petits foyers d'éléments embryonnaires.

Reins. On trouve dans les petits vaisseaux, notamment au niveau des glomérules, des éléments pigmentés, mais en beaucoup moins grand nombre que dans la rate et le foie.

Poumons. Tous les vaisseaux capillaires sont distendus par du sang ; au milieu des corpuscules rouges on distingue des éléments pigmentés en petit nombre. Un certain nombre d'alvéoles renferment du sang plus ou moins altéré, souvent réduit à l'état d'un magma granuleux. Pas de traces d'inflammation.

Cœur. Les fibres musculaires sont régulièrement striées, pas d'altération du tissu conjonctif. On trouve seulement çà et là dans les petits vaisseaux quelques éléments pigmentés.

Cerveau. Des fragments du cerveau pris notamment au niveau des circonvolutions motrices, sont durcis dans une solution faible d'acide chromique, puis des coupes sont pratiquées, colorées à l'aide du carmin et montées dans le baume de Canada. La substance grise des circonvolutions présente sur ces coupes un aspect très remarquable : tous les petits vaisseaux sont indiqués par un piqueté noir assez régulier, formé par des granulations arrondies presque toutes égales entre elle ; on dirait que les vaisseaux ont été injectés avec une substance transparente tenant en suspension un grand nombre de grains d'une substance noire. Sur quelques points les grains noirs sont serrés les uns contre les autres et forment des taches plus ou moins larges. Sur quelques vaisseaux de plus gros calibre, dans lesquels le baume de Canada a produit une transparence moins parfaite que dans les capillaires, on peut s'assurer que les grains de pigment ne sont pas libres, mais renfermés dans des éléments arrondis analogues à ceux qui se rencontrent dans les autres organes : rate, foie, etc. Comme ces éléments ne sont pas colorés par le carmin et que leur transparence dans le baume de Canada est parfaite, on ne distingue, surtout dans les capillaires, que les grains de pigment et non les éléments qui les renferment.

Les petits vaisseaux de la substance blanche renferment également des grains de pigment en grand nombre ; mais comme ces vaisseaux sont beaucoup moins nombreux que dans la substance grise, il en résulte que l'aspect des coupes est moins remarquable qu'au niveau de la substance grise.

Le cerveau ne paraît pas altéré, du reste ; les grandes cellules nerveuses des circonvolutions motrices sont à l'état sain. On ne trouve aucun grain de pigment en dehors des vaisseaux.

Bulbe, moelle. Les petits vaisseaux présentent le même aspect que dans le cerveau, ils sont marqués par un piqueté noir assez régulier, tres remarquable. Il n'existe pas d'autre altération du bulbe ni de la moelle.

Muscles. Des fragments des muscles psoas et grands droits de l'abdomen sont dissociés a l'état frais ou après un séjour de quelques heures dans l'alcool. Les fibres musculaires sont régulièrement striées. Les petits vaisseaux qui se trouvent au milieu des fibres dissociées, renferment des éléments pigmentés analogues a ceux de la rate et du foie.

OBSERVATION III

ACCÈS PERNICIEUX COMATEUX. — MORT. — AUTOPSIE

D..., âgé de vingt-deux ans. détenu militaire employé dans un atelier de travaux publics, entre a l'hôpital militaire de Constantine le 18 septembre 1880. Le malade meurt le 20 septembre a sept heures du soir, dans un accès pernicieux a forme comateuse.

Autopsie, faite le 21 septembre à huit heures trente minutes du matin.

Le cadavre est celui d'un homme encore vigoureux, bien musclé, mais très anémié. Pas d'œdème des membres inferieurs.

Abdomen. Péritoine sain. Pas d'ascite.

Intestins : Rien d'anormal, les plaques de Peyer notamment ne sont pas altérées.

Rate. La rate, notablement augmentée de volume et de poids (elle pèse 600 grammes), a une teinte d'un gris brunâtre, ardoisée, elle est ramollie a ce point qu'on a de la peine a la retirer de l'abdomen, les doigts enfoncent dans la pulpe splénique à la moindre pression.

Le foie est augmenté de volume, il pèse 2150 grammes; sa consistance est diminuée; il présente une teinte brunâtre caractéristique.

Les reins ne paraissent pas notablement altéres.

Thorax. Péricarde sain. Le myocarde a une consistance et une coloration normales. Le ventricule gauche est un peu hypertrophié.

Pas de lésions de l'endocarde ni des valvules. Le cœur droit renferme quelques caillots mous.

Les poumons sont volumineux, ils ne s'affaissent que très incomplètement au moment de l'ouverture du thorax; il existe de la congestion hypostatique.

Crâne. Les méninges ne présentent rien d'anormal.

La substance grise des circonvolutions cérébrales a une teinte violacée, hortensia: le cerveau paraît plutôt anémié qu'hyperemié. Pas d'épanchement dans les ventricules.

Le bulbe ne présente aucune altération notable.

Muscles. Les muscles grands droits de l'abdomen, psoas, etc, ne paraissent pas altérés a l'œil nu.

Examen histologique. Rate. a) Examen des éléments frais, dissociés. La dissociation se fait naturellement, il suffit de prendre un peu de la boue splénique, que l'on mélange à quelques gouttes de picrocarmin; le picrocarmin est ensuite remplacé par la glycérine. On trouve dans les préparations ainsi faites : des cellules lymphoïdes en grand nombre, des globules rouges du sang, des cellules endotheliales allongées, caractéristiques de l'endothélium des veines spléniques, enfin de nombreux éléments pigmentés plus ou moins déformes et du pigment libre.

b) Examen des coupes de la rate après durcissement

On constate sur ces coupes l'existence d'un grand nombre d'éléments pigmentés qui se trouvent soit au niveau des orifices vasculaires, soit dans la pulpe splénique. La rate est fortement congestionnée et au milieu même de la pulpe splenique on trouve des traînées de corpuscules rouges du sang. Les gaines de tissu lymphoïde qui accompagnent les artérioles, ne renferment qu'un très petit nombre d'éléments pigmentés.

Foie. Les capillaires sanguins renferment un grand nombre d'éléments pigmentés, dont il est très difficile de déterminer la forme exacte sur les coupes faites après durcissement. On ne distingue guère que des grains de pigment arrondis, groupés en nombre variable dans des éléments qui ont en moyenne le volume de leucocytes. En dehors des vaisseaux, qui sont dilatés, il n'existe aucun élément pigmenté, aucun grain de pigment. Les cellules hépatiques ne sont pas altérées; le tissu conjonctif du foie et les espaces triangulaires sont à l'état sain.

Reins. On distingue dans les petits vaisseaux, notamment au niveau des glomérules, des éléments pigmentés en beaucoup moins grand nombre que dans le foie. Pas d'altération de l'épithélium des tubuli, ni du tissu conjonctif.

Poumons. Sur les points examinés qui correspondent aux parties congestionnées, on constate qu'un grand nombre d'alvéoles renferment des amas granuleux au milieu desquels on distingue des corpuscules rouges du sang, des cellules endothéliales desquamees, enfin quelques éléments pigmentés; dans d'autres alvéoles on trouve des cellules jeunes et des tractus fibrineux qui indiquent évidemment un processus inflammatoire. Les parois interalvéolaires sont un peu épaissies par suite de la réplétion des capillaires, qui renferment des élements pigmentes en assez grand nombre.

La présence de quelques-uns de ces éléments dans l'intérieur des alvéoles implique la possibilité de les retrouver pendant la vie dans les crachats.

Cœur. Les fibres musculaires du cœur sont régulièrement striées; rien d'anormal.

Cerveau. Coupes faites au niveau des circonvolutions motrices. Les petits vaisseaux renferment un grand nombre de grains de pigment, noirâtres, à peu près égaux entre eux, formant un piqueté noir assez régulier. Sur certains points, les grains de pigment sont agglomérés en nombre plus ou moins considérable. En dehors des vaisseaux sanguins on ne trouve pas trace des corps pigmentés. Les cellules cérébrales ne paraissent pas altérées, non plus que les autres eléments constitutifs du cerveau.

Bulbe, moelle. Les petits vaisseaux du bulbe et de la moelle renferment, comme ceux du cerveau, un grand nombre de grains de pigment; il n'existe pas d'autre altération; les cellules nerveuses, la névroglie sont à l'état sain.

Muscles grands droits de l'abdomen, psoas. Les fibres musculaires sont régulièrement striées; les petits vaisseaux qui se trouvent au milieu des fibres musculaires dissociées renferment des éléments pigmentés.

OBSERVATION IV

ACCÈS PERNICIEUX COMATEUX. — MORT. — AUTOPSIE

D..., âgé de vingt-sept ans, gendarme, est apporté à l'hôpita militaire de Constantine le 27 septembre 1880. Le malade est plongé dans le coma au moment de son entrée à l'hôpital, et l'on n'a aucun renseignement sur les débuts et la marche de la maladie. Le diagnostic de fièvre pernicieuse a forme comateuse est porté. Le sulfate de quinine est administré a forte dose à l'intérieur, et l'on fait à plusieurs reprises des injections hypodermiques de chlorhydrate de quinine. Le malade ne reprend pas connaissance, il meurt dans le coma le 28 septembre à six heures du matin.

Autopsie, faite le 28 septembre à trois heures trente minutes du soir. Le cadavre est celui d'un homme bien constitué, un peu amaigri. Teinte subictérique de la peau et des sclérotiques; pas d'œdème.

Abdomen. Pas d'épanchement dans le peritoine. Les intestins sont à l'état sain; il n'existe notamment aucune altération des plaques de Peyer.

La rate est très volumineuse, elle pèse 700 grammes environ; la pulpe splénique est ramollie mais non reduite en bouillie, comme il arrive souvent dans ces cas; elle a la teinte brunâtre caractéristique.

Les reins ne paraissent pas altérés.

Thorax. Péricarde sain, renfermant une petite quantité de sérosité citrine. Le myocarde et l'endocarde ne paraissent pas altérés. On trouve dans le cœur droit quelques caillots mous.

Les plèvres sont saines; les poumons présentent les lésions de la congestion hypostatique.

Crâne. Les méninges sont saines. La substance corticale présente une teinte violacée, hortensia, très caractéristique. Cette teinte violacée se retrouve dans les noyaux gris centraux, quoique à un moindre degré. La substance blanche du cerveau a son aspect normal.

Pas d'autre altération du cerveau ni du bulbe.

Muscles grands droits de l'abdomen, psoas, etc., L'aspect de ces muscles est normal.

Examen histologique. Sang pris dans le cœur examiné à l'état frais. On trouve au milieu des éléments normaux du sang, du pigment libre, des éléments arrondis pigmentés plus ou moins déformés et aussi quelques éléments allongés, effilés a leurs extrémités, pigmentés à leur partie moyenne, qui seront décrits sous le nom de corps kystiques n° 1 (v. chapitre III).

Rate Sur les coupes faites après durcissement, on constate l'existence de nombreux éléments pigmentés qui siègent soit dans les vaisseaux, soit au milieu de la pulpe splénique; les parties qui correspondent aux gaines de tissu lymphoïde des artérioles sont seules épargnées par cette infiltration d'éléments pigmentés, et par suite elles se détachent sur les coupes beaucoup mieux qu'a l'état normal. Les éléments pigmentes sont généralement sphériques; le pigment est disposé à la circonférence de ces éléments sous forme de grains noirâtres, arrondis, de volume assez variable. Dans un certain nombre d'élements les grains de pigment sont si volumineux, qu'ils se touchent et paraissent au premier abord former une masse unique.

Foie. Les capillaires renferment des éléments pigmentés en assez grand nombre; les cellules hépatiques ne paraissent pas notablement altérées. Au niveau des espaces triangulaires, on trouve souvent de petits amas d'éléments embryonnaires.

Reins. Les petits vaisseaux, surtout ceux des glomérules, renferment des éléments pigmentés en assez grand nombre. L'épithélium des tubuli ne paraît pas malade, non plus que le tissu conjonctif.

Cœur. Les fibres musculaires sont régulièrement striées; les petits vaisseaux renferment des eléments pigmentés.

Cerveau. Coupes faites au niveau des circonvolutions motrices. Les capillaires renferment un grand nombre de grains de pigment, qui sont disséminés d'une façon assez régulière ou bien agglomérés. Les cellules nerveuses et la névroglie sont à l'état sain.

Bulbe. Les capillaires renferment, comme ceux du cerveau, un grand nombre d'éléments pigmentés; les grains de pigment sont seuls apparents sur les coupes montées dans le baume de Canada. Les autres éléments du bulbe sont à l'état sain.

Muscles grands droits de l'abdomen, psoas. Les fibres musculaires présentent la striation régulière

OBSERVATION V

FIÈVRE PALUSTRE. — ACCÈS PERNICIEUX DÉLIRANT. — MORT. — AUTOPSIE

B..., vingt-deux ans, soldat au 3e zouaves, entre à l'hôpital de Constantine le 10 août 1881, dans le service d'un de mes collègues. Le billet d'entrée porte le diagnostic de fièvre intermittente.

Le 10 et le 11, apyrexie. Faiblesse générale, anémie, prostration marquée. Anorexie.

Le 12 août, la température axillaire est de 38° le matin, de 37° le soir.

Le 13 août, la température est de 37°,4 le matin, de 38° 2 à quatre heures du soir et de 41° à huit heures du soir. Le 13 au soir, le malade accuse une céphalalgie très forte, et il délire pendant quelques heures.

Le 14 août, le malade va beaucoup mieux, la température est seulement de 37°, 8 matin et soir ; mais la faiblesse générale et la prostration sont toujours très marquées

15 août. Fièvre vive 40° le matin, 39°,1 le soir. État typhoïde très prononcé. Prostration, adynamie. délire. Langue sèche, diarrhée.

16 août. La fièvre persiste : 41°,7 le matin, 41°,5 le soir. État typhoïde très marqué, délire; le 16 au soir, le malade tombe dans le coma et il meurt à huit heures du soir.

Autopsie faite le 17 août à neuf heures du matin. Le cadavre est celui d'un homme bien constitué, vigoureux encore, quoique un peu amaigri, profondément anémié ; la face a une teinte cireuse.

Abdomen. Péritoine, sain

Intestin. Le gros intestin et l'intestin grêle sont à l'état normal; il n'existe notamment aucune altération des plaques de Peyer.

Estomac, sain.

Les ganglions mésentériques ne sont pas tuméfiés.

Rate, augmentée de volume ; poids: 400 grammes. Le parenchyme splénique est très friable et il a une teinte brunâtre, ardoisée, très caractéristique.

Foie, augmenté de volume ; poids : 2 kilogrammes, teinte brunâtre très caractéristique. Le parenchyme hépatique est plus friable qu'a l'état normal.

Reins. Pas d'altération apparente à l'œil nu. Le parenchyme des reins n'a pas la teinte brunâtre des parenchymes de la rate et du foie.

Thorax. Plèvres saines, pas d'épanchement, pas d'adhérences

Poumons. Congestion hypostatique très marquée. La partie antéro-supérieure des deux poumons est fortement anémiée. Pas d'hépatisation, pas de tubercules aux sommets.

Péricarde, il renferme un peu de sérosité citrine.

Cœur. Le myocarde a sa couleur et sa consistance normales. Le ventricule gauche est vide, le cœur droit renferme un peu de sang liquide et quelques caillots ambrés peu resistants. Pas de lesions valvulaires.

Crâne. Hyperémie des méninges très marquée à la convexité. Les méninges se détachent assez facilement du cerveau; après les avoir enlevées on constate que la substance grise des circonvolutions présente une teinte grise un peu plus marquée qu'a l'état normal.

Rien a noter dans les parties internes de l'encéphale ni du côté du bulbe.

Système locomoteur. Les muscles ne paraissent pas altérés à l'œil nu.

La substance médullaire des os (sternum, côtes) présente une teinte brunâtre.

Examen histologique. Sang. Examen du sang recueilli dans le cœur On trouve au milieu des hématies un grand nombre d'éléments pigmentés qui paraissent être pour la plupart des leucocytes mélanifères; il existe aussi du pigment libre sous forme de grains arrondis de grosseur assez variable. Sur une préparation de sang colorée au carmin, on reconnaît facilement les leucocytes mélanifères dont le noyau se colore en rose vif, les grains de pigment de grosseur variable sont disposés d'une façon très irrégulière, mais toujours en dehors du noyau; à côté de leucocytes qui ne renferment qu'un ou deux grains de pigment, on en compte beaucoup d'autres qui en renferment 10, 15, 20 ou même davantage. Les grains pigmentés sont parfois agglomérés en masses volumineuses. A côté des leucocytes mélanifères on trouve des corps hyalins, irréguliers renfermant aussi des grains pigmentés, mais ne montrant pas de noyau coloré par le carmin.

Rate. Éléments dissociés à l'état frais. La dissociation est faite naturellement, et rien n'est plus facile que de faire l'examen de la boue splénique. On distingue au milieu des éléments normaux de la rate et des hématies, du pigment libre et des éléments pigmentés en grand nombre Ces éléments sont tantôt des leucocytes mélanifères, dont le noyau se colore par le carmin, tantôt des corps hyalins, de forme irrégulière qui se colorent très difficilement par le carmin et qui ne présentent pas de noyau.

Les grains pigmentés en s'agglomérant forment souvent des masses assez volumineuses relativement aux grains isolés.

b) Coupes de la rate après durcissement par le procédé ordinaire. On distingue sur ces coupes les tractus normaux de tissu conjonctif et les artérioles avec leurs gaines de tissu lymphoïde; il n'existe de pigment ni dans le tissu conjonctif, ni dans les gaines lymphoïdes des artérioles. En dehors de ces parties, le parenchyme splénique se montre sous l'aspect d'une nappe uniforme constituée par les éléments lymphoïdes normaux, des hématies et des éléments pigmentés en très grand nombre. Il est impossible sur la plupart des points examinés de distinguer les orifices vasculaires des espaces intermédiaires.

Foie. Coupes faites après durcissement par le procédé ordinaire. Les cellules hépatiques ont l'aspect normal; il existe au niveau de quelques espaces triangulaires de petits amas d'éléments embryonnaires. Les capillaires sanguins renferment un très grand nombre d'éléments pigmentés.

Reins. Coupes faites après durcissement par le procédé ordinaire. Les tubuli sont a l'état sain, ainsi que le tissu conjonctif. On trouve dans les capillaires et principalement au niveau des glomérules, des éléments pigmentés en assez grand nombre.

Poumon. Fragments pris au niveau des parties congestionnées; examen apres durcissement par le procédé ordinaire. Les cloisons inter-alvéolaires sont généralement épaissies par suite de la réplétion des vaisseaux capillaires. On distingue dans l'intérieur des capillaires des éléments pigmentés en assez grand nombre identiques à ceux de la rate et du foie ; sur les coupes des vaisseaux veineux de petit ou de moyen calibre on trouve aussi au milieu des hématies de nombreux éléments pigmentés. Dans l'intérieur de quelques alveoles on voit des cellules endothéliales desquamées et des hématies, pas d'exsudats fibrineux.

Cerveau. Fragments des circonvolutions motrices. Coupes faites après durcissement dans une solution d'acide chromique ; les coupes sont colorées au carmin et montées dans le baume de Canada. Les capillaires renferment des éléments pigmentés en grand nombre assez inégalement répartis, certains capillaires ne contiennent qu'un très petit nombre de ces éléments, tandis que d'autres en sont comme obstrués. Les éléments pigmentés se colorent difficiement par le carmin et deviennent très transparents dans le baume de Canada ; il en résulte qu'on ne distingue guère que les grains de pigment qui forment le long de certains capillaires un piqueté noir très régulier.

Les éléments propres du cerveau ne paraissent pas altérés.

Muscles. Psoas, grands droits de l'abdomen. Fibres dissociées apres un court séjour dans l'alcool. Les fibres musculaires sont régulièrement striées.

Os (côtes. sternum). Des fragments de ces os sont décalcifiés dans l'acide picrique, puis durcis par le procédé ordinaire. Sur les coupes histologiques colorées au picrocarmin et montées dans la glycérine on constate l'existence d'éléments pigmentés en grand nombre dans la substance médullaire. Ces éléments pigmentés sont identiques à ceux du foie et de la rate.

OBSERVATION VI

FIÈVRE BILIEUSE PALUSTRE — MORT. — AUTOPSIE

G..., sergent à la 21e section d'ouvriers d'administration, entre à l'hôpital de Constantine, le 25 septembre 1881, dans le service de M. le médecin principal Aron, qui a bien voulu me communiquer les renseignements qui suivent.

G... se dit malade depuis quatre jours seulement. Il est employé au Bardo, c'est-à-dire dans une localité notoirement insalubre.

La maladie a débuté par de l'inappétence, du malaise général, de la céphalalgie, de la courbature. G... n'a jamais eu de frisson, jamais d'accès de fièvre bien caractérisé, ni dans ces derniers jours, ni auparavant.

Le 25 septembre on constate l'existence d'une fièvre très vive; la température axillaire est de 40° le matin, de 39°,2 le soir. Les téguments et les sclérotiques ont une teinte ictérique très foncée. Le malade répond aux questions qu'on lui adresse, mais il y a une tendance très marquée à l'adynamie, à la torpeur. G... dit qu'il ne souffre pas. Gencives fuligineuses; langue rouge, sèche, fendillée à la pointe. Le ventre est souple, indolore. Pas de douleur à la pression dans la fosse iliaque droite. La rate ne déborde pas les fausses côtes et la pression n'est douloureuse ni du côté de la rate ni du côté du foie. Le foie ne paraît pas augmenté de volume.

Le diagnostic porté est celui de fièvre palustre bilieuse. Sulfate de quinine, 1gr,50. Limonade citrique, calomel, 1 gramme, à prendre le 26 septembre au matin.

26 septembre. La fièvre est moins vive qu'hier; la température axillaire est de 38°,3 le matin, et de 38°,5 le soir, mais cette rémission ne s'accompagne pas d'une amélioration de l'état général, bien au contraire. L'ictère est encore plus foncé que la veille; la stupeur et l'adynamie sont très marquées. Le pouls bat 80 fois à la minute.

La voix est éteinte comme dans le choléra. La langue est sèche, fendillée. Constipation. Ventre indolore.

Sulfate de quinine, 1 gramme.

Le malade vomit le sulfate de quinine, et dans la journée du 26 l'état s'aggrave rapidement. Adynamie profonde, stupeur, vomissements bilieux, aphonie presque complète.

Lavement avec sulfate de quinine, 1 gramme. Boissons glacées. Potion avec morphine 4 centigrammes.

27 septembre. L'état du malade continue à s'aggraver. Vomissements bilieux à plusieurs reprises, pendant la nuit du 26 au 27; subdelire, selles involontaires.

Le 27 au matin, la teinte ictérique est encore plus foncée que les jours précédents. Fièvre continue : 39°,6 le matin. 38°,6 le soir. Adynamie profonde. Les muqueuses de la langue et de la gorge sont desséchées, aphonie complète. Vomissement bilieux, selles involontaires, les lavements au sulfate de quinine ne sont pas conservés.

Injections sous-cutanées de chlorhydrate de quinine (0,60 matin et soir) et de chlorhydrate de morphine (1 centigramme), pour calmer les vomissements. Vésicatoire à l'épigastre le 27 au soir.

Dans la nuit du 27 au 28, les vomissements persistent Hoquet, subdélire; enfin le malade tombe dans un état voisin du coma.

28 septembre. Le thermomètre ne marque que 37°,4 le matin; mais l'état général s'aggrave toujours. Pouls très petit, très fréquent. Stupeur profonde, adynamie. Vomissements bilieux persistants, hoquet. Les extrémités sont froides. Pupilles contractées, hyperesthésie générale surtout marquée au niveau de la paroi antérieure de l'abdomen.

Injection hypodermique de chlorhydrate de quinine, 1 gramme. Thé alcoolisé. Vin de cannelle.

Le 28 au soir, 38°,4.

29 septembre. L'état du malade s'aggrave sans qu'on observe de nouveaux symptômes. La température est de 38° le matin de 39° le soir.

Mort le 29 septembre à dix heures du soir.

Autopsie, faite le 30 septembre à quatre heures du soir.

Le cadavre est celui d'un homme bien constitué, vigoureux, non amaigri La peau et les sclérotiques ont une teinte d'un jaune foncé.

Abdomen, Péritoine sain. Le grand épiploon est chargé de graisse.

Intestins. Le gros intestin et l'intestin grêle ne présentent aucune altération. Les plaques de Peyer notamment sont à l'état sain.

Estomac. Rien d'anormal.

Tous les tissus présentent une teinte jaunâtre très prononcée

Rate. Augmentée de volume. Poids : 700 grammes.

La capsule de la rate fortement distendue et non épaissie, se rompt au moindre effort en laissant échapper une bouillie brunâtre Les bords de la rate sont arrondis, le parenchyme splénique, transformé en une matière semi-liquide et à l'étroit dans la capsule, tendait évidemment à faire prendre à l'organe une forme globuleuse. La rate a une teinte d'un brun foncé très caractéristique aussi bien à la surface que dans les parties profondes.

Foie. Augmenté notablement de volume ; poids 2 kil. 125. Surface lisse. Le parenchyme hépatique a dans toute son épaisseur une teinte d'un brun foncé très caractéristique, sa consistance est un peu diminuée.

La vésicule biliaire renferme de la bile épaisse d'un vert très foncé en assez grande quantité. Je ne trouve pas d'obstacle apparent à l'écoulement de la bile dans l'intestin ; les canaux hépatique, cystique et cholédoque sont libres.

Reins. On observe sur ce sujet un bel exemple de rein en fer à cheval. Les reins sont réunis par leurs extrémités inférieures, il existe un pont de substance rénale qui les unit et non pas seulement une soudure fibreuse. Il est impossible de dire où finit le rein droit et où commence le rein gauche. On trouve du reste deux uretères qui sont normaux. Le parenchyme rénal paraît sain.

Les ganglions mésentériques ne sont pas augmentés de volume.

Thorax. Péricarde sain ne renfermant pas de sérosité.

Cœur. Petit. Myocarde d'aspect normal. Le cœur gauche est vide rétracté. Le cœur droit ne renferme que quelques petits caillots d'agonie.

Pas d'altération des orifices.

Plèvres. Quelques adhérences anciennes faciles à déchirer.

Poumons. La partie antéro-supérieure des deux poumons est très pâle ; la partie postéro-inférieure est fortement congestionnée, on trouve même çà et là quelques noyaux indurés de pneumonie lobulaire.

Crâne. La dure-mère présente une teinte d'un jaune foncé, comme tous les tissus blancs, du reste, qui sont fortement colorés par la matière colorante biliaire.

Un peu d'œdème sous-arachnoïdien à la convexité.

La substance grise des circonvolutions a une teinte normale.

L'examen du cerveau, du cervelet et du bulbe ne revèle aucune altération notable.

Muscles : psoas, grands droits de l'abdomen, etc..., aspect normal.

Os. La substance médullaire des os (côtes, sternum) a une teinte brunâtre.

Examen histologique. Rate. a) Éléments dissociés à l'état frais. Au milieu des éléments normaux de la rate et des hématies, on distingue du pigment en grande quantité. Les grains de pigment sont tantôt libres, isolés ou agglomérés, tantôt inclus dans des éléments anatomiques. De ces éléments mélanifères les uns présentent un noyau qui se colore par le carmin et sont évidemment des leucocytes, les autres se colorent difficilement par le carmin et ne montrent pas de noyau, ce sont des corps hyalins de forme très variable.

b) Coupes de la rate faites après durcissement par le procédé ordinaire. Ces coupes sont très difficiles à réussir, elles se dissocient dès qu'on les dépose dans l'eau. On distingue sur les coupes colorées au picrocarmin les tractus fibreux qui ne sont pas épaissis et les artérioles spléniques avec leurs gaines de tissu lymphoïde. En dehors de ces parties on ne reconnaît plus la structure normale de la rate, on ne voit que des cellules lymphoïdes mélangées à des hématies et à des éléments pigmentés en grand nombre. Il n'existe que peu ou point d'éléments pigmentés dans les gaines de tissu lymphoïde qui accompagnent les artérioles.

Foie. Les capillaires sanguins renferment un grand nombre d'éléments pigmentés. Sur quelques points, à la périphérie des lobules, il y a un commencement de dégénérescence graisseuse. Les vaisseaux biliaires ne sont pas dilatés. Au niveau de quelques espaces triangulaires on trouve de petits amas d'éléments embryonnaires.

Reins. Coupes faites après durcissement par le procédé ordinaire. Il n'y a pas d'altération du tissu conjonctif. L'épithélium des tubuli est granuleux et se colore difficilement par le carmin. Un certain nombre de tubuli sont obstrués par des amas de matière colorante biliaire.

Les capillaires sanguins, principalement ceux des glomérules renferment des éléments pigmentés, mais en assez petit nombre.

Poumons. Fragments pris au niveau des noyaux d'hépatisation. Coupes faites après durcissement par le procédé ordinaire. Les capillaires compris dans les cloisons interalvéolaires renferment des éléments pigmentés en assez grand nombre. Autour des vaisseaux de gros et de petit calibre, on trouve dans le tissu cellulaire des éléments pigmentés identiques à ceux qui se rencontrent dans toutes les inflammations chroniques, mais l'abondance de ces éléments est tout à fait anormale chez un jeune sujet et dans un poumon qui n'était pas enflammé chroniquement. Les alvéoles sont remplis de cellules jeunes mélangees à des hématies, quelques alvéoles ne renferment que du sang et alors il n'est pas rare de trouver quelques éléments pigmentés au milieu des hématies. Pas d'exsudats fibrineux.

Cœur. Coupes faites après durcissement par le procédé ordinaire. Les fibres musculaires sont striées très régulièrement; pas d'altérations du tissu conjonctif ni des petits vaisseaux.

Cerveau. Des fragments pris au niveau des circonvolutions motrices sont durcis dans une solution d'acide chromique. Des coupes sont ensuite pratiquées et montées dans le baume de Canada. Les capillaires sanguins renferment des éléments pigmentés mais en assez petit nombre relativement à ce qu'on observe en général dans les cas d'accès pernicieux.

Muscles. Des fragments pris sur les muscles grands droits de l'abdomen sont dissociés après un court séjour dans l'alcool. Les fibres musculaires sont très régulièrement striées, il n'y a pas trace de dégénérescence granulo-vitreuse. On aperçoit dans les vaisseaux capillaires quelques éléments pigmentés.

Os. Des fragments des côtes et du sternum sont décalcifiés dans l'acide picrique, des coupes sont ensuite pratiquées par le procédé ordinaire. On trouve au milieu des éléments normaux de la moelle osseuse un grand nombre d'éléments pigmentés identiques à ceux de la rate et du foie.

OBSERVATION VII

FIEVRE INTERMITTENTE, — ACCÈS PERNICIEUX ALGIDE, — MORT, AUTOPSIE

B..., âgé de vingt-trois ans, soldat au 3e chasseurs d'Afrique, est apporté à l'hôpital de Constantine, le 27 juillet 1882, à onze heures du soir.

B... était employé comme jardinier; il a été atteint déjà à plusieurs reprises d'accès de fièvre. Le 27 juillet, le malade s'est présenté à la visite du matin avec de la fièvre, il n'y avait à ce moment aucun symptôme pouvant faire prévoir un accès pernicieux. Le médecin du corps prescrivit 1 gramme de sulfate de quinine (en pilules); le 27 juillet au soir l'état du malade s'étant aggravé rapidement, on l'a envoyé d'urgence à l'hôpital.

Le médecin de garde qui voit B... à son entrée à l'hôpital et qui lui donne des soins, me fournit le 28 au matin les renseignements qui suivent.

A son entrée a l'hôpital, B... est extrêmement faible, il n'a pas perdu connaissance, il pousse de temps en temps de longs soupirs, et quand on lui demande où il souffre, il se plaint seulement d'une faiblesse générale, d'une lassitude profonde. Les extrémités sont froides; le pouls est très rapide, imperceptible a la radiale, aux carotides on compte environ 120 pulsations par minute. Les battements du cœur sont précipités, faibles. La respiration se fait assez bien, les mouvements respiratoires sont seulement accélérés. Le tronc a conservé sa chaleur, la température n'a pas été prise.

Les pupilles sont très dilatées. Le malade urine sous lui.

Injection sous-cutanée de sulfovinate de quinine, 1gr,50. Frictions sèches. Sinapismes. Boissons chaudes excitantes.

L'algidité fait des progrès rapides. Le 28, a trois heures trente du matin l'agonie commence; le malade meurt à quatre heures du matin.

Autopsie, faite le 28 juillet 1882, à huit heures trente du matin.

Le cadavre est celui d'un homme bien constitué, vigoureux, bien musclé, mais profondément anémié. Pas de traces de putréfaction.

Abdomen. Péritoine sain.

Intestins. Aucune altération notable dans le gros intestin ni dans l'intestin grêle. Les plaques de Peyer sont intactes.

Estomac sain.

Les ganglions mésentériques ne sont pas hypertrophiés.

Rate : volumineuse ; poids 750 grammes. Les bords sont arrondis. La capsule distendue et non épaissie se rompt facilement. La consistance de la rate est très diminuée, sans toutefois que le parenchyme de l'organe soit réduit à l'état de boue splénique. Le parenchyme de la rate a dans toute son étendue une coloration d'un brun foncé très caractéristique.

Foie. Augmenté de volume. Poids : 2 kil 400, coloration brunâtre caractéristique. La consistance du parenchyme hépatique est un peu diminuée.

Reins. Ils ne paraissent pas altérés.

Thorax. Le péricarde renferme un peu de sérosité citrine.

Le myocarde paraît sain.

Le cœur droit renferme un peu de sang liquide et quelques petits caillots mous. Le cœur gauche est vide. Aucune lésion de l'endocarde ni des valvules.

Plèvres. Adhérences anciennes à gauche. Pas d'épanchement.

Poumons. Congestion hypostatique.

Crâne. Méninges saines. La substance grise des circonvolutions cérébrales a une teinte d'un gris plus foncé qu'à l'état normal. L'examen des parties centrales du cerveau et du bulbe ne révèle aucune autre anomalie.

Examen histologique. Sang. Immédiatement après l'autopsie, je fais l'examen du sang recueilli dans le cœur. Le sang est très peu altéré, la plupart des hématies ont conservé leur aspect normal.

Au milieu des hématies, je constate facilement l'existence d'éléments pigmentés identiques a ceux que j'ai observés maintes fois dans le sang recueilli sur les malades atteints de fièvre palustre et que j'ai décrits sous les noms de corps n° 1 et n° 2. Les corps n° 2 sont libres ou accolés à des hématies. Quelques-uns de ces corps sont deja deformes; d'autres, en assez grand nombre, ont le même aspect que sur le vivant, mais je ne decouvre pas de filaments mobiles. On trouve aussi dans le sang des leucocytes mélanifères.

Rate. a) Éléments isolés a l'état frais (examen fait aussitôt après l'autopsie). Éléments pigmentes en grand nombre ; corps n° 1 et n° 2 ; je trouve encore quelques-uns de ces derniers éléments qui renferment des grains de pigment mobiles mais je n'aperçois pas de filaments mobiles. Leucocytes mélanifères ; grains de pigment libres, isolés ou agglomérés.

b) Coupes faites après durcissement par le procedé ordinaire. La structure de la rate est profondement modifiée; les éléments lymphoides sont intimement melangés aux hématies et on ne distingue pas le plus souvent les orifices vasculaires des espaces intermédiaires. Partout on rencontre des éléments pigmentés en grand nombre, sauf dans les trabécules de tissu conjonctif et dans les gaines de tissu lymphoide des artérioles. Il est le plus souvent impossible sur les coupes de la rate de déterminer la forme des éléments pigmentés.

Foie. Coupes apres durcissement par le procédé ordinaire. Les capillaires sanguins renferment des éléments pigmentés en grand nombre Les cellules hépatiques ne sont pas altérées. Au niveau de quelques espaces triangulaires on trouve de petits amas d'eléments embryonnaires.

Reins. Coupes après durcissement par le procédé ordinaire. On trouve dans les petits vaisseaux sanguins, notamment au niveau des glomérules, des éléments pigmentés en assez petit nombre. Il n'existe du reste aucune altération du tissu conjonctif ni de l'epithélium des tubuli.

Cerveau. Des fragments des circonvolutions cérébrales sont durcis dans une solution d'acide chromique, les coupes histologiques sont montées dans le baume de Canada. Les capillaires du cerveau renferment des éléments pigmentés en grand nombre; les éléments pigmentés ne sont pas disséminés d'une façon régulière : très rares dans certains capillaires, ils abondent au contraire dans d'autres, qui en sont littéralement obstrués.

OBSERVATION VIII

ACCÈS PERNICIEUX CHOLÉRIFORME. — MORT. — AUTOPSIE

L..., âgé de vingt-deux ans, soldat au 14e escadron du train, entre à l'hôpital militaire de Constantine le 25 août 1882, dans le service de M. le médecin principal de Courtois. L... vient d'accompagner un convoi, il est rentré le 24 août à Constantine; il se dit malade depuis deux jours seulement. Depuis le 23 août, céphalalgie, malaise général, courbature, anorexie ; il n'y a pas eu d'accès de fièvre bien caractérisés au dire du malade.

25 août. Anémie profonde, faiblesse générale, diarrhée séreuse, vomissements, prostration. Le 25 au soir la température axillaire est de 39°, 2. (Sulfate de quinine, 1gr,50).

26 août. Fièvre continue ; faiblesse générale, diarrhée et vomissements. La température axillaire est de 38°,2 le 25 au matin, et de 39°,6 le soir. (Injections hypodermiques de sulfovinate de quinine 1gr,50. Potion opiacée avec sous-nitrate de bismuth, 6 grammes).

27 août. La température axillaire est seulement de 37°,7 le 27 au matin, mais l'état général s'est aggravé. Les extrémités sont froides, couvertes d'une sueur visqueuse. Le pouls est très fréquent, filiforme. Diarrhée séreuse. Vomissements L'intelligence est assez nette. Le malade accuse une céphalalgie très violente ; la physionomie exprime l'anxiété, les traits sont tirés. (Injections hypodermiques de 4 grammes d'éther en deux fois, et de 1gr,50 de sulfovinate de quinine.)

Examen du sang fait le 27 août à neuf heures du matin : éléments pigmentés en grand nombre.

Le 27 à quatre heures du soir, la température axillaire est de 38°.5, mais les extrémités continuent à se refroidir, et l'état général, s'aggrave de plus en plus. Mort le 27 août a sept heures du soir.

Autopsie faite le 28 août à huit heures du matin.

Abdomen. Péritoine sain.

Intestins. Rien d'anormal. Les plaques de Peyer notamment sont à l'état sain.

Rate. Triplée au moins de volume, globuleuse, diffluente ; la rate présente une coloration d'un brun foncé tres caractéristique.

Foie. Volume normal. Le parenchyme hépatique, a dans toute son épaisseur une teinte brunâtre très caractéristique. La consistance du parenchyme hépatique est un peu diminuée.

Reins. Aspect normal.

Thorax. L'examen des poumons et du cœur ne révèle rien d'anormal.

Crâne. La substance grise des circonvolutions cérébrales a une teinte plus foncée qu'a l'état normal.

Examen histologique. Rate. a) Éléments dissociés a l'état frais. On trouve au milieu des éléments normaux et des hématies, des éléments pigmentés en grand nombre ainsi que des grains de pigment libres.

b) Coupes faites après durcissement par le procédé ordinaire. La capsule de la rate est notablement épaissie. Toutes les veines sont dilatées. gorgées de sang, au milieu des hématies on distingue des eléments pigmentés en grand nombre.

Foie. Coupes faites après durcissement par le procédé ordinaire. Les cellules hépatiques ne sont pas altérées non plus que le tissu conjonctif. On trouve dans les capillaires sanguins des éléments pigmentés, mais en petit nombre relativement a ce qu'on observe d'ordinaire chez les sujets morts de fièvre pernicieuse.

OBSERVATION IX

CACHEXIE PALUSTRE. — CIRRHOSE DU FOIE. — ERYSIPÈLE DE LA FACE. — MORT. — AUTOPSIE

El Laoussein ben si Saïd, civil indigène, âgé de vingt-cinq ans environ, de la tribu des Fedj M'Lala, entre à l'hôpital de Constantine le 16 octobre 1879 dans le service de M le médecin principal Aron. Le malade a eu de nombreuses atteintes de fièvre intermittente, et à l'entrée à l'hôpital on constate tous les signes de la cachexie palustre et de la cirrhose du foie. Anémie, faiblesse générale. Rate très volumineuse. Ascite. Œdeme des membres inférieurs et des bourses. La face n'est pas tuméfiée. Les urines sont legèrement albumineuses.

Pas de tremblement alcoolique. Le malade observe sa religion et ne fait pas usage de boissons alcooliques.

L'ascite est ponctionnée à plusieurs reprises, mais se reproduit, toujours rapidement.

Pas de rechute de fièvre.

Le 8 novembre 1879, il se développe un érysipèle de la face. Fièvre vive, à plusieurs reprises le malade vomit des matières noires.

Mort le 10 novembre à huit heures du matin

Autopsie, faite le 11 novembre à huit heures du matin.

La face est tuméfiée, d'un rouge violacé.

Abdomen. A l'ouverture de l'abdomen, il s'ecoule de la sérosité très louche en grande quantité. Le péritoine est injecté, recouvert d'exudats sur quelques points (péritonite récente).

Gros intestin, rien d'anormal.

Intestin grêle. On trouve dans le bout supérieur une matière mélanique analogue à celle des vomissements. La muqueuse est saine d'ailleurs.

Estomac. Il renferme une matière noirâtre qui rappelle complètement l'aspect des vomissements noirs des cancéreux. La muqueuse stomacale est injectée, mais il n'existe pas d'ulcération.

Foie. Le foie est manifestement cirrhotique.

Le volume de l'organe a diminué, mais la densité a augmenté, et le poids est normal Le bord antérieur est arrondi. Surface mamelonnée. La consistance du parenchyme hepatique est notablement augmentée. Sur les coupes, l'aspect est celui de la cirrhose annulaire; on distingue une série de lobules entourés par des anneaux de tissu fibreux; parmi les lobules, les uns ont la coloration normale, les autres sont teintés plus ou moins fortement en jaune par la bile. La vésicule biliaire renferme de la bile jaune en assez grande quantité; les gros canaux biliaires sont libres.

La veine-porte est dilatée.

Rate. Très volumineuse ; elle mesure 28 centimètres de long sur 15 centimètres de large. Plaques de périsplénite, quelques adhérences au diaphragme. La surface de la rate est lisse ; la consistance du parenchyme splénique est très notablement augmentée (rate fibreuse).

Les reins sont normaux.

Les organes thoraciques ne présentent aucune altération notable.

Le crâne n'a pas été ouvert.

Examen histologique. Foie. Coupes faites après durcissement par le procédé ordinaire. Le stroma fibreux périlobulaire fortement épaissi forme autour des lobules des anneaux très inégaux de diamètre. Ce stroma est constitué par des faisceaux de tissu conjonctif entrecroisés dans tous les sens et par du tissu embryonnaire très abondant sur certains points, rare sur d'autres. Au milieu du tissu fibreux de nouvelle formation on distingue : 1° des vaisseaux sanguins en assez grand nombre sur quelques points, notamment sous la capsule du foie (les veines superficielles servaient probablement a une circulation collatérale); 2° des cellules hépatiques granuleuses noyées pour ainsi dire au milieu du tissu de nouvelle formation ; 3° des canalicules biliaires en grand nombre, les uns bien développés avec leur épithélium cylindrique et leur lumière centrale, les autres a l'etat rudimentaire, composés seulement de cellules cubiques accolées sur deux rangs.

La plupart des lobules sont envahis a leur périphérie par le tissu embryonnaire, en d'autres termes l'hépatite interstitielle n'est pas seulement périlobulaire, sur beaucoup de points elle est aussi intralobulaire. Le tissu embryonnaire pénètre en suivant les capillaires sanguins entre les travées des cellules hépatiques, certains lobules ont été dissociés ainsi presque complètement. Les cellules hépatiques isolées au milieu du tissu embryonnaire s'altèrent rapidement, le protoplasma devient granuleux puis s'atrophie, au contraire le noyau prolifère; telle cellule hépatique, encore reconnaissable à des restes de protoplasma renferme huit à dix noyaux.

Ainsi qu'il fallait s'y attendre d'après l'examen fait à l'œil nu, certains lobules renferment du pigment biliaire jaunâtre en grande quantité, tandis que dans des lobules voisins des premiers on n'en trouve pas de traces.

Sur quelques points les noyaux des cellules hépatiques ont subi une sorte de dégénérescence vitreuse, ils sont énormes, transparents et ne se colorent pas par le carmin.

Les noyaux des capillaires sanguins intralobulaire sont volumineux, en voie de prolifération et ils paraissent prendre une part très active à la formation du tissu embryonnaire qui tend à envahir les lobules de la périphérie vers le centre.

On ne trouve pas d'éléments pigmentés dans les vaisseaux capillaires du foie.

La capsule est notablement épaissie. Les parties déprimées correspondent à des tractus fibreux renfermant des lobules atrophiés.

Rate. Coupes faites après durcissement par le procédé ordinaire.

Le péritoine périsplénique et la capsule de la rate sont fortement épaissis, confondus en une membrane fibreuse, épaisse, résistante constituée par du tissu conjonctif très dense à lames parallèles avec un petit nombre de cellules plates interposées. L'épaississement porte surtout sur le péritoine périsplénique, on trouve dans la capsule proprement dite des fibres élastiques en assez grand nombre qui permettent d'apprécier à peu près ses limites. De la face profonde de la capsule se détachent des tractus fibreux qui s'enfoncent dans la rate; la plupart des tractus fibreux que l'on rencontre dans l'épaisseur du parenchyme sont situés sur le trajet des vaisseaux sanguins et paraissent être formés par l'épaississement de la gaine fibreuse et du tissu conjonctif périvasculaire.

En traitant des coupes de la rate par le pinceau, il est facile de constater que le réticulum de la rate est fortement épaissi, d'autre part les vaisseaux sont dilatés et gorgés de sang, il en résulte que malgré l'hypertrophie générale de l'organe, on peut dire que les éléments lymphoïdes sont en voie d'atrophie.

Les gaines de tissu lymphoïde des artérioles (corpuscules de Malpighi) persistent sans altération notable.

Le parenchyme splénique est fortement pigmenté.

Les élements pigmentés sont situés dans l'intérieur des petits vaisseaux ou en dehors. Le pigment est entassé sur certains points et forme des taches noires visibles à l'œil nu.

OBSERVATION X

CACHEXIE PALUSTRE.—CIRRHOSE ATROPHIQUE DU FOIE. — ERYSIPELE. — MORT. — AUTOPSIE

Mohamed ben Ahmed, soldat au 3e tirailleurs, âgé de trente-cinq à quarante ans, au service militaire depuis dix ans. entre à l'hôpital militaire de Constantine le 30 mai 1880.

Le malade, qui est originaire d'une localité insalubre, a eu de fréquentes atteintes de fièvre intermittente avant son incorporation et depuis son incorporation. Il y a deux ans, Mohamed a fait un séjour de deux mois à l'hôpital de Batna pour une maladie qui présentait la plus grande analogie avec celle que nous observons aujourd'hui. Le ventre était volumineux; les jambes étaient enflées, de plus il y avait de l'ictère qui persista pendant un mois environ. Après deux mois de traitement, le malade put reprendre son service, qu'il a fait jusque dans ces derniers jours.

État actuel : le malade est pâle, fortement anémié et amaigri. Pas d'ictère. Démangeaisons très vives, prurigo sur le tronc, pas de parasites.

Œdème très marqué des membres inférieurs; léger œdème des bourses. Pas d'œdème de la face ni des membres supérieurs. L'abdomen est volumineux. Lacis veineux assez apparent sur la paroi abdominale antérieure. Matité déclive. Sensation de flot très nette. L'existence d'une ascite n'est pas douteuse.

La circonférence abdominale mesurée au niveau de l'ombilic est de 93 centimètres.

La rate est fortement hypertrophiée, on limite facilement sa partie inférieure par la palpation. La matité splénique est de 20 centimètres de haut sur 15 de large.

Le foie paraît diminué de volume. La matité hépatique ne mesure que 7 centimètres sur la ligne axillaire.

L'urine n'est pas albumineuse.

Les fonctions digestives s'exécutent bien.

L'examen du cœur ne révèle rien d'anormal, non plus que l'examen des poumons.

Je prescris des diurétiques (scille et digitale, chiendent nitré).

Le 6 juin le ventre est très volumineux, tres tendu, vomissements, diurèse tres peu abondante malgré les diurétiques; je fais la paracentèse abdominale et je retire 4 litres 1/2 de sérosité citrine fortement albumineuse.

La ponction est suivie d'un soulagement très marqué; mais l'ascite se reproduit rapidement.

De nouvelles ponctions sont pratiquées le 16 juin, le 1er juillet, le 8 juillet et le 22 juillet. Il s'écoule chaque fois 7 à 8 litres de sérosite.

Le 31 juillet le malade accuse une douleur vive au niveau de la piqûre qui a été pratiquée le 22 juillet pour vider l'abdomen. La peau est rouge autour de cette piqûre. Mouvement fébrile.

Les jours suivants la rougeur érysipélateuse s'étend, et le 5 août elle a envahi toute la partie inferieure de la paroi abdominale. Prostration. Langue rouge et sèche. Fièvre continue 39°,6, le 5 au soir. Le malade va s'affaiblissant. La respiration s'embarrasse. Mort le 6 août à quatre heures et demie du soir.

Autopsie faite le 7 août à sept heures trente du matin. La partie supérieure du corps est amaigrie. Le ventre est tendu, ballonné, les membres inférieurs et les bourses sont fortement œdématiés.

Abdomen. A l'ouverture de l'abdomen, il s'écoule de la sérosité citrine en grande quantité (7 à 8 litres). La cavité abdominale est fortement dilatée, le diaphragme est repoussé très haut et la cavité thoracique est réduite à son minimum.

Le foie très diminué de volume est comme caché dans l'hypocondre droit; le bord antérieur est arrondi; le foie tout entier est déformé. Poids 1180 grammes. L'atrophie porte également sur les deux lobes. La surface est très inégale, mamelonnée (foie granuleux), les granulations jaunes ou brunâtres ont un volume très variable, d'un grain de raisin a une graine de chénevis Plaques de périhépatite notamment à la surface convexe du lobe droit ; adhérences nombreuses et solides au diaphragme.

La consistance du tissu hépatique est très notablement augmentée. Sur les coupes on distingue facilement les lobules de substance hépatique, qui sont comme sertis dans une gangue fibreuse ; les plus petits ont à peine le volume d'une tête d'épingle, les plus gros atteignent le volume d'un grain de raisin. La substance hépatique a une teinte jaunâtre ou brunâtre.

La vésicule biliaire renferme une très petite quantité de bile d'aspect normal.

Rate. Très volumineuse. Poids, 1120 grammes ; plaques fibreuses de périsplénite. Adhérences aux organes voisins, notamment au diaphragme. La consistance du parenchyme est notablement augmentee.

Reins. Ils pèsent chacun 170 grammes. La substance corticale est un peu congestionnée.

Intestins. Gros intestin. Dans toute l'étendue du gros intestin les follicules isolés ont une teinte ardoisée qui fait ressembler la muqueuse intestinale à une étoffe blanche à pois gris. Pas d'ulcérations ni de cicatrices profondes. La pigmentation des follicules isolés du gros intestin indique évidemment une dysenterie antérieure.

Intestin grêle sain. Pas d'altération des plaques de Peyer, qui sont seulement un peu pigmentées.

Estomac, pancréas, sains.

Thorax. Le péricarde renferme de la sérosité citrine en petite quantité. Myocarde et endocarde sains ; une petite plaque d'athérome à la naissance de l'aorte.

Adhérences pleurales très étendues et très fortes des deux côtés. Le volume des poumons est très réduit par suite du refoulement du diaphragme. Congestion hypostatique. Pas de traces de tubercules aux sommets.

Le crâne n'a pas été ouvert.

Examen histologique. Foie. Coupes faites après durcissement par le procédé ordinaire. Les altérations sont celles de la cirrhose atrophique. Le tissu conjonctif très épaissi constitue des anneaux fibreux qui entourent en général plusieurs lobules hépatiques. Au milieu des faisceaux de tissu fibreux et des éléments embryonnaires on distingue des vaisseaux capillaires en grand nombre et des canalicules biliaires de nouvelle formation.

La limite entre la gangue fibreuse et le tissu hépatique est en général bien tranchée, cependant quelques lobules sont envahis par le tissu embryonnaire. Sur un assez grand nombre de points les cellules hépatiques sont en voie de dégénérescence graisseuse; dans certains lobules les cellules hépatiques sont fortement chargées de pigment biliaire, enfin a la périphérie des lobules il n'est pas rare de rencontrer des cellules hépatiques en voie de prolifération.

Rate. Coupes faites après durcissement par le procédé ordinaire. Périsplenite très marquée; plaques fibreuses constituées par des faisceaux stratifiés a fibres paralleles; au milieu des faisceaux fibreux on observe des cellules plates.

Dans l'épaisseur du parenchyme splénique, tractus fibreux qui suivent le trajet des vaisseaux. Tous les vaisseaux de la rate sont dilatés, gorgés de sang. On trouve ça et la de petits foyers hémorrhagiques. Éléments pigmentés dans l'intérieur des vaisseaux ou le long des vaisseaux. Sur les préparations traitées au pinceau le reticulum ne paraît pas altéré.

Reins. Coupes faites après durcissement. Pas d'altérations notables

OBSERVATION XI

FIÈVRE INTERMITTENTE. — PNEUMONIE CHRONIQUE AVEC DILATATION DES BRONCHES. — MORT. — AUTOPSIE

B..., âgé de vingt-cinq ans, soldat au 3e zouaves, en Algérie depuis trois ans, a eu la fievre intermittente à plusieurs reprises, notamment au mois de septembre 1878; la fievre a cédé au sulfate de quinine. Dans les derniers jours du mois d'octobre 1878, le malade a ressenti un point de côté sous-mammaire à droite; dyspnée, toux fréquente avec expectoration abondante. A plusieurs reprises, il y a eu des hémoptysies abondantes, et des vomiques se reproduisant principalement le matin à la suite de quintes de toux.

Je vois pour la première fois le malade au mois de septembre 1879 : il est très faible, très anémie, très amaigri ; il se plaint de tousser beaucoup. Toux quinteuse réveillee par les mouvements que fait le malade, expectoration purulente, abondante, sans odeur fétide. Crachats franchement purulents non aérés. Le malade remplit deux ou trois crachoirs chaque jour. Apyrexie le matin. Il y a quelquefois un mouvement febrile le soir et des sueurs nocturnes.

En somme les symptômes généraux, l'habitus du malade, la toux, l'expectoration semblent annoncer une tuberculose pulmonaire chronique a la période d'ulcération ; mais l'examen de la poitrine ne confirme pas cette hypothese.

L'examen du côté gauche du thorax ne révele rien d'anormal, le poumon gauche paraît fonctionner d'une façon tres regulière, et a droite les lésions sont localisées à la base.

Matite déclive a la partie postérieure du côté droit remontant jusqu'a deux travers de doigt de l'épine de l'omoplate, la ligne supérieure de matité se prolonge latéralement en s'abaissant un peu. A la partie antérieure la matité déclive comme en arriere, remonte jusqu'au mamelon, plus haut la sonorité est normale.

Les vibrations thoraciques sont conservées dans la zone de matité ; elles sont aussi fortes à droite qu'à gauche.

Le bruit respiratoire est normal dans toute l'étendue du côté gauche et au sommet droit. En appliquant l'oreille au niveau de la pointe de l'omoplate du côté droit, on perçoit un bruit de souffle très fort et de gros râles humides tout à fait comparables au gargouillement qui se produit dans des cavernes. Le souffle et les râles s'entendent dans presque toute l'étendue de la zone de matité ; mais c'est au niveau de la pointe de l'omoplate qu'ils ont leur maximum d'intensité. Bronchophonie tres marquée a la base du côté droit, pas d'égophonie.

L'exploration des autres organes ne révèle rien d'anormal. Le foie ne dépasse pas le rebord des fausses côtes.

Les traitements mis en usage ne produisent aucune amélioration. A diverses reprises, je constate de petites hémoptysies, les crachats purulents sont alors mélangés à des crachats aérés d'un rouge vif. Les signes locaux persistent sans modification bien sensible à la base du côté droit ; dans les derniers temps, on constate en outre les signes d'une bronchite généralisée, râles sibilants et ronflants disséminés des deux côtés de la poitrine. Au mois de novembre, les quintes de toux sont si fréquentes et si fortes qu'elles déterminent des vomissements et que l'alimentation devient impossible.

Mort dans le marasme le 26 novembre 1879.

Autopsie, faite le 27 novembre. Le cadavre est celui d'un homme profondément cachectique ; amaigrissement considérable, un peu d'œdème des membres inférieurs.

Thorax. Symphyse pleurale ancienne à droite. Adhérences très solides, pas de traces d'épanchement pleurétique récent. Du côté gauche pas d'adhérences pleurales, la plèvre gauche renferme une petite quantité de sérosité citrine, 150 grammes environ.

Poumon droit. Les trois lobes adhèrent entre eux et ne forment plus qu'une seule masse Dans toute sa moitié inférieure (lobe inférieur et moitié inférieure du lobe moyen) le poumon droit présente les altérations suivantes : le parenchyme pulmonaire est induré, résistant, d'une teinte grisâtre avec des marbrures noires. Lorsqu'on pratique des coupes, il semble qu'on incise un tissu fibreux. Sur les coupes on trouve de nombreux orifices de diamètre variable qui correspondent évidemment à des dilatations des bronches ; sur quelques points les dilatations bronchiques ont l'aspect de cavernes dans lesquelles on logerait facilement des noisettes ou des noix ; les parois sont lisses, recouvertes de pus. Ces cavités communiquent toujours largement avec les bronches.

Dans sa partie supérieure, le poumon droit ne présente que des altérations légères ; le parenchyme crépite sous le doigt, il n'y a pas trace de tubercules ; on sent bien au toucher des indurations, mais il est facile de s'assurer que ces indurations correspondent aux bronches, dont les parois semblent être notablement épaissies.

Poumon gauche. Le lobe inférieur est engoué, crépite mal ; le lobe supérieur est induré dans sa partie inférieure, et on retrouve la les lésions de la pneumonie chronique signalées à droite, mais moins avancées.

Pas de traces de tubercules aux sommets.

Les ganglions bronchiques sont hypertrophiés, mais non caséeux.

La muqueuse de la trachée et des grosses bronches est ardoisée, recouverte de pus.

Les deux feuillets du péricarde sont confondus en une seule membrane fibreuse (symphyse complete). Le cœur est sain du reste.

Abdomen. Le péritoine est sain ; pas de traces de granulations tuberculeuses.

Intestins normaux. Pas de traces d'entérite tuberculeuse.

Le foie est volumineux, il pèse 2.200 grammes. Aspect du foie gras.

La rate, notablement augmentée de volume, a une teinte ardoisée très marquée ; sa consistance est augmentée, et sur les coupes elle a l'aspect decrit sous le nom de *rate sagou.*

Reins. La capsule est un peu adhérente et la surface des reins mise a nu est légèrement granuleuse. Consistance un peu augmentée. Chaque rein pèse 190 grammes.

Le crâne n'a pas été ouvert.

Examen histologique. Poumons. Lobe inférieur droit (coupes faites après durcissement par le procédé ordinaire). Des tractus fibreux très épais circonscrivent les lobules pulmonaires, ces tractus sont constitués par des faisceaux de fibres très fines qui s'entrecroisent dans tous les sens ; au milieu de ce tissu fibreux on distingue des vaisseaux sanguins en grand nombre, artérioles ou veinules, des noyaux et des cellules embryonnaires plus ou moins abondantes suivant qu'on examine tel ou tel point des préparations.

Au centre des lobules on distingue également des faisceaux de tissu fibreux qui sont disposés autour des artérioles et des bronchioles. La bronchiole centrale est souvent dilatée, sa paroi est épaissie, infiltrée d'éléments embryonnaires.

Les parois interalvéolaires fortement épaissies sont constituées par du tissu fibreux qui se rattache d'une part à l'anneau fibreux périlobulaire et d'autre part aux tractus fibreux péribronchiques. Les cavités alvéolaires qui n'ont pas disparu au milieu du tissu de nouvelle formation se présentent sous l'aspect d'orifices arrondis ou ovalaires dont les parois sont tapissées d'un épithélium cubique ou cylindrique en général très régulier; chaque cellule épithéliale présente un noyau allongé qui se colore en rose vif par le carmin; dans l'intérieur des alvéoles ainsi transformés, on distingue d'ordinaire des cellules granuleuses. Çà et là on rencontre encore quelques groupes d'alvéoles dont l'aspect diffère peu de l'aspect normal.

Quelques artérioles présentent les altérations caractéristiques de l'endartérite.

Au milieu du tissu conjonctif de nouvelle formation, on trouve de nombreuses cellules remplies de pigment.

Lobe supérieur droit. La plupart des lobules examinés présentent les altérations suivantes: la bronchiole centrale est dilatée, sa paroi est épaissie, infiltrée d'élements embryonnaires, sa surface interne est inégale, mamelonnée, dépourvue d'épithélium. Autour de la bronchiole et de l'artériole centrales, il existe du tissu embryonnaire ou du tissu fibreux. Les cloisons interalvéolaires sont légèrement épaissies au voisinage de l'anneau fibreux central; les alvéoles renferment des cellules provenant de la prolifération de l'endothélium et quelquefois de petits bouchons fibrineux comme dans la pneumonie aiguë. Quand on s'éloigne des bronches enflammées on retrouve le parenchyme pulmonaire avec ses caractères normaux.

Lobe moyen droit. Il présente dans sa partie inférieure des altérations identiques à celles du lobe inférieur quoique à un degré un peu moins avancé.

Lobe supérieur gauche. Les altérations sont les mêmes que dans le lobe supérieur droit.

Rate. Dégénérescence amyloïde très avancée occupant les artérioles et les corpuscules de Malpighi, c'est-à-dire les gaines de tissu lymphoïde situées autour des artérioles. Le squelette fibreux de la rate est très épaissi. Éléments pigmentés en grand nombre.

Reins. Dégénérescence amyloïde commençante. La plupart des glomérules présentent sur les coupes colorées à l'aide du violet de méthylaniline une, deux ou trois taches violettes. En dehors des glomérules, il n'y a pas trace de dégénérescence amyloïde. Quelques glomérules présentent une capsule épaissie. Sauf cette légère altération le tissu conjonctif des reins est à l'état sain ainsi que l'épithélium des tubuli.

Foie. Dégénérescence graisseuse très prononcée surtout à la périphérie des lobules. Pas de traces de dégénérescence amyloïde. Il n'y a pas d'éléments pigmentés dans les petits vaisseaux.

OBSERVATION XII

CACHEXIE PALUSTRE — NÉPHRITE ET PNEUMONIE CHRONIQUES PÉRITONITE AIGUE ULTIME. — MORT. — AUTOPSIE.

L'observation de ce malade mort dans le service d'un de mes collègues n'a pas été recueillie. Il s'agit d'un tirailleur indigène qui avait été atteint à plusieurs reprises de fièvre intermittente et qui à son entrée à l'hôpital de Constantine présentait de l'anasarque ; les urines renfermaient de l'albumine en quantité assez considérable et le diagnostic de *cachexie palustre* avec *néphrite albumineuse* fut porté. En même temps le malade toussait et l'examen de la poitrine révélait l'existence de râles bronchiques sibilants et ronflants. Le 20 septembre des accidents de péritonite se déclarèrent sans cause connue, et ne tardèrent pas à entraîner la mort.

Autopsie, faite le 25 septembre 1879 quelques heures après la mort.

Abdomen. Le péritoine renferme du pus, la séreuse est injectée, recouverte çà et là par des exsudats jaunâtres.

Les intestins ne sont pas malades, il n'y a pas trace de perforation. Pas de tubercules ni sur la muqueuse ni sur la séreuse.

La rate volumineuse et fibreuse pèse 800 grammes environ. Le foie paraît normal.

Reins. Les deux reins sont notablement augmentés de volume. La capsule se détache facilement, la surface est lisse, blanchâtre. Sur les coupes, la substance corticale est d'un blanc jaunâtre, épaissie ; les pyramides ont au contraire leur coloration et leur volume normaux. Les reins ont en somme l'aspect des gros reins blancs.

Thorax. Plèvres saines. Poumons : il n'y a pas de tubercules notamment aux sommets. A la base du poumon droit le parenchyme pulmonaire est induré, rougeâtre, résistant et non friable comme dans l'hépatisation rouge, les bronches sont dilatées a ce niveau. A la base du poumon gauche on trouve aussi un noyau d'induration qui présente le même aspect qu'à droite.

Le cœur ne présente aucune altération notable.

Examen histologique. Reins. Examen fait sur des coupes après durcissement par le procédé ordinaire. Les éléments constitutifs des lobules rénaux présentent dans les deux reins les altérations suivantes.

Dans les tubes contournés les cellules épithéliales sont volumineuses, remplies de granulations et de globules hyalins (dégénérescence muqueuse). Sur les preparations traitées par l'acide acétique les granulations fines disparaissent en partie, les globules hyalins deviennent au contraire plus apparents.

Les tubes droits de gros calibre présentent sur quelques points une altération analogue à celle des tubes contournés, c'est-à-dire que l'épithélium est tuméfié et que les cellules épithéliales ont subi la dégénérescence mucoïde. Les tubes droits de petit calibre montrent un épithélium sain, mais ils renferment souvent des cylindres hyalins qui se rencontrent aussi, mais plus rarement dans les tubes droits de gros calibre.

Le tissu conjonctif des reins, les vaisseaux sanguins et les glomérules de Malpighi sont à l'état sain.

Poumon (parties indurées, coupes faites après durcissement). Les préparations se présentent sous deux aspects différents suivant les points qu'on examine ; sur les unes c'est le tissu fibreux qui prédomine, sur les autres c'est le tissu embryonnaire. Ces deux aspects correspondent évidemment à deux phases de la pneumonie interstitielle.

a) Phase embryonnaire. Les éléments normaux du poumon sont dissociés par des cellules embryonnaires. Les alvéoles pulmonaires rétrécis et déformés renferment des cellules épithéliales libres, granuleuses, qui se colorent mal par le picrocarmin. Les petites bronches se reconnaissent à l'épithélium cylindrique qui les tapisse, elles ne sont pas notablement dilatées. Les vaisseaux sanguins sont très nombreux dans le tissu de nouvelle formation.

b) Phase fibreuse. Autour des lobules on distingue des tractus fibreux plus ou moins épais ; le tissu de nouvelle formation est constitué par des faisceaux de fibres conjonctives très fines, qui s'entrecroisent dans tous les sens ; au milieu des fibres on distingue çà et là des amas de cellules embryonnaires et de petits vaisseaux en grand nombre. Cet anneau fibreux périlobulaire se continue avec les cloisons interalvéolaires, qui sont fortement épaissies et qui ont subi également la transformation fibreuse. Le tissu fibreux est également très développé autour des bronchioles et des vaisseaux intralobulaires. Les alvéoles pulmonaires enclavés dans le tissu fibreux sont très rétrécis, ils se montrent sous l'aspect d'orifices arrondis ou ovalaires, tapissés en général par un épithélium régulier cubique ou cylindrique comme celui des bronches. Sur quelques points on peut suivre les transformations de l'endothélium normal des alvéoles pulmonaires en un épithélium cylindrique. Les noyaux se gonflent, les cellules deviennent plus apparentes qu'à l'état normal et se multiplient, les cellules anciennes se détachent, les cellules jeunes se serrent les unes contre les autres et forment un revêtement épithélial régulier d'abord cubique, puis cylindrique.

CHAPITRE III

LES MICROBES DU PALUDISME

MODE D'EXAMEN DU SANG. — DIFFÉRENTS ASPECTS SOUS LESQUELS SE PRÉSENTENT LES MICROBES DU PALUDISME. — CORPS KYSTIQUES N° 1, N° 2 ET N° 3. — FILAMENTS MOBILES. — CAUSES QUI INFLUENT SUR LE NOMBRE ET SUR LA NATURE DES ÉLÉMENTS PARASITAIRES DANS LE SANG DES PALUDIQUES. — NATURE DES MICROBES DU PALUDISME.

L'anatomie pathologique démontre que la lésion constante et absolument caractéristique du paludisme consiste dans la présence d'éléments pigmentés dans le sang. L'étude des lésions cadavériques ne fournissant, sur la nature et le mode de formation de ces éléments, que des renseignements peu satisfaisants, il était indiqué de rechercher dans le sang frais recueilli sur des malades atteints de fièvre palustre des données plus exactes.

En suivant cette méthode, je ne tardai pas à reconnaître qu'on trouvait dans le sang de certains malades atteints de fièvre intermittente, outre les leucocytes mélanifères déjà connus, des éléments sphériques, cylindriques ou en croissant, de forme très régulière, pigmentés, très distincts des leucocytes chargés de pigment. Je soupçonnais depuis quelque temps la nature parasitaire de ces corps, lorsque le 6 novembre 1880, en examinant un des éléments sphériques, pigmentés, dans une préparation de sang frais, je constatai avec joie qu'il existait à la périphérie de cet élément des filaments mobiles dont la nature animée n'était pas contestable (observation XIII). Dès ce moment j'eus la conviction que j'avais trouvé le parasite du paludisme; les faits en très grand nombre que j'ai observés depuis lors ont pleinement confirmé cette première impression.

La technique qui permet d'observer les éléments parasitaires du sang chez les paludiques est très simple, il est cependant nécessaire d'entrer ici dans quelques détails, car la recherche des éléments parasitaires dans le sang n'est pas sans présenter quelques difficultés.

1° *Choix du malade.* — Les éléments parasitaires ne se trouvent pas à l'état permanent dans le sang des paludiques; j'examinerai plus loin les influences qui agissent sur le nombre et la nature de ces éléments; pour l'instant il nous suffit de savoir que c'est au début des accès de fièvre ou dans les heures qui précèdent l'invasion des accès que les parasites se trouvent en plus grand nombre dans le sang et qu'ils sont par suite plus faciles à observer. On choisira autant que possible un malade qui a déjà eu plusieurs atteintes de fièvre palustre et qui est fortement anémié; les parasites sont en général nombreux dans ce cas et d'autant plus faciles à trouver que le sang est plus pauvre en hématies; on choisira surtout un malade n'ayant pas pris de sulfate de quinine depuis quelque temps.

2° *Technique pour la préparation du sang.* — Lorsqu'on veut procéder à l'examen du sang, on commence par préparer deux lamelles couvre-objet et deux lamelles porte-objet bien planes; il est bon de laver ces lamelles à l'eau d'abord puis à l'alcool, bien que les microbes du paludisme soient trop caractéristiques pour qu'on ait à craindre de les confondre avec les poussières, les spores ou les bactéries qui existent en suspension dans l'air et qui peuvent s'introduire directement dans les préparations.

Une préparation suffit en général pour l'examen du sang, mais il est sage d'en faire deux, l'une des préparations pouvant être mauvaise et se prêter mal à la recherche des microbes à cause de son épaisseur ou pour tout autre motif.

Après avoir lavé à l'eau d'abord, puis à l'alcool un des doigts du malade dont on se propose d'examiner le sang, on comprime le doigt à sa base et on pique la pulpe à l'aide d'une épingle neuve ou d'une lancette bien propre, en ayant soin de choisir un endroit où l'épiderme n'est pas trop épais. La goutte de sang qu'on obtient ainsi doit être de moyen volume; lorsque la peau est sèche, la goutte de sang prend une forme arrondie, perlée : lorsqu'il fait très chaud et que la peau est couverte de sueur ou bien lorsqu'on procède à l'examen du sang chez un malade qui est à la période de sueurs d'un accès, la goutte de sang s'étale et se mélange à la sueur, ce qui est un inconvénient; il faut alors essuyer la peau avec soin et recueillir le sang très rapidement.

On recueille la goutte de sang qui s'est formée à l'extrémité du doigt en approchant au contact une des lamelles porte-objet qui ont été préparées à cet effet; la lamelle ne doit pas toucher la peau; la gouttelette de sang adhère en partie à la lamelle de verre; on la recouvre immédiatement avec une des lamelles couvre-objet de la manière suivante : on dépose avec l'haleine une légère buée à la surface des lamelles couvre-objet et porte-objet, la lamelle couvre-objet est appliquée ensuite sur la goutte de sang de manière à former d'abord un angle de 45° environ avec la lamelle porte-objet, puis on l'abaisse rapidement en même temps qu'on la fait glisser sur la lamelle porte-objet de façon à ce que le sang s'étale sans interposition de bulles d'air.

La préparation vue par transparence ne doit présenter qu'une teinte très pâle, si la couche de sang est trop épaisse on presse légèrement sur la lamelle couvre-objet en ayant soin d'essuyer le sang qui vient sourdre sur les bords de la préparation, il faut éviter d'exercer une pression trop forte qui pourrait détruire les éléments parasitaires ou du moins altérer leur aspect et les déformer.

Au début de mes recherches je prenais toujours la précaution de border mes préparations à la paraffine; cette précaution n'est pas indispensable ; le sang se dessèche rapidement sur les bords de la préparation surtout quand l'air est chaud et très sec, et il forme lui-même un enduit solide qui empêche les parties centrales de se dessécher; au bout de vingt-quatre ou de quarante-huit heures on constate le plus souvent que les parties centrales des préparations ainsi faites sont encore à l'état liquide. En bordant à la paraffine, on supprime, il est vrai, les mouvements que l'évaporation, si lente qu'elle soit, détermine souvent parmi les hématies, ce qui est un avantage incontestable; de plus les préparations qui sont bordées à la paraffine sont bien plus faciles à examiner à l'aide des objectifs à immersion que celles qui ne le sont pas; la goutte d'eau déposée sur la lamelle couvre-objet pouvant, dans ces dernières, se mélanger au sang et détruire la préparation au moment où l'examen présente le plus d'intérêt.

Le sang doit être examiné pur, sans mélange d'aucun liquide, c'est dans le sérum du sang que les parasites du paludisme vivent le plus longtemps après leur sortie des vaisseaux; d'autre part en mélangeant le sang à un liquide quelconque on produit une dissémination des éléments parasitaires qui rend leur recherche plus difficile que dans le sang pur. Chez les paludiques le chiffre des hématies est toujours au-dessous de la moyenne et parfois il tombe très bas, ce qui facilite l'examen.

Il n'y a aucun avantage à prendre du sang pour l'examen sur telle partie périphérique du corps plutôt que sur telle autre, ce qui se comprend sans peine, puisque le sang circule. Si on pouvait facilement, sans danger pour le malade, recueillir du sang dans la rate, il y aurait sans doute avantage à le faire; l'anatomie pathologique nous enseigne en effet que la rate est le siège d'élection des parasites du paludisme comme des bacilles du charbon. Plusieurs observateurs italiens ont pratiqué chez les paludiques des ponctions de la rate, et ils n'ont eu, je crois, à enregistrer aucun accident; cet exemple était tentant, je ne l'ai pas suivi, estimant qu'un médecin n'a pas le droit de pratiquer une opération qui n'est pas nécessaire et qui peut déterminer de graves complications.

Les éléments parasitaires peuvent se rencontrer dans le sang provenant des hémorrhagies naturelles: épistaxis, hémoptysies, hématuries, etc. Je les ai cherchés vainement dans la sérosité des vésicules de l'herpès labial et dans les urines des paludiques.

3° *Mode d'examen des préparations.* — Un grossissement de 400 à 800 diamètres suffit pour observer tous les détails des éléments parasitaires qui existent dans le sang des paludiques; je me suis servi presque toujours de l'oculaire n° 2 et de l'objectif n° 7 (nouveau) de Verick; j'ai aussi fait usage de l'objectif nº 10 à immersion de Verick, qui n'est pas indispensable pour ces recherches.

La préparation une fois faite et mise au point, on examinera de préférence les zônes dans lesquelles les hématies sont à plat et ne forment qu'une seule couche; lorsque les hématies sont empilées comme des pièces de monnaie, suivant la comparaison classique, les éléments parasitaires échappent facilement à l'examen; beaucoup de parasites sont accolés à des hématies, comme nous le verrons plus loin, et ne sont pas visibles quand les hématies se présentent par la tranche, les parasites libres eux-mêmes se cachent bien plus facilement entre des piles de corpuscules rouges qu'au milieu d'hématies isolées les unes des autres et ne formant qu'une seule couche mince.

Les hématies qui adhèrent assez fortement les unes aux autres au moment où le sang vient d'être recueilli, s'isolent assez souvent au bout de quelques instants et se présentent alors de face, aussi l'examen du sang est-il en général plus facile dix à quinze minutes, une demi-heure même après que la préparation a été faite que dans les premiers instants. Il m'est arrivé plusieurs fois de ne trouver tout d'abord dans une préparation de sang que peu ou point d'éléments parasitaires, alors que l'examen de la même préparation fait quinze à vingt minutes après, me révélait l'existence de ces éléments en assez grand nombre.

Ce qui rend la recherche des parasites du paludisme assez difficile, c'est qu'en général ces éléments sont en petit nombre dans le sang; on trouve parfois huit, dix, quinze éléments parasitaires dans un même champ du microscope, mais c'est là un fait assez rare, et l'observateur doit faire pour cette étude provision de patience. Dans les cas assez fréquents où les éléments parasitaires sont peu nombreux dans le sang, il faut souvent un examen prolongé pendant dix, quinze minutes et même davantage, pour les découvrir.

Les grains pigmentés qui se trouvent dans la plupart des éléments parasitaires sont d'utiles points de repère; les éléments eux-mêmes sont si transparents qu'il serait très difficile de les apercevoir s'ils n'étaient pas pigmentés; nous verrons plus loin que les filaments mobiles qui représentent la forme la plus parfaite des microbes du paludisme et qui eux ne renferment pas de pigment, ne sont visibles qu'à l'état de mouvement. L'observation si intéressante des mouvements de ces filaments mobiles, est particulièrement délicate. Il arrive souvent que ces mouvements s'arrêtent, sous l'influence du refroidissement que subit le sang au sortir des vaisseaux, et ne reparaissent qu'un quart d'heure ou une demi-heure après. Les temps chauds sont les plus favorables pour l'observation des filaments mobiles; on peut remédier à l'inconvénient que présente le refroidissement de la préparation en se servant d'une platine chauffante, dont la température doit être de 37° ou 38° C.

En ajoutant au sang une goutte d'acide acétique, on détruit les hématies sans altérer notablement (du moins au début) certains des éléments parasitaires du sang (les corps n° 1 en particulier); c'est donc là un procédé dont on peut se servir, suivant le conseil de M. le Dr Richard (*Revue scientifique*, 1883, p. 115), pour déceler rapidement la présence des parasites dans le sang d'un malade; mais ce procédé a l'inconvénient grave de tuer les parasites et de ne pas permettre à l'observateur de constater les mouvements si caractéristiques des filaments mobiles. Il serait préférable d'employer l'eau pure, qui fait disparaître les hématies sans tuer les parasites du paludisme.

C'est dans le sang pur, au milieu des hématies, qu'on étudie le plus facilement les microbes du paludisme. J'ai déjà dit que c'était dans ces conditions que la vie des microbes se prolongeait le plus longtemps, j'ajoute que si la présence des hématies gêne parfois l'observateur, souvent aussi elle lui est utile ; nous verrons que les filaments mobiles impriment aux hématies des mouvements très variés qui facilitent beaucoup leur recherche et leur étude ; d'autre part, certains éléments parasitaires s'accolent intimement aux hématies, et il est très intéressant de connaître leurs rapports avec les corpuscules du sang.

L'examen des microbes du paludisme est plus difficile dans la chambre humide de Ranvier que dans les préparations ordinaires, à cause de l'épaisseur trop grande de la couche liquide ; mais ce procédé d'examen permet de conserver le sang plus longtemps ; on peut constater aussi, dans ces conditions, que la mobilité des microbes est très grande.

DESCRIPTION DES MICROBES DU PALUDISME

Les éléments parasitaires du sang des paludiques se présentent sous plusieurs formes, qui paraissent correspondre aux différentes phases de l'évolution d'un même parasite. Ces formes, au nombre de quatre, ont été décrites dans mes premières communications relatives aux parasites du paludisme sous les noms suivants, que je crois utile de conserver, afin de ne pas donner lieu à des confusions regrettables : corps kystiques n° 1 et n° 2, ou plus simplement corps n° 1 et n° 2, filaments mobiles, et corps n° 3, qui ne paraissent être que les formes cadavériques des corps n° 1 et n° 2.

A cette énumération on pourrait ajouter encore les leucocytes mélanifères qui empruntent les grains pigmentés dont ils se chargent aux éléments parasitaires en voie de destruction et qui par suite sont très caractéristiques du paludisme.

Corps kystiques n° 1 ou en croissant. — Il s'agit d'éléments cylindriques effilés à leurs extrémités, le plus souvent incurvés en croissant, pigmentés vers la partie moyenne comme l'indique la figure suivante.

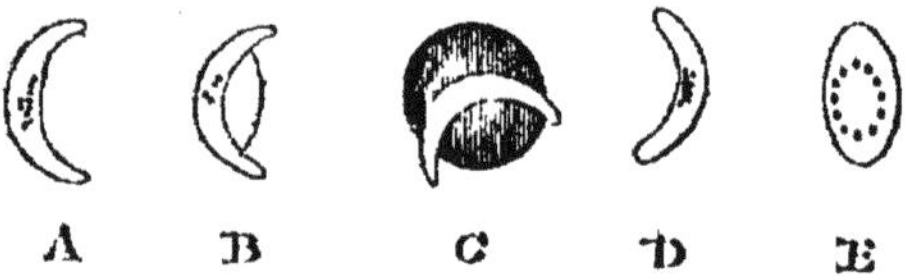

Fig. 6. — *A*, *B*, corps n° 1 effilés à leurs extrémités. — *C*, corps n° 1 accolé à une hématie. — *D*, corps n° 1 arrondi à ses extrémités. — *E*, corps ovalaire intermédiaire aux corps n° 1 et n° 2. (Gross., 1000 diamètres environ.)

La longueur de ces corps est de 8 à 9 millièmes de millimètre, leur largeur de 3 millièmes de millimètre environ vers la partie moyenne. Les extrémités sont tantôt très effilées (*A*, *B*, fig. 6), tantôt plus arrondies (D). Les contours sont indiqués le plus souvent par une seule ligne très fine; mais il est facile de constater sur certaines préparations qu'il existe un double contour. Ces corps sont transparents, incolores, sauf vers la partie moyenne, où il existe toujours des granulations pigmentaires plus ou moins agglomérées. Par exception, la tache pigmentée peut être située à l'une des extrémités. On aperçoit souvent du côté de la concavité une ligne très fine qui semble relier les extrémités du croissant (*B*, fig. 6). Lorsqu'un de ces corps est accolé à une hématie (*C*, fig. 6), les extrémités du croissant dépassent la ligne du contour de l'hématie ; l'adhérence aux hématies n'est du reste pas forte et elle paraît être purement accidentelle.

A côté de ceux de ces corps qui sont incurvés en croissant et qui sont toujours les plus nombreux, on en trouve souvent qui sont à peine incurvés ou même dont le grand axe est absolument rectiligne.

Il est facile de s'assurer que ces éléments ont bien une forme cylindrique et que leur aspect ne dépend pas de la manière dont ils se présentent à l'observateur ; il suffit pour cela d'établir un petit courant dans une préparation de sang renfermant quelques-uns de ces corps, on les voit tourner sur eux-mêmes et se présenter sous leurs différentes faces, en conservant le même aspect.

A côté des éléments cylindriques en croissant, on trouve presque toujours des corps ovalaires (*E*, fig. 6), qui paraissent être des formes intermédiaires aux corps n° 1 et aux corps n° 2, qui seront décrits plus loin ; dans ces corps ovalaires les grains pigmentés se disposent souvent en couronne régulière comme dans les corps n° 2.

Les corps n° 1 ne paraissent pas doués de mouvement, ils ne se déplacent pas dans le champ du microscope et quand leur forme se modifie, c'est d'une façon très lente ; on peut suivre parfois la transformation des corps cylindriques effilés à leurs extrémités en corps ovalaires puis en corps sphériques.

Les grains pigmentés situés vers la partie moyenne de ces corps sont immobiles ; ils ne présentent pas les mouvements si vifs, si rapides dont les grains pigmentés des corps n° 2 sont souvent animés. Une seule fois j'ai constaté l'existence de grains pigmentés mobiles dans l'intérieur des corps n° 1 : le sang avait été recueilli dans une chambre humide de Ranvier, où il se trouvait depuis quarante-huit heures au moment où je fis cette observation ; le double contour des corps n° 1 était devenu très apparent.

Les corps n° 1 contenus dans des préparations de sang frais ne tardent pas à se déformer, il est facile de s'en assurer en procédant ainsi qu'il suit : après avoir trouvé dans une préparation de sang frais des corps n° 1 bien caractérisés, on dessine ces corps puis on fixe la préparation sur la platine du microscope de manière à ne pas perdre le champ dans lequel se trouvent les corps dessinés. Au bout de quelques heures, on procède à un nouvel examen, on dessine de nouveau les corps n° 1, et ainsi de suite. On constate en général au bout de vingt-quatre ou quarante-huit heures que les corps n° 1 ont pris une forme irrégulièrement sphérique.

Sur le cadavre, les corps n° 1 se déforment plus vite encore que dans le sang frais ; pour les retrouver il faut recueillir le sang dans les premières heures qui suivent la mort (observation VII).

Je chercherai plus loin à déterminer dans quelles conditions on rencontre les corps n° 1 dans le sang des paludiques, il suffit de constater ici que la présence de ces éléments dans le sang est beaucoup moins constante que celle des corps n° 2 ; si je les ai décrits en premier lieu, c'est pour conserver l'ordre que j'avais adopté dans mes premières publications. Tantôt les corps n° 1 font absolument défaut dans un sang d'ailleurs très riche en éléments parasitaires (corps n° 2, filaments mobiles), tantôt au contraire le sang ne renferme que des corps n° 1 : chez certains malades ces éléments existent en très grand nombre dans le sang ; il m'est arrivé plusieurs fois de trouver dix à douze corps n° 1 dans un même champ du microscope en me servant de l'oculaire 2 et de l'objectif 7 de Verick. C'est dire que ces corps étaient devenus environ deux fois plus nombreux que les leucocytes dans le sang normal.

Corps kystiques n° 2 *ou sphériques.* — Ces éléments sont sans contredit ceux qu'on a le plus souvent l'occasion de rencontrer dans le sang des paludiques. La figure 7 montre les principaux aspects sous lesquels ils se présentent à l'observateur. Leur forme est sphérique ; mais nous verrons plus loin que cette forme peut se modifier sous l'influence de mouvements comparables aux mouvements amiboïdes.

Les dimensions sont assez variables ; les corps n° 2 les plus petits ont à peine un millième de millimètre de diamètre, les plus grands peuvent avoir 10 à 11 millièmes de millimètre de diamètre.

Les contours sont indiqués par une ligne très fine, on distingue parfois un double contour (*C*, fig. 7), principalement sur les préparations traitées par l'acide osmique, colorées par le picrocarmin et conservées dans la glycérine.

Ces éléments paraissent être constitués par une masse hyaline très transparente renfermant des granulations arrondies de pigment noir ou d'un rouge feu très sombre, identiques à celles qui se trouvent dans les corps n° 1. Les corps n° 2 les plus petits ne renferment souvent qu'un ou deux grains de pigment (*D*, fig. 7) ; dans ceux de ces corps qui ont un plus gros volume, les grains de pigment se disposent souvent d'une façon régulière en forme de couronne (*A*, *C*, fig. 7), ou bien on constate que les grains pigmentés sont disposés sans ordre (*B*, fig. 7) et qu'ils sont animés de mouvements très vifs comparables à ceux de particules solides qui se trouveraient dans un liquide en ébullition. Cette agitation des grains pigmentés a aussi une certaine analogie avec le mouvement brownien, mais elle n'a pas la régularité de ce dernier : tantôt le mouvement s'arrête complètement, tantôt il s'exagère sans que les conditions physiques de la préparation soient modifiées en apparence.

A priori on est tenté de croire que les grains pigmentés sont animés d'un mouvement propre ; nous verrons plus loin, en étudiant les filaments mobiles, qu'ils ne s'agit très probablement que d'un mouvement communiqué.

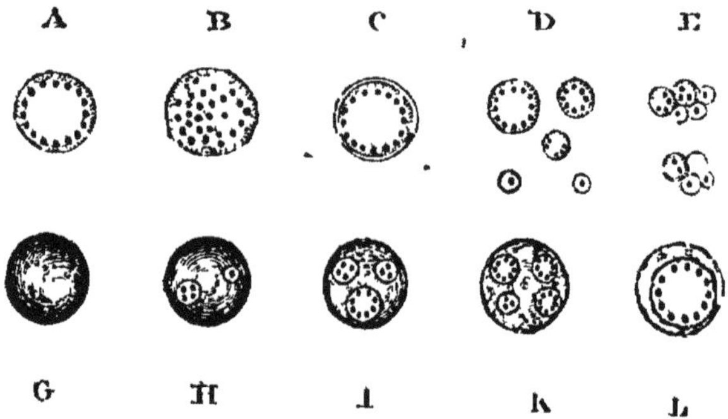

FIG. 7. — *A*, corps n° 2 de moyen volume. — *B*, corps n° 2, renfermant des grains pigmentés mobiles. — *C*, corps n° 2 sur lequel on distingue un double contour. — *D*, corps n° 2 de petit volume libres et isolés. — *E*, corps n° 2 de petit volume agminés. — *G*, *H*, *I*, *K*, hématies auxquelles sont accolés des corps n° 2 de petit volume au nombre de un, deux, trois, et quatre. — *L*, hématie à laquelle est accolé un corps n° 2 de moyen volume, l'hématie est très pâle. (Gross., 1000 diamètres environ.)

Les grains pigmentés sont en général immobiles dans les corps n° 2 de petit volume, tandis que dans les corps n° 2 de moyen et de gros volume, on les voit presque toujours se mettre en mouvement à un moment donné, surtout si la préparation est maintenue à une température suffisamment élevée.

Les corps kystiques sphériques sont tantôt libres dans le sérum, tantôt accolés à des hématies (*H*, *I*, *K*, *L*, fig. 7). Les corps de petit volume libres dans le sérum sont souvent réunis par groupes de quatre, cinq, six ou davantage (*E*, fig. 7).

Les corps kystiques accolés à des hématies ont un volume variable : tantôt il s'agit de corps de très petit volume ne renfermant chacun qu'un, deux ou trois grains pigmentés et pouvant se trouver au nombre de deux, trois ou quatre sur une même hématie (*H*, *I*, *K*, fig. 7); tantôt ces corps plus volumineux ont presque un diamètre égal à celui de l'hématie (*L*, fig. 7), qui pâlit de plus en plus et qui ne se trahit plus que par une zone d'un jaune très pâle autour de l'élément parasitaire.

Il arrive un moment où l'hématie ne se distingue plus qu'à son contour; sa teinte particulière a disparu ; sa transparence est la même que celle de l'élément parasitaire qui lui est accolé. Ce dernier corps paraît alors entouré d'une zone transparente, qui lui est plus ou moins concentrique; bientôt l'hématie disparaît complètement, et à mesure que l'hématie s'efface le corps n° 2 augmente de volume.

On trouve souvent dans les préparations du sang des paludiques des hématies qui présentent de petites taches claires et qu'on pourrait désigner sous le nom d'*hématies piquées* (*G*, fig. 7). Il est probable que ces taches claires sont produites par des corps sphériques à l'état naissant, pour ainsi dire, qui ne contiennent pas encore de pigment. MM. Marchiafava et Celli paraissent avoir observé cette phase du l'altération du sang des paludiques (*Gazz. degli Ospitali*, 1883, n° 66).

Certains corps n° 2 renfermant des grains de pigment ont exactement le diamètre des hématies ; aussi devait-on se demander s'il s'agissait d'éléments parasitaires ayant une existence indépendante ou bien d'hématies altérées par la présence des parasites qui auraient pénétré dans l'intérieur des hématies comme les charançons pénètrent dans des grains de blé; cette hypothèse et cette comparaison ont été faites par M. le Dr Richard (communication à l'Académie des sciences, 20 février 1882).

A côté des corps n° 2 qui ont à peu près le diamètre des hématies, il en existe d'autres qui n'ont que 1 à 2 millièmes de millimètre de diamètre et qui par conséquent sont plus petits que les plus petits globules du sang; l'existence dans le sang de corps n° 2 de moyen et de petit volume, libres, indépendants des hématies, montre bien que ces corps ont une existence propre; de plus une hématie qui n'a pas d'enveloppe proprement dite et dont l'élasticité est si grande qu'elle cède à la moindre pression, n'est pas assimilable à un grain de blé.

M. le Dr Richard a du reste abandonné de lui-même l'hypothèse qu'il avait émise. Dans sa dernière publication sur les microbes du paludisme il s'exprime ainsi: « Ces corps, dit-il en parlant des corps kystiques n° 2, sont tantôt isolés, tantôt accolés par deux, par trois ou même par quatre. Mais bien plus fréquemment, au lieu de nager en liberté dans le plasma, ils sont accolés à des globules rouges, aux dépens desquels ils se nourrissent. Tantôt le globule ainsi parasité conserve sa forme discoïde, le plus souvent il se met en calotte, embrassant le microbe par sa concavité. On pourrait alors croire que ce dernier est renfermé dans le globule lui-même et j'ai pensé pendant longtemps qu'il en était ainsi; aujourd'hui je suis persuadé du contraire. » (*Revue scientifique*, 1883, p. 114.)

Lorsqu'on examine des corps n° 2 de moyenne ou de grande dimension à une température de 30 à 35° C., on constate souvent que ces corps se déforment, tandis que les grains pigmentés s'agitent très vivement à l'intérieur; ces déformations, qui se produisent avec une certaine lenteur, comme celles des amibes, sont faciles à constater quand on a soin de laisser le même élément dans le champ du microscope et de le dessiner toutes les cinq minutes par exemple (observation XVII).

De petites boules sarcodiques se forment quelquefois sur les bords des corps n° 2.

Lorsqu'on examine attentivement un corps n° 2, il arrive parfois qu'on voit ce corps se segmenter en trois ou quatre éléments semblables, mais de petit volume, ces éléments peuvent se confondre de nouveau en un seul, de sorte que le corps n° 2 reprend son aspect primitif.

Au bout d'un temps variable, les mouvements des grains pigmentés s'arrêtent, les corps n° 2 prennent alors leurs formes cadavériques, qui seront décrites plus loin (v. corps n° 3).

Les corps n° 2 ne possèdent pas de noyau visible à l'état frais, et alors même qu'on les colore par le carmin, on n'arrive pas à déceler l'existence d'un noyau, ce qui ne permet pas de confondre ces corps avec des leucocytes mélanifères alors même qu'il s'agit d'éléments ayant à peu près le diamètre des leucocytes.

Filaments mobiles. — Lorsqu'on examine avec attention une préparation de sang renfermant des corps kystiques sphériques, il arrive souvent que sur les bords de quelques-uns de ces éléments on distingue des filaments mobiles qui s'agitent avec une grande vivacité et qui impriment aux hématies voisines des mouvements rapides et très variés. Ces filaments mobiles dont la nature animée n'est pas contestable, paraissent représenter l'état adulte des microbes du paludisme; leur étude a donc une grande importance, ce sont malheureusement parmi les divers éléments parasitaires qui existent dans le sang des paludiques, ceux dont l'observation présente le plus de difficultés.

Les filaments mobiles sont très longs pour des microbes ils ont en effet trois ou quatre fois le diamètre des hématies, soit de 21 à 28 millièmes de millimètre de long; mais leur ténuité et leur transparence sont telles qu'à l'état de repos on ne les aperçoit pas. C'est ainsi qu'au repos les cils vibratiles de certains infusoires ne sont pas apparents. On sait qu'une baguette de verre plongée dans le baume de Canada devient invisible, l'indice de réfraction du verre étant à peu près le même que celui du baume, on comprend à plus forte raison que des filaments très fins et très transparents puissent être invisibles à l'état de repos dans le sérum du sang.

Les mouvements des filaments mobiles s'arrêtent souvent pendant quelque temps après qu'on a recueilli le sang sur une lame de verre, surtout si la température extérieure est peu élevée et si on ne fait pas usage de la platine chauffante. J'ai remarqué plusieurs fois à Constantine que, pendant l'été, lorsque la température extérieure était très élevée, on constatait les mouvements des filaments dès le début de l'examen du sang (voir notamment l'observation XXXVII), tandis que, en hiver, lorsque la température du laboratoire était assez basse, il fallait souvent attendre longtemps avant de voir les filaments mobiles. Notons enfin que les filaments mobiles correspondent à une certaine phase de l'évolution des parasites du paludisme et que par suite on ne doit pas s'attendre à les rencontrer à l'état permanent dans le sang des paludiques.

Pour ces différentes raisons, la recherche des filaments mobiles est assez difficile, et on comprend que ces microbes, malgré leur longueur et la vivacité de leurs mouvements, aient pu échapper pendant longtemps à l'attention des observateurs.

Tantôt les filaments mobiles sont libres au milieu des hématies, tantôt ils adhèrent par une de leurs extrémités aux corps kystiques sphériques ou corps n° 2. Les filaments libres se meuvent au milieu des hématies comme ferait une anguillule, et il est assez difficile de les suivre dans leurs déplacements; les filaments qui adhèrent encore aux corps n° 2, sont plus faciles à étudier, parce qu'ils s'agitent sur place et qu'ils restent dans le champ du microscope.

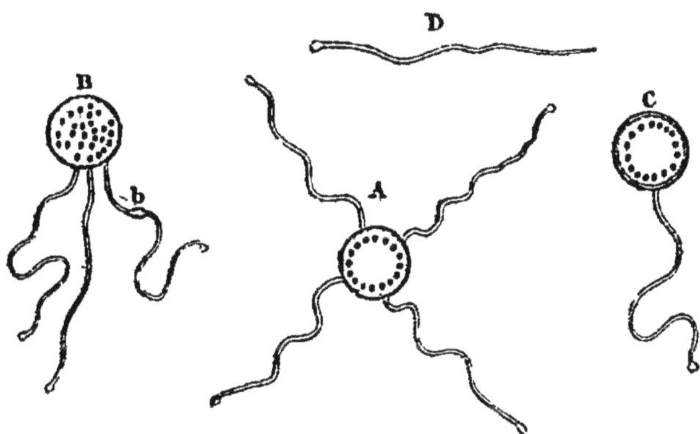

Fig. 8. — *A*, corps n° 2 présentant quatre filaments mobiles. — *B*, corps n° 2 présentant trois filaments mobiles, l'un des filaments présente un petit renflement vers sa partie moyenne *b*, les grains pigmentés sont mobiles — *C*, corps n° 2 avec un seul filament mobile. — *D*, filament mobile libre. — (Gross., 1000 diamètres.)

J'ai dit déjà que la longueur des filaments mobiles était de 21 à 28 millièmes de millimètre, leur épaisseur peut être évaluée à un millième de millimètre au plus. Les filaments sont légèrement renflés à l'une de leurs extrémités, effilés à l'autre (*D*, fig. 8), lorsque les filaments sont adhérents aux corps n° 2, c'est l'extrémité libre qui est renflée; le renflement terminal est sphérique ou plutôt pyriforme; il est du reste difficile à observer à cause de la grande mobilité des éléments. Il arrive quelquefois que vers la partie moyenne des filaments mobiles on observe aussi de petits renflements olivaires (*b*, fig. 8), ces derniers renflements n'ont rien de régulier, et ils sont très rares.

Il est possible qu'il existe un canal dans l'intérieur des filaments mobiles; il semble parfois qu'une particule provenant du corps n° 2 s'introduit dans l'intérieur d'un des filaments mobiles encore adhérents et glisse d'un bout à l'autre de ce filament en produisant un léger renflement qui se déplace; ce phénomène est très visible lorsque la particule introduite dans le filament renferme un grain de pigment.

On n'observe pas de filaments mobiles autour des corps n° 2 de petit volume, ni autour des corps en croissant ou corps n° 1; les filaments mobiles se rencontrent exclusivement sur les bords des corps n° 2 de moyen ou de gros volume.

Le nombre des filaments mobiles qui adhèrent à un même corps n° 2, est assez variable : quelquefois on n'en distingue qu'un ou deux, d'autres fois on constate l'existence de trois, quatre, cinq ou six de ces filaments, qui du reste sont difficiles à compter parce qu'ils ne se meuvent pas toujours en même temps et que ceux qui sont au repos ne sont pas visibles.

Tantôt les filaments sont disposés d'une façon assez symétrique (*A*, fig. 8), tantôt ils sont groupés d'un même côté (*B*, fig. 8), tantôt enfin ils s'enroulent autour des corps sphériques auxquels ils adhèrent; on ne peut formuler à ce sujet aucune règle précise.

Les mouvements des filaments mobiles qui adhèrent par une de leurs extrémités à un corps n° 2, sont extrêmement vifs et variés, on peut les comparer à ceux d'une anguillule qui serait fixée par son extrémité caudale et qui ferait effort pour se dégager; en s'agitant, les filaments mobiles impriment aux hématies voisines des mouvements qui contribuent à déceler leur présence.

M. le Dr Richard a donné une excellente description des mouvements variés que présentent les filaments mobiles. « Ces filaments, écrit-il, sont animés de mouvements extrêmement vifs et énergiques, au point de déformer et même de déplacer les globules rouges voisins. De temps à autre le mouvement se ralentit un peu pour reprendre la même vitesse quelques instants après; lorsqu'il se rencontre quelque obstacle qui gêne leur évolution, les filaments redoublent d'agilité; à voir alors ces mouvements, on leur prêterait presque un caractère intentionnel; ainsi, un jour, il nous est arrivé d'observer un filament dont le bout s'était enroulé autour d'une maille du réticulum fibrineux; aussitôt sa vitesse redoubla, il fut agité de véritables secousses, de mouvements d'impatience, si j'ose m'exprimer ainsi, comme s'il eût cherché à se dégager. Ces petits drames sur le champ du microscope sont variés et parfois très attrayants: ainsi on découvre des éléments coiffés d'un globule rouge comme d'un casque, et si un filament vibrant se trouve situé précisément dans la concavité de l'hématie, on le voit se mouvoir dans son intérieur comme un pilon dans un mortier, la déformer, la pétrir pour ainsi dire: toujours la petite calotte revient aussitôt sur elle-même grâce à son élasticité. Il arrive aussi que les prolongements mobiles s'enroulent, s'enchevêtrent les uns dans les autres et forment un écheveau brouillé, où tout mouvement s'arrête presque instantanément. Lorsque l'élément vibrant se trouve dans un petit lac de plasma, libre de globules rouges, on le voit se diriger dans une direction déterminée avec une vitesse assez grande, d'où l'on serait tenté de conclure que ces organes sont des moyens de locomotion. » (*Revue scientifique*, 1883, p. 114-115.)

Les filaments mobiles impriment souvent au corps sphérique sur lequel ils s'insèrent un mouvement oscillatoire plus ou

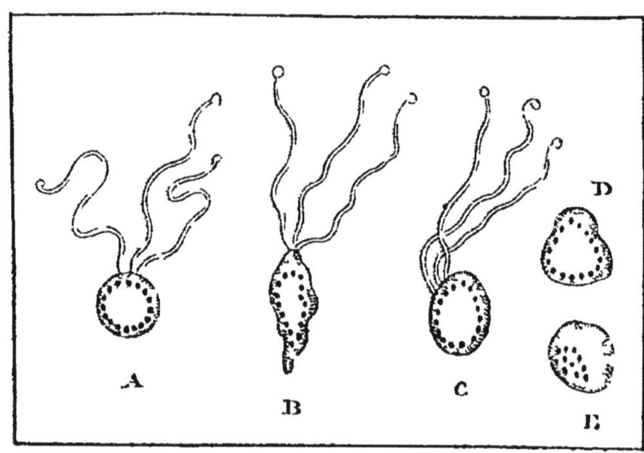

Fig. 9. — *A*, corps n° 2 muni de trois filaments mobiles, vu le 1er décembre 1880 à trois heures du soir — *B*, le même corps dessiné à trois heures quinze du soir. — *C*, le même corps dessiné à trois heures trente du soir. — *D*, le même corps à trois heures trente-cinq; on ne distingue plus les filaments mobiles. — *E*, le même corps dessiné le 2 décembre 1880 à huit heures trente du matin. (Gross , 1000 diamètres environ.)

moins étendu, quelquefois même le corps sphérique subit des mouvements de translation sous l'influence des tiraillements qu'exercent sur lui les filaments mobiles. J'ai observé plusieurs fois des mouvements de ce genre assez étendus, notamment lorsque le sang était examiné dans une chambre humide de Ranvier, et que par suite les filaments avaient plus de champ pour se mouvoir que dans les préparations ordinaires (observation XXXVII, examen du 16 août 1882).

Les grains pigmentés renfermés dans les corps n° 2 munis de filaments mobiles sont tantôt au repos, tantôt animés de mouvements plus ou moins vifs, qui ont été déjà décrits.

Nous avons vu que les corps n° 2 présentaient quelquefois des mouvements amiboïdes. La figure 9 représente les différents aspects d'un corps n° 2 muni de filaments mobiles, dessinés le 1er décembre 1880 : 1° à trois heures du soir (*A*), 2° à trois heures quinze (*B*), 3° à trois heures trente (*C*), 4° à trois heures trente-cinq (*D*); 5° le 2 décembre à huit heures trente du matin (*E*). Ces changements de forme des corps n° 2 sont absolument distincts des mouvements très vifs et très rapides des filaments mobiles.

Les mouvements des filaments mobiles peuvent persister pendant deux ou trois heures, en général ils disparaissent beaucoup plus rapidement.

En pressant sur la lamelle couvre-objet, de manière à agir mécaniquement sur un corps n° 2 muni de filaments mobiles, on réussit presque toujours à arrêter les mouvements des filaments.

Lorsqu'on examine un corps sphérique muni de filaments mobiles analogue à ceux représentés en *A* et *B* dans la figure 8, la première idée qui vient à l'esprit est qu'on est en présence d'un être animé présentant une masse centrale sphérique pigmentée et des pseudopodes. Telle fut aussi la première hypothèse que je fis sur la structure de ces corps ; un examen plus attentif me montra bientôt qu'il fallait renoncer à cette interprétation.

En premier lieu il est souvent impossible de découvrir des filaments mobiles sur les bords des corps n° 2, alors même que ces corps ont atteint leurs dimensions moyennes; en second lieu le nombre des filaments mobiles est variable; enfin et surtout lorsqu'on examine pendant quelque temps un corps n° 2 muni de filaments mobiles, on constate presque toujours que les filaments mobiles finissent par se détacher du corps n° 2 sur lequel ils s'inséraient, ces filaments circulent alors en liberté au milieu des hématies tandis que le corps n° 2, semblable à une poche kystique qui aurait été abandonnée, reste immobile et ne tarde pas à se déformer (observations XIII, XVI, XVIII, XIX, XXIII, XXIV, XXV, etc.).

Les corps sphériques n° 2 sont probablement de petits kystes dans l'intérieur desquels se développent les filaments mobiles; il m'est arrivé plusieurs fois de voir des filaments mobiles qui étaient incomplètement sortis des corps n° 2 et qui pendant l'examen achevaient de se libérer de leur kyste, mais j'aurai l'occasion de revenir sur les rapports existant entre les éléments parasitaires, qu'il s'agit surtout de décrire pour le moment.

M. le Dr Richard a constaté comme moi que les filaments mobiles adhérents aux corps n° 2 se détachent souvent de ces corps. « Les filaments prennent souvent, écrit-il, une existence indépendante; ils se détachent de l'élément mère, et alors, avec une agilité prodigieuse, ils se précipitent comme de petits serpents à travers les amas de globules rouges, et il est très difficile de les suivre longtemps, tellement leurs évolutions sont étendues et rapides. Dans les cas où ces filaments sont assez nombreux, le sang paraît littéralement vivant. » (*Revue scientifique*, 1883, p. 115.)

Corps kystiques n° 3. — Ces éléments sont constitués par de petites masses de matière hyaline renfermant des grains pigmentés, dont la disposition est très variable. On peut distinguer plusieurs types : 1° la forme sphérique est assez régulière, les grains pigmentés sont massés sur un des points de la périphérie (*A*, fig. 10) ; 2° la forme est très irrégulière (*B*, *C*, fig. 10), les grains pigmentés sont disséminés sans ordre aucun ; 3° le corps est

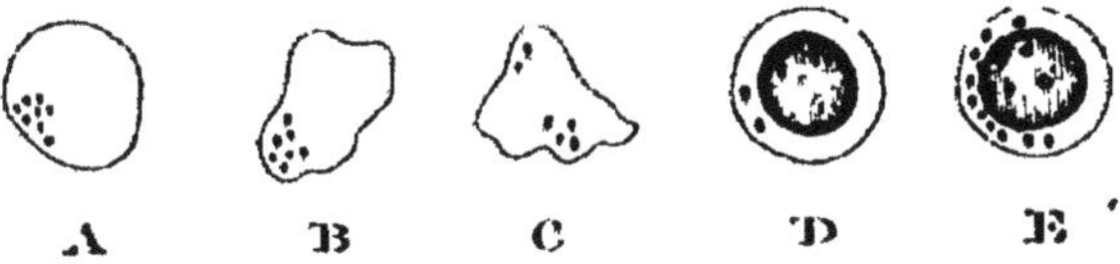

Fig. 10, *A*, *B*, *C*, corps n° 3, — *D*, *E*, leucocytes mélanifères (gross[t]. 1,000 diamètres environ.)

assez régulièrement sphérique, les grains pigmentés agglomérés au centre ne paraissent former qu'une seule granulation pigmentaire de très gros volume ; 4° les grains pigmentés sont agglomérés au centre de l'élément comme dans le cas précédent, de plus on distingue autour de la masse pigmentaire centrale une espèce de segmentation assez régulière des parties voisines.

Les corps kystiques n° 3 ont des dimensions à peu près égales à celles des leucocytes, ils mesurent en effet de 8 à 10 millièmes de millimètre de diamètre ; mais ils se distinguent très nettement des leucocytes mélanifères (*D*, *E*, fig. 10) par leur réfringence, qui est plus grande, et par l'absence de noyau, alors même qu'on fait usage du carmin, qui met si bien en évidence les noyaux des leucocytes.

Il est facile de s'assurer que ces éléments ne sont que les formes cadavériques des corps kystiques n° 1 et n° 2.

Lorsqu'on laisse sur la platine du microscope des corps n° 1 ou n° 2, et qu'on les examine au bout de vingt-quatre ou de quarante-huit heures, on constate presque toujours que les éléments se sont déformés et qu'ils ont pris l'aspect des corps kystiques n° 3; de même pour les corps n° 2 munis de filaments mobiles;

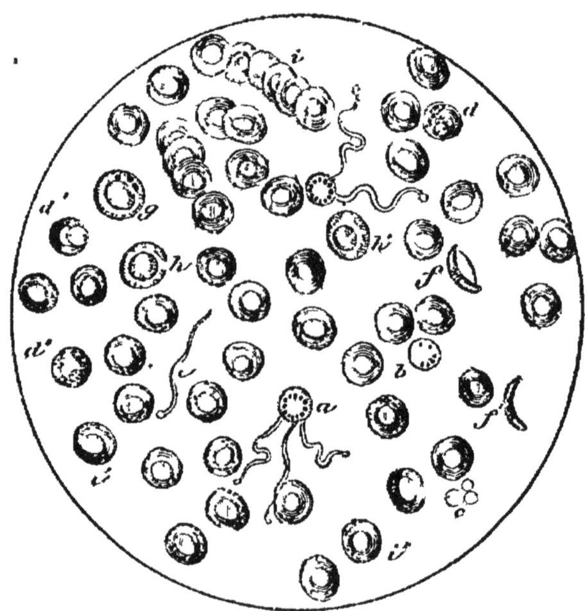

Fig. 11. — Figure schématique destinée à montrer les différents aspects sous lesquels se présentent les microbes du paludisme au milieu des hématies. — *a*, *a'*, corps n° 2 munis de filaments mobiles. — *b*, corps n° 2 immobile. — *c*, corps n° 2 de petit volume, libres. — *d*, *d'* *d''*, corps n° 2 de petit volume accolés à des hématies. — *e*, filament mobile libre. — *f*, *f'*, corps n° 1 ou en croissant. — *g*, un leucocyte mélanifère. — *h*, *h'*, leucocytes normaux. — *i*, *i'*, *i''*, hématies normales (gross[t]. 500 diamètres environ).

lorsque les filaments se sont détachés, le corps kystique se déforme et les grains pigmentés devenus immobiles tendent à s'agglomérer ou se disposent d'une façon très irrégulière.

Sur les cadavres des individus morts de fièvre palustre les

corps kystiques n° 1 et n° 2 prennent rapidement l'aspect des corps kystiques n° 3; c'est à cet état que les éléments parasitaires du paludisme se trouvent en grand nombre dans les petits vaisseaux des différents organes chez les sujets morts de fièvre pernicieuse, notamment dans la rate, dans le foie, dans le cerveau, ce sont ces éléments qui, en s'agglomérant, constituent les concrétions hyalines que Frerichs a très bien vues et décrites.

La figure 11 donne une bonne idée des différents aspects que présentent les éléments parasitaires au milieu des hématies; il s'agit d'une figure schématique ou du moins d'une figure dont les éléments sont empruntés à différentes préparations, il est rare de trouver réunis dans un même champ du microscope tous les éléments qui sont figurés ici. Le grossissement est de 500 diamètres environ. On distingue des corps n° 2, munis de filaments mobiles (*a, a'*), un corps n° 2 de moyen volume à l'état de repos (*b*), des corps n° 2 de petit volume libres (*c*), ou accolés à des hématies (*d, d', d''*), un filament mobile libre (*e*), des corps n° 1 (*f, f'*), un leucocyte mélanifère (*g*) et des leucocytes normaux (*h, h'*). Le graveur a donné un peu trop d'épaisseur aux filaments mobiles.

Leucocytes mélanifères, pigment libre. — A côté des éléments parasitaires proprement dits, on trouve presque toujours dans le sang des malades atteints de fièvre palustre des grains de pigment libres et des leucocytes renfermant des grains pigmentés en nombre variable. Les grains de pigment libres sont en général régulièrement arrondis, leur volume est variable; les uns sont aussi petits que ceux qui se trouvent dans les corps n° 1 et 2, les autres beaucoup plus gros. Les grains de petit volume s'agglomèrent probablemen pour former les grains pigmentés de gros volume qui ont du reste une forme beaucoup moins régulière que les premiers. La coloration du pigment est noirâtre ou d'un rouge feu très sombre.

Les leucocytes mélanifères se distinguent des corps kystiques n° 3, par l'existence d'un noyau qui se colore en rose vif par le carmin. Les grains pigmentés sont en nombre variable; le plus souvent un même leucocyte ne renferme qu'un, deux ou trois grains de pigment (*D*, fig. 10); mais on peut trouver, principalement chez les individus atteints de fièvre pernicieuse, des leucocytes très riches en pigment (*E*, fig. 10). C'est surtout dans la rate, sur les sujets morts de fièvre pernicieuse, que l'on rencontre des leucocytes mélanifères surchargés de pigment. La disposition des grains pigmentés dans les leucocytes est très irrégulière, toutefois le pigment est toujours situé en dehors du noyau.

Les corps kystiques n° 1, n° 2 et n° 3 peuvent s'accoler en entier à des leucocytes; en général le pigment provenant des éléments pigmentés devient libre dans le sérum avant d'être repris par les leucocytes.

On sait que lorsqu'on injecte dans le sang d'un animal une substance colorante insoluble dans le sérum et finement pulvérisée, les leucocytes s'emparent rapidement de cette poussière et se chargent de l'éliminer du sang (Ponfick, *Virchow's archiv*, t. XLIII. — Hoffmann et Langerhans, *même recueil*, t. XLVIII). Les leucocytes remplissent évidemment le même emploi dans le sang des paludiques que dans le sang des animaux auxquels on a injecté du vermillon, ils s'emparent des corps étrangers, pigment ou vermillon, et se chargent de les porter hors des voies de la circulation.

On comprend facilement que les leucocytes mélanifères soient absolument caractéristiques du paludisme, puisque le pigment qu'ils portent provient des éléments parasitaires, et que par suite ils ne se rencontrent dans aucune autre affection, ce qui jusqu'à présent était resté inexplicable.

Je ne m'arrêterai pas longtemps à démontrer que les corps n° 1, n° 2 et n° 3, et les filaments mobiles existent bien réellement dans le sang des paludiques et qu'ils ne s'introduisent pas accidentellement dans les préparations. Dès le début de mes recherches j'ai prévu naturellement cette objection; je prenais les précautions les plus minutieuses pour éviter l'introduction de corps étrangers dans les préparations de sang; je lavais à l'eau, puis à l'alcool le doigt du malade et les lamelles de verre porte-objet et couvre-objet, enfin les préparations étaient bordées à la paraffine.

Je sais bien que malgré toutes ces précautions des particules en suspension dans l'air peuvent s'introduire dans les préparations, mais les éléments parasitaires décrits ci-dessus sont trop volumineux et trop bien caractérisés pour que le doute puisse subsister à cet égard.

Si l'air d'un laboratoire renfermait en suspension des éléments aussi bien caractérisés que les corps n° 1 et n° 2 et les filaments mobiles, il serait impossible de ne pas s'en apercevoir: ces corps s'introduiraient dans toutes les préparations et feraient le désespoir d'un histologiste; or les éléments parasitaires décrits ci-dessus n'ont jamais été rencontrés que dans le sang des paludiques; toutes les fois que je les ai recherchés dans le sang d'individus sains ou atteints d'autres affections, le résultat a été négatif; nous verrons plus loin que le traitement par le sulfate de quinine fait disparaître assez rapidement du sang les éléments parasitaires, et que chez les individus atteints de fièvre intermittente ces éléments se rencontrent en plus grand nombre à certains moments, toutes choses inexplicables si on admet qu'il s'agit de corps étrangers.

Je rappelle enfin que les éléments parasitaires décrits plus haut ont été trouvés dans le sang de malades qui provenaient de localités très différentes et que leur existence a été constatée sur des points très éloignés les uns des autres : à Constantine, à Philippeville, à Rome.

Quelques-uns de mes critiques ont supposé que les corps décrits par moi comme des parasites n'étaient autres que des éléments normaux du sang plus ou moins déformés ou altérés par la présence du pigment.

Est-il possible de confondre les corps décrits et figurés ci-dessus avec les éléments normaux plus ou moins altérés? Je n'hésite pas à répondre que cette confusion est impossible à commettre pour ceux de ces corps qui sont à l'état vivant et qui se présentent avec leurs formes caractéristiques. Les corps kystiques n° 2, avec leurs grains pigmentés disposés en couronne et leurs filaments périphériques mobiles ne ressemblent à aucun élément normal ou pathologique du sang ; les grains noirs de pigment ne seront confondus par un observateur un peu habitué à l'examen histologique du sang, ni avec les crénelures des hématies, ni avec l'état granuleux des leucocytes ; les mouvements très vifs et très rapides des filaments mobiles ne ressemblent en rien aux mouvements amiboïdes des leucocytes, il est à peine besoin de le dire.

Il suffit de jeter les yeux sur la figure 8 pour comprendre que des corps semblables à ceux qui y sont figurés ne sauraient être confondus avec des leucocytes. Quand on a constaté *de visu* les mouvements si vifs des filaments mobiles, on ne songe même pas à invoquer la possibilité d'une pareille confusion et ce curieux spectacle convertit les plus incrédules.

Même à l'état de repos les corps n° 2 sont faciles à distinguer des leucocytes; leur diamètre est presque toujours inférieur à celui des leucocytes, on trouve souvent des corps n° 2 qui ont à peine un ou deux millièmes de millimètre de diamètre, les grains pigmentés sont disposés d'une façon régulière en couronne ou agités de mouvements très vifs; on ne constate pas l'existence de noyaux à l'intérieur, le carmin ne colore ces éléments que lentement et ne fait pas apparaître de noyaux comme dans les leucocytes.

Les hématies se présentent quelquefois dans les préparations histologiques sous un aspect qui rappelle la forme des corps n° 1, mais ce n'est là qu'une apparence grossière. Dès que les hématies se déplacent on constate qu'elles ont la forme discoïde caractéristique ; les corps n° 1 au contraire, alors même qu'ils roulent sous les yeux de l'observateur, conservent l'aspect d'éléments cylindriques plus ou moins incurvés et effilés à leurs extrémités ; les corps n° 1 sont d'une transparence hyaline, incolores, sauf vers la partie moyenne, où il existe toujours des granulations pigmentaires; les hématies présentent au contraire une teinte jaunâtre et ne renferment jamais de pigment; traités par l'acide osmique et la glycérine picrocarminatée, les corps n° 1 montrent un double contour indiquant une enveloppe qui fait défaut pour les hématies, et ils se colorent en rose tendre, tandis que dans les mêmes conditions les hématies ne se colorent pas du tout.

Les corps n° 3 eux-mêmes se distinguent des leucocytes mélanifères par l'absence d'un noyau pouvant se colorer par le carmin.

Les petits corpuscules décrits par Hayem sous le nom d'hématoblastes, qui, d'après cet observateur, serviraient à l'entretien et à la rénovation du sang en se transformant en globules rouges, n'ont aucune analogie avec les corps pigmentés qui se trouvent dans le sang des paludiques ; je crois inutile d'indiquer ici tous les caractères qui séparent ces deux ordres d'éléments. (Hayem, *Recherches sur l'évolution des hématies dans le sang de l'homme et des vertébrés. Archives de physiologie* 1878, p. 692 et planches XXXIV et XXXV.)

Quant au troisième corpuscule du sang de Norris, son existence n'est rien moins que démontrée, il paraît résulter des recherches de Mme Hart que la formation de ce corpuscule n'est due qu'à certains artifices de préparation. (Lannois. *Revue de médecine*, 1883, p. 384.)

En tout cas, si on peut discuter la possibilité d'une confusion de ces éléments (hématoblastes, corpuscules de Norris) avec les corps n° 2, il est absolument inadmissible que pareille objection s'adresse aux filaments mobiles.

Comment se fait-il que les éléments parasitaires du sang des paludiques aient échappé si longtemps à l'attention des observateurs? Si je pose cette question, c'est que quelques confrères ont voulu l'élever à la hauteur d'une objection. Il me paraît facile d'y répondre.

1° Le nombre des histologistes qui ont fait avec soin l'examen du sang des paludiques est très peu considérable.

2° Les éléments parasitaires du sang des paludiques ont été vus notamment par Frerichs, mais ils ont été observés dans de mauvaises conditions, et leur véritable nature a été méconnue.

3° L'étude des parasites du paludisme présente des difficultés incontestables : les parasites ne s'observent qu'à certains moments dans le sang qui circule à la périphérie du corps ; ils disparaissent assez rapidement sous l'influence du sulfate de quinine, et le plus souvent les malades sont soumis pendant plusieurs jours à la médication quinique avant d'être envoyés à l'hôpital ; les filaments mobiles, qui sont les éléments les plus caractéristiques, sont si ténus et si transparents, qu'on ne peut les voir que quand ils s'agitent, et leurs mouvements s'arrêtent d'ordinaire sous l'influence du refroidissement qui s'opère à la sortie du sang des vaisseaux ; enfin les parasites du paludisme sont en général peu nombreux dans le sang qui circule à la périphérie, si bien que ces microbes, quoique beaucoup plus caractéristiques et plus volumineux que les bactéridies du charbon par exemple, sont cependant beaucoup plus difficiles à voir que ces dernières.

Action de quelques réactifs. Essais de coloration et de conservation des éléments parasitaires. — Lorsqu'on dépose une goutte d'*eau distillée* sur les bords d'une préparation de sang renfermant des éléments parasitaires du paludisme, on constate ce qui suit : à mesure que l'eau pénètre dans les préparations, les hématies pâlissent et disparaissent, tandis que les éléments parasitaires conservent leur aspect caractéristique ; si quelques-uns de ces éléments étaient en mouvement (corps n° 2 renfermant des grains pigmentés mobiles et munis de filaments mobiles), les mouvements persistent en général pendant quelque temps, à condition toutefois que l'eau introduite dans la préparation ne soit pas trop froide, auquel cas elle peut déterminer un arrêt au moins temporaire de ces mouvements. Après la destruction des hématies, les éléments pigmentés, les corps n° 1 en particulier deviennent plus apparents que dans le sang pur ; en effet les grains de pigment ne se dissolvent pas dans l'eau, et les éléments qui les renferment ne peuvent plus se dissimuler au milieu des hématies, mais l'étude des filaments mobiles est encore plus difficile dans ces conditions que sur les préparations du sang frais ; j'ai déjà dit que les mouvements imprimés aux hématies par les filaments mobiles étaient utiles pour déceler la présence de ces derniers ; la vie des éléments parasitaires m'a paru du reste se prolonger beaucoup moins dans le sang mélangé d'eau que dans le sang pur.

L'*acide acétique* pur ou dilué fait disparaître les hématies en respectant les corps kystiques. On n'observe plus dans ces conditions les mouvements des filaments mobiles, ni ceux des grains pigmentés dans l'intérieur des corps n° 2. Les corps n° 1 et n° 2 ne tardent pas à devenir granuleux et à se déformer.

L'acide acétique ne dissout pas les grains pigmentés.

L'*alcool* tue rapidement les éléments parasitaires et les déforme, il ne dissout pas les grains pigmentés. L'alcool en déterminant la coagulation de l'albumine du sang rend du reste l'examen très difficile.

Solution de sulfate de soude. — Les éléments parasitaires prennent assez rapidement leurs formes cadavériques au contact de cette solution. Le pigment persiste.

Sérum iodé. —Les éléments parasitaires prennent rapidement leurs formes cadavériques dans le sérum iodé. Ils ne se colorent, pas par l'iode.

Sels de quinine. — Il suffit de mélanger au sang qui renferme des éléments parasitaires une goutte d'une solution même très faible, d'un sel de quinine pour voir ces éléments prendre aussitôt leurs formes cadavériques. L'expérience peut se faire de la manière suivante : on choisit un malade dont le sang est riche en éléments parasitaires et contient notamment des corps n° 2 munis de filaments mobiles ; on recueille du sang de ce malade sur deux ou trois lamelles porte-objet. Une des gouttes de sang est examinée pure, afin de constater de nouveau l'existence des éléments mobiles ; aux autres préparations on ajoute une goutte d'une solution de sel de quinine au millième, puis on procède à l'examen histologique. Il est facile de constater que les corps n° 1 et n° 2 se déforment rapidement dans les préparations mélangées à des solutions quiniques même très étendues, et que dans ces conditions il est impossible de constater l'existence des filaments mobiles.

Nous verrons plus loin que les éléments parasitaires disparaissent assez rapidement du sang chez les malades soumis à la médication quinique.

Il était très intéressant de chercher à colorer et à conserver les éléments parasitaires du sang des paludiques. J'ai fait dans ce sens des tentatives nombreuses, qui ne m'ont pas donné, je dois le dire, des résultats très satisfaisants.

Les difficultés sont de plusieurs sortes : en premier lieu les éléments parasitaires sont en général peu nombreux dans le sang, aussi lorsqu'on a mélangé le sang à différents liquides pour colorer les éléments parasitaires et pour obtenir des préparations persistantes, il arrive le plus souvent que dans ces préparations on a beaucoup de peine à retrouver les éléments parasitaires. En second lieu, les substances colorantes que j'ai employées et qui donnent d'excellents résultats pour l'étude des bactéries colorent très mal les éléments parasitaires du paludisme; enfin les éléments les plus caractéristiques sont assurément les filaments mobiles et leur étude ne peut être faite avec fruit que dans le sang frais et vivant, pour ainsi dire.

Lorsqu'on conserve une préparation histologique de sang pur faite par le procédé indiqué plus haut, en ayant soin de la border à la paraffine, on constate qu'au bout de vingt-quatre ou même de quarante-huit heures les éléments pigmentés se reconnaissent encore ; toutefois ces éléments se transforment de plus en plus, ils deviennent granuleux ; des bactéries se développent dans le sang.

La dessiccation finit par se faire malgré la paraffine, la préparation devient alors transparente, on ne voit plus les hématies, et, des éléments parasitaires, on ne distingue plus que les grains pigmentés.

Lorsque la préparation ne peut pas se dessécher, lorsqu'on l'a bordée par exemple avec de la cire à cacheter dissoute dans l'alcool ou avec du baume de Canada, elle se conserve mieux, mais on constate presque toujours au bout de quelque temps qu'elle devient opaque et qu'elle est envahie par des champignons qui n'ont rien de commun avec les parasites du paludisme.

La dessiccation lente des préparations ne donne donc que de mauvais résultats, il n'en est pas de même de la dessiccation rapide. On recueille une goutte d'un sang riche en éléments parasitaires, on l'étale sur une lamelle porte-objet de manière à ce que le sang forme une couche très mince et on passe rapidement la lamelle au-dessus de la flamme d'une lampe à alcool de manière à déterminer une dessiccation très rapide. La préparation recouverte avec une lamelle couvre-objet que l'on fixe à l'aide de la paraffine peut être conservée pendant longtemps. La chaleur fixe les hématies et les corps kystiques dans leur forme en conservant les colorations normales; on peut obtenir ainsi de bonnes préparations des corps kystiques n° 1 et n° 2. Ces corps sont cependant un peu déformés et ils deviennent granuleux.

Le procédé suivant donne d'assez bons résultats pour la conservation des corps kystiques n° 1 et n° 2. Une goutte de sang est mélangée sur la lamelle porte-objet à une goutte d'une solution d'acide osmique à 1/300, on recouvre avec la lamelle couvre-objet puis on fait arriver lentement entre les lamelles de la glycérine mélangée à du picrocarminate d'ammoniaque. Dans ces préparations les corps n° 1 et n° 2 sont assez facilement reconnaissables; on constate d'ordinaire l'existence d'un double contour qui se voit difficilement sur ces éléments à l'état frais, la partie située en dedans du double contour prend une teinte d'un rose pâle; mais le carmin ne révèle l'existence d'aucun noyau. Les filaments mobiles ne deviennent pas apparents dans ces préparations.

La purpurine ne m'a donné ici que de mauvais résultats; la matière colorante se précipite avec l'albumine du sang, qui est coagulée par l'alcool, et ce précipité gêne beaucoup l'examen.

L'eau iodée ne colore pas les corps n° 1 et n° 2, non plus que les filaments mobiles, de plus les particules d'iode en suspension peuvent être confondues avec les grains pigmentés du sang.

L'éosine soluble dans l'eau colore les corps n° 1 et n° 2, moins bien cependant que les hématies.

Le violet de méthyle employé selon les méthodes formulées par Weigert et Malassez (Malassez, *Coloration des bactéries par le violet de méthyle. Progrès médical* 1882, p. 523) ne m'a pas semblé pouvoir servir pour l'étude des parasites du paludisme comme pour celle des bactéries. Les corps n° 1 et n° 2 et les filaments mobiles colorés par le violet de méthyle, se décolorent dans l'essence de girofle plus facilement même que les hématies. Dans le baume de Canada ces corps deviennent si transparents qu'on ne distingue plus que les grains de pigment.

J'ai employé sans beaucoup de succès pour l'étude des microbes du paludisme le procédé suivant, qui a été recommandé par M. Damaschino pour la recherche des filaires du sang (*Société médicale des hôpitaux*, 28 juillet 1882). On laisse tomber une ou deux gouttes de sang dans un verre de montre renfermant de l'eau et du violet de méthyle; il se forme au fond du verre par le repos, un réticulum fibrineux emprisonnant les globules blancs et les parasites, qu'il est dès lors facile de reconnaître à l'examen histologique. Les filaments mobiles sont beaucoup plus fins, beaucoup plus délicats que les filaires, et quand ils sont cachés dans le réticulum fibrineux il est presque impossible de les découvrir.

M. A. Certes a préconisé le bleu de quinoléine pour la coloration des infusoires (*Académie des sciences*, 21 février 1881). Ce réactif a l'avantage de colorer les infusoires sans les tuer, il donnerait peut-être de bons résultats pour l'étude des parasites du paludisme; je regrette de n'avoir pas réussi à me procurer ce réactif lorsque j'étais en Algérie.

En résumé l'étude des filaments mobiles qui constituent les éléments parasitaires les plus intéressants du paludisme, ne peut être faite que dans le sang frais; quant aux corps kystiques, n° 1 et n° 2, le procédé de conservation le meilleur, celui du moins qui m'a donné jusqu'ici les résultats les plus satisfaisants, est la dessiccation rapide du sang.

Conditions qui influent sur le nombre ou sur la nature des éléments parasitaires du sang des paludiques; ces éléments ne se rencontrent jamais en dehors du paludisme. — Les éléments parasitaires décrits ci-dessus existent dans le sang de tous les paludiques, mais leur présence n'est facile à constater dans le sang qu'au moment des paroxysmes fébriles et chez les malades qui n'ont pas été soumis à la médication quinique.

Au début de mes recherches il m'arrivait assez souvent d'enregistrer des résultats négatifs. C'est ainsi que dans mon premier travail publié en 1881 je notais que les éléments parasitaires avaient fait défaut dix-huit fois sur soixante. Depuis cette époque j'ai pu déterminer assez exactement les conditions dans lesquelles il faut se placer pour trouver les microbes du paludisme; j'ai acquis aussi une grande habitude de ces recherches; il m'est arrivé plus d'une fois de découvrir des éléments parasitaires en assez grand nombre dans des préparations où d'autres observateurs n'avaient rien trouvé d'anormal.

J'ai recueilli jusqu'ici les observations de quatre cent quatre-vingts malades atteints de paludisme, et j'ai constaté quatre cent trente-deux fois l'existence des éléments parasitaires dans le sang.

La plupart des observations négatives (quarante-huit sur quatre cent quatre-vingts) ont été recueillies au début de mes recherches et se rapportent à des malades qui avaient été soumis à la médication quinique ou à des cachectiques palustres qui depuis longtemps n'avaient pas eu d'accès de fièvre; or j'ai reconnu depuis que, dans ces conditions, les éléments parasitaires disparaissaient du sang, au moins du sang qui circule à la périphérie du corps; ceux de ces éléments qui ne sont pas détruits se cantonnent dans quelques viscères, notamment dans la rate.

J'ai noté comme faits négatifs ceux dans lesquels je n'ai constaté que la présence des leucocytes mélanifères; ces éléments sont cependant très caractéristiques, puisque le pigment dont ils sont chargés provient des corps kystiques nº 1 et nº 2. Je puis avancer aujourd'hui qu'en se plaçant dans de bonnes conditions et avec un peu d'habitude on arrive presque toujours à constater l'existence de quelques-uns des éléments parasitaires décrits plus haut dans le sang des paludiques.

Faut-il s'étonner si l'examen est quelquefois négatif? L'analyse ne porte que sur une ou deux gouttes de sang, et il peut se faire que la rareté des éléments parasitaires dans le sang qui circule à la périphérie du corps soit telle qu'on ait beaucoup de peine à trouver ces éléments au milieu des hématies ou même qu'on échoue complètement dans cette recherche. On ne réussit pas toujours à trouver des sarcoptes chez les malades atteints de gale, ni des échinocoques dans un liquide qui cependant provient manifestement d'un kyste hydatique, et cependant il est bien plus facile d'examiner la peau ou un liquide pathologique et de rechercher des animalcules qui sont visibles à l'œil nu, que de découvrir les microbes du paludisme dans la masse du sang quand ces microbes sont peu nombreux.

L'anatomie pathologique démontre du reste que l'existence des éléments pigmentés, lesquels ne sont autres que les cadavres de nos parasites, est constante au moins dans les petits vaisseaux de la rate, alors même que le paludisme ne s'est traduit que par des manifestations légères et que la mort est due à quelque complication étrangère.

Les éléments parasitaires que j'ai trouvés dans le sang des paludiques à Constantine, ne sont pas spéciaux à Constantine ni même à l'Algérie.

J'ai rencontré ces parasites dans le sang de malades qui avaient pris la fièvre sur les points les plus variés de l'Algérie et de la Tunisie ; un des malades chez lesquels j'ai constaté leur existence avait contracté la fièvre à Rochefort, un autre en Corse, un troisième dans la Loire-Inférieure, un quatrième dans le Cher.

M. le Dr Richard a retrouvé à Philippeville, dans le sang de très nombreux malades, les éléments parasitaires dont j'avais signalé l'existence chez les paludiques de Constantine, et il a constaté comme moi que les parasites se montraient avec des caractères identiques chez tous les malades atteints de paludisme, quelle que fût leur provenance ; il a retrouvé notamment ces parasites dans le sang d'un matelot qui avait contracté la fièvre en Chine et qui avait été pris d'un accès le matin même de son entrée dans le port de Philippeville (*op. cit. Revue Scientifique*, 1883, p. 116).

En 1882 j'ai fait à Rome, à l'hôpital San-Spirito, des recherches qui m'ont démontré de la façon la plus nette que les éléments parasitaires dont j'avais constaté l'existence dans le sang des fébricitants algériens se retrouvaient sous des formes identiques (corps n° 1, corps n° 2, filaments mobiles), dans le sang des fébricitants de la campagne Romaine.

Il sera certainement intéressant de constater l'existence des parasites du paludisme sur d'autres points du globe ; mais dès aujourd'hui on peut admettre comme démontré que ces parasites existent partout où règne l'endémie palustre.

Il était très important de s'assurer si les éléments parasitaires décrits au commencement de ce chapitre ne se rencontraient pas quelquefois chez des individus atteints d'affections étrangères au paludisme. Mes observations ont porté sur un grand nombre de malades atteints de fièvre typhoïde, d'embarras gastrique fébrile, de dysenterie aiguë avec ou sans fièvre, d'anémie simple, d'érysipèle, de pneumonie, etc. Je n'ai jamais constaté le moindre élément pigmenté, le moindre filament mobile chez les malades atteints de ces affections, si bien que l'examen du sang est devenu pour moi le meilleur moyen de diagnostic des affections palustres.

M. le Dr Richard pense comme moi que les éléments parasitaires décrits ci-dessus sont spéciaux au paludisme, dont ils constituent, dit-il, un indice certain, pathognomonique ; jamais il ne les a rencontrés dans le sang de malades atteints d'affections étrangères au paludisme ; chaque fois qu'il a trouvé un seul de ces éléments dans le sang d'un malade, il a affirmé l'existence du paludisme, et le diagnostic s'est toujours vérifié. (*Revue scientifique*, 1883, p. 117.)

Je reviendrai plus tard sur les applications très intéressantes de ce fait au diagnostic différentiel souvent si difficile des affections palustres.

L'abondance et la nature des éléments parasitaires du sang varient avec les formes du paludisme et même avec les périodes des accès fébriles. Il était important d'étudier ces variations, et de tâcher de trouver les lois qui les régissent.

Les corps kystiques n° 1 et n° 2 et les filaments mobiles peuvent être associés, en proportions variables du reste, dans le sang d'un même malade, mais il est plus fréquent de ne rencontrer que des corps n° 2 munis ou non de filaments mobiles.

Le tableau suivant montre que les corps kystiques n° 2 sont de beaucoup les éléments les plus communs, ceux qu'on rencontre avec le plus de constance dans le sang des paludiques. Les corps kystiques n° 3 présentent un bien moindre intérêt que les corps n° 1 et n° 2, dont ils ne sont que les formes cadavériques ; aussi peut-on les négliger dans cette analyse.

Sur quatre cent trente-deux cas dans lesquels l'existence des éléments parasitaires a été constatée, les corps kystiques n° 1 et n° 2 et les filaments mobiles se répartissent de la façon suivante :

Corps n° 1 (seuls)	43 fois.
Corps n° 2 (seuls)	266 —
Corps n° 1 et n° 2	31 —
Corps n° 2 et filaments mobiles	59 —
Corps n° 1 et n° 2 et filaments mobiles	33 —
Total...	432 fois.

En somme les corps n° 2 seuls ou associés aux autres éléments ont été observés trois cent quatre-vingt-neuf fois sur quatre cent quatre-vingts, c'est-à-dire plus de quatre-vingts fois sur cent ; les corps n° 1, seuls ou associés aux autres éléments n'ont été rencontrés que cent sept fois sur quatre cent quatre-vingts, c'est-à-dire vingt-deux fois sur cent. Il faut noter que les filaments mobiles n'ont jamais été observés sans être associés aux corps kystiques n° 2.

On ne rencontre le plus souvent dans le sang des malades atteints de fièvres palustres de première invasion (continues ou intermittentes) que des corps n° 2, et quelquefois tous ces corps ont un très petit volume, ils sont du reste libres ou accolés à des hématies. (Observations XXXI, XXXII, XXXV, XXXVI, XLI, XLII.)

On pouvait se demander si dans les fièvres intermittentes la nature des éléments parasitaires variait avec le type de la fièvre. Les corps n° 1 s'observent plus souvent dans le sang des malades atteints de fièvre tierce et de cachexie palustre que dans le sang des malades atteints de fièvre quotidienne ou continue; mais on ne peut pas formuler à ce sujet de règle absolue. J'ai rencontré quelquefois ces corps chez des sujets atteints de fièvre palustre de première invasion (observation XXIII). Il n'est pas rare qu'un malade présente à sa première entrée à l'hôpital des corps n° 2, et que lors d'une deuxième ou d'une troisième entrée, on rencontre des corps n° 1 seuls ou mélangés aux corps n° 2.

Les corps n° 1 et n° 2 ne sont évidemment que deux formes des mêmes éléments parasitaires; ils ne correspondent pas à telle ou telle manifestation clinique du paludisme, on peut dire seulement d'une façon générale, que les corps n° 1 se rencontrent plus souvent chez les individus qui ont des fièvres intermittentes de récidive, chez les cachectiques palustres, que chez ceux qui ont des fièvres palustres de première invasion.

Sur quatre cent quatre-vingts observations analysées au point de vue de l'existence des corps n° 1, ces corps ont été rencontrés cent sept fois dans les conditions suivantes :

Fièvre intermittente de première invasion.........	10 fois
Fièvre intermittente de récidive..................	50 —
Fièvre continue palustre..........................	0 —
Accès pernicieux..................................	2 —
Cachexie palustre.................................	45 —
Total.......	107 fois.

On voit que dans la presque totalité des cas (quatre-vingt-quinze fois sur cent sept), les corps n° 1 ont été observés sur des sujets atteints de cachexie palustre ou de fièvre intermittente de récidive.

Le nombre et la nature des éléments parasitaires qui se rencontrent dans le sang d'un même malade, sont sujets à de grandes variations; il était très important d'étudier à ce point de vue l'influence des accès de fièvre, ce que j'ai fait en examinant le sang avant, pendant et après les paroxysmes fébriles. Les tableaux suivants résument le résultat de mes recherches à ce sujet.

1° *Examen du sang fait quelques heures avant un accès*

ÉLÉMENTS TROUVÉS DANS LE SANG

Corps n° 1 (seuls)	3 fois.
Corps n° 2 (seuls ou avec des corps n° 3)	28 —
Corps n° 1 et n° 2	6 —
Corps n° 1 et n° 2 et filaments mobiles	8 —
Corps n° 2 et filaments mobiles	34 —
Corps n° 3	0 —
Résultat négatif	0 —
Total	79 fois.

2° *Examen du sang fait pendant les paroxysmes fébriles*

ÉLEMENTS TROUVÉS DANS LE SANG

Corps n° 1 (seuls)	18 fois.
Corps n° 2 (seuls ou avec des corps n° 3)	168 —
Corps n° 1 et n° 2	13 —
Corps n° 1 et n° 2 et filaments mobiles	10 —
Corps n° 2 et filaments mobiles	53 —
Corps n° 3	11 —
Résultat négatif	13 —
Total	286 fois.

3° *Examen du sang fait après les paroxysmes fébriles*

ÉLÉMENTS TROUVÉS DANS LE SANG

Corps n° 1 (seuls)...........................	22 fois.
Corps n° 2 (seuls ou avec des corps n° 3)..........	68 —
Corps n° 1 et n° 2...........................	15 —
Corps n° 1 et n° 2 et filaments mobiles............	2 —
Corps n° 2 et filaments mobiles..................	17 —
Corps n° 3.................................	17 —
Résultat négatif..............................	23 —
Total.......	164 fois.

On voit que l'existence des éléments parasitaires les plus caractéristiques : corps n° 1 et n° 2, filaments mobiles, a été notée :

1° Dans les examens faits un peu avant les paroxysmes fébriles : 79 fois sur 79.

2° Dans les examens faits pendant les paroxysmes fébriles : 262 fois sur 286.

3° Dans les examens faits après les paroxysmes fébriles : 124 fois sur 164.

D'où l'on peut conclure que c'est un peu avant le début des accès de fièvre et au début de ces accès que l'on trouve dans le sang des paludiques les éléments parasitaires en plus grand nombre et sous leurs formes les plus caractéristiques. (Observations XXI, XXII, XXV, XXVI.)

Cela ressort également des chiffres suivants :

Sur soixante-dix-neuf examens faits quelques heures avant un accès de fièvre, les filaments mobiles ont été trouvés quarante-deux fois, soit 53 fois sur 100.

Sur deux cent quatre-vingt-six examens faits pendant les paroxysmes fébriles, les filaments mobiles ont été trouvés soixante-trois fois, soit 22 fois sur 100.

Sur cent soixante-quatre examens faits dans les vingt-quatre heures qui suivent un accès, les filaments mobiles ont été trouvés dix-neuf fois, soit 11,5 sur 100.

Plusieurs des observations rapportées plus loin montrent bien l'effet ordinaire des paroxysmes fébriles sur l'évolution des parasites du sang. (Observations XX, XXVII, XXVIII, XLIV.)

Dans l'observation XXVIII, par exemple, on voit que l'examen du sang fait le 24 juin 1882, au début d'un accès de fièvre, permet de constater l'existence de corps n° 2 et de filaments mobiles; un nouvel examen fait à la fin de l'accès ne montre plus que des corps n° 1 et des leucocytes mélanifères. Ce fait est d'autant plus probant que le malade n'avait pas pris de sulfate de quinine et qu'on ne peut pas attribuer la disparition des corps n° 2 et des filaments mobiles à l'influence de ce médicament.

L'observation XLIV est également intéressante à ce point de vue : le 17 octobre, je constate l'existence de corps n° 2 et de filaments mobiles, ce qui me permet de prédire une rechute de fièvre à courte échéance. Le 18 octobre, en effet, le malade a un accès de fièvre. L'examen du sang fait pendant l'accès révèle l'existence de corps n° 1 et de corps n° 2 en moins grand nombre que la veille et je ne trouve plus aucun filament mobile.

Il résulte également des recherches faites par M. le Dr Richard que c'est dans la période prodromique et au début des accès que les microbes se trouvent en plus grand nombre dans le sang. (*Revue scientifique, loc. cit.*, p. 117.)

Il n'est pas possible d'établir des règles précises parce que, suivant toute apparence, il y a de grandes différences dans la manière de réagir de chaque individu, dans sa sensibilité au microbe de la fièvre.

Chez tel malade, l'accès éclate dès qu'il existe dans le sang des corps n° 2 en petit nombre, et ces éléments disparaissent à la fin du paroxysme fébrile ; chez tel autre, au contraire, les éléments parasitaires se montrent pendant plusieurs jours dans le sang et sous leurs formes les plus actives (filaments mobiles), avant de donner lieu à des paroxysmes fébriles, et ils persistent après les paroxysmes, dans les intervalles d'apyrexie qui séparent les accès.

Dans l'observation XXVI, par exemple, on voit que l'existence des corps n° 2 et des filaments mobiles est notée le 26 octobre 1881 ; la rechute se produit le 2 novembre. Le 3 novembre au matin la fièvre est tombée ; je constate de nouveau l'existence dans le sang de corps n° 2 et de filaments mobiles ; on peut prévoir un nouvel accès, qui se produit en effet le 3 novembre, à neuf heures du matin.

Observation XXVII. Le 13 novembre 1881, au matin, je constate, pendant l'apyrexie, l'existence dans le sang de corps n°.1 et n° 2 et de filaments mobiles ; à 3 heures du soir, le même jour, il se produit un accès de fièvre.

Observation XXIX. L'examen du sang fait le 4 juillet 1882, pendant l'apyrexie, révèle l'existence de corps n° 2 et de filaments mobiles : on peut prévoir une rechute ; cette rechute se produit en effet, mais seulement le 17 juillet.

La susceptibilité individuelle intervient évidemment ici comme un facteur important ; nous aurons l'occasion de revenir sur ce point (chapitre VIII).

Dans les fièvres palustres compliquées d'accidents graves, dits pernicieux, l'examen du sang révèle en général l'existence d'éléments parasitaires en grand nombre, mais on ne peut pas dire que tel élément se rencontre plus fréquemment dans ce cas que tel autre.

Lorsqu'un paludique dont le sang renferme des éléments parasitaires est soumis pendant quelques jours à la médication quinique et qu'on procède à de nouveaux examens du sang, on constate d'ordinaire que les éléments parasitaires ont disparu plus ou moins complètement. Les corps n° 2 et les filaments mobiles sont ceux qui disparaissent le plus rapidement; les corps n° 1, résistent davantage; il m'est arrivé de trouver des corps n° 1 en très petit nombre, il est vrai, chez des malades qui prenaient du sulfate de quinine depuis une huitaine de jours. Les corps n° 3 et les leucocytes mélanifères persistent plus longtemps que les autres éléments dans le sang des malades soumis à la médication quinique; ce qui s'explique facilement, puisqu'il s'agit de formes cadavériques, de débris des éléments parasitaires qui ne s'éliminent du sang que peu à peu.

De même que pour trouver des sarcoptes, il ne faut pas s'adresser à des galeux qui ont déjà subi une ou plusieurs frictions, ainsi pour l'étude des microbes du paludisme, on doit choisir des malades qui n'ont pas pris de sulfate de quinine, au moins depuis quelque temps. J'ai déjà eu l'occasion de faire cette recommandation, mais il n'est pas inutile d'y revenir et d'y insister comme sur un fait dont on ne saurait exagérer l'importance. Sans doute, on peut rencontrer encore quelques microbes dans le sang d'un malade soumis à la médication quinique, de même qu'on arrive parfois à découvrir des sarcoptes chez des malades qui ont déjà commencé le traitement de la gale, mais on a beaucoup de chances de ne rencontrer dans l'un et l'autre cas que des cadavres plus ou moins déformés des parasites que l'on cherche.

L'action des sels de quinine sur les microbes du paludisme est évidente, je l'ai constatée des centaines de fois, et les recherches de M. le Dr Richard confirment absolument les miennes.

Le sulfate de quinine tue les microbes du paludisme, comme la pommade soufrée tue les sarcoptes.

Il ne faudrait pas croire cependant que les parasites du paludisme continuent à se développer indéfiniment chez les malades qui ne prennent pas de sulfate de quinine; la fièvre palustre peut guérir sans l'emploi de la quinine, et de fait lorsqu'on ne connaissait pas le quinquina, tous les malades atteints de paludisme n'étaient pas voués à une mort certaine. On trouve des corps no 3 et des leucocytes mélanifères chez des individus qui n'ont jamais pris de sulfate de quinine; ce n'est donc pas seulement sous l'influence des sels de quinine que les parasites du paludisme meurent et se désorganisent.

L'état général des malades doit évidemment entrer en ligne de compte. Les éléments parasitaires abondent d'ordinaire dans le sang des paludiques qui sont profondément anémiés et affaiblis; au contraire, ils tendent à disparaître sous l'influence d'un régime tonique et reconstituant, indépendamment de toute médication quinique.

Il est à remarquer aussi qu'à la suite des paroxysmes fébriles le nombre des éléments parasitaires diminue notablement dans le sang, comme si les microbes étaient eux-mêmes les premières victimes des incendies qu'ils allument.

Nature des microbes du paludisme. — Il paraît évident que

les différents éléments parasitaires qui se rencontrent dans le sang des paludiques : corps n° 1, corps n° 2 libres ou accolés à des hématies, filaments mobiles libres ou adhérents aux corps n° 2, corps n° 3, correspondent aux différentes phases de l'évolution d'un même parasite; j'ai déjà eu l'occasion de montrer que les corps n° 3 ne sont autres que des formes cadavériques des corps n° 1 et n° 2.

La forme primitive, embryonnaire, des parasites du paludisme paraît être représentée par les petits corps sphériques, transparents, que j'ai décrits sous le nom de corps n° 2 de petit volume et qui sont représentés dans la figure 7 (D, E). Ces petits corps sont libres ou adhérents aux hématies (G, H, I, K, figure 7) aux dépens desquelles ils se nourrissent évidemment, car les hématies qui les supportent pâlissent de plus en plus à mesure qu'ils s'accroissent et finissent par disparaître. Au début, ces éléments sont transparents, hyalins, non pigmentés et les hématies auxquelles ils s'accolent, présentent simplement de petites taches claires (G, fig. 7), bientôt il se forme un grain de pigment à l'intérieur, puis deux, trois et bientôt les grains pigmentés deviennent assez nombreux pour qu'il soit souvent difficile de les compter.

Les corps n° 2 me paraissent être de petits kystes; ils possèdent une membrane d'enveloppe qui se révèle très nettement sur certaines préparations par un double contour et qui se colore par certains réactifs plus vivement que la partie centrale. Ces éléments n'ont pas de mouvements de translation qui leur soient propres, mais ils peuvent se déformer comme des amibes.

A l'intérieur des corps n° 2, se trouvent les grains pigmentés, qui sont immobiles ou agités de mouvements très vifs, et c'est là aussi très probablement que se développent les filaments mobiles qui représentent l'état adulte des microbes du paludisme ; les corps n° 1 et n° 2 représentant l'état enkysté.

Les corps n° 1 ne sont vraisemblablement que des formes accessoires, accidentelles des corps n° 2 ; on trouve d'ordinaire dans les préparations qui renferment des corps n° 1, des corps ovalaires plus ou moins allongés qui paraissent être intermédiaires aux corps n° 1, et n° 2; lorsqu'on observe pendant quelque temps des corps n° 1, on constate en général qu'au bout d'un temps, variable du reste, ils se transforment en corps ovalaires, puis en corps sphériques identiques aux corps n° 2.

De quelle nature sont les grains pigmentés qui existent dans les corps n° 1 et n° 2, et qui, dans ces derniers éléments, sont souvent en mouvement ?

Lorsqu'on a vu les grains pigmentés se mouvoir avec une très grande rapidité dans l'intérieur des corps kystiques n° 2, il est difficile de se défendre de l'idée que ces particules sont animées d'un mouvement propre ; il ne s'agit pas simplement d'un mouvement brownien, le mouvement n'est pas constant, il s'arrête à certains moments, reprend et s'arrête de nouveau, la chaleur l'active et le froid semble y mettre obstacle. Il est à noter que lorsque dans une préparation de sang on trouve des corps n° 2 renfermant des grains pigmentés mobiles, on arrive presque toujours à y découvrir au bout de quelque temps des filaments mobiles.

En 1876, Lanzi émit l'opinion que les grains pigmentés du sang des paludiques étaient des cellules d'algues (*Canstatt's Jahrb.*, Bd II, 1876); mais cette opinion fut rapidement abandonnée par Lanzi lui-même.

Les analyses chimiques qui ont été faites pour découvrir la

véritable nature du pigment palustre, notamment par Plosz (*Canstatt's Jahrbuch*, 1871, Bd I, p. 93), tendent à démontrer que ce pigment est constitué par de l'hématine et qu'il dérive directement des corpuscules rouges du sang.

Il paraît très vraisemblable, en effet, que les grains pigmentés ne sont que des produits de destruction des hématies, des résidus de leur digestion par les microbes du paludisme, si j'ose ainsi dire, résidus qui s'accumulent dans l'intérieur des corps kystiques. Lorsque les filaments mobiles se sont suffisamment développés, ils s'agitent dans l'intérieur de leurs kystes et ils communiquent des mouvements très vifs aux grains pigmentés renfermés comme eux dans les kystes. Les mouvements des grains pigmentés dans l'intérieur des corps n° 2 ne seraient donc que des mouvements *communiqués*.

Lorsque les filaments mobiles ont réussi à sortir de leurs kystes et qu'ils sont devenus libres, on constate toujours que les grains pigmentés restent immobiles dans les kystes flétris et qu'ils tendent à s'agglomérer ; ces grains pigmentés qui se rencontrent à l'état libre dans le sang, et qui sont repris par les leucocytes, ne possèdent aucun mouvement propre.

Les filaments mobiles, qui représentent l'état adulte des microbes, ne renferment pas de pigment. Ces filaments sont si fins, si transparents qu'on s'explique très bien qu'ils ne soient pas visibles, quand ils sont pelotonnés dans l'intérieur des corps n° 2, et qu'on ne puisse apercevoir que les grains pigmentés, qu'ils mettent en mouvement.

Quelle place faut-il assigner aux microbes du paludisme dans la classification des parasites? Peut-on les faire rentrer dans la classe des schizophytes; ou bien s'agit-il d'êtres d'un ordre plus élevé?

La plupart des auteurs s'accordent à reconnaître que les ferments animés schizophycètes ou schizophytes (de σχίζειν, séparer, et φῦκος, algue) peuvent se classer en cinq groupes ou genres, qui comprennent chacun un certain nombre d'espèces.

1° Genre *Coccus* (synonymie: coccos, monades, sphærobactéries, bactéries sphériques, micrococcus). Petits corps globuleux visibles seulement à de forts grossissements; souvent groupés ou en chapelets, se multipliant par segmentation transversale, immobiles.

Cohn divise les coccos en *C.* pigmentaires, *C.* zymogènes et *C.* pathogènes (septicus, diphthericus).

2° Genre *Bactérie.* Bâtonnets cylindriques, rigides, plus ou moins nettement articulés, doués d'un mouvement vacillant, non ondulatoire, se reproduisant par segmentation transversale, ou à l'aide de spores ou corpuscules germes qui se développent dans l'intérieur des articles et qui deviennent libres à un moment donné.

3° Genre *Bactéridie* (Davaine), Bacillus (Cohn). Bâtonnets rigides, plus ou moins longs, articulés, immobiles à toutes les phases de leur existence, se reproduisant comme les bactéries, par segmentation transversale ou à l'aide de corpuscules germes. Type : bactéridie charbonneuse.

4° Genre *Vibrio.* Corps filiformes plus ou moins nettement articulés, susceptibles d'un mouvement ondulatoire, se reproduisant comme les bactéries.

5° Genre *Spirillum.* Filaments très fins, contournés en spirale et ne pouvant pas se redresser, doués d'un mouvement comparable à celui d'une vis ou d'un tire-bouchon. Type : les spirilles de la fièvre récurrente.

Cohn a scindé le genre spirillum en spirillum proprement dit et spirochæte, qui n'est autre que le spirillum undula d'Ehrenberg.

Les parasites que j'ai trouvés dans le sang des paludiques ne rentrent dans aucun de ces genres; j'ai vu avec étonnement que M. Duclaux avait essayé d'assimiler mes parasites aux bacilli décrits par MM. Klebs et Tommasi Crudeli, sous le nom de *bacilli malariæ*.

« Le travail de M. Laveran, écrit M. Duclaux, nous semble si complètement en harmonie avec celui de MM. Tommasi Crudeli et Klebs, quand on modifie l'interprétation adoptée, qu'on peut se hasarder à dire que, si M. Laveran a bien observé, il a moins bien compris la signification des faits qui lui passaient sous les yeux et que, chez ses malades, c'est encore un bacillus qui est l'espèce active. » (Duclaux, *Ferments et maladies*, Paris, 1882, p. 194.)

Il faut en vérité que mes premières descriptions des éléments parasitaires trouvés dans le sang des paludiques aient été bien obscures et bien inexactes, pour qu'une confusion pareille ait pu se produire. J'espère que les descriptions plus complètes que je donne dans cet ouvrage, réussiront à convaincre M. Duclaux que son interprétation des faits observés par moi n'est pas acceptable.

Les différences qui existent entre mes parasites, notamment entre les microbes à l'état parfait, que j'ai décrits sous le nom de filaments mobiles, et des bacilli quelconques, sont si évidentes, qu'il me paraît inutile de tracer ici un parallèle qui véritablement n'a pas sa raison d'être pour des espèces aussi radicalement différentes.

J'ajouterai seulement ceci : en 1882, lors de mon voyage à Rome, M. Marchiafava, professeur d'anatomie pathologique et collaborateur de M. Tommasi Crudeli, a bien voulu me montrer dans du sang extrait des veines depuis plusieurs heures quelques-uns des bacilli qui d'après MM. Klebs et Tommasi Crudeli sont la cause des accidents du paludisme, et je puis certifier, que ces bâtonnets légèrement renflés à leurs extrémités, n'ont absolument rien de commun avec les parasites que j'ai trouvés dans le sang des paludiques, notamment avec les éléments que j'ai désignés sous le nom de filaments mobiles.

Ces filaments mobiles se rapprochent plus des vibrions que des autres schizophytes; mais ici encore les différences sont nombreuses : lorsque les vibrions ont les dimensions de ces filaments (21 à 28 millièmes de millimetre de long), ils se composent presque toujours de plusieurs articles, et je n'ai jamais observé de divisions transversales des filaments mobiles; les vibrions sont animés d'un mouvement ondulatoire très uniforme, tandis que les mouvements des filaments mobiles sont extrêmement vifs et aussi variés que peuvent l'être ceux d'une anguillule, enfin les vibrions ne vivent pas, que je sache, à l'état enkysté.

Faut-il s'étonner si le parasite du paludisme ne rentre pas, comme celui du charbon ou de la fièvre récurrente, dans la classe des schizophytes ? J'avoue que je ne comprends pas la surprise que quelques naturalistes ont témoignée à ce sujet; les parasites susceptibles de se développer dans notre économie appartiennent aux espèces les plus variées, la trichinose et la filariose, qui sont des maladies ayant, comme le paludisme, le caractère de maladies générales, ne sont pas produites par des schizophytes, mais par des êtres d'une organisation plus complexe et plus élevée.

Il me paraît probable que les microbes du paludisme doivent être classés parmi les protistes ou protozoaires; certains protistes présentent du reste la double forme enkystée et libre qu'on observe dans les parasites du paludisme.

J'avais proposé le nom d'*oscillaria malariæ* pour désigner le microbe du paludisme, ce nom avait l'avantage de rappeler le mouvement oscillatoire très remarquable que les filaments mobiles impriment souvent aux corps n° 2, et aussi la ressemblance qui existe entre les filaments mobiles et certaines oscillariées. Cette dénomination a été critiquée; j'y renonce d'autant plus volontiers que les oscillariées sont classées aujourd'hui parmi les végétaux, et que les parasites du paludisme me paraissent appartenir au règne animal bien plutôt qu'au règne végétal; les mouvements si vifs et si variés des filaments mobiles donnent évidemment à l'observateur l'idée d'un animalcule; il faut aussi noter que les sels de quinine qui tuent rapidement les microbes du paludisme ont une action toxique très énergique sur les protistes, tandis qu'ils n'agissent ni sur les champignons, ni sur les algues, ni sur les bactéries ou vibrioniens, au moins aux doses qui suffisent pour détruire les microbes du paludisme. (V. chapitre IX, *Traitement, action du sulfate de quinine.*)

CHAPITRE IV

MANIFESTATIONS CLINIQUES DU PALUDISME

CLASSIFICATION DES FORMES CLINIQUES DU PALUDISME. — FIÈVRES INTERMITTENTES. — FIÈVRES CONTINUES PALUSTRES. — OBSERVATIONS CLINIQUES.

Lorsqu'on étudie certaines classifications des formes cliniques du paludisme, on est vraiment effrayé de la complexité du sujet et on a peine à comprendre qu'un même agent puisse donner naissance à des maladies aussi différentes.

La classification des fièvres palustres donnée par Torti et figurée par lui sur les feuilles d'un arbre à quinquina au commencement de son ouvrage a été classique pendant longtemps ; les auteurs modernes ont adopté des classifications beaucoup plus simples, mais la confusion est encore grande comme on peut s'en convaincre en lisant le mémoire publié en 1878 par M. Guéguen sous ce titre : *Étude sur la température dans les fièvres intermittentes et les fièvres éphémères*, Paris, 1878. Ce travail, qui a obtenu le prix annuel de médecine navale, renferme certainement des documents intéressants, et mon intention en le citant ici n'est pas de le critiquer, je constate seulement que la classification des fièvres palustres adoptée par l'auteur est très compliquée et qu'elle ne donne pas au lecteur une idée très nette de ces fièvres.

Si des médecins qui, comme M. Guéguen, ont été journellement aux prises avec les fièvres palustres et qui ont pu recueillir comme il a le mérite de l'avoir fait, de nombreux tracés thermométriques, ne sont pas encore arrivés à débrouiller le chaos de ces fièvres, à plus forte raison doit-il en être ainsi pour les praticiens qui n'ont pas observé le paludisme chez lui. Ces derniers, forcés de s'en rapporter au dire des auteurs, croient volontiers que le paludisme est de toutes les maladies la plus capricieuse dans ses manifestations cliniques, la plus difficile à reconnaître sous les déguisements variés à l'infini qu'elle sait prendre.

Après cinq années passées en Algérie, je n'hésite pas à dire que, contrairement à l'opinion généralement reçue, les manifestations cliniques du paludisme sont peu variées, à ce point que la monotonie de ces manifestations est souvent un ennui dans les services cliniques des pays chauds.

Pendant ces cinq années passées à Bône, à Biskra et à Constantine, c'est-à-dire dans des localités où règne le paludisme, j'ai vu passer dans les services dont j'étais chargé plus de seize cents paludiques, j'ai pris plus de six cents observations en ayant soin de recueillir de préférence les faits qui sortaient quelque peu de la règle commune, ceux qui présentaient quelque particularité intéressante, et je puis affirmer que tous les faits que j'ai observés rentrent dans le cadre suivant :

1° Fièvre intermittente quotidienne, tierce ou quarte,

2° Fièvre continue ;

3° Fièvre intermittente ou fièvre continue compliquée d'accidents graves (accès pernicieux);

4° Cachexie palustre.

Je ne nie pas, bien entendu, l'existence des fièvres larvées ; il paraît démontré que le paludisme peut se traduire seulement par une névralgie intermittente par exemple; mais je constate que pendant ces cinq années, malgré tout le désir que j'avais de compléter ma collection d'observations en y ajoutant quelques cas de fièvre larvée, je n'en ai pas observé un seul exemple, ce qui montre tout au moins qu'il s'agit d'une forme rare du paludisme.

Je me console du peu de succès que j'ai eu dans cette recherche des fièvres larvées en voyant que des observateurs tels que Maillot et Dutroulau n'ont pas été beaucoup plus heureux que moi.

Maillot, dans son *Traité des fièvres intermittentes*, ne donne pas une seule observation de fièvre larvée, et il en est réduit à décrire les différentes localisations de ces prétendues fièvres d'après le *Traité des fièvres intermittentes* de Bonnet (Paris, 1835), dont il cite un passage en faisant de sages réserves. D'après Maillot on ne saurait considérer comme des fièvres anomales ou larvées celles des affections décrites sous ce titre qui ne s'accompagnent pas d'un mouvement fébrile. « Cependant, ajoute-t-il, on pourrait peut-être faire une exception pour ces névralgies périodiques qui s'accompagnent d'une réaction circonscrite dans la partie malade; car elles sont en petit ce que les fièvres intermittentes sont en grand ». (*Op. cit.* p. 16.)

Ainsi, Maillot, dit *peut-être* même pour la névralgie intermittente, qui est cependant la moins contestée des fièvres larvées.

Dutroulau critique l'expression de fièvre intermittente larvée, qui doit être abandonnée, suivant lui, et on cherche en vain dans son ouvrage une description des manifestations larvées du paludisme. (*Traité des maladies des Européens dans les pays chauds*, Paris, 1868, voir notamment p. 212.)

Les seuls types de fièvre intermittente que j'aie nettement constatés sont les types *quotidien*, *tierce* et *quarte*. L'existence des types plus compliqués : fièvres double quotidienne, double tierce, double quarte, tierce doublée, etc..., ou à intermittences plus grandes : fièvres quintane, sextane, septimane, octane, ne me paraît pas absolument démontrée : ces longues intermittences s'expliquent presque toujours par la suppression de quelques accès sous l'influence du sulfate de quinine ; ces types, s'ils existent, sont en tous cas très rares et ne présentent que très peu d'importance au point de vue clinique.

La fièvre palustre est intermittente ou continue ; l'expression de fièvre rémittente, très usitée en Algérie, ne me paraît pas devoir être conservée.

Parmi les malades atteints de fièvre palustre, les uns ont des paroxysmes fébriles qui sont séparés par des intervalles d'apyrexie plus ou moins longs ; chez les autres au contraire la température reste constamment au-dessus de la normale pendant un certain nombre de jours ; on dit des premiers qu'ils ont une *fièvre intermittente*, il me semble rationnel de dire des autres qu'ils ont une *fièvre continue*. Dans la fièvre continue palustre on observe souvent, il est vrai, des rémissions plus ou moins marquées ; mais ces rémissions existent également, à un degré variable, dans la fièvre continue par excellence, dans la fièvre typhoïde.

L'expression de fièvre rémittente palustre a suivant moi le tort de faire croire que la fièvre prend parfois un caractère particulier, d'éveiller dans l'esprit de l'observateur qui arrive dans les pays chauds l'idée de quelque chose de nouveau, de quelque courbe thermométrique inobservée par lui jusqu'alors et de lui faire croire que la fièvre palustre qui n'est pas intermittente diffère par sa marche journalière, et non pas seulement par sa durée et son mode d'ascension et de défervescence, de la fièvre typhoïde, ce qui est inexact.

L'expression de fièvre *subcontinue* a les mêmes inconvénients que celle de fièvre rémittente.

La dénomination de *fièvre pernicieuse* ne me semble pas devoir être conservée davantage : il n'y a pas de fièvres pernicieuses distinctes des fièvres intermittentes ou des continues palustres, il y a seulement des fièvres palustres intermittentes ou continues qui se compliquent d'accidents graves : c'est à ces fièvres compliquées que s'applique l'expression *d'accidents* ou *accès pernicieux*.

Il est indispensable, pour apporter un peu d'ordre dans la description des formes cliniques du paludisme, d'adopter une division de ces formes, c'est pourquoi je m'occuperai dans des chapitres différents de la fièvre intermittente, de la continue palustre, des accidents pernicieux et de la cachexie palustre. Mais il faut bien se rappeler qu'il n'y a aucune limite naturelle entre ces manifestations du paludisme, qui peuvent se combiner entre elles de bien des manières; et que entre les types bien caractérisés, rentrant exactement dans l'une de ces classes, il existe des formes intermédiaires très nombreuses. Les accès prolongés et subintrants établissent une transition naturelle de l'intermittente bien caractérisée à la continue palustre ; de même entre les fièvres intermittentes ou continues simples et les accès pernicieux, on trouve des fièvres graves que l'on peut arbitrairement classer dans l'un ou l'autre groupe ; il est très difficile de dire où commence la cachexie palustre, à quel degré d'affaiblissement et d'anémie les malades doivent être arrivés pour prendre place dans cette classe, enfin la cachexie palustre s'accompagne presque toujours de rechutes de fièvre intermittente, parfois même elle se complique d'accès pernicieux.

Je consacrerai en dernier lieu un chapitre aux complications qui ne rentrent pas dans le cadre des accidents pernicieux et aux maladies intercurrentes du paludisme, en particulier à la dysenterie, à la pneumonie et à la fièvre typhoïde. dont les rapports étiologiques avec les fièvres palustres ont été l'objet de nombreuses discussions.

FIÈVRES INTERMITTENTES

Toutes les fièvres intermittentes que j'ai observées en Algérie se rappo 'aient aux trois types classiques :

Typ(Juotidien, caractérisé par des accès revenant tous les jours ;

Type tierce, caractérisé par des accès revenant tous les deux jours ;

Type quarte caractérisé par des accès revenant tous les trois jours.

La fièvre intermittente quotidienne est de beaucoup la manifestation clinique la plus commune du paludisme, en Algérie du moins ; les fièvres tierces se rencontrent surtout chez des individus qui ont déjà eu une ou plusieurs atteintes de fièvre, quant aux fièvres quartes, elles sont relativement très rares.

To''s les auteurs qui ont étudié le paludisme en Algérie

ont signalé la prédominance du type quotidien sur les types tierce et quarte.

Antonini et Monard frères comptent à Alger, sur sept cent soixante-seize cas de fièvre intermittente : cinq cent quatre-vingt-dix-neuf quotidiennes, cent soixante-onze tierces et six quartes.

Maillot, à Bône, sur deux mille trois cent trente-huit cas : mille cinq cent quatre-vingt-deux quotidiennes, sept cent trente tierces et vingt-six quartes.

Finot, à Blidah, sur quatre mille deux cent onze cas : deux mille neuf cent quatre-vingt-quatre quotidiennes, mille deux cent six tierces, vingt et une quartes.

Casimir Broussais, à Alger, sur six cent quatre-vingt-neuf cas : quatre cent treize quotidiennes, deux cent cinquante-neuf tierces et dix-sept quartes.

Durand de Lunel, à Tenès, sur six cent vingt-cinq cas : quatre cent dix-huit quotidiennes, deux cent une tierces et six quartes. (Durand de Lunel, *Traité dogmatique et pratique des fièvres intermittentes*, Paris, 1862.)

Encore existe-t-il dans ces statistiques une cause d'erreur et peut-on dire que les chiffres attribués aux fièvres tierces et aux quartes sont certainement supérieurs aux chiffres vrais. Les fièvres intermittentes tierces et quartes sont essentiellement des fièvres de récidive ; aussi arrive-t-il souvent qu'un même malade entre trois ou quatre fois à l'hôpital pour fièvre tierce, et figure un même nombre de fois sur la statistique alors que régulièrement il ne devrait y figurer qu'une fois et pour la maladie qui a été la première manifestation du paludisme. Dans une statistique dressée de cette manière, le nombre des fièvres tierces et des fièvres quartes tomberait encore bien au-dessous des chiffres donnés plus haut.

Dans d'autres pays les fièvres tierces sont au contraire beaucoup plus communes que les quotidiennes ; c'est ainsi qu'à Tubingue, Griesinger a compté, sur quatre cent quatorze malades atteints de fièvre intermittente : deux cent soixante-huit tierces (64,9 pour 100), cent vingt-deux quotidiennes (29,2 pour 100), trois quartes et vingt et une irrégulières. (Griesinger, *op. cit.* p. 31.)

D'une façon générale on peut dire que les types à longues intermittences dominent dans les pays froids et tempérés, tandis que la tendance à la continuité s'accuse de plus en plus à mesure qu'on se rapproche davantage de l'équateur. Aux Indes les fièvres continues palustres presque inconnues dans nos climats, deviennent plus communes même que les fièvres quotidiennes.

Il paraît évident que la chaleur exerce une grande influence sur les modifications que subit le type des fièvres.

L'action des saisons sur les fièvres d'une même localité en fournit une nouvelle preuve.

En Algérie, par exemple, et en Italie on n'observe les fièvres continues palustres que pendant la saison chaude. A cette époque ce sont aussi les fièvres quotidiennes qui sont de beaucoup les plus communes des intermittentes ; pendant la saison froide les fièvres continues disparaissent et les tierces se multiplient.

Il ne faudrait pas croire cependant que la chaleur soit la seule cause de ces modifications dans les fièvres suivant les saisons : nous avons vu que le paludisme avait pour ainsi dire, une morte-saison correspondant à la saison froide, pendant laquelle on n'observait que des fièvres de récidive, et aucun cas de fièvre de première invasion ; or il est démontré que les fièvres de récidive sont souvent du type tierce, tandis que les fièvres de première invasion prennent volontiers le type continu ou intermittent quotidien; il est donc naturel que, pendant la saison froide, alors que toutes les fièvres observées sont des fièvres de récidive, le type tierce soit le type dominant.

Il est rare que les accès reviennent exactement à la même heure tous les jours (quotidienne), tous les deux jours (tierce) ou tous les trois jours (quarte), le plus souvent chaque accès retarde ou avance sur l'heure de l'accès précédent (fièvres retardantes ou anticipantes).

Les différents types de la fièvre intermittente se transforment souvent l'un dans l'autre; tel malade qui a eu d'abord des accès quotidiens, présente au bout de quelques jours ou bien au bout de quelques semaines, lors d'une rechute de fièvre, des accès du type tierce. Cette transformation se produit en général brusquement et non d'une façon progressive, par suite du retard de chaque accès sur l'accès précédent. Un malade qui a eu d'abord une fièvre tierce, peut aussi avoir ensuite des accès quotidiens.

Il résulte des recherches de Maillot que dans les deux tiers des cas, les fièvres intermittentes, quelque soit leur type, ont leurs accès de minuit à midi, que le maximum de fréquence des accès pour les fièvres quotidiennes et pour les fièvres tierces est à dix heures du matin et le minimum de neuf heures du soir à minuit. (Maillot, *op. cit.*, p. 11.)

Ces faits très intéressants ont été confirmés par tous les auteurs qui ont entrepris de les vérifier, notamment par MM. Finot et Durand de Lunel. Nous aurons l'occasion d'y revenir et nous tâcherons de donner une explication de la prédilection des accès pour les heures matinales. (V. chapitre VIII, *Pathogénie.*)

La description des fièvres intermittentes se réduit presque à celle de l'accès de fièvre, qui est le même, quel que soit le type de la fièvre. Je crois inutile de décrire ici l'accès régulier avec ses trois stades classiques de frisson. de chaleur et de sueurs. Je me contenterai d'appeler l'attention sur quelques particularités intéressantes des accès de fièvre.

L'étude de la marche de la fièvre dans les accès de fièvre intermittente a été très bien faite par Gavarret d'abord (*Recherches sur la température dans la fièvre intermittente.* Journal l'*Expérience*, 1839), puis par Michaël (*Archiv. f. physiol. Heilk.*, 1856, t. XV, p. 39), Wunderlich (*De la température dans les maladies*, traduction française, 1872, p. 424) et par Lorain (*Études de médecine clinique*, t. II, p. 5). On trouvera dans l'ouvrage de Lorain des tracés très intéressants, qui indiquent non seulement les variations de la température axillaire de dix en dix minutes pendant les accès, mais encore celles de la température des parties périphériques, de la bouche et du rectum.

Lorain a étudié aussi avec grand soin à l'aide du sphygmographe les variations du pouls pendant les accès. « On juge très bien du stade par les tracés du pouls, dit Lorain (*op. cit.*, p. 15); il est petit et tremblé dans le stade du frisson, plus ample sans exagération dans le stade de chaleur, encore plus ample dans le stade de sueur. » La fréquence du pouls n'est pas toujours en rapport avec l'élévation de la température.

Le frisson manque souvent au début des accès de fièvre intermittente, surtout pendant la saison chaude; et comme beaucoup de malades font consister la fièvre surtout dans le frisson, il arrive souvent que des accès de fièvre passent inaperçus si les malades ne sont pas surveillés de très près; j'ai été forcé maintes fois de faire coucher des malades dont la température axillaire était de 39 à 40°, mais qui, n'ayant pas frissonné, prétendaient n'avoir pas la fièvre et continuaient à se promener.

Si chaque accès fébrile commençait par un frisson, il serait facile de se renseigner sur les antécédents, de savoir quel est le type de la fièvre, si elle a été continue ou intermittente, quotidienne, tierce ou quarte; rien n'est plus difficile au contraire que d'obtenir des malades des indications exactes à ce sujet, et en règle générale, pour se renseigner sur le type d'une fièvre palustre, on ne doit avoir confiance que dans le thermomètre.

La période de sueurs peut faire défaut comme la période de frisson, du moins elle est réduite dans certains cas à son minimum d'intensité, la peau devient simplement moite, tandis que dans d'autres cas, la sudation est si abondante qu'il faut change, le linge des malades à plusieurs reprises.

On sait depuis les recherches publiées dès 1839 par Gavarret que l'ascension thermique (température des parties centrales commence un peu avant l'apparition du frisson et qu'elle se continue pendant toute la durée de celui-ci, bien que les malades éprouvent une sensation très vive de refroidissement et de frisson.

Chez quelques malades, le stade de froid des accès de fièvre est très long et très pénible; les membres et le tronc sont secoués par le frisson, et ces secousses sont tellement fortes, qu'elles se communiquent au lit et aux ustensiles (verre, pot à tisane, etc.) qui, dans les hôpitaux, se placent à la tête des lits; les dents claquent, la peau des extrémités est froide, exsangue ou cyanosée, les lèvres sont bleuâtres, la peau présente, à un haut degré, le phénomène connu sous le nom de *chair de poule*.

Dans les cas où le refroidissement des parties périphériques est très marqué, on s'explique facilement la sensation de froid éprouvée par les malades malgré l'ascension de la température centrale; mais il s'en faut de beaucoup que les choses se passent toujours ainsi.

Comme Griesinger et Lorain l'ont fait observer, il arrive souvent que le refroidissement des parties périphériques est nul pendant le frisson, ou même que la température de ces parties s'élève progressivement en même temps que celle des parties centrales, bien que les malades éprouvent une sensation de froid très pénible.

Le fastigium thermométrique s'observe d'ordinaire vers le milieu de la période de chaleur, la température atteint le plus souvent de 40° à 41°; il est rare qu'elle dépasse 41°,5; on a cependant observé des températures de 42° et de 43°; Hirtz a même noté dans un cas le chiffre tout à fait exceptionnel de 44° C. A la fin de la défervescence, la température s'abaisse souvent au-dessous de la normale, à 36°, voire même à 35°; en même temps le pouls se ralentit, il ne bat plus chez quelques malades que quarante-huit ou cinquante-deux pulsations par minute.

Il n'y a pas de rapport constant entre la durée des trois stades qui constituent l'accès régulier; les stades de frisson et de sueurs peuvent manquer, ou bien ils sont si courts, si mal indiqués, qu'ils semblent faire défaut; mais on n'observe jamais les *types inverses* décrits par quelques auteurs, dans lesquels la période de sueurs précéderait le frisson, par exemple, ou le stade de chaleur.

La durée des accès de fièvre intermittente est assez variable, on peut, je crois, établir trois types d'accès :

Accès courts, qui durent de quatre à huit heures;

Accès moyens qui durent de huit à douze heures ;

Accès prolongés qui durent de douze à vingt-quatre heures et même au delà : trente-six et quarante heures.

Les accès de longue durée présentent, comme les accès moyens, qui sont de beaucoup les plus fréquents, les trois stades de frisson, de chaleur et de sueurs; mais c'est surtout le stade de chaleur qui est prolongé. Les tracés 12, 13, 14 se rapportent à des accès de fièvre intermittente qui se sont prolongés chacun pendant près de quarante-huit heures.

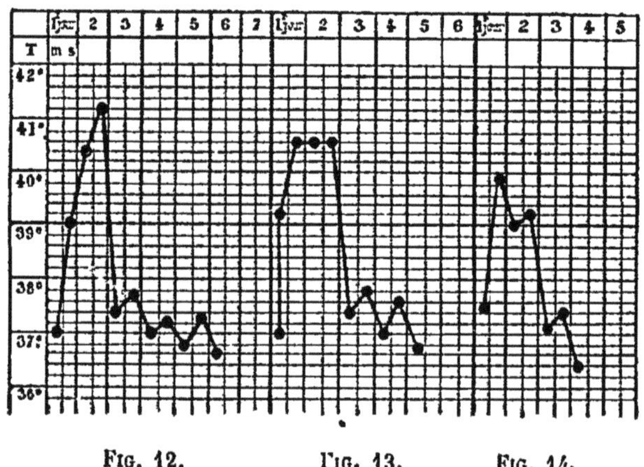

Fig. 12. Fig. 13. Fig. 14.

Fig. 12. — Accès de fièvre palustre ayant duré trente-six heures. Le sulfate de quinine a été donné à la dose de 1 gr. 60 pendant deux jours, puis à la dose de 0,60.

Fig. 13. — Accès de fièvre palustre ayant duré près de quarante-huit heures. Le sulfate de quinine a été donné d'abord à la dose de 1,60 par jour, puis de 0,60.

Fig. 14. — Accès de fièvre palustre ayant duré quarante-huit heures, ou accès subintrants (observation XXIX).

Ces longs accès de fièvre, qui sont à peine signalés par la plupart des auteurs, présentent cependant un très grand intérêt, ils expliquent très bien le mécanisme des accès *subintrants*, chaque accès commençant nécessairement avant la fin du précédent et ils permettent de comprendre pourquoi certaines fièvres

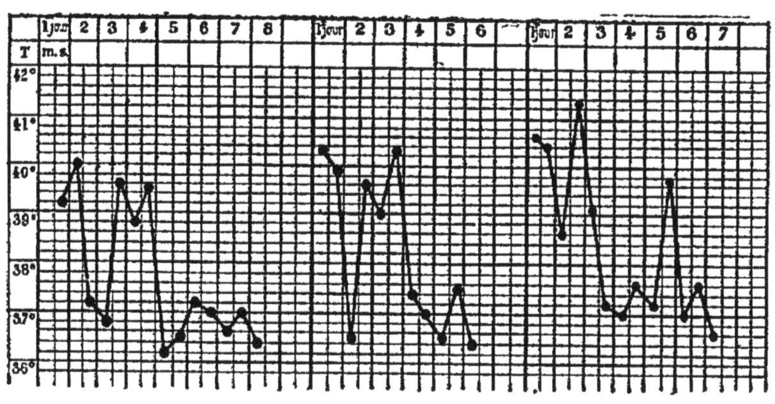

Fig. 15. Fig. 16. Fig 17.

Fig. 15. — Fièvre intermittente avec accès subintrants. Les accès observés le troisième et le quatrième jour se sont confondus en un seul. Le sulfate de quinine a été donné à la dose de 1 gr. 60 d'abord, puis de 1 gr. 20 et de 0 gr. 60 par jour. — Guérison.

Fig. 16. — Fièvre intermittente avec accès subintrants. — Sulfate de quinine à la dose de 1 gr. 60 par jour d'abord, puis de 0 gr. 60. — Guérison.

Fig. 17. — Fièvre intermittente avec accès subintrants. Le sulfate de quinine a été donné à la dose de 1 gr. 60 par jour d'abord, puis de 0,80 à 0,60. — Guérison.

intermittentes semblent tout à coup devenir continues pour reprendre ensuite le type intermittent. Les tracés 15, 16, 17 se rapportent à des malades atteints de fièvre intermittente quotidienne bien caractérisée, chez lesquels deux accès se sont confondus de telle sorte que, dans l'intervalle des paroxysmes, la température, au lieu de s'abaisser au chiffre normal ou au-dessous, comme c'est la règle, est restée notablement au-dessus de ce chiffre.

L'observation XXXI est un exemple d'accès subintrant.

Il est très commun d'observer de l'herpès à la suite des accès de fièvre intermittente : en général, l'éruption est très limitée et elle siège à la face : lèvres, joues, ailes du nez, quelquefois aux oreilles ou sur les muqueuses. Un de mes malades atteint de fièvre intermittente de récidive, présentait une éruption d'herpès qui occupait les lèvres, les ailes du nez et toute la muqueuse de la voûte palatine ; la muqueuse était rouge, très douloureuse, et sur ce fond rouge on distinguait les vésicules d'herpès sous forme de petites taches blanches légèrement saillantes, bien isolées les unes des autres.

Après l'herpès, l'éruption la plus commune chez les malades atteints de fièvre intermittente est, sans contredit, l'urticaire. Plusieurs malades chez lesquels j'ai noté l'urticaire, m'ont dit qu'avant d'avoir les fièvres et même avant de venir en Algérie, ils avaient eu une ou plusieurs poussées d'urticaire, il existait donc dans ces cas une prédisposition qui, du reste, n'est pas nécessaire.

J'ai eu fréquemment l'occasion d'observer des taches ombrées ; mais, dans tous les cas, il y avait des pediculi pubis ; la relation de cause à effet qui a été signalée par MM. Moursou et Duguet entre ces parasites et les taches ombrées, est aujourd'hui hors de doute. (Duguet, *Société de biologie*, 1880.)

Je n'ai jamais rencontré de taches rosées ni chez les malades atteints de fièvre intermittente, ni chez ceux qui avaient des fièvres continues palustres.

Griesinger a observé un cas de purpura chez une jeune fille atteinte de fièvre intermittente tierce : on trouvait de nombreuses plaques rouges, ecchymotiques sur les membres inférieurs, principalement à la face interne des cuisses.

Des hémorrhagies peuvent se produire à chaque accès de fièvre : c'est ainsi qu'on a décrit des hématuries, des hématémèses, des métrorrhagies intermittentes. (Malherbe, *Journal de médecine de l'Ouest*, 1875.) Ces hémorrhagies, qui sont du reste très rares, s'expliquent par les congestions très fortes dont les viscères abdominaux sont le siège au début des paroxysmes fébriles.

La rate est toujours augmentée de volume, l'hypersplénie souvent peu marquée dans les fièvres de première invasion, devient de plus en plus manifeste, à mesure que les rechutes se multiplient. Pour juger de l'hypersplénie, il ne suffit pas de palper l'abdomen au-dessous des fausses côtes du côté gauche, il est nécessaire de percuter la région splénique avec soin, car la rate, alors même qu'elle est notablement hypertrophiée, peut ne pas dépasser les fausses côtes.

La matité splénique n'indique pas les dimensions vraies de la rate, surtout en hauteur, la moitié supérieure de la rate, située sous le diaphragme, échappant à la percussion; les dimensions en largeur de la matité splénique correspondent, au contraire, à peu près exactement aux dimensions vraies de la rate.

Les rapports de la rate avec la paroi abdominale varient, du reste, avec la position des malades, avec l'état des viscères voisins (estomac, intestins), et je m'étonne qu'on ait cherché à apprécier à quelques millimètres près les dimensions de ce organe et ses variations de volume dans le nycthémère.

Les malades accusent souvent, au moment des paroxysmes fébriles, une douleur vive, qui siège exactement dans la région splénique ; cette douleur dépend évidemment de la turgescence de l'organe, de la distension de la capsule et du péritoine, et de la périsplénite qui s'observe parfois ; le *point splénique* n'est pas spécial du reste à la fièvre palustre, je l'ai observé plusieurs fois avec un degré d'intensité au moins égal chez des malades atteints de fièvre typhoïde. Lorsqu'il existe une douleur spontanée, la pression est toujours douloureuse au-dessous des fausses côtes du côté gauche ; mais il peut se faire qu'on rencontre des douleurs à la pression, chez des sujets qui n'accusent pas de douleurs spontanées.

L'examen histologique du sang révèle d'ordinaire la présence des éléments parasitaires qui ont été étudiés dans le chapitre précédent, il permet, en outre, de constater une diminution très considérable et très rapide du nombre des hématies, et parfois une augmentation passagère du nombre des leucocytes (leucocytose).

J'ai dit précédemment comment il fallait procéder à la recherche des éléments parasitaires du sang ; je rappelle que c'est au début des accès ou dans les heures qui précèdent leur apparition qu'on a le plus de chances de rencontrer les éléments parasitaires sous leurs formes les plus caractéristiques.

Lorsque l'examen du sang révèle l'existence de corps n° 2 et de filaments mobiles en assez grand nombre chez un paludique qui n'a pas eu d'accès depuis quelque temps et qui, du reste, n'accuse aucun malaise, on peut annoncer, presque à coup sûr, que le malade aura très prochainement un accès de fièvre. Il m'est arrivé bien souvent de prédire ainsi des rechutes chez des malades qui se croyaient débarrassés pour longtemps de eur fièvre.

L'accès peut tarder plus ou moins longtemps à se produire,

la tolérance pour les parasites variant beaucoup d'un malade à l'autre.

Les éléments parasitaires se rencontrent dans le sang des individus atteints de fièvre intermittente de première invasion, comme dans le sang de ceux qui ont des fièvres de récidive; les observations XXII, XXIII, XXIV, XXV ne laissent aucun doute à cet égard; mais il est incontestable que les microbes du paludisme sont en général plus nombreux et plus faciles à trouver, au moins sous leurs formes les plus caractéristiques (corps n° 2, munis de filaments mobiles, filaments libres), chez les individus qui ont déjà eu plusieurs rechutes de fièvre palustre que chez ceux qui ont une fièvre de première invasion.

Il semble que chez les malades qui ont eu déjà plusieurs atteintes de fièvre il y ait une certaine tolérance pour les parasites du sang qui peuvent se multiplier pendant quelque temps avant de provoquer la fièvre, tandis que, à moins de conditions particulières, la susceptibilité pour les parasites est très grande chez les individus qui sont impaludés depuis peu.

L'examen du sang des malades atteints de fièvre intermittente de première invasion ne révèle souvent que des corps n° 2 de moyen ou de petit volume, libres ou accolés à des hématies; il m'est arrivé plusieurs fois, dans ces cas, de ne rencontrer que des corps n° 2 de très petit volume ne renfermant chacun qu'un ou deux grains de pigment. Ces petits éléments peuvent être considérés comme les germes des corps n° 2 munis de filaments mobiles, auxquels, d'ailleurs, on les trouve souvent mélangés dans une proportion variable.

J'ai recherché s'il existait des différences entre les éléments parasitaires du sang chez les malades atteints de fièvre quotidienne, de fièvre tierce et de fièvre quarte; je n'en ai constaté aucune, ainsi qu'il fallait s'y attendre, puisqu'on voit souvent le type de la fièvre se modifier chez un même malade.

Si une fièvre quotidienne se transforme en tierce ou en quarte, ce n'est pas parce que le parasite qui existait dans le sang a fait place à un autre parasite, il semble que ce soit surtout parce que le malade lui-même a subi des modifications dans sa manière d'être et de réagir; son système nerveux s'est probablement habitué dans une certaine mesure à l'irritation que cause la présence des microbes; l'anémie, l'affaiblissement qui sont la conséquence de plusieurs atteintes antérieures de fièvre, paraissent jouer aussi un rôle important.

La fièvre intermittente est une des maladies qui produisent le plus constamment et le plus rapidement l'anémie; c'est là un fait connu depuis longtemps et qui du reste ne peut pas échapper à l'observation même la plus superficielle. Il suffit de quelques accès pour jeter l'homme le plus vigoureux dans un état d'anémie profonde, la peau et les muqueuses se décolorent; dans les cas graves la peau prend une teinte cireuse comme à la suite des hémorrhagies très abondantes. Les sclérotiques sont d'un blanc-bleuâtre, très rarement elles ont une teinte subictérique.

La peau des paludiques a souvent une teinte terreuse qui a été signalée par tous les auteurs, et qu'on trouvera mentionnée dans bon nombre de nos observations. Cette teinte terreuse est beaucoup plus marquée à la face que sur les autres parties du corps, beaucoup plus prononcée chez les hommes qui ont vécu en plein air, exposés aux ardeurs du soleil des pays chauds, que chez ceux qui travaillent dans les magasins ou dans les bureaux. Je crois donc qu'il faut faire une large place au hâle dans la teinte terreuse des paludiques; l'anémie survenant très rapidement chez des individus fortement bronzés par le soleil donne à la peau un aspect sale, terreux, qui n'est pas particulier aux paludiques, mais qui se rencontre surtout chez eux. Dans les formes graves du paludisme, chez les individus qui succombent à des accidents pernicieux, la peau prend souvent, aussi bien sur le tronc qu'à la face et aux extrémités, une teinte d'un gris pâle, ardoisée, que l'on peut comparer à celle des taches ombrées. Cette teinte s'explique par la présence d'éléments pigmentés en grand nombre dans les petits vaisseaux du derme comme dans ceux des autres tissus.

Les analyses du sang faites par MM. Léonard et Foley ont démontré depuis longtemps que le poids des globules sanguins s'abaissait rapidement à la moitié, au tiers, ou même au quart du poids normal chez les malades atteints de fièvre palustre. (Léonard et Foley, *Recherches sur l'état du sang dans les maladies de l'Algérie. Rec. mém. de méd. milit.*, t. LX, p. 135.)

La simple inspection du sang obtenu par la piqûre du doigt permet dans certains cas d'anémie palustre grave de constater que le sang est beaucoup plus pâle qu'à l'état normal, on dirait du sang mélangé de sérosité plutôt que du sang pur.

La numération des globules a permis de suivre pas à pas, pour ainsi dire, cette déglobulisation du sang. A la suite d'un seul accès de fièvre le chiffre des hématies peut diminuer dans la proportion d'un cinquième ou même d'un quart. Si par exemple le chiffre des globules rouges était, avant l'accès, de 4,500,000 par millimètre cube, il peut tomber après l'accès à 3,500,000 ou 3,000,000; si la fièvre persiste pendant quelque temps le chiffre des hématies peut s'abaisser à 1,000,000 par millimètre cube, voire même au-dessous de ce chiffre. (Kelsch, *Archives de physiologie*, 1875, p. 690.)

Il n'est pas très rare d'observer pendant les paroxysmes de fièvre une augmentation notable du chiffre des leucocytes; il m'est arrivé plusieurs fois de trouver de dix à quinze leucocytes dans le champ du microscope (oculaire I, objectif VI de Verick) au lieu de quatre ou cinq, chiffre normal. Cette leucocytose est du reste très passagère.

Parmi les complications les plus fréquentes des accès de fièvre intermittente, il faut noter les vomissements alimentaires ou bilieux, les épistaxis, les congestions viscérales, qui se produisent tantôt vers les poumons, tantôt vers les reins, suivant les prédispositions individuelles; certains malades ont à chaque accès de fièvre de la congestion pulmonaire et de la bronchite, d'autres ont de la diarrhée, ou bien, s'il y a eu antérieurement de la dysenterie, la dysenterie se réveille chez eux; enfin quelques malades accusent des douleurs lombaires très vives.

Dans un mémoire sur les diarrhées spécifiques et en particulier sur les diarrhées palustres publié en 1870, M. J. Simon admet que la diarrhée palustre peut être aiguë ou chronique, qu'elle peut être la seule manifestation du paludisme ou bien se produire dans le cours ou à la suite d'une fièvre intermittente. (J. Simon, *Notes pour servir à l'histoire de quelques diarrhées spécifiques. Archives de méd.*, 1870, t. I, p. 48 et 180.) Les observations qui font la base de ce mémoire sont assurément très intéressantes, mais elles ne me paraissent pas justifier complètement les conclusions : de ce qu'une diarrhée rebelle qui a résisté jusque-là aux médications ordinaires disparaît à la suite de l'emploi du sulfate de quinine, on ne peut pas conclure, ce me semble, que cette diarrhée était de nature palustre, qu'il s'agissait d'une fièvre larvée localisée sur le tube digestif. Comment affirmer qu'il n'y a pas eu une simple coïncidence entre la disparition de la diarrhée et l'administration du sulfate de quinine, et que ce médicament a été véritablement l'agent de la guérison ?

Il est bien singulier, si la diarrhée palustre existe, qu'elle n'ait pas été observée par des auteurs qui, comme Maillot et Dutroulau, avaient une grande expérience du paludisme. De nouvelles observations me paraissent nécessaires pour démontrer l'existence de cette manifestation du paludisme ; il sera facile à l'avenir de trancher la question au moyen de l'examen histologique du sang.

M. le Dr Moursou, qui a rapporté plusieurs exemples de complications pulmonaires paraissant se rattacher à la fièvre intermittente et aussi plusieurs exemples de diarrhée, pense que ces accidents peuvent s'expliquer par des troubles vasomoteurs analogues à ceux qui se produisent quelquefois du côté de la peau et qui donnent lieu, par exemple, à l'asphyxie locale des extrémités. (*Étude clinique sur l'asphyxie locale des extrémités. Arch. de méd. navale*, 1880, p. 340.)

Il me paraît très probable que la bronchite et la congestion pulmonaire de même que la diarrhée se produisent toujours comme complications de la fièvre intermittente et jamais isolément, à titre de fièvres larvées ; du moins je n'ai observé aucune exception à cette règle.

Les urines subissent pendant les accès fébriles les modifications qu'on observe dans les autres fièvres ; l'urée augmente dès le début des accès, et l'élimination de l'urée arrive à son maximum en même temps que la température à son acmé, les matières colorantes augmentent aussi de quantité, on observe au contraire une diminution du chlorure de sodium, qui s'explique par la diète.

D'après les recherches de Martin Solon, il existerait de l'albuminurie dans le quart des cas (*Gazette médicale*, 1848, p. 618). Cette proportion me paraît beaucoup trop forte, mais je n'ai pas fait de recherches assez suivies sur les urines pour qu'il me soit possible d'en proposer une autre ; il s'agit presque toujours d'une albuminurie transitoire, qui disparaît rapidement après les accès.

M. Burdel, de Vierzon, aurait noté une glycosurie passagère quatre-vingt-douze fois sur trois cent quatre-vingt-deux cas (*Union médicale*, 1859 et 1872). Je m'explique difficilement les chiffres fournis par M. Burdel, car je n'ai jamais réussi pour ma part à constater la présence du sucre dans les urines des malades atteints de fièvre palustre, et j'ai examiné les urines à ce point de vue dans une centaine de cas.

Une première atteinte de fièvre intermittente est presque constamment suivie d'une deuxième, puis d'une troisième atteinte, en d'autres termes on peut dire que la rechute est la règle dans le paludisme. « Le nombre des récidives ne se compte pas, écrit Dutroulau (*op. cit.*, p. 220) ; lorsqu'il n'est rien fait pour les prévenir ou même malgré les efforts que fait la médecine dans ce but, elles conduisent les malades à la cachexie, qui est l'expression la plus avancée et la plus grave de la diathèse paludéenne. Dans la plupart des cas il s'agit de *rechutes* et non de *récidives*; en d'autres termes, la réapparition de la fièvre n'est pas la conséquence d'une nouvelle infection mais une suite de la première; les microbes du paludisme peuvent rester à l'état latent dans l'organisme pendant de longs mois.

Les malades qui ont eu une première fois la fièvre intermittente ne sont pas à l'abri des rechutes par le fait d'avoir quitté les localités où règne la malaria, ce qui prouve bien qu'ils ont emporté avec eux le parasite du paludisme.

On observe aussi de véritables récidives chez des malades qui, guéris d'une première atteinte de fièvre, retournent dans les foyers palustres et contractent de nouveau la fièvre ; contrairement à ce qui arrive pour la plupart des maladies infectieuses, une première atteinte de fièvre palustre, loin de donner l'immunité pour le paludisme, crée une véritable prédisposition.

On a cherché à déterminer exactement les intervalles auxquels se font les rechutes dans les fièvres intermittentes des différents types; d'après M. Barudel, la rechute dans la quotidienne se ferait au septième jour, à partir du dernier accès; dans la tierce, au quatorzième jour; dans la quarte, au vingtième. (*Recherches sur les récidives et le traitement préventif des fièvres intermittentes. Rec. mém. de méd. milit.*, 1864.)

Il m'a semblé qu'on ne pouvait pas établir de règles précises à cet égard et que la longueur des intervalles d'apyrexie qui séparent les rechutes dépendait surtout : 1° du traitement, qui, lorsqu'il est énergique et bien dirigé peut éloigner beaucoup les rechutes, sinon les supprimer ; 2° de l'état général du malade, les rechutes étant beaucoup plus à craindre chez les individus anémiés, affaiblis par les privations ou par des maladies antérieures, que chez ceux dont l'état général est satisfaisant ; 3° de circonstances accidentelles : fatigues, excès de toute sorte, insolation, qui contribuent fréquemment à provoquer le retour de la fièvre.

FIÈVRES CONTINUES PALUSTRES

La fièvre continue palustre, presque inconnue dans le nord et dans le centre de l'Europe, devient plus commune à mesure qu'on s'avance vers le midi; en Italie, en Corse, en Grèce on a assez fréquemment l'occasion de rencontrer des fièvres continues palustres pendant la période endémo-épidémique.

En Algérie le nombre des fièvres continues palustres est encore peu considérable relativement à celui des fièvres intermittentes, mais aux Indes le type continu devient le type prédominant. (Raynald Martin, *The influence of tropical climat.* — Morehead *Clinical Researches on diseases in India*, 1860.)

En trois années (1880, 1881, 1882), j'ai reçu dans mon service, à l'hôpital militaire de Constantine, mille cinquante-neuf malades atteints de fièvres palustres intermittentes ou continues ; le tableau suivant indique la répartition par années et par mois des fièvres intermittentes et continues.

	1880		1881		1882	
	INTERM.	CONTINUES	INTERM.	CONTINUES	INTERM.	CONTINUES
Janvier.........	2	»	4	»	6	»
Février.........	4	»	7	»	»	»
Mars...........	3	»	6	»	9	»
Avril...........	7	»	7	»	5	»
Mai.............	14	»	16	»	16	»
Juin............	2	»	28	»	12	»
Juillet..........	40	1	28	12	46	6
Août............	33	6	56	12	139	8
Septembre......	56	7	50	6	107	6
Octobre.........	66	3	59	5	54	»
Novembre.......	22	1	13	»	25	1
Décembre.......	11	»	17	»	15	»
	260	18	18	35	434	21

Ce tableau montre : 1° que le nombre des fièvres continues palustres est à Constantine encore très faible quand on le compare à celui des fièvres intermittentes, puisqu'on compte neuf cent quatre-vingt-cinq cas de fièvre intermittente, contre soixante-quatorze cas de fièvre continue.

2° Que la presque totalité des fièvres continues palustres a été observée pendant les mois de juillet, août, septembre et octobre, c'est-à-dire pendant les mois les plus chauds et ceux qui correspondent à l'endémo-épidémie annuelle.

Les principales causes de la continuité des fièvres palustres paraissent être : la chaleur extérieure, la réaction vive que produit surtout chez les individus vigoureux et sanguins une première atteinte du paludisme, enfin l'intensité même de l'infection palustre. J'ai déjà eu l'occasion de signaler l'action qu'exercent les deux premières de ces causes sur le type de la fièvre intermittente ; nous avons vu plus haut que les types à longues intermittences dominaient dans les pays tempérés et chez les anciens fébricitants, tandis que la fièvre quotidienne était dans les pays chauds la plus commune des intermittentes et celle qu'on observe presque exclusivement comme fièvre de première invasion ; les mêmes causes, en agissant d'une manière plus énergique encore, paraissent pouvoir produire les continues palustres.

La chaleur extérieure, lorsqu'elle atteint 40° ou 45° à l'ombre, ce qui n'est pas rare en Algérie pendant les mois de juin à octobre, exerce une action manifeste sur tous les fébricitants. L'individu sain se défend avec peine contre ces hautes températures, à plus forte raison la lutte est-elle difficile pour le fébricitant qui produit lui-même une quantité exagérée de calorique. On a constaté depuis longtemps que la fièvre typhoïde était plus grave en Algérie qu'en France; quand le siroco souffle, tous les tracés thermométriques s'en ressentent et l'état de tous les fébricitants s'aggrave.

Annesley, Griesinger et M. L. Colin ont insisté avec raison sur ce fait que les fièvres continues palustres s'observent presque exclusivement comme fièvres de première invasion chez des individus nouvellement arrivés dans les localités palustres et jusqu'alors indemnes. (L. Colin., *Traité des fièvres intermittentes*, p. 143.) En Algérie la fièvre continue n'atteint presque jamais les indigènes ni les anciens fébricitants, elle peut cependant se produire chez des individus qui ont déjà eu une ou plusieurs atteintes de fièvre intermittente comme le prouve l'observation XXXIII.

La nature des foyers palustres a aussi son importance. On a dit avec raison qu'il n'y avait pas plusieurs espèces d'agents pouvant expliquer les différentes formes cliniques du paludisme, mais ne sait-on pas qu'une même espèce animale ou végétale présente des caractères et souvent des propriétés différents suivant le milieu dans lequel elle vit? Les plantes des tropiques, lorsqu'elles s'acclimatent dans nos pays, ne perdent-elles pas souvent une grande partie de leur vigueur? leurs fleurs n'ont-elles pas moins d'éclat et de parfum? leurs propriétés toxiques, quand elles en ont, ne peuvent-elles pas disparaître? Il n'est donc pas difficile de comprendre que l'agent du paludisme, bien qu'il soit le même dans toutes les contrées où règnent les fièvres, jouisse cependant dans certains milieux très favorables à son développement, de propriétés plus énergiques que dans d'autres localités, qui lui conviennent moins bien. Il est certain que dans les pays palustres on connaît les localités qui donnent les fièvres les plus graves et que la provenance des malades est importante à connaître.

Parmi les causes propres à favoriser la transformation d'une fièvre intermittente en fièvre continue, il faut citer encore les fatigues, les excès alcooliques, l'exposition en plein soleil, l'absence de tout traitement. Les sujets jeunes, sanguins, vigoureux sont particulièrement atteints; on conçoit facilement que chez eux la réaction fébrile soit très vive; c'est même probablement pour ce motif que la continue palustre est si souvent une fièvre de première invasion, les individus qui arrivent dans les pays chauds étant en général dans les conditions dont nous parlons.

Il n'existe pas de frontière naturelle entre les fièvres intermittentes et les fièvres continues palustres, les fièvres intermittentes avec accès prolongés ou subintrants forment en quelque sorte un terrain neutre entre ces deux départements, aussi est-on obligé de tracer une limite artificielle et de dire par exemple, que la fièvre est continue quand elle persiste plus de quarante-huit heures, et quand la continuité ne résulte pas d'une façon évidente de la subintrance d'accès quotidiens. Je pense, du reste, avec Dutroulau et Griesinger, que la continue palustre dérive en droite ligne de la fièvre intermittente quotidienne; supposez des accès de fièvre prolongés subintrants sans frisson initial, et vous aurez une fièvre continue.

De fait entre la fièvre intermittente quotidienne et la continue palustre on trouve toute une série de cas intermédiaires qui permettent de suivre les différentes phases de la transformation d'une fièvre quotidienne en fièvre continue, et il arrive fréquemment de voir ces types se transformer l'un dans l'autre.

« Pour mon compte, écrit Dutroulau (*op. cit.*, p. 219), je

n'hésite pas à dire que tant qu'on verra dans les seules modifications de l'intermittence par la rémittence et la continuité, des caractères suffisants pour constituer des différences de nature et d'espèce, on n'aura pas de notion exacte de la pathologie générale des fièvres paludéennes dans les pays chauds. Il faut en tenir compte commeinfluence du climat sur la gravité et sur les formes symptomatiques de ces fièvres, et comme indications importantes sur le choix des moyens de traitement; mais il faut toujours les rapporter au type intermittent et à la nature palustre dont ce type est le caractère. La dénomination de fièvre intermittente sous laquelle on a désigné de tout temps la fièvre paludéenne, prouve l'importance que l'on a toujours attachée à ce type, et si elle ne paraît pas convenir aussi généralement que celle qui indique la cause et la nature, et paraît même impropre dans les cas très nombreux où l'intermittence ne se reconnaît plus, elle n'en doit pas moins être considérée comme exprimant un caractère essentiel des fièvres palustres. C'est un caractère originaire et non pas seulement une modalité de marche qu'elle exprime. »

« Les fièvres rémittentes et continues se développent, écrit Griesinger, lorsque les accès d'une fièvre intermittente grave se prolongent, rentrent l'un dans l'autre, et que, dans cette chaîne morbide les paroxysmes subintrants ou anticipants sont à peine séparés par un intervalle apyrétique. » (*Traité des maladies infectieuses*, traduct française, 2e édition, p. 90.)

La fièvre continue palustre débute d'ordinaire assez brusquement, mais sans frisson initial, au moins sans frisson violent La céphalalgie est le symptôme le plus constant, c'est aussi celui qui attire le plus l'attention des malades; la céphalalgie, généralement frontale, est très intense; quelques malades accusont en outre des douleurs lombaires comparables à celles qu'on observe au début de la variole. La peau sèche et brûlante donne à la main la sensation désagréable qui a été désignée sous le nom de chaleur mordicante ; le thermomètre atteint souvent ou même dépasse 40°.

La langue est blanche, saburrale ou rouge et sèche à la pointe, une soif ardente tourmente sans cesse les malades, l'anorexie est complète. Il existe parfois de la diarrhée, plus souvent de la constipation, le ventre est souple. En déprimant la paroi abdominale au-dessous des fausses côtes du côté gauche on provoque souvent une douleur plus ou moins vive. Quelques malades accusent spontanément un point douloureux dans la région splénique; cette douleur, qui s'exagère dans les inspirations profondes et dans les secousses de la toux, pourrait faire croire à l'existence d'un point pleurétique. Il est rare que la palpation de la rate permette de constater l'augmentation de volume de ce viscère, la percussion montre presque toujours que les dimensions de la rate sont supérieures aux dimensions normales, mais dans de faibles proportions; nous avons vu que l'hypersplénie était d'ordinaire peu marquée dans les fièvres palustres de première invasion : or la plupart des fièvres continues rentrent dans cette catégorie. Je n'ai jamais observé de taches rosées lenticulaires.

Les épistaxis sont fréquentes et quelquefois très abondantes, difficiles à arrêter.

La fièvre persistant, l'état général s'aggrave de plus en plus ; les symptômes nerveux ont la plus grande analogie avec ceux de la fièvre typhoïde ; la céphalalgie est aussi intense au moins que dans cette dernière maladie ; elle s'accompagne souvent d'insomnie, de vertiges, de bourdonnements d'oreilles. Les malades sont prostrés, indifférents-à-ce-qui les entoure, ou inquiets, anxieux, agités; parfois même il existe un peu de délire pendant la nuit.

Chez quelques malades on trouve des signes de congestion pulmonaire ou de bronchite.

Dans d'autres cas il se produit des vomissements bilieux et au bout de vingt-quatre ou de quarante-huit heures la peau et les sclérotiques prennent une teinte ictérique ou subictérique; si bien que l'on a souvent décrit à côté de la continue palustre simple, une fièvre continue palustre bilieuse. Lorsque les symptômes bilieux n'ont pas une grande intensité, ils ne modifient pas suffisamment la marche de la maladie pour constituer une espèce distincte; lorsqu'au contraire ces symptômes par leur intensité et leur persistance, prennent le caractère d'une complication, ils rentrent dans le cadre des accidents pernicieux qui peuvent compliquer la fièvre intermittente comme la fièvre continue palustre.

La durée de la fièvre continue palustre est très variable suivant que la fièvre est abandonnée à elle-même ou traitée énergiquement par le sulfate de quinine. Abandonnée à elle-même, la fièvre peut s'aggraver jusqu'à entraîner la mort ; la défervescence se produit d'ordinaire du huitième au dixième jour ; il arrive souvent que la fièvre continue fait place alors à une fièvre intermittente. Il est rare que la fièvre continue palustre se prolonge audelà de quatre à cinq jours après qu'on a institué le traitement par le sulfate de quinine, à condition, bien entendu que le sulfate de quinine soit prescrit à dose suffisante (1gr,50 à 2 grammes par jour.)

On peut voir par les tracés thermométriques ci-joints (fig. 18, 19, 20, 21, 22, 23) que la fièvre continue palustre doit être rangée parmi les fièvres atypiquesLa période d'ascension est difficile à observer, elle ne figure sur aucun de nos

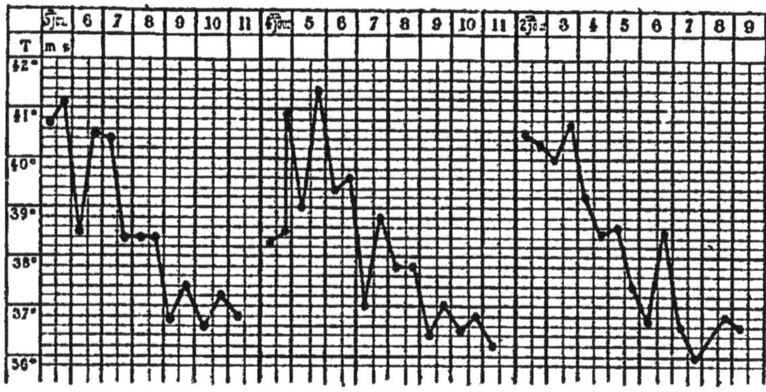

Fig. 18. Fig. 19

Fig. 18. — Fièvre continue palustre grave avec état typhoïde. Le tracé commence au cinquième jour de la maladie. Sulfate de quinine pendant quatre jours à la dose de 1gr,60 par jour puis de 0gr,60. Guérison.

Fig. 19. — Fièvre continue palustre. Le tracé commence au quatrième jour de la maladie. Traitement par le sulfate de quinine, 1gr,60 puis 0gr,80 par jour. Guérison.

Fig. 20. — Fièvre continue palustre avec état typhoïde. Le tracé commence au deuxième jour de la maladie. Traitement par le sulfate de quinine. 1gr,60 par jour. puis 0gr,80. Guérison.

tracés; la brusquerie avec laquelle les accidents se produisent ne laisse d'ailleurs aucun doute sur la rapidité de l'ascension thermique.

A la période d'état on observe presque toujours des oscillations plus ou moins étendues; les températures du soir sont en général plus élevées que celles du matin, comme dans la fièvre typhoïde, mais les exceptions à cette règle m'ont paru être assez nombreuses, ce qui serait d'accord avec la tendance qu'ont les paroxysmes fébriles des fièvres intermittentes à se produire le matin.

La défervescence est rapide, critique ; elle se fait en douze, vingt-quatre ou quarante-huit heures ; la peau devient moite,

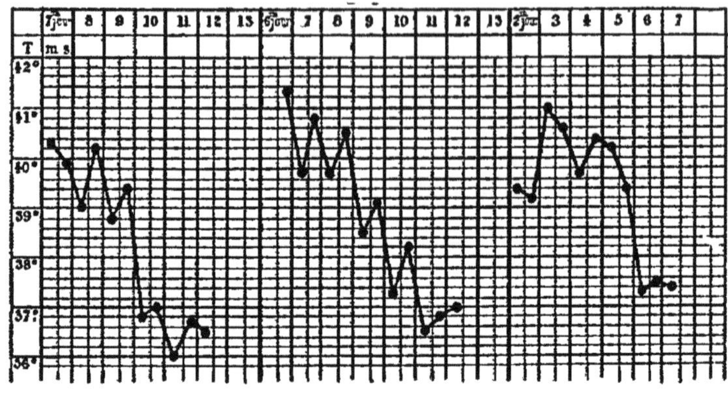

Fig. 21. Fig. 22. Fig. 23.

Fig. 21. — Fièvre continue palustre avec état typhoïde. Le tracé commence au septième jour de la maladie. Le sulfate de quinine est prescrit pendant deux jours à la dose de 1gr,60 puis à celle 0gr,60. Guérison.

Fig. 22. — Fièvre continue palustre. Le tracé commence au sixième jour de la maladie. Le sulfate de quinine est prescrit à la dose de 1gr,60 puis de 1 gr. pendant quatre jours Guérison (observation XXXIII).

Fig. 23. — Fièvre continue palustre. Le tracé commence au deuxième jour de la maladie. Sulfate de quinine pendant trois jours à la dose de 1gr,60 par jour.

la céphalalgie, le malaise se dissipent rapidement et ramènent le sommeil ; il est rare d'observer des sueurs très abondantes.

La convalescence est rapide, les malades quoique anémiés et affaiblis demandent bientôt à manger et à se lever ; mais si on n'insiste pas sur le traitement par le sulfate de quinine, on ne tarde pas à observer une rechute sous la forme d'accès intermittents.

Ce qui a été dit plus haut des altérations du sang dans les fièvres intermittentes s'applique très bien aux fièvres continues palustres ; les mêmes éléments parasitaires se retrouvent dans le sang dans les deux cas; dans les fièvres continues comme dans les fièvres quotidiennes de première invasion ce sont les corps n° 2 qui se rencontrent le plus souvent dans le sang et ici encore on ne trouve parfois que des corps n° 2 de très petit volume (observation XXXII).

OBSERVATIONS CLINIQUES

OBSERVATION XIII

FIÈVRE INTERMITTENTE QUOTIDIENNE DE RÉCIDIVE
MICROBES DU PALUDISME

D..., âgé de vingt-quatre ans, soldat au 8e escadron du train en Algérie depuis le 5 décembre 1879, entre à l'hôpital militaire de Constantine le 4 novembre 1880.

Le malade est caserné au Bardo, c'est-à-dire dans un endroit notoirement insalubre, sur les bords du Rummel. Le 10 octobre dernier il a été pris pour la première fois de fièvre : pas de frisson violent, malaise, chaleur, céphalalgie, faiblesse générale; il est entré à l'hôpital le 12 octobre, la fièvre a cédé facilement au sulfate de quinine. Sorti de l'hôpital le 24 octobre, le malade a été repris de fièvre dès le 26; la fièvre a présenté cette fois un caractère intermittent bien marqué; les accès reviennent tous les jours vers dix heures du matin.

Le malade est amaigri, profondément anémié, les muqueuses sont décolorées ; la peau a une teinte terreuse. Le 4 novembre, à la contre-visite, la température est de 39°, 5. Langue blanche, humide; soif vive. La matité splénique mesure 12 centimètres de haut sur 11 de large.

Je prescris 0gr, 80 de sulfate de quinine.

5 novembre. La température est de 38°, 5 le matin et de 38°, 6 le soir.

6 novembre. Apyrexie; 36°, 8 le matin, 37°, 2 le soir.

Examen du sang fait le 5 novembre, à huit heures trente minutes du matin : corps n° 1 en grand nombre.

Examen du sang fait le 6 novembre, à 2 heures trente minutes du soir : corps n° 1 en grand nombre; corps n° 2 munis de filaments mobiles dont je constate l'existence pour la première fois.

7 novembre. Apyrexie. Le malade mange avec appétit la demi portion. Sulfate de quinine 0gr, 60 matin et soir.

Examen du sang fait le 7 novembre, à deux heures trente minutes du soir : corps n° 1 en grand nombre; corps n° 2 munis de filaments mobiles.

Les jours suivants l'apyrexie persiste, le sulfate de quinine est supprimé. Le malade mange une portion. Vin de quinquina, café.

Examen du sang fait le 9 novembre au matin : corps n° 1, corps n° 2 munis de filaments mobiles. M. Aron, médecin principal, et MM. Petit et Troussaint, médecins aides-majors constatent l'existence des mouvements des filaments mobiles.

10-25 novembre. L'apyrexie persiste. L'anémie est toujours très profonde, le malade se trouve plus fort, il mange une portion et se lève une partie de la journée. Vin de quinquina, café noir.

Examen du sang fait le 17 novembre : corps n° 1 en grand nombre; corps n° 2 en grand nombre également; filaments mobiles. Je constate pour la première fois que ces filaments se terminent par un petit renflement. Pigment libre, corpuscules brillants, mobiles.

Examen du sang fait le 25 novembre : corps n° 1, corps n° 2 moins nombreux, mais plus gros que lors des précédents examens. Les granulations de pigment s'agitent très vivement à l'intérieur des corps n° 2 munis de filaments mobiles; je constate la présence de filaments mobiles libres ; les filaments mobiles continuent après leur séparation des corps n° 2, à se mouvoir au milieu des globules rouges du sang auxquels ils impriment des mouvements très variés, faciles à constater.

Le 26 novembre, à dix heures trente minutes du matin, le malade a un accès de fièvre. Sulfate de quinine, 0gr, 80.

La fièvre ne se reproduit pas. Du 27 au 30 novembre le malade prend chaque jour 1^{gr}, 60 de sulfate de quinine en deux fois, et du 1er au 8 décembre 0^{gr}, 80 de sulfate de quinine chaque jour.

Examen du sang fait le 10 décembre : rien d'anormal. Le 12 décembre le malade quitte l'hôpital ; il part en congé de convalescence.

OBSERVATION XIV

FIÈVRE INTERMITTENTE QUOTIDIENNE DE RÉCIDIVE MICROBES DU PALUDISME

M.., soldat au 3e chasseurs d'Afrique, âgé de vingt-trois ans, entre à l'hôpital militaire de Constantine, le 31 octobre 1880. M... est en Algérie depuis quatre ans ; il a été successivement en garnison a Biskra, à Guelma, a Tébessa et à Constantine.

Première atteinte de fièvre au mois d'août 1880, à Tébessa : fièvre intermittente quotidienne bien caractérisée, qui a cédé au sulfate de quinine au bout de huit jours. Au mois de septembre 1880 il a eu une rechute qui a nécessité une nouvelle entrée à l'ambulance. Dans le courant du mois d'octobre le malade a été pris de douleurs vives dans l'hypocondre gauche, il a été traité à l'infirmerie ; on lui a appliqué dans la région de la rate des ventouses sèches d'abord, puis un vésicatoire.

31 octobre. Le malade est amaigri, anémié ; les muqueuses sont décolorées, la peau a une teinte terreuse. Pas de souffles vasculaires. Fièvre assez vive.

Taches ombrées sur la paroi antérieure de l'abdomen ; pediculi pubis en grand nombre.

Langue humide, blanchâtre ; selles normales.

Le malade se plaint surtout d'une douleur vive dans l'hypocondre gauche, la pression est très douloureuse au-dessous des fausses côtes du côté gauche ; la rate déborde notablement les fausses côtes, la matité splénique mesure 13 centimètres de haut sur 12 de large.

Prescriptions : potages, vin ; sulfate de quinine 0^{gr}, 80, un vésicatoire est appliqué au niveau de la rate.

1-3 novembre. La douleur est moins vive dans l'hypocondre

gauche. Mouvement fébrile sans accès franc, régulier. Le sulfate de quinine est continué jusqu'au 3 novembre.

4-10 novembre. État assez satisfaisant. Apyrexie. Le point splénique a disparu. L'appétit revient : le malade mange une portion. Vin de quinquina, café noir.

Examen du sang fait le 11 novembre au soir : corps n° 1 en grand nombre; corps n° 2 immobiles ou munis de filaments mobiles; un peu de pigment libre.

Examen fait le 13 novembre au soir : corps n° 1 en grand nombre; corps n° 2 immobiles ou munis de filaments mobiles. MM. Petit et Vacher, médecins aides-majors, constatent l'existence des filaments mobiles; corps n° 3; pigment libre.

Un nouvel examen du sang fait le 18 novembre donne les mêmes résultats que les deux précédents. Comme le malade doit quitter prochainement l'hôpital et que l'abondance des corps n° 2 munis de filaments mobiles fait prévoir une rechute à bref délai, je prescris le sulfate de quinine. Du 19 au 22 novembre le malade prend 1gr,60 d'abord, puis 0gr,80 de sulfate de quinine.

Examen du sang fait le 22 novembre : je trouve encore dans les préparations des corps n° 1, mais en très petit nombre. Il n'y a plus aucun corps n° 2 ni n° 3.

Le 24 novembre le malade part en congé de convalescence.

OBSERVATION XV

FIÈVRE INTERMITTENTE DE RÉCIDIVE. MICROBES DU PALUDISME

P..., âgé de vingt-huit ans, en Algérie depuis deux ans, entre à hôpital militaire de Constantine le 20 octobre 1880.

Le malade a pris les fièvres en 1872 au Sénégal; de 1872 à 1875, il a eu plusieurs rechutes; de 1875 à 1880, la fièvre n'a pas reparu.

Au mois de juillet 1880, nouvelle atteinte de fièvre; le malade travaillait alors à une mine aux environs de Philippeville; un mois de traitement à l'hôpital militaire de Philippeville.

Le 12 octobre, la fièvre a reparu; le 20 octobre, le malade est entré à l'hôpital de Constantine.

18 novembre. Le malade a encore eu un accès avant-hier, il est amaigri

anémié; rate volumineuse. Le 17 novembre, le malade a pris 1 gramme de sulfate de quinine.

Examen du sang fait le 18 novembre au matin; corps n° 1, corps n° 2 immobiles ou munis de filaments mobiles, corpuscules brillants mobiles, un peu de pigment libre.

29 novembre. Le malade n'a pas eu de nouveaux accès, il n'a pas pris de sulfate de quinine depuis le 18 novembre.

Examen du sang fait le 29 novembre : corps n° 1, corps n° 2 munis de filaments mobiles; MM. Boppe, médecin-major, et Langue, médecin aide-major, constatent l'existence des filaments mobiles.

Le 7 décembre, le malade a un accès de fièvre à la suite duquel il prend une seule dose de sulfate de quinine.

Examens du sang faits le 9 et le 12 décembre : corps n° 1, corps n° 2 en grand nombre munis de filaments mobiles; corps n° 3. MM. Hattute médecin principal, et Mounier, médecin-major, constatent l'existence des filaments mobiles.

18 décembre. Il n'y a pas eu de nouveaux accès, le malade n'a pas pris de sulfate de quinine.

Examen du sang fait le 18 décembre : corps n° 1, corps n° 2 munis de filaments mobiles ; corps n° 3.

Le malade sort le 19 décembre 1880.

OBSERVATION XVI

FIÈVRE INTERMITTENTE QUOTIDIENNE DE RÉCIDIVE. MICROBES DU PALUDISME

P..., vingt-quatre ans, en Algérie depuis le 8 novembre 1880, a pris la fièvre intermittente en Corse il y a quinze mois. Rechutes continuelles; dernier accès le 28 novembre.

Je vois le malade pour la première fois le 29 novembre 1880; il est amaigri, anémié; la rate déborde les fausses côtes. 1 gramme de sulfate de quinine le 29 novembre au matin.

Examen du sang fait le 29 novembre : corps n° 3; pas de corps n° 1 ni n° 2.

6 décembre. Le malade a eu un accès ce matin, on lui a fait prendre à la suite de cet accès 1 gramme de sulfate de quinine

Examen du sang fait le 6 décembre au soir : corps n° 1 en assez grand nombre ; corps n° 2 immobiles ou munis de filaments mobiles pas de corps n° 3 ; un peu de pigment libre.

Le 11 décembre, accès de fièvre, la température monte à 40°. A la suite de cet accès, le malade prend une seule dose de sulfate de quinine.

Examen du sang fait le 12 décembre au matin : corps n° 1 en grand nombre ; corps n° 2 munis de filaments mobiles, en grand nombre : plusieurs filaments mobiles se sont détachés des corps n° 2 et circulent au milieu des globules rouges du sang.

24 décembre. Le malade a eu des acces le 16 et le 17 décembre ; à la suite de ces accès il a pris deux doses de sulfate de quinine.

Examen du sang fait le 24 décembre au matin : corps n° 1 en grand nombre ; corps n° 2 munis de filaments mobiles. M. Maupetit, médecin aide-major, constate l'existence des filaments mobiles.

Le malade, qui n'appartient pas à mon service, quitte l'hôpital quelques jours après ce dernier examen.

OBSERVATION XVII

FIÈVRE INTERMITTENTE DE RÉCIDIVE. MICROBES DU PALUDISME

D.., vingt-six ans, soldat au 3e bataillon d'Afrique entre à l'hôpital militaire de Constantine le 30 novembre 1880.

D..... est arrivé en Algérie au mois de juin 1877, il a pris la fièvre pour la première fois en 1877 à Biskra, il l'a gardée quinze jours seulement. La fièvre n'a pas reparu en 1878 ni en 1879. Il y a un mois, le malade a pris de nouveau la fièvre à Akbou ; il a passé quinze jours à l'ambulance de ce poste. Dernier accès le 30 novembre au matin, c'est-à-dire le jour même de l'entrée à l'hôpital.

1er décembre. Apyrexie. Le malade est amaigri, profondément anémié, les muqueuses sont décolorées, la peau présente une teinte terreuse. La matité splénique mesure 15 centimètres de haut sur 14 de large. Le malade a pris une seule dose de sulfate de quinine avant d'entrer à l'hôpital.

Examen du sang fait le 1er décembre, à deux heures du soir : corps n° 1 en assez grand nombre; corps n° 2 munis de filaments mobiles: je constate sur plusieurs de ces corps n° 2 des changements de forme très remarquables qui rappellent les mouvements amiboïdes; corps n° 3 en assez grand nombre.

10 décembre. Le malade a pris du sulfate de quinine pendant 6 jours (du 1er au 6 décembre) à la dose de 0gr, 80 d'abord, puis de 0gr,60. Il n'y a pas eu de nouveaux accès de fièvre; l'état général s'est notablement amélioré.

Examen du sang fait le 10 décembre: corps n° 1 en très petit nombre; corps n° 2 très rares aussi: je constate sur plusieurs de ces corps l'existence de filaments mobiles; quelques corps n° 3.

20 décembre. Il n'y a pas eu de nouveaux accès de fièvre; le malade reprend des forces, l'anémie se dissipe peu à peu. Vin de quinquina, café noir.

Examen du sang fait le 20 décembre: corps n° 1 en petit nombre, pas de corps n° 2 ni n° 3.

Le malade quitte l'hôpital le 31 décembre.

OBSERVATION XVIII

FIÈVRE INTERMITTENTE QUOTIDIENNE DE RÉCIDIVE MICROBES DU PALUDISME

J..., âgé de vingt-deux ans, soldat au 3e zouaves, entre à l'hôpital militaire de Constantine le 27 mai 1881.

J... est en Algérie depuis quarante et un mois; il a pris la fièvre intermittente pour la première fois à Tébessa en 1878. Nouvelle atteinte de fièvre au mois d'octobre 1879 à Constantine. En 1880 le malade a eu plusieurs rechutes.

La fièvre a reparu en dernier lieu le 21 mai 1881, accès quotidiens du 21 au 27 mai, jour de l'entrée dans mon service.

27 mai, 40°, 1 le matin, 38°, 3 le soir. Anémie très marquée, la peau est terreuse. Faiblesse générale. La matité splénique mesure 13 centimètres de haut sur 10 de large. (Diète, limonade. Sulfate de quinine 0gr, 80 le 27 au soir).

Examen du sang fait le 27 mai, à huit heures trente du matin, c'est-à-dire pendant l'accès: Corps n° 2 en grand nombre; parmi ces corps les uns sont immobiles les autres renferment des grains pigmentés mobiles ou sont munis de filaments mobiles. Je trouve aussi des filaments mobiles libres. Corps n° 3 en assez grand nombre.

28 mai. 37°,6 le matin, le soir l'apyrexie persiste. (Une demi-portion. Sulfate de quinine 0gr, 80.)

29 mai. L'apyrexie persiste. Les forces et l'appétit reviennent. (Une portion. Sulfate de quinine 0gr,60, vin de quinquina.)

Le sulfate de quinine est continué à la dose de 0gr,60 par jour jusqu'au 8 juin.

12 juin. Etat général satisfaisant, l'anémie se dissipe, les forces reviennent

Examen du sang fait le 12 juin : je ne trouve plus aucun élément parasitaire.

Le malade, qui a obtenu un congé de convalescence, sort le 3 juillet 1881.

OBSERVATION XIX

FIÈVRE INTERMITTENTE TIERCE DE RÉCIDIVE MICROBES DU PALUDISME

Mar..., soldat au 8e escadron du train, âgé de vingt-quatre ans, entre à l'hôpital militaire de Constantine le 30 mai 1881.

Mar... est en Algérie depuis cinquante-deux mois, il a pris la fièvre palustre pour la première fois au mois de septembre 1880 à Akbou, La fièvre n'a reparu que le 28 mai dernier; accès très fort le 28 mai à huit heures du matin. Le 29, pas d'accès. Le 30, accès à cinq heures du matin. Fièvre intermittente tierce anticipante.

30 mai. Au moment de l'entrée à l'hôpital l'accès de fièvre est terminé ; anémie, faiblesse générale; la matité splénique mesure 9 centimètres de haut sur 10 de large.

Examen du sang fait le 30 mai, à deux heures du soir (l'accès terminé) : corps n° 2 renfermant des grains pigmentés mobiles ou munis de filaments mobiles; filaments mobiles libres en assez grand nombre; corps n° 3. (Potages. Sulfate de quinine 0gr,60 le 30 au soir.)

31 mai. Apyrexie. Le malade accuse seulement de la faiblesse. (Une demi-portion. Sulfate de quinine 1gr,20.)

1er-5 juin. L'apyrexie persiste. L'appétit et les forces reviennent. (Une portion. Sulfate de quinine 0 gr, 60 Vin de quinquina.)

Le sulfate de quinine est suspendu le 6 juin.

Pas de rechute. L'anémie se dissipe peu à peu, les forces reviennent.

Examen du sang fait le 22 juin: je ne trouve plus aucun élément parasitaire.

Le malade sort le 3 juillet avec un congé de convalescence

OBSERVATION XX

FIÈVRE INTERMITTENTE TIERCE DE RÉCIDIVE MICROBES DU PALUDISME

Ar..., âgé de vingt-quatre ans, soldat à la 21e section d'ouvriers d'administration, entre à l'hôpital de Constantine le 1er juillet 1881. Ar... est en Algérie depuis le 9 novembre 1879, il a pris la fièvre intermittente pour la première fois au mois de septembre 1880 au Bardo. La fièvre a cédé facilement au sulfate de quinine.

Le 15 décembre 1880 rechute de fièvre, le malade entre à l'hôpital de Constantine, où il reste pendant dix jours.

Rechute le 27 juin 1881, accès bien caractérisés le 27 et le 29 juin, à neuf heures du matin. Le 1er juillet, à six heures du matin, nouvel accès, la température s'élève à 40°. Le malade n'a pas pris de sulfate de quinine depuis cette dernière rechute de fièvre.

2 juillet. Apyrexie Anémie très marquée, faiblesse générale. La matité splénique mesure 11 centimètres de haut sur 11 de large.

Examen du sang fait le 2 juillet à huit heures du matin : corps n° 2 renfermant des grains pigmentés mobiles ou munis de filaments mobiles.

3 juillet, à quatre heures trente du matin, accès de fièvre, à cinq heures trente la température axillaire est de 40°, 3.

Examen du sang fait le 3 juillet, à deux heures du soir (l'accès terminé) : corps n° 2 en plus petit nombre que le 2 juillet, quelques-uns de ces corps renferment des grains pigmentés mobiles, je ne vois pas de filaments mobiles. (Sulfate de quinine 0gr, 60 le 3 au soir.)

4 juillet. Apyrexie. (Sulfate de quinine 1gr, 20.)

5 juillet. L'apyrexie persiste. L'appétit et les forces reviennent. Le sulfate de quinine est continué à la dose de 0gr,60 jusqu'au 12 juillet. Vin de quinquina. Pas de rechute de fièvre.

Examen du sang fait le 13 juillet : je ne trouve plus trace des éléments parasitaires.

Sortant le 13 juillet. Le malade qui est encore faible et anémié, a obtenu un congé de convalescence.

OBSERVATION XXI

FIEVRE INTERMITTENTE QUOTIDIENNE DE RÉCIDIVE MICROBES DU PALUDISME

Ol..., âgé de vingt-quatre ans, soldat a la 8e compagnie de remonte, entre à l'hôpital militaire de Constantine le 9 août 1881. Ol.. est en Algérie depuis trois ans ; il a pris la fievre intermittente pour la première fois il y a trois mois, alors qu'il se trouvait dans une station située à cinq kilomètres de Bône, non loin des bords de la Seybouse ; il n'a eu à ce moment que quelques accès légers. Ol.... est rentré à Constantine depuis un mois et demi ; il prétend que depuis un mois il a des accès qui reviennent le soir vers huit heures sans frisson initial bien marqué ; le malade a été plusieurs fois à la visite, il dit n'avoir pris depuis un mois que deux doses de sulfate de quinine.

10 août. Fièvre légère ; 38° le matin, 38°1, le soir. Anémie très prononcee, la peau a une pâleur cireuse, muqueuses décolorées, prostration, apathie très marquée, faiblesse générale, vertiges dans la station debout. Anorexie, pas de diarrhée. La matité splénique mesure 12 centimètres de haut sur 12 de large.

11 août. 37° à cinq heures trente du matin. Accès à sept heures du matin, frisson ; à 8 heures, 40°5 ; à quatre heures du soir, 38°1 ; sueurs. (Sulfate de quinine 1gr le 11 au soir.)

Examen du sang fait le 11 août à huit heures trente du matin (en plein accès) : corps n° 2 immobiles, libres ou accolés à des hématies, corps n° 2 renfermant des grains pigmentés mobiles, corps n° 3, grains de pigment libres.

Nouvel examen du sang fait le 11 août à deux heures trente du soir (toujours pendant l'accès) : corps n° 2 renfermant des grains pigmentés mobiles ou munis de filaments mobiles (les mouvements des filaments sont extrêmements vifs) ; corps n° 2 de petit volume libres ou accolés à des hematies ; corps n° 3.

12 août. 37° le matin. Le soir l'apyrexie persiste. L'anémie a encore augmenté à la suite du dernier accès ; pâleur cireuse ; apathie, faiblesse générale, vertiges. Anorexie, langue humide, un peblanche. (Potages. Sulfate de quinine 0gr 80 matin et soir.)

13-14 août. Apyrexie. La faiblesse générale et l'anorexie persistent (Potages. Sulfate de quinine 0gr, 80)

15 août. L'apyrexie persiste; les forces commencent à revenir ; le malade commence à se lever. Un peu d'appétit. (Une demi-portion. Sulfate de quinine 0gr, 60. Vin de quinquina.)

Examen du sang fait le 15 août : le sang est très pauvre en hématies; leucocytes mélaniferes (rares); quelques grains de pigment libres. Je ne trouve plus d'éléments parasitaires.

Le sulfate de quinine est continué a la dose de 0gr, 60 par jour jusqu'au 22 août. Les forces reviennent lentement, pas de rechute de fievre.

1er septembre L'anémie est encore très profonde. Pas de rechute de fievre; l'appetit est revenu, le malade mange depuis plusieurs jours deux portions.

Examen du sang fait le 1er septembre : je ne trouve plus d'éléments parasitaires ni même de leucocytes mélanifères.

Le malade sort le 3 septembre avec un congé de convalescence.

OBSERVATION XXII

FIEVRE INTERMITTENTE DE PREMIÈRE INVASION MICROBES DU PALUDISME

Les..., âgé de vingt-trois ans, soldat au 11e escadron du train, entre a l'hôpital de Constantine le 22 août 1881. Les... est en Algérie depuis dix mois ; il n'a pas quitté le Bardo depuis le 11 juillet dernier. Le 20 juillet pour la première fois, le malade a eu un accès de fièvre. accès régulier avec frisson initial ; du 20 au 28 juillet accès de fievre revenant tous les deux jours. Le 28 juillet Les... est entre une premiere fois à l'hôpital de Constantine, la fièvre a cédé facilement au sulfate de quinine, dont il n'a pris que trois doses ; le malade est sorti le 15 août ; nouveaux accès de fièvre le 18, le 20 et le 21. Le 21 le malade a pris du sulfate de quinine, il ne peut pas dire à quelle dose.

23 août. Apyrexie. Anémie profonde, faiblesse générale, amaigrissement. La matité splénique mesure 11 centimètres de haut sur 13 de large. (Une demi-portion. Vin de quinquina.)

Examen du sang fait le 23 août a deux heures du soir : corps n° 2 de petit volume presque tous accolés à des hématies.

Les jours suivants l'apyrexie persiste. Le malade mange une portion ; il ne prend en fait de médicaments que du vin de quinquina

29 août. Rechute ; a midi trente, la température est a 39°, 6 ; à quatre heures du soir, sueurs, apyrexie.

Examen du sang fait le 29 août a deux heures du soir (pendant l'accès) : corps n° 2 immobiles, libres ou accolés à des hématies ; corps n° 2 renfermant des grains pigmentés mobiles ou munis de filaments mobiles ; filaments mobiles libres ; leucocytes mélanifères. (Sulfate de quinine 0 gr, 80 le 29 au soir.)

30 août Apyrexie. (Sulfate de quinine 0gr, 80 matin et soir. Une demi-portion.)

31 août. L'apyrexie persiste. (Une portion. Sulfate de quinine 0gr, 80 Vin de quinquina.)

Du 1er au 7 septembre le sulfate de quinine est continué à la dose de 0 gr, 60 par jour ; vin de quinquina.

11 septembre. Il n'y a pas eu de nouveaux accès ; l'anémie se dissipe peu à peu, le malade ne se plaint plus de la faiblesse de ses jambes.

Examen du sang fait le 15 septembre : je ne trouve plus aucun élément parasitaire.

Le malade sort le 16 septembre 1881.

OBSERVATION XXIII

FIÈVRE INTERMITTENTE QUOTIDIENNE DE PREMIÈRE INVASION MICROBES DU PALUDISME

Ch..., soldat au 47e de ligne, âgé de vingt-cinq ans, entre a l'hôpital militaire de Constantine le 25 août 1881.

Ch... est arrivé en Algérie le 22 juin dernier, il a débarqué à Bône, et il est venu par étapes de Bône a Saint-Charles en traversant des localités très malsaines. Pas de maladies graves antérieures à l'arrivée en Algérie.

Ch... a éte pris de fièvre intermittente dans les derniers jours du mois de juillet dernier, fièvre intermittente quotidienne bien caractérisée, le malade a été traité a plusieurs reprises à l'infirmerie; sous l'influence du sulfate de quinine, quelques accès sont supprimés; mais la fievre ne tarde pas à reparaître. Le dernier accès de fièvre a eu lieu le 15 août.

25 août. Apyrexie. Anémie très marquée, faiblesse générale. Anorexie. Vomissements. La peau a l'aspect cireux, les muqueuses sont décolorées. La matité splenique mesure 9 centimètres de haut sur 13 centimètres de large.

26 août. Apyrexie le matin. A la contre-visite, je constate que la peau est chaude, le thermomètre marque en effet 39°, 3, à quatre heures du soir. Le malade, qui n'a pas eu de frisson, ne se doute pas qu'il a un accès de fièvre.

27 août. Apyrexie. Le malade se trouve beaucoup mieux. Un peu d'appétit. (Une demi-portion. Vin de quinquina.)

30 août. Il n'y a pas eu de nouveaux accès de fièvre. Anémie très profonde, faiblesse génerale. (Une portion. Vin de quinquina.)

Examen du sang fait le 30 août : corps n° 1 en assez grand nombre, corps ovalaires intermédiaires aux corps n° 1 et n° 2, corps n° 2 renfermant des grains pigmentés mobiles ou munis de filaments mobiles, filaments mobiles libres.

9 septembre. Il n'y a pas eu de rechute de fièvre, je n'ai prescrit cependant que du vin de quinquina. Le malade ne se plaint que

de la faiblesse de ses membres inférieurs. (Deux portions. Vin de quinquina.)

Examen du sang fait le 9 septembre au matin : je ne trouve plus d'éléments parasitaires.

Le malade sort le 26 septembre 1881.

OBSERVATION XXIV

FIÈVRE INTERMITTENTE QUOTIDIENNE DE PREMIÈRE INVASION MICROBES DU PALUDISME

Roul..., âgé de vingt-deux ans et demi, soldat au 47e de ligne, entre à l'hôpital militaire de Constantine le 3 septembre 1881. Roul... a débarqué à Bône il y a un mois et demi; il est venu par étapes de Bône à Saint-Charles, et il a pris la fièvre à la suite de cette route, comme le malade qui fait l'objet de l'observation précédente.

3 septembre. Fièvre assez vive au moment de l'entrée à l'hôpital, 39° 4 à neuf heures du matin. Anémie profonde. Céphalalgie. Pas de symptômes abdominaux.

La matité splénique mesure 9 centimètres de haut sur 10 de large. (Diète. Limonade. Sulfate de quinine 0gr, 80 le 3 au soir.)

Examen du sang fait le 3 septembre à neuf heures du matin.

Corps n° 2 libres ou accolés à des hématies; corps n° 2 renfermant des grains pigmentés mobiles; filaments mobiles libres.

Le 3 au soir la fièvre est tombée.

4 septembre. Accès léger le matin ; 38°, 2, à sept heures du matin 36°, 8 à quatre heures du soir. (Sulfate de quinine, 0gr, 80 matin et soir.)

5 septembre. 36°, 6, le matin ; le soir l'apyrexie persiste. Anémie profonde; la peau a l'aspect cireux, les muqueuses sont décolorées, faiblesse générale rendant la marche très difficile, vertiges dans la station debout. Anorexie, langue humide, un peu blanche. (Potages, Sulfate de quinine 0gr, 80 le matin ; 0gr, 60 le soir.)

6 septembre. L'apyrexie persiste. Les forces et l'appétit reviennent. (Une demi-portion. Sulfate de quinine 0,60. Vin de quinquina.)

Le sulfate de quinine est continué à la dose de 0, 60 jusqu'au 12 septembre. Pas de rechute de fièvre.

Le malade sort le 19 septembre 1881 avec un congé de convalescence.

OBSERVATION XXV

FIÈVRE INTERMITTENTE QUOTIDIENNE DE PREMIÈRE INVASION
MICROBES DU PALUDISME

Puch.., âgé de vingt-trois ans, soldat au 83e de ligne, entre à l'hôpital militaire de Constantine le 17 août 1881. Puch .. est en Algérie depuis cinq mois, il a pris la fièvre intermittente pour la première fois il y a un mois et demi environ. Fièvre intermittente quotidienne. Le malade est entré à l'hôpital de Soukharas, d'où il a été évacué le 13 août sur Constantine.

17 août Apyrexie. Anémie très marquée, faiblesse générale. Un peu d'appétit. (Une portion. Vin de quinquina)

7 septembre. Rechute de fièvre. Accès régulier, à midi 40°, 2.

8 septembre. Apyrexie matin et soir. Anémie, faiblesse générale. Anorexie. La matité splénique mesure 10 centimètres de haut sur 12 de large. (Potages. Sulfate de quinine 0gr.80)

Examen du sang fait le 8 septembre, à deux heures du soir : corps n° 2 libres ou accolés à des hématies, corps n° 2 renfermant des grains pigmentés mobiles ou munis de filaments mobiles, filaments mobiles libres en assez grand nombre; corps n° 2 de petit volume renfermant quelquefois des grains pigmentés mobiles, corps n° 3.

9 septembre. A une heure du matin frisson : à sept heures trente du matin 39°, 9, à quatre heures du soir la fièvre est tombée. (Sulfate de quinine 0gr, 80 matin et soir.)

10 septembre Apyrexie complète Anémie, faiblesse générale. (Une demi-portion. Sulfate de quinine 0gr, 80 matin et soir.)

11 septembre. L'apyrexie persiste. L'appétit et les forces reviennent. (Une portion. Sulfate de quinine 0gr, 80. Vin de quinquina.)

Du 12 au 17 septembre, le sulfate de quinine est continué à la dose de 0gr, 60. Vin de quinquina. Café Pas de rechute de fièvre.

26 septembre. Il n'y a pas eu de rechute de fièvre. Les forces sont revenues, le malade demande à reprendre son service.

Examen du sang fait le 26 septembre : je ne trouve plus aucun élément parasitaire.

Sortant le 27 septembre 1881.

OBSERVATION XXVI

FIÈVRE INTERMITTENTE QUOTIDIENNE DE RÉCIDIVE MICROBES DU PALUDISME

Lan..., âgé de vingt-deux ans, soldat au 11e escadron du train, entre à l'hôpital de Constantine le 25 octobre 1881. Lan... est en Algérie depuis six mois, il a pris la fièvre à Bône, dans les premiers jours du mois de septembre dernier, il a été soigné à Bône pendant une huitaine de jours; depuis un mois il est rentré à Constantine. La fièvre revient sans cesse, bien que le malade ait pris à plusieurs reprises du sulfate de quinine.

25 octobre. Apyrexie, anémie très marquée, faiblesse générale, anorexie. La matité splénique mesure 13 centimètres de haut sur 13 de large.

26 octobre. L'apyrexie persiste. (Une demi-portion. Vin de quinquina.)

Examen du sang fait le 26 octobre, à huit heures du matin : corps n° 2 immobiles, libres ou accolés à des hématies, corps n° 2 renfermant des grains pigmentés mobiles ou munis de filaments mobiles. M. le Dr Marvaud, professeur agrégé du Val-de-Grâce, constate l'existence de ces filaments mobiles.

27 octobre. L'apyrexie persiste. L'appétit revient. Le malade accuse une douleur assez vive dans la région de la rate. (Une portion. Vin de quinquina, café, ventouses sèches sur l'hypocondre gauche.)

L'apyrexie persiste jusqu'au 2 novembre, le malade ne prend en fait de médicaments que du vin de quinquina.

2 novembre. Rechute de fièvre; à 11 heures du matin 40°, 5.

Examen du sang fait le 2 novembre, à deux heures du soir (pendant l'accès) : corps n° 2 immobiles de moyen ou de petit volume, corps n° 2 renfermant des grains pigmentés mobiles et munis de filaments mobiles, corps n° 3.

Le 2 novembre à quatre heures du soir la fièvre est tombée.

3 novembre. Apyrexie le matin.

Nouvel examen du sang fait le 3 novembre, à huit heures du matin : corps n° 2 en grand nombre libres ou accolés a des hématies, corps n° 2 renfermant des grains pigmentés mobiles et munis de filaments mobiles animés de mouvements très vifs, corps n° 2 de petit volume libres ou accolés à des hématies, sur quelques hématies on trouve jusqu'à trois ou quatre de ces petits eléments; corps n° 3.

Le malade prend 0gr,80 de sulfate de quinine le 3, à huit heures du matin, mais la fièvre reparait presque aussitôt; a neuf heures du matin la température est remontée à 40°, 8, à quatre heures du soir la fièvre est tombée. (Sulfate de quinine 0gr, 80).

4 novembre. Apyrexie. Anémie, faiblesse générale. Un peu d'appétit. (Une demi-portion. Sulfate de quinine 0, 80 matin et soir.)

5 novembre. L'apyrexie persiste. (Une portion. Sulfate de quinine 0,80. Vin de quinquina. Café.)

Le sulfate de quinine est continué à la dose de 0, 60 jusqu'au 12 novembre. Pas de nouveaux accès.

Examen du sang fait le 12 novembre. je ne trouve plus trace d'éléments parasitaires.

Sortant le 16 novembre 1881.

OBSERVATION XXVII

FIEVRE INTERMITTENTE TIERCE DE RÉCIDIVE
MICROBES DU PALUDISME

Mar..., âgé de 24 ans, soldat à la 8e compagnie de remonte, entre a l'hôpital militaire de Constantine le 12 novembre 1881.

Mar... est en Algérie depuis trente-six mois; il a pris la fièvre intermittente pour la première fois au mois de juin 1880, il a passé alors vingt-cinq jours a l'hôpital.

Rechute de fièvre le 15 octobre 1881. Fièvre intermittente tierce: le malade a été à la visite pendant une dizaine de jours et a pris du sulfate de quinine; la fièvre a cédé assez facilement, mais elle n'a pas tardé à reparaître. Derniers accès de fièvre le 9 et le 11 novembre. Le malade a pris plusieurs doses de sulfate de quinine du 9 au 11.

13 novembre. Apyrexie le matin. Anémie profonde, la peau a l'aspect cireux, muqueuses décolorées, faiblesse générale. Anorexie. La rate est notablement augmentée de volume.

Examen du sang fait le 13 novembre au matin: corps n° 1 en grand nombre. corps n° 2 munis de filaments mobiles; je montre ces éléments a MM. les Drs Massoutié et Marvaud.

Le 13 novembre, à trois heures du soir, nouvel accès de fièvre.

14 novembre. Apyrexie le matin.

Examen du sang fait à huit heures trente du matin : corps n° 1 en grand nombre, corps n° 2 immobiles ou munis de filaments animés de mouvements très vifs, leucocytes mélanifères (rares) A neuf heures du matin une ventouse scarifiée est appliquée sur la région lombaire du côté droit, je m'assure que le sang ainsi obtenu renferme les mêmes eléments pigmentés et parasitaires que le sang provenant de la piqûre d'un des doigts, puis j'injecte dans les veines de plusieurs lapins quelques gouttes de ce sang (1).

Du sulfate de quinine est prescrit à partir du 14 novembre. Pas de nouveaux accès de fièvre. Sortant le 29 novembre.

Rechute de fièvre le 29 novembre, le jour même de la sortie de l'hôpital; accès quotidiens. Le malade est traité à l'infirmerie de son corps pendant quelques jours, le 7 décembre 1881, il rentre a l'hôpital de Constantine dans mon service.

Le 7 décembre, a quatre heures du soir 39°,5.

8 décembre. Apyrexie (le malade a pris plusieurs doses de sulfate de quinine avant d'entrer a l'hôpital), 36°5, le matin. Anémie profonde, faiblesse générale. La matité splénique mesure 15 centimètres de haut sur 16 de large. (Une demi-portion. Vin de quinquina)

Examen du sang fait le 8 décembre au matin : corps n° 1 en petit nombre, leucocytes mélanifères.

(1) Les résultats de cette expérience ont été complètement négatifs.

Les jours suivants l'apyrexie persiste, les forces et l'appétit reviennent. (Une portion, vin de quinquina.)

Examen du sang fait le 17 décembre : corps n° 1 en petit nombre.

Le 21 décembre, accès de fièvre, à quatre heures quarante-cinq du soir le thermomètre marque 40°, 2.

22 décembre. Apyrexie matin et soir. L'apyrexie persiste jusqu'au 27 décembre, bien que le malade ne prenne en fait de médicament que du vin de quinquina

27 décembre. Accès de fièvre le matin, sans frisson initial. Examen du sang fait le 27 au matin : corps n° 1 en assez grand nombre, corps n° 2 immobiles ou munis de filaments mobiles.

Nouvel examen du sang fait le 27, à trois heures du soir (la fièvre est tombée) : corps n° 1 en assez grand nombre, corps ovalaires intermédiaires aux corps n° 1 et n° 2, leucocytes mélanifères.

28 décembre. Apyrexie. Anémie, faiblesse générale. (Potages, sulfate de quinine 0,80 matin et soir.)

29 décembre. Encore un accès de fièvre, à huit heures trente du matin 39°, 7. (Sulfate de quinine 0,80 matin et soir.)

30 décembre. L'apyrexie persiste. (Une portion. Sulfate de quinine 0,80. Vin de quinquina. Café.)

Le sulfate de quinine est continué à la dose de 0,60 par jour jusqu'au 4 janvier 1882. Pas de rechute de fièvre.

Le malade, qui a obtenu un congé de convalescence, sort le 5 janvier 1882.

OBSERVATION XXVIII

FIÈVRE INTERMITTENTE TIERCE DE RÉCIDIVE
MICROBES DU PALUDISME

Larbi ben Hadj Abderrhaman, soldat indigène au 3e tirailleurs, entré à l'hôpital militaire de Constantine le 23 juin 1882

Larbi est âgé de vingt-sept ans environ, il est au service militaire depuis deux ans et neuf mois. Le malade dit avoir pris la fièvre pour la première fois au mois d'octobre 1881 à Négrine. La fièvre a cédé facilement au sulfate de quinine et n'a reparu que le 20 juin dernier. Fièvre tierce bien caractérisée, accès réguliers le 20 et le 22 vers sept heures du matin. Le malade n'a pas pris de sulfate de quinine avant d'entrer à l'hôpital.

23 juin. Apyrexie matin et soir. Anémie, faiblesse générale, vertiges dans la station debout. Langue un peu blanche, pas de diarrhée ni de constipation; la matité splénique mesure 9 centimètres de haut sur 10 de large.

24 juin. Accès à huit heures trente, le thermomètre placé dans l'aisselle marque 39°,5. Frisson. A quatre heures du soir, 37°,8.

Examen du sang fait le 24 juin à huit heures du matin (pendant la période de frisson) : corps n° 2 en assez grand nombre, libres ou accolés à des hématies, corps n° 2 renfermant des grains pigmentés mobiles ou munis de filaments mobiles; corps n° 3.

Nouvel examen du sang fait à deux heures trente du soir, à la fin de l'accès : corps n° 3, leucocytes mélanifères.

25 juin. Apyrexie matin et soir. Je ne prescris pas de sulfate de quinine depuis l'entrée du malade à l'hôpital.

26 juin. Accès de fièvre, à six heures du matin; à six heures trente, le thermomètre marque 40°,1.

Examen du sang fait le 26 juin, à sept heures trente du matin : corps n° 2 de moyen ou de petit volume en assez grand nombre, libres ou accolés à des hématies, corps n° 2 renfermant des grains pigmentés mobiles ou munis de filaments mobiles, corps n° 3, leucocytes mélanifères. (Sulfate de quinine 0.80, le 26 au soir.)

27 juin. Apyrexie. (Sulfate de quinine 0,80 matin et soir. Une portion. Vin de quinquina.)

Le sulfate de quinine est continué à la dose de 0,60 jusqu'au 2 juillet. Il n'y a pas de nouveaux accès. Les forces reviennent rapidement.

Sortant le 3 juillet 1882.

OBSERVATIONS

OBSERVATION XXIX

FIÈVRE INTERMITTENTE QUOTIDIENNE DE RÉCIDIVE
MICROBES DU PALUDISME

Rol..., âgé de vingt-cinq ans, sergent au 3e tirailleurs algériens, entre à l'hôpital militaire de Constantine le 30 juin 1882. Rol... est en Algérie depuis le 13 avril 1878 : il a pris la fièvre intermittente pour la première fois au mois d'octobre 1881 à El-Oued, fièvre intermittente quotidienne qui a cédé facilement au sulfate de quinine. Rechute de fièvre au mois d'avril 1882, à Négrine. Fièvre intermittente quotidienne, le malade est traité pendant dix-sept jours à l'ambulance.

Rechute le 23 juin sur la route de Khenchela a Batna, accès le 23 et le 24 ; le 25 il n'y a pas d'acces, mais du 26 au 30 juin la fièvre revient tous les matins, accès réguliers avec frisson initial ; sueurs abondantes a la fin des accès. Du 26 au 30 juin le malade a pris quatre doses de sulfate de quinine.

30 juin. Fièvre vive, 39°,5, à huit heures du matin ; 39°,8, à une heure trente du soir. Céphalalgie très forte, malaise général. La matite splénique mesure 8 centimètres de haut sur 11 de large.

Examen du sang fait le 30 juin à deux heures trente du soir, c'est-a-dire pendant l'accès : corps n° 1 en grand nombre, il y en a presque toujours deux ou trois au moins dans le champ du microscope, on en compte quelquefois huit ou dix ; corps n° 2 en petit nombre, quelques-uns de ces corps renferment des grains pigmentés mobiles.

1er juillet 39°,7 le matin, 38°, 7 le soir.

2 juillet. 39° le matin, 37°,9 le soir. (Sulfate de quinine 0gr,8 matin et soir.)

Examen du sang fait le 2 juillet à huit heures du matin : corps n° 1 en grand nombre, corps ovalaires intermédiaires aux corps n° 1 et n° 2, corps n° 2 beaucoup plus rares que les corps n° 1; quelques-uns de ces éléments renferment des grains pigmentés mobiles

3 juillet. 36°,2 le matin. Le soir l'apyrexie persiste. (Une demi-portion. Sulfate de quinine 0gr,80. Vin de quinquina.)

4 juillet. L'apyrexie persiste. Anémie profonde, faiblesse générale. Vertiges, bourdonnements d'oreilles. Anorexie. Pas de diarrhée ni de constipation. (Une demi-portion. Sulfate de quinine 0gr,80. Vin de quinquina. Café.)

Examen du sang fait le 4 juillet : corps n° 1 toujours en grand nombre, corps n° 2 immobiles ou munis de filaments mobiles et renfermant des grains pigmentés mobiles ; filaments mobiles libres.

5 et 6 juillet. L'apyrexie persiste. L'état général est satisfaisant. (Une portion. Vin de quinquina. Café.) Le sulfate de quinine est suspendu a partir du 5.

8 juillet. L'apyrexie persiste.

Examen du sang fait le 8, a deux heures trente du soir : corps n° 1 toujours nombreux, corps n° 2 renfermant des grains pigmentés mobiles et munis de filaments mobiles, plus nombreux que le 4 juillet ; filaments mobiles libres.

Nouvel examen du sang fait le 11 juillet au matin : corps n° 1 toujours nombreux, corps n° 2 en assez grand nombre renfermant des grains pigmentes mobiles et munis de filaments mobiles, MM. de Courtois et Massoutié, médecins principaux, et M. Coustan, médecin-major, constatent la présence de ces éléments. L'apyrexie persiste jusqu'au 17 juillet, le malade ne prend que du vin de quinquina.

17 juillet. A sept heures du matin, le malade accuse de la céphalalgie, du malaise général, la face est injectée, cependant le thermomètre ne marque que 37°, 5. Accès dans la journée sans frisson initial ; à cinq heures du soir, 39°, 9. Cephalalgie très forte, malais général.

juillet. La fièvre a persisté pendant toute la nuit ; à six heures du matin 39° ; a quatre heures du soir 39°,2 ; a six heures du soir 38°, 2. Sulfate de quinine 0gr, 80 le 18 au soir.)

19 juillet. 37°, 1 le matin. Le soir l'apyrexie persiste. (Une demi-portion. Sulfate de quinine 0gr, 80 matin et soir. Vin de quinquina.)

20 juillet. Apyrexie. L'appétit et les forces reviennent. (Une portion. Sulfate de quinine 0gr, 80. Vin de quinquina. Café.)

21 et 23 juillet. L'apyrexie persiste. Les forces reviennent. Le sulfate de quinine est continué à la dose de 0gr, 60 par jour.

Examen du sang fait le 22 juillet au matin : corps n° 1 en très petit nombre ; corps n° 2 rares et presque toujours immobiles ; je trouve cependant encore un corps n° 2 renfermant des grains pigmentés mobiles et muni de filaments mobiles.

Examen du sang fait le 23 juillet : corps n° 1 très rares ; je ne trouve plus de corps n° 2.

Le malade sort le 25 juillet avec un congé de convalescence de trois mois.

OBSERVATION XXX

FIÈVRE INTERMITTENTE TIERCE DE RÉCIDIVE MICROBES DU PALUDISME

Le..., âgé de vingt-quatre ans, sergent au 3e zouaves, entre à l'hôpital militaire de Constantine le 9 décembre 1882. Le..., qui est engagé volontaire, est au service militaire et en Algérie depuis quarante-cinq mois.

Le... s'est bien porté jusqu'au mois d'août 1882, à cette époque il a été détaché à Aïn el Bey, où il est resté une vingtaine de jours, et c'est là qu'il a pris la fièvre.

Le malade est rentré à Constantine le 15 septembre, depuis six jours il avait des accès de fièvre quotidiens.

Première entrée à l'hôpital de Constantine le 18 septembre ; le malade sort le 1er octobre, et le 20 octobre il part pour Bône avec son bataillon. Rechute de fièvre à Bône dans les premiers jours de novembre, accès légers qui n'empêchent pas le malade de continuer son service.

Le... est rentré à Constantine le 29 novembre, depuis ce moment accès de fièvre revenant tous les deux jours, accès réguliers avec frisson initial revenant le matin.

Le malade a pris trois doses de sulfate de quinine avant l'entrée à l'hôpital. Derniers accès le 6 et le 8 décembre.

9 décembre. Apyrexie. Anémie, teinte terreuse peu marquée. Faiblesse générale. Le malade accuse une douleur assez vive dans la région splénique. Cette douleur existe depuis sept ou huit jours ; la pression est douloureuse au-dessous des fausses côtes à gauche.

La matité splénique mesure 10 centimètres de haut sur 12 de large. Langue un peu blanche ; pas de diarrhée.

Examen du sang fait le 9 décembre à huit heures trente du matin : corps n° 2 libres ou accolés à des hématies, corps n° 2 de petit volume, corps n° 2 renfermant des grains pigmentés mobiles et munis de filaments mobiles ; je constate sur plusieurs de ces corps que les filaments finissent par se détacher des corps n° 2 et que les grains pigmentés deviennent alors immobiles. Je prescris le sulfate de quinine sans attendre l'accès, qui est imminent. (Sulfate de quinine 1 gramme.)

10 décembre. L'apyrexie persiste. (Sulfate de quinine 1 gramme.)

Les jours suivants l'apyrexie persiste, le sulfate de quinine est continué à la dose de 0, 60, jusqu'au 16 décembre.

Je rends encore quelques doses de sulfate de quinine du 21 au 25 décembre, pas de rechute de fièvre.

Le malade sort le 27 décembre 1882.

OBSERVATION XXXI

FIÈVRE INTERMITTENTE QUOTIDIENNE DE PREMIÈRE INVASION ACCÈS SUBINTRANTS. MICROBES DU PALUDISME

Gaz..., âgé de vingt-trois ans, soldat au 3e zouaves, entre à l'hôpital militaire de Constantine le 16 juillet 1882. Gaz... a vingt-deux mois de service, il est en Algérie depuis onze mois. Pas de maladie antérieure. Le malade est rentré à Constantine le 4 juillet courant après avoir passé quatre mois dans une localité insalubre. Le premier accès de fièvre s'est produit le 13 juillet. Du 13 au 16 juillet la fièvre a persisté presque continuellement au dire du malade, il n'y a pas eu d'accès réguliers distincts les uns des autres. Céphalalgie très forte, faiblesse générale, le malade s'est trouvé mal dans la cour de la caserne, et on a dû le reporter dans son lit. Soif vive, anorexie diarrhée légère, 4 à 5 selles dans les 24 heures. Point très douloureux dans la région de la rate. Le malade dit ne pas avoir pris de sulfate de quinine.

Le 16 juillet au soir, fièvre vive, 39°,15.

17 juillet. 36°,9 le matin. Anémie profonde, faiblesse générale, cépha-

lalgie, vertiges, anorexie, soif vive ; diarrhée séreuse. Point splénique. La matité splénique mesure 10 centimètres de haut sur 12 de large.

A une heure de l'après-midi on constate de nouveau une fièvre vive, la température est remontée à 40° (sulfate de quinine 0,80 le 17 au soir. (Ventouses sèches sur l'hypocondre gauche. Diète. Limonade.)

Examen du sang fait le 17 juillet, a deux heures du soir : corps n° 2 de très petit volume, ne renfermant souvent qu'un ou deux grains de pigment ; ces eléments, fort nombreux dans le sang, sont le plus souvent accolés à des hématies, mais ils se rencontrent aussi à l'état de liberté. Les hématies altérées par la présence de ces éléments sont si nombreuses qu'on en trouve parfois une dizaine dans le champ du microscope, une même hématie présente quelquefois à sa surface deux ou trois de ces petits éléments ; la préparation renferme aussi quelques leucocytes mélanifères.

18 juillet. La fièvre persiste : 39°,8 le matin et 41° le soir. Céphalalgie très forte, malaise général, soif vive. Le point splénique est moins douloureux. (Sulfate de quinine 0,80 matin et soir. Diète. Limonade.)

19 juillet. La fièvre tombe, 38°,7, à six heures du matin ; 38°,1, à quatre heures du soir. L'état général est plus satisfaisant. (Potages. Sulfate de quinine 0,80 matin et soir.)

20 juillet. Apyrexie complète, 37° le matin, 37°5 le soir. (Potages. Sulfate de quinine 0,80.)

21 juillet L'apyrexie persiste. Anémie profonde, amaigrissement, faiblesse générale ; le malade marche difficilement, vertiges dans la station debout. La céphalalgie a disparu ainsi que le point splénique. Bourdonnements d'oreilles. Langue humide, un peu blanche, un peu d'appétit ; les selles sont redevenues normales. (Une demi-portion. Sulfate de quinine 0,80. Vin de quinquina.)

Le sulfate de quinine est continué à la dose de 0,60 jusqu'au 26 juillet. La fièvre ne reparaît pas ; les forces et l'appétit reviennent, le malade mange une portion à partir du 24 juillet.

Examen du sang fait le 23 juillet ; je ne trouve plus d'éléments parasitaires ni même de leucocytes mélanifères.

Du 2 au 5 août, je rends encore par précaution quelques doses de sulfate de quinine.

Le malade sort le 19 août avec un congé de convalescence de deux mois.

OBSERVATION XXXII

FIÈVRE PALUSTRE DE PREMIÈRE INVASION. FIÈVRE CONTINUE MICROBES DU PALUDISME

Pier..., âgé de vingt-trois ans, soldat au 3e zouaves, entre à l'hôpital militaire de Constantine le 30 juillet 1882. Pier... est au service militaire et en Algérie depuis onze mois. Pas de maladies antérieures graves, le malade dit avoir la fièvre pour la première fois ; depuis le 1er juillet il a été détaché à Aïn-el-Bey, et il a été employé à la moisson.

Le 28 juillet, céphalalgie très forte, malaise général, soif ardente, chaleur très forte sans frisson initial; au dire du malade la fièvre a persisté du 28 au 30 juillet sans rémission notable. Le malade est rentré le 30 juillet à Constantine, et n'a pris jusqu'ici que cinq pilules de sulfate de quinine.

30 juillet. Fièvre très vive : 40°,2, à midi ; 40°,3, à quatre heures du soir. Céphalalgie intense, malaise général, prostration, faiblesse. Langue blanche, saburrale, soif ardente. Diarrhée légère. Pas de douleur dans la fosse iliaque droite. La matité splénique mesure 9 centimètres de haut sur 12 de large. (Diète. Limonade. Sulfate de quinine 1 gramme le 30 au soir.)

Examen du sang fait le 30 juillet, à deux heures trente du soir, corps n° 2 de petit volume en grand nombre; ces éléments, qui sont libres ou accolés à des hématies, ne renferment souvent qu'un ou deux grains de pigment, on trouve quelquefois deux, trois, ou même quatre de ces corps sur une même hématie.

31 juillet. La fièvre persiste toujours très forte, 40° le matin, 40°,4 le soir. L'état général ne s'est pas modifié. (Diète. Limonade. Sulfate de quinine 0,80 matin et soir.)

1er août. La fièvre est tombée, 37°,8 le matin. Le soir l'apyrexie persiste. Etat général satisfaisant, la céphalalgie a disparu. Anémie. Faiblesse générale. Anorexie. (Potages. Sulfate de quinine 0,80.)

2 août. L'apyrexie persiste. Anémie très marquée. Vertiges dans la station debout, bourdonnements d'oreilles. Faiblesse générale rendant la marche difficile, léger tremblement des extrémités supérieures. La langue est belle, cependant le malade a peu d'appétit. (Une demi-portion. Sulfate de quinine 0,60. Vin de quinquina.)

Le sulfate de quinine est continué à la dose de 0,60 jusqu'au 8 août Les forces et l'appétit reviennent. A partir du 6 août le malade mange une portion.

Examen du sang fait le 8 août : je ne trouve plus aucun élément parasitaire.

Sortant le 16 août 1882.

OBSERVATION XXXIII

FIÈVRE PALUSTRE DE RÉCIDIVE. FIÈVRE CONTINUE MICROBES DU PALUDISME

Per..., âgé de vingt-trois ans, soldat au 3e zouaves, entre a l'hôpital militaire de Constantine le 11 novembre 1882. Per... a deux ans de service, il est en Algérie depuis un an. Depuis l'âge de quinze ans Per .. est sujet aux bronchites, il en souffre presque chaque hiver ; depuis son arrivée en Algérie, il a eu plusieurs rechutes de bronchite, pour lesquelles il a été soigné à l'infirmerie.

Per... a pris la fièvre intermittente pour la première fois le 20 septembre 1882, après avoir été détaché a la garde des forêts; fièvre intermittente quotidienne, accès réguliers qui ont cédé assez facilement au sulfate de quinine. Per... est rentré à Constantine le 19 octobre ; la fièvre a reparu le 17 octobre pendant la route de Philippeville a Constantine. Fièvre intermittente quotidienne, trois accès. La fièvre cède facilement au sulfate de quinine.

Nouvelle rechute de fièvre le 5 novembre, en même temps il y a un peu de bronchite. Per... dit n'avoir pris qu'une seule dose de sulfate de quinine du 5 au 11 novembre.

11 novembre. Fièvre très vive, 41°,3, à une heure du soir; à quatre

heures du soir la fièvre persiste aussi forte. Céphalalgie intense, prostration, faiblesse générale, langue humide, saburrale, diarrhée légère, pas de douleur dans la fosse iliaque droite. Pas de taches rosées. La matité splénique mesure 10 centimètres de haut sur 12 de large. (Diète, limonade, sulfate de quinine 1 gramme le 11 au soir.)

Examen du sang fait le 11 novembre, à deux heures du soir : corps n° 2 en assez grand nombre, libres ou accolés à des hématies : leucocytes mélanifères.

12 novembre. La fièvre persiste : 39°, 7 le matin, 40°, 8 le soir. Insomnie. Céphalalgie très forte Malaise général. Langue rouge et un peu sèche à la pointe; cinq à six selles diarrhéiques dans les vingt-quatre heures; bronchite légère. (Diète. Limonade. Sulfate de quinine 0,80 matin et soir.)

13 novembre. La fièvre persiste : 39°, 7 le matin, 40°,5 le soir. L'état général est le même que le 12 (Bouillon. Limonade. Sulfate de quinine 0,80 matin et soir.)

14 novembre. La fièvre est moins vive : 38°,5 le matin, 39°,1 le soir. Mêmes prescriptions.

15 novembre. 37°,3 le matin, 38°,2 le soir. L'état général est plus satisfaisant, la céphalalgie a disparu. (Mêmes prescriptions.)

16 novembre. 36°5 le matin, le soir l'apyrexie persiste. Langue saburrale, anorexie complète. (Sulfate de quinine 0,80 le matin. Ipéca 1gr,50 dans la journée.)

17 novembre. L'apyrexie persiste. (Potages. Sulfate de quinine 0,80)

18 novembre. L'apyrexie persiste Anémie profonde, faiblesse générale, vertiges dans la station debout, un peu d'appétit. La diarrhée et la bronchite ont disparu. (Une demi-portion. Sulfate de quinine 0,60. Vin de quinquina.)

Le sulfate de quinine est continué à la dose de 0,60 jusqu'au 20 novembre.

Examen du sang fait le 20 novembre : je ne trouve plus aucun élément pigmenté. Je rends encore quelques doses de sulfate de quinine du 25 au 29 novembre et du 2 au 6 décembre. Pas de rechute de fièvre.

Le malade sort le 8 décembre 1882 avec un congé de convalescence.

CHAPITRE V

MANIFESTATIONS CLINIQUES DU PALUDISME (*Suite*)

FIÈVRES INTERMITTENTES ET FIÈVRES CONTINUES PALUSTRES COMPLIQUÉES D'ACCIDENTS GRAVES. ACCÈS PERNICIEUX. — CACHEXIE PALUSTRE. — OBSERVATIONS CLINIQUES.

Tous les auteurs qui ont écrit sur les fièvres palustres se sont ingéniés pour classer d'une façon méthodique les fièvres dites pernicieuses.

Une des classifications les plus célèbres est celle de Torti, qui divisait les fièvres pernicieuses en *solitariæ* et *comitatæ ;* la pernicieuse était dite solitaire quand sa gravité résultait de la continuité ou de l'acuité des symptômes ordinaires; comitée, lorsque la gravité résultait de la prédominance d'un symptôme ou de l'adjonction de phénomènes anormaux.

Les comitées se divisaient en *colliquatives* : cholérique, dysentérique, atrabilaire ou hémorrhagique, cardialgique, diaphorétique, et en fièvres pernicieuses *coagulatives :* syncopale, algide, léthargique. (Torti, *Therapeutice specialis ad febres, etc.*, 1712.) J'ai déjà eu l'occasion de dire que Torti avait figuré sur une espèce d'arbre généalogique toutes les variétés cliniques du paludisme, les *comitatæ* et les *solitariæ* forment des branches de cet arbre et ces branches se divisent en un grand nombre de rameaux dont chacun porte une pernicieuse différente.

Alibert décrit vingt espèces de fièvres pernicieuses dans un livre qu'il est intéressant de consulter quand on veut se rendre compte des idées qu'on avait sur le paludisme au commencement de ce siècle et des progrès accomplis depuis lors. (Alibert, *Traité des fièvres pernicieuses intermittentes*, Paris, an XII, 1804.)

Maillot rejette les classifications de Torti et d'Alibert. « Ce cadre, dit-il, en parlant de la classification d'Alibert, me paraît trop vaste, et comprendre des fièvres intermittentes dont la bénignité est évidente : telle l'exanthématique, telle la rhumatismale. Je pense qu'on ne doit ranger parmi les fièvres pernicieuses que celles dont les accidents sont si graves que la mort est imminente et même presque certaine au troisième ou au quatrième accès pernicieux, lorsqu'on ne les arrête pas dans leur marche. En partant de cette donnée, on ne tardera pas à connaître que les phénomènes qui constituent les fièvres intermittentes pernicieuses ne peuvent être rapportés qu'à la lésion ou de l'appareil cérébro-spinal, ou des organes abdominaux, ou des viscères contenus dans la cavité thoracique. C'est sur cette triple base que doit être fondée la classification de ces maladies. » (Maillot., *op. cit.*, p. 27.)

Dutroulau partage les fièvres pernicieuses en quatre grands groupes : comateuses, ataxiques, algides, bilieuses.

Je crois inutile d'insister davantage sur l'histoire des classifications des fièvres pernicieuses et sur les vicissitudes des différents systèmes proposés ; cette revue rétrospective ne présente qu'un médiocre intérêt.

J'ai dit, en commençant l'étude des manifestations cliniques du paludisme, que les fièvres dites pernicieuses n'étaient pas des espèces morbides distinctes qu'il fût possible de séparer des fièvres palustres ordinaires, et qu'il s'agissait en réalité de fièvres intermittentes ou de fièvres continues palustres graves et compliquées.

Ces complications des fièvres palustres peuvent se produire sous des formes et avec des combinaisons très variables ; aussi n'est-il pas surprenant que leur classification méthodique présente de grandes difficultés. Tel paludique peut, comme celui qui fait l'objet de l'observation XXXVIII, présenter successivement des accidents cérébraux (délire, coma), puis des accidents gastralgiques, enfin une diarrhée cholériforme et des vomissements bilieux. Dira-t-on que le malade a eu successivement des fièvres pernicieuses délirante, comateuse, gastralgique, cholériforme et bilieuse? Il est, ce me semble, bien plus rationnel de considérer tous ces troubles graves comme des complications ou des accidents de la fièvre palustre.

Une fois admis qu'il n'y a pas de fièvres pernicieuses proprement dites formant des espèces cliniques et ayant, pour ainsi dire, une existence à part, mais seulement des accidents ou des complications des fièvres palustres ordinaires, la classification de ces complications, auxquelles on peut conserver le nom *d'accès pernicieux*, perd beaucoup de son importance, et on peut se contenter d'une énumération par ordre de fréquence, ce que je ferai en m'appuyant principalement sur les faits que j'ai eu l'occasion d'observer en Algérie.

Toutes les complications, tous les accidents qui peuvent se produire dans le cours des fièvres palustres méritent-ils la dénomination d'accès pernicieux ? Evidemment non. On ne rangera sous ce titre que les accidents graves pouvant entraîner rapidement la mort et relevant directement de l'infection palustre ; les maladies intercurrentes qui viennent se greffer sur le paludisme et le compliquer, ne doivent pas prendre place parmi les accès pernicieux.

Les accès pernicieux comme les continues palustres ne surviennent guère que pendant la saison endémo-épidémique des fièvres ; en Italie, en Algérie, il est très rare d'observer des accès pernicieux pendant les six premiers mois de l'année.

La fréquence de ces accidents relativement aux fièvres simples varie suivant les temps et les lieux, suivant aussi les observateurs, qui emploient plus ou moins facilement l'adjectif *pernicieux*.

D'après M. L. Colin, à Rome, la proportion des fièvres pernicieuses relativement aux fièvres intermittentes était en 1864 de 1 sur 25 dans le corps français d'occupation des Etats Romains, et de 1 sur 20 dans la population civile, traitée à l'hôpital du San-Spirito. (*Traité des fièvres intermittentes*, p. 209.)

En Algérie cette proportion n'est même pas atteinte si je m'en rapporte à mon observation personnelle : à Constantine je n'ai guère rencontré qu'un accès pernicieux sur trente-cinq ou quarante cas de fièvres palustres.

Les accès pernicieux n'éclatent jamais d'emblée, chez des sujets jusque-là indemnes de toute atteinte du paludisme ; je n'ai observé pour ma part aucune exception à cette règle, j'ai toujours vu les accidents pernicieux se produire dans le cours d'une fièvre intermittente ou d'une fièvre continue palustre, parfois, il est vrai, avec une brusquerie qui déroutait toutes les prévisions.

Les accidents pernicieux qu'il m'a été donné d'observer sont, par ordre de fréquence : l'état typhoïde, le délire seul ou associé à l'état typhoïde, le sopor et le coma, l'algidité, les accidents cholériformes, les vomissements bilieux et l'ictère, la gastralgie, l'oppression et la dyspnée ne se rattachant à aucune lésion apparente de l'appareil respiratoire.

Pour compléter cette liste des accidents pernicieux, il faut y ajouter les accès pernicieux diaphorétiques et convulsifs et la fièvre bilieuse hématurique.

L'urticaire, qui se rencontre dans les formes les plus légères du paludisme comme dans les plus graves, n'a pas de titres sérieux pour figurer parmi les accidents pernicieux.

Les maladies, telles que la dysenterie et la pneumonie, qui viennent souvent compliquer et aggraver les fièvres palustres, mais qui n'ont pas de relation étiologique directe avec le paludisme, seront étudiées plus tard dans leurs rapports avec les fièvres palustres (chapitre VI).

Accès pernicieux avec état typhoïde. Accès délirant. — Il arrive souvent, en Algérie, pendant la période endémo-épidémique qu'un malade est apporté à l'hôpital dans l'état suivant : la peau est brûlante, le thermomètre placé dans l'aisselle marque 40° à 41°, le pouls est fort, augmenté de fréquence, il existe de la stupeur, parfois du subdélire, l'adynamie est profonde ; la langue est sèche, tremblotante, les dents et les lèvres sont fuligineuses ; il existe tantôt de la constipation, tantôt de la diarrhée, et il n'est pas rare que les malades laissent aller sous eux les urines et les matières fécales ; le ventre est souple ; la matité splénique est augmentée, et la pression au-dessous des fausses côtes du côté gauche est assez souvent douloureuse. En un mot, le malade est plongé dans un état typhoïde identique à celui qu'on observe dans la fièvre typhoïde la plus franche et la plus grave.

Lorsqu'on peut se procurer des renseignements, on apprend en général que le malade vient d'une localité où règne le paludisme et qu'il a eu antérieurement quelques accès de fièvre intermittente simples.

Les observations XXXIV, XXXVI, XXXVII, XLII sont des exemples de ces accès pernicieux avec état typhoïde ; dans tous ces cas la maladie s'est terminée par la guérison. L'observation V est un exemple d'accès pernicieux avec état typhoïde et délire terminé par la mort.

Il est rare qu'un premier accès pernicieux avec état typhoïde entraîne la mort : en général la défervescence se fait au bout de vingt-quatre ou de trente-six heures ; tous les accidents se dissipent, il ne reste que de la faiblesse et de l'anémie. Si le sulfate de quinine a été administré à forte dose, les accidents ne se reproduisent généralement pas, du moins immédiatement ; sinon, de nouveaux accès surviennent ; le malade, après une amélioration passagère, retombe dans l'état typhoïde et ne tarde pas à succomber dans le coma.

L'état typhoïde se montre plus souvent encore comme complication des fièvres continues palustres que des intermittentes ; tous les auteurs ont insisté sur les difficultés du diagnostic différentiel des fièvres continues palustres à forme typhoïde et des fièvres typhoïdes proprement dites ; ces difficultés sont d'autant plus grandes que les fièvres continues palustres avec état typhoïde sont en général des fièvres de première invasion et qu'on n'est pas guidé par les antécédents morbides. Je m'occuperai plus tard de cette question délicate de diagnostic (chapitre VII).

Le délire peut se produire indépendamment de l'état typhoïde. Les choses se passent généralement de la façon suivante : un malade, qui a eu déjà plusieurs accès de fièvre, est pris d'un nouvel accès, qui débute ou non par un frisson ; le malade éprouve une céphalalgie très vive, la peau est brûlante, la température monte à 40° ou 41° ; la face est animée, le malade se fait remarquer par son agitation et par sa loquacité, bientôt il prononce des paroles sans suite, et en général son délire est bruyant ; le malade cherche souvent à se lever, à s'échapper de la salle où il se trouve et s'il est abandonné à lui-même, il peut se tuer en passant par une fenêtre. Spontanément ou sous l'influence du sulfate de quinine, ces accidents s'apaisent, mais si on n'intervient pas énergiquement, ils ne tardent pas à se reproduire et le délire aboutit au coma et à la mort.

ACCÈS PERNICIEUX COMATEUX, SOPOREUX. — Les accès pernicieux avec délire et état typhoïde se terminent souvent par le coma et la mort. Dans d'autres cas, le coma survient rapidement sans être précédé de délire ni d'aucun autre symptôme capable d'attirer l'attention ; il arrive même parfois qu'un malade qui s'est couché bien portant est trouvé le matin dans un état comateux.

La peau est en général très chaude, la température se rapproche de 40° ; cependant chez un de mes malades mort d'accès comateux (observation I) le thermomètre ne marquait que 38°,7, le pouls est accéléré, en général assez fort ; le malade paraît dormir profondément ; la face congestionnée chez les sujets qui sont atteints de paludisme depuis peu, est très pâle chez ceux qui sont impaludés depuis quelque temps, surtout s'ils ont déjà présenté des accès graves ; la peau prend alors un aspect cireux et une teinte terreuse très caractéristiques. Lorsqu'on interpelle le malade à haute voix, il ne répond pas et ne comprend pas ; on ne peut pas lui faire tirer la langue, et il n'avale pas ou avale à grand'peine les liquides qu'on introduit dans sa bouche.

Les membres sont dans la résolution, quand on les soulève au-dessus du lit, ils retombent inertes. La sensibilité générale est nulle ou du moins très obtuse ; quand on pique ou qu'on pince la peau d'un des membres, on ne provoque guère que des mouvements réflexes; les pupilles sont en général dilatées, peu sensibles à la lumière.

Les évacuations (urines et matières fécales) sont souvent involontaires.

L'observation I est un exemple d'accès comateux mortel (mort au deuxième accès) ; l'observation XXXIX, un exemple d'accès comateux terminé par la guérison.

On a décrit un accès *apoplectique* ; il est, je crois, sans exemple qu'un individu sain jusque-là soit tombé brusquement dans le coma sous l'influence du paludisme, comme fait un individu atteint d'hémorrhagie cérébrale, presque toujours les accès comateux sont précédés d'accès simples, et les accès qui doivent se terminer dans le coma commencent comme des accès simples : la température s'élève avec ou sans frisson initial, il existe de la céphalalgie, du malaise général, etc...

De ce qu'on trouve parfois le matin dans un état comateux des individus qui la veille au soir ne paraissaient pas malades, on ne peut pas en conclure que le coma est survenu brusquement sans fièvre prémonitoire, les accès de fièvre étant souvent méconnus par les malades, surtout lorsqu'ils ne s'accompagnent pas de frisson initial.

Si l'expression d'accès pernicieux apoplectiforme mérite d'être conservée, c'est seulement pour désigner les cas dans lesquels le coma s'établit rapidement, mais on doit bien savoir qu'il n'y a là rien d'analogue à l'ictus apoplectique.

L'accès soporeux est une forme atténuée du précédent ; le malade paraît être sous l'influence de l'opium, il est plongé dans la stupeur et ne prête aucune attention à ce qui se fait autour de lui ; quand on l'interpelle à haute voix, il regarde d'un air étonné la personne qui lui parle, paraît comprendre les questions qu'on lui fait, mais y répond à peine et en manifestant de l'impatience contre ceux qui le dérangent. La fièvre est en général très vive ; chez le malade qui fait le sujet de l'observation XXXVIII pendant l'accès soporeux du 25 juillet 1882, la température s'éleva jusqu'à 40°,8.

Les accidents si graves qui constituent l'accès soporeux ou l'accès comateux se dissipent avec une rapidité merveilleuse ; on a quitté un malade dans le coma et avec une fièvre ardente; le lendemain on le retrouve sans fièvre, avec toute sa connaissance, ne se plaignant plus que de faiblesse ; c'est une résurrection ; il faut s'en réjouir, mais ne pas croire trop vite à une victoire définitive et ne pas se hâter de désarmer, les retours de l'ennemi sont à craindre ; on ne perdra pas de vue que le malade est sous le coup de nouveaux accès, qu'on ne peut pas toujours prévenir même en faisant usage du traitement le plus rationnel (observation I).

D'après Dutroulau on observe quelquefois aux Antilles des fièvres tierces, en général simples, guérissant facilement, dont les accès consistent en un assoupissement subit, peu profond, facile à interrompre et de quelques heures seulement; tout à coup, au milieu d'une conversation, le malade ferme les yeux et semble s'isoler de tout ce qui l'entoure; au réveil il y a un peu de stupeur et des sueurs peu copieuses. (Dutroulau, *op. cit.*, p. 257.) Je n'ai pas eu l'occasion d'observer en Algérie ces accès soporeux légers.

ACCÈS PERNICIEUX ALGIDE. — L'accès pernicieux algide est un des plus insidieux et un des plus graves parmi les accès pernicieux.

Le premier malade que je vis mourir d'accès pernicieux, à mon arrivée en Algérie, succomba à un accès algide, et quoique prévenu, je fus surpris par la rapidité avec laquelle les accidents se produisirent dans ce cas.

Le 18 octobre 1878 je recevais dans mon service, à l'hôpital militaire de Bône, un homme âgé de cinquante et un ans, bien constitué, d'apparence robuste ; ce malade disait avoir eu récemment quelques accès de fièvre, mais ce n'était pas pour cela qu'il entrait à l'hôpital, il se plaignait surtout d'une bronchite chronique, dont je constatai en effet les signes, ainsi que ceux d'un emphysème pulmonaire. L'apyrexie était complète et persistait le 19 et le 20 au matin. Le 20 octobre, en faisant ma contre-visite, je constatai, en prenant comme à l'ordinaire le pouls du malade, que les mains étaient froides, couvertes d'une sueur visqueuse. La température axillaire était seulement de 38°, 2; le malade ne souffrait pas, ne se plaignait nullement de son état; le soir même il était mort, malgré le sulfate de quinine et tous les moyens mis en usage pour le secourir, et l'autopsie révélait les lésions si caractéristiques du paludisme aigu.

Les observations VII et VIII sont aussi des exemples d'accès algides terminés par la mort.

L'état d'un malade atteint d'accès algide peut être comparé à celui d'un individu atteint de choléra, à cela près qu'il n'existe ni vomissements, ni diarrhée. Le malade est tranquille dans son lit, il ne souffre pas, ne se plaint pas; la connaissance est complète, il y a seulement de la faiblesse et une lassitude très grande; les traits sont quelquefois un peu tirés, amaigris, les yeux enfoncés dans les orbites, les lèvres sont décolorées ou cyanosées; le front est couvert d'une sueur froide; mais la physionomie ne s'altère ainsi qu'à la dernière période; c'est en prenant la main pour tâter le pouls qu'on s'aperçoit du changement qui s'est produit dans l'état du malade.

La peau des extrémités, froide et recouverte d'une sueur visqueuse, donne à la main une sensation désagréable, il semble qu'on touche non la peau d'un homme, mais celle d'un batracien, le pouls est fréquent, filiforme, en dernier lieu il devient insensible à la radiale.

La température du tronc est en général peu élevée ou même normale.

La langue est froide, plate, humide.

L'examen de la poitrine ne révèle que l'accélération des bruits du cœur et des mouvements respiratoires; à la dernière période les battements du cœur sont faibles et parfois ralentis, on ne perçoit que difficilement le choc du cœur.

Le ventre est en général rétracté, indolore, ou douloureux seulement dans la région splénique; la matité splénique est augmentée.

Torti croyait que l'accès algide était produit par une exagération du stade de froid, opinion assez vraisemblable à priori ;

une observation plus attentive des faits a montré que l'algidité survenait non pendant le frisson, mais pendant le stade de chaleur (Maillot).

ACCÈS PERNICIEUX DIAPHORÉTIQUE. — L'accès diaphorétique très insidieux, comme l'accès algide, présente cependant moins de gravité que lui.

Torti, qui fut atteint d'un accès pernicieux diaphorétique, raconte qu'arrivé à la fin d'un accès, il se réjouissait d'avoir échappé à la fièvre, quand l'abondance des sueurs vint lui montrer que le danger était plus grand que jamais.

C'est dans les mêmes circonstances, à la fin des accès de fièvre, que se produisent toujours les accidents pernicieux diaphorétiques; l'accès suit son cours régulier, le stade de sueurs succède au stade de chaleur, l'accès paraît toucher à sa fin, mais les sueurs se produisent avec plus d'abondance que de coutume et le malade, au lieu d'éprouver le bien-être qu'on éprouve d'ordinaire à la fin d'un accès, s'affaiblit de plus en plus; les extrémités sont froides, le pouls devient filiforme, et si on n'intervient pas activement la mort peut être la suite de ce collapsus algide.

ACCÈS PERNICIEUX CHOLÉRIQUE. — Les accidents cholériformes, caractérisés surtout par une diarrhée séreuse très abondante et par des vomissements, peuvent se produire pendant le stade de froid d'un accès de fièvre ou pendant le stade de chaleur. On observe souvent des crampes dans les mollets, mais jamais les selles ne prennent l'aspect des selles riziformes du choléra vrai. Si la diarrhée et les vomissements ne cèdent pas soit spontanément, soit sous l'influence des médications mises en usage, le malade tombe dans l'état algide et meurt.

L'accès pernicieux cholérique qui n'est pas fréquent en Algérie (je n'en ai observé qu'un exemple, observation VIII), est, d'après MM. Linquette, Didiot et Libermann, un des accidents pernicieux les plus communs en Cochinchine. (Linquette, *Une année en Cochinchine. Rec. mém. de méd. milit.* ; 1864. — Didiot, *Relation de la campagne de Cochinchine, même recueil*, 1865. — Libermann, *Des fièvres pernicieuses de la Cochinchine, même recueil*, 1867.)

Lors de l'expédition de Cochinchine le choléra régnait en même temps que les fièvres palustres et il était souvent difficile de se prononcer sur la nature des accidents. L'absence de selles riziformes dans l'accès pernicieux cholériforme, les antécédents morbides du malade (l'accès cholériforme, comme les autres accès pernicieux, étant presque toujours précédé d'accès de fièvre intermittente simples), enfin, l'efficacité du sulfate de quinine fournissaient les principaux éléments de ce diagnostic. Sans efficacité contre le choléra, le sulfate de quinine avait assez facilement raison des accès pernicieux cholériformes.

Accès pernicieux bilieux. — Nous avons vu précédemment qu'il n'était pas rare d'observer dans le cours d'une fièvre intermittente ou d'une fièvre continue palustre de l'ictère et des vomissements bilieux; le plus souvent la teinte ictérique est peu marquée, et les vomissements ne se reproduisent pas, mais il arrive quelquefois que ces accidents, par leur persistance et leur intensité, impriment à la maladie une physionomie particulière et un cachet de gravité qui leur méritent une place à part dans la liste des accès pernicieux. Nous avons donné (observ. VI) l'observation d'un malade mort à l'hôpital de Constantine de fièvre bilieuse palustre.

La fièvre est en général très vive avec des rémittences plus ou moins marquées; les malades ont des nausées puis des vomissements bilieux incoercibles; bientôt la peau et les sclérotiques prennent une teinte ictérique, qui devient de plus en plus foncée jusqu'au jour de la mort, si la maladie doit se terminer ainsi; les urines, très foncées en couleur, renferment une grande quantité de matière colorante biliaire; il existe d'ordinaire de la constipation.

L'adynamie augmente, les malades tombent progressivement dans l'état typhoïde et meurent dans le coma; à l'autopsie, on constate les lésions caractéristiques du paludisme aigu.

Dans d'autres cas, les accidents s'amendent tout à coup, la fièvre tombe, les vomissements cessent et le malade se rétablit rapidement.

Il paraît démontré que la fièvre bilieuse grave hématurique, qui s'observe surtout à Madagascar, au Sénégal, à la Martinique et à la Guadeloupe, doit être considérée comme une variété des fièvres bilieuses palustres; il reste seulement à expliquer pourquoi cette manifestation clinique du paludisme, si commune dans certaines contrées, est très rare dans d'autres où cependant l'endémie palustre a une grande force.

La fièvre bilieuse hématurique a été très bien décrite par nos collègues de la marine; je citerai en particulier les travaux de Pellarin (*Archives de médecine navale*, 1865 et 1876), de Barthélemy Benoît (*même recueil*, 1865), de Dutroulau (*op. cit.*) de M. Corre (*Arch. de médecine navale*, 1878, et *Traité des fièvres bilieuses*, Paris, 1883.)

M. le Dr Nielly, dans ses *Éléments de Pathologie exotique*, résume ainsi qu'il suit l'histoire de la fièvre bilieuse hématurique :

« La fièvre bilieuse hématurique ne débute jamais d'emblée ; il y a le plus souvent impaludation antérieure plus ou moins accusée, et fréquemment on observe des prodromes qui sont constitués par des accès de fièvre saburraux ou bilieux, sans ictère, sans hématuries. La maladie confirmée revêt plusieurs formes, que l'on peut distinguer par le type de la fièvre, lequel peut être intermittent ou rémittent. En général, le type intermittent indique une gravité moins grande et aussi une impaludation moins ancienne. La fièvre bilieuse, dans ces circonstances, a pris le nom d'accès jaune. Le type rémittent accompagne ordinairement la forme grave, celle qui a reçu le nom de fièvre bilieuse hématurique... La maladie commence fréquemment par une période de fièvre inflammatoire avec ictère. Ce dernier symptôme est suivi des autres manifestations de l'état bilieux, puis la scène change pour faire place à des symptômes graves : les hémorrhagies, l'ataxie, l'adynamie.

« L'ictère est d'emblée, ce qui déjà différencie la fièvre bilieuse hématurique de la fièvre jaune. Les vomissements sont bilieux, ils ressemblent à de l'eau d'épinards, à une solution d'arséniate de cuivre ; ils tachent le linge en vert clair, et s'ils sont recueillis dans une cuvette, ils sont très transparents avec les nuances vert émeraude, vert olive. Les selles sont bilieuses dès le début, les urines sont colorées en brun-noir, de nuances variées. » (Nielly, *Éléments de Pathologie exotique*, Paris, 1881, p. 202.)

On a beaucoup discuté pour savoir si ces urines noirâtres ou brunâtres renfermaient ou non du sang. Daullé n'ayant pas réussi à retrouver les globules rouges du sang dans les urines, mit en doute que la coloration noirâtre fût due à la présence du sang (Thèse, Paris, 1857). Cette opinion a été infirmée par les recherches de Dutroulau, de Pellarin, de Monestier et Delteil, de Corre et de Venturini.

Il est vrai que le plus souvent on ne peut pas constater au microscope l'existence des hématies dans l'urine ; mais les urines présentent d'autres caractères qui démontrent la présence du sang. Les urines qui ont la couleur du vin de Malaga, tachen le linge et précipitent en rouge sale par l'acide azotique (albumine du sang) ; tandis que les urines colorées par la matière biliaire seulement, tachent le linge en jaune et ne précipitent pas par l'acide azotique ; l'examen spectroscopique des urines noires a été fait par MM. Corre et Venturini « L'examen, dit Corre, ne m'a laissé aucun doute : deux bandes de réduction très nettes ont été constatées entre les lignes D et E de Frauenhofer, l'une plus large dans le vert, presque dans la limite du vert et du jaune ; l'autre plus étroite dans le jaune, en se rapprochant de l'orangé. Ces deux bandes se rapportent bien à l'hémoglobine. » (*Arch. de méd. navale*, 1878.)

Il n'est pas étonnant que les hématies disparaissent rapidement dans l'urine des malades atteints de fièvre bilieuse. Les histologistes savent bien que la bile détruit rapidement les globules rouges du sang. « L'action de la bile sur les globules sanguins a été expérimentée par Kuhne. Elle est extrêmement curieuse : les globules pâlissent d'abord, puis tout à coup ils disparaissent sans laisser aucune trace. » (Ranvier, *Traité technique d'histologie*, p. 188.)

D'après M. Bérenger-Féraud, il faudrait distinguer de la fièvre bilieuse hématurique, une fièvre bilieuse mélanurique, dans laquelle les urines noires ne renfermeraient pas trace de sang. (Bérenger-Féraud, *De la fièvre bilieuse mélanurique des pays chauds*, Paris, 1874. — Du même, *De la fièvre bilieuse inflammatoire*, Paris, 1878.) Je n'ai pas eu l'occasion d'étudier cette question, il serait donc très imprudent à moi de formuler ici un avis ; je me bornerai à constater que la plupart des médecins qui ont observé au Sénégal et aux Antilles, n'admettent pas la fièvre bilieuse mélanurique comme entité morbide distincte de la fièvre bilieuse hématurique.

Pendant toute la durée de mon séjour en Algérie, je n'ai observé qu'un cas de fièvre bilieuse pouvant être rapporté à la bilieuse hématurique bien qu'il n'y ait pas eu d'hématuries dans ce cas.

Il s'agit d'un soldat qui entrait à l'hôpital militaire de Constantine le 3 juillet 1883, dans le service d'un de mes collègues, pour fièvre intermittente, compliquée de vomissements bilieux incoercibles et d'épistaxis très abondantes. Dès le 4 juillet, la peau et les sclérotiques prenaient une teinte ictérique, qui augmentait rapidement. L'anurie était complète dès le jour de l'entrée, et elle persista jusqu'à la mort, qui se produisit le 7 juillet. L'autopsie révéla : 1° les altérations caractéristiques du paludisme aigu : état diffluent de la rate, teinte brunâtre de la rate et du foie, existence d'éléments pigmentés en grand nombre dans le sang, principalement dans les petits vaisseaux de la rate et du foie ; 2° des hémorrhagies rénales interstitielles occupant des deux côtés la presque totalité de la substance corticale ; la vessie vide fortement rétractée, ne renfermait pas une seule goutte d'urine.

L'altération des reins observée dans ce cas présente évidemment la plus grande analogie avec celle qui se rencontre d'ordinaire dans la bilieuse hématurique, et qui a été décrite par Pellarin sous le nom d'*apoplexie* des reins. (*Archives de médecine navale*, 1865)

On comprend facilement que les éléments parasitaires en

s'accumulant dans les capillaires des reins, et notamment dans les glomérules de Malpighi, puissent déterminer des hémorrhagies d'une part, et d'autre part une anurie plus ou moins complète.

ACCÈS PERNICIEUX GASTRALGIQUE, CARDIALGIQUE. — Forme rare, comparée aux précédentes. Le malade, qui est toujours un paludique ayant eu précédemment une ou plusieurs atteintes de fièvre, éprouve à l'épigastre une sensation extrêmement douloureuse de brûlure, de déchirement ou de torsion ; la face exprime l'anxiété ; le malade, replié sur lui-même, se répand en plaintes continuelles et se roule dans son lit, souvent il est pris de vomissements ; au bout d'un temps variable, les douleurs se calment, et l'accès se termine en général par des sueurs abondantes.

Les auteurs ne sont pas d'accord sur le pronostic de ces accidents. Maillot déclare qu'il n'a jamais vu l'accès gastralgique se terminer par la mort. Haspel et L. Colin rangent, au contraire, la pernicieuse gastralgique ou cardialgique parmi les plus redoutables. La mort se produit dans l'algidité.

Je n'ai observé qu'une fois l'accès pernicieux gastralgique (observation XXXVIII, accès du 5 novembre 1880). Le malade, qui venait de faire une fièvre continue palustre grave avec état typhoïde, fut repris tout à coup de fièvre, et le début de cette rechute fut marqué par une crise très forte de gastralgie. La douleur épigastrique était si vive, qu'elle arrachait des plaintes continuelles et des gémissements au malade ; les efforts de vomissement étaient incessants et très pénibles ; les matières vomies, composées d'abord de débris d'aliments et de bile, étaient, en dernier lieu, mélangées à une grande quantité de sang. Le pouls était très petit, très fréquent. Les accidents se dissipèrent rapidement, mais non sans m'avoir donné de vives inquiétudes.

ACCÈS DYSPNÉIQUE. — L'accès dyspnéique est plus rare encore que le précédent, on n'en trouve qu'un très petit nombre d'observations dans les auteurs, quelques-uns ne le mentionnent même pas; je n'en ai recueilli pour ma part qu'un exemple (observation XL). Le malade, qui avait eu déjà plusieurs atteintes de fièvre intermittente, fut pris, le 10 août 1882, d'un nouvel accès de fièvre, et c'est pendant le cours de cet accès que j'eus l'occasion de constater les symptômes suivants : anxiété très vive, sensation de constriction très forte à la base de la poitrine, le malade, assis dans son lit, respirait à grand'peine, il lui semblait qu'il allait étouffer.

L'examen des organes thoraciques ne révélait cependant rien d'anormal, sauf l'accélération des battements du cœur. Ces accidents disparurent rapidement avec l'accès de fièvre.

Chez un autre malade, j'ai observé, à la suite d'un accès pernicieux, une hémoptysie assez abondante.

ACCÈS CONVULSIF. — Forme très rare, que je n'ai jamais eu l'occasion d'observer.

Mon père a publié une observation très intéressante d'accès pernicieux convulsif.

Un malade atteint de fièvre intermittente quotidienne entre à l'hôpital du Dey, à Alger; le lendemain de son entrée, à neuf heures du matin, perte de connaissance, convulsions générales, froid, absence de pouls, état qui est remplacé bientôt par de la chaleur; à la visite du soir, stupeur légère, langue rouge et sèche, peau chaude, pouls dur, fréquent. (Sulfate de quinine, 1 gr.). Le jour suivant, le malade a un nouvel accès. « J'étais à peine éloigné de son lit, écrit mon père, que j'y suis appelé par un cri jeté par le malade, que je trouve froid, sans pouls, en proie à des convulsions générales, pendant lesquelles les urines et les matières du rectum sont expulsées avec force. J'essaye inutilement les excitants, quelques minutes après D... avait cessé de vivre. » (L. Laveran, *Documents pour servir à l'histoire des maladies du nord de l'Afrique*, loc. cit., observation XXIV.)

La *syncope*, suivie de mort, peut se produire chez des individus fortement anémiés par la fièvre palustre ; j'ai observé une fois cet accident, qui ne mérite pas le nom de fièvre pernicieuse syncopale, sous lequel il a été souvent décrit.

J'examinerai plus tard les questions de diagnostic différentiel que soulèvent les accès pernicieux (chapitre VII, *Diagnostic*) ; mais avant d'aborder ce chapitre difficile, il est bon de rechercher si les malades atteints d'accidents si dissemblables en apparence : état typhoïde, délire, coma, algidité, symptômes cholériformes, fièvre bilieuse grave, hématurique, gastralgie, convulsions épileptiformes, ne présentent pas quelques caractères communs, capables de guider le clinicien.

Ces caractères communs existent ; ils sont fournis : 1° par la provenance et par les antécédents morbides des malades ; 2° par la saison dans laquelle les accidents se produisent ; 3° par l'état fébrile ; 4° par l'augmentation de volume de la rate ; 5° enfin et surtout par l'examen histologique du sang, qui révèle toujours dans les cas d'accès pernicieux l'existence des éléments parasitaires caractéristiques du paludisme.

L'action du sulfate de quinine fournit aussi des données importantes au diagnostic; mais ce caractère n'a rien à voir avec la séméiologie des accès pernicieux.

Les accès pernicieux ne s'observent guère que chez des malades ayant eu antérieurement quelques accès de fièvre intermittente; la connaissance des antécédents morbides présente donc une grande importance. Il faut bien savoir toutefois que la fièvre continue palustre de première invasion, par exemple, se complique assez souvent d'accès pernicieux délirants ou comateux ou d'un état typhoïde très marqué.

Nous savons aussi que les malades atteints de fièvres palustres graves viennent souvent de localités particulièrement insalubres, dont le médecin qui exerce en pays palustre apprend vite à se défier; enfin que les accès pernicieux ne se rencontrent guère en dehors de la période endémo-épidémique. En Algérie, c'est pendant les mois d'août, de septembre et d'octobre qu'on observe la presque totalité des accès pernicieux.

Dans tous les cas d'accès pernicieux que j'ai observés, il y avait de la fièvre; presque toujours la température dépassait 39°, et dans quelques cas elle atteignait 41°. Dans les accès algides eux-mêmes, la période de collapsus est précédée d'un stade fébrile, pendant lequel la température s'élève souvent assez haut.

L'hypersplénie est aussi un caractère constant des accès pernicieux. Nous avons vu que dans les cas terminés par la mort, le poids moyen de la rate était de 685 grammes (chapitre II, *Anatomie pathologique, paludisme aigu*); dans les cas terminés par la guérison, l'augmentation de la matité splénique a été notée également dans tous les cas; il faut avouer toutefois que chez les sujets malades depuis peu, l'hypersplénie est souvent légère et par suite peu significative au point de vue du diagnostic.

Le signe le plus précieux, le seul qui soit véritablement pathognomonique, est fourni par l'examen du sang. Nous avons vu que chez tous les sujets morts d'accès pernicieux, on trouvait des éléments pigmentés en très grand nombre dans le sang; les observations cliniques rapportées ci-après montrent que dans tous les cas d'accès pernicieux terminés par la guérison, la présence des éléments parasitaires caractéristiques du paludisme : corps n° 1 ou n° 2, filaments mobiles, a été constatée dans le sang. La présence de quelques-uns de ces éléments, voire même de quelques leucocytes mélanifères dans le sang, suffit pour assurer le diagnostic. Le grand nombre des éléments parasitaires fournit de plus une indication importante pour le pronostic.

Quelles sont les causes de la transformation d'un accès de fièvre intermittente simple ou d'une fièvre continue palustre en accès pernicieux? Pourquoi tel malade présente-t-il un accès délirant et tel autre un accès algide?

L'intensité du paludisme dans certains foyers joue sans contredit un rôle important dans la production des accidents pernicieux; on a accusé aussi la chaleur extérieure, qui paraît agir d'une façon indirecte en favorisant la pullulation des germes, plutôt que d'une façon directe, sur les malades atteints de paludisme.

En Algérie il est facile de constater que les localités les plus chaudes ne sont pas celles qui fournissent le plus d'accès pernicieux. Les formes graves du paludisme s'observent bien plus fréquemment sur le littoral que dans les oasis du Sahara.

L'exposition prolongée en plein soleil doit être cependant considérée comme une cause occasionnelle ou adjuvante des accès pernicieux.

Les prédispositions individuelles et l'absence d'un traitement convenable paraissent jouer un très grand rôle dans la pathogénie des accès pernicieux. Les individus qui ont fait des excès alcooliques ou autres; ceux qui sont débilités par des maladies antérieures, par des privations ou de grandes fatigues sont tout particulièrement éprouvés par les accès pernicieux. Tel de nos malades atteint d'accès pernicieux était déjà épuisé par la dysenterie au moment de l'invasion de la fièvre; tel autre venait de faire une longue route, pendant laquelle il avait eu plusieurs accès de fièvre sans pouvoir se traiter; tel autre avait contracté la fièvre dans un poste isolé, où il était resté pendant plusieurs jours malade et sans soins; dans d'autres cas on pouvait invoquer l'alcoolisme, qui transforme facilement des accès simples en accès délirants.

Il faut reconnaître en outre que certains malades ont une susceptibilité particulière pour les microbes du paludisme, qui provoquent chez eux les accidents les plus graves, tandis que d'autres malades ont pour ces mêmes parasites une tolérance très remarquable. L'observation XXXVIII est un exemple de la susceptibilité particulière à certains organismes. Le malade qui fait l'objet de cette observation a d'abord une fièvre palustre grave avec état typhoïde, bientôt après il a une rechute de fièvre avec accès gastralgique et gastrorrhagie; un an et demi après avoir présenté ces accidents, ce même malade rentre encore dans mon service pour un accès soporeux.

M. L. Colin a cité des faits analogues et a appelé l'attention sur la tendance qu'ont les accès pernicieux à se reproduire chez les mêmes malades. (*Traité des fièvres intermittentes*, p. 337.)

Les prédispositions individuelles permettent quelquefois de comprendre pourquoi l'accès pernicieux prend telle forme plutôt que telle autre. Un alcoolique est évidemment prédisposé à l'accès délirant, l'épileptique à l'accès convulsif, le gastralgique à l'accès gastralgique; la théorie des prédispositions individuelles et des points faibles est ici parfaitement applicable; nous aurons du reste l'occasion de reprendre cette question (chapitre VIII, *Pathogénie*).

OBSERVATIONS CLINIQUES

OBSERVATION XXXIV

FIÈVRE INTERMITTENTE. ACCÈS PERNICIEUX DÉLIRANT
MICROBES DU PALUDISME. GUÉRISON

Ver..., soldat au 1er régiment d'artillerie, entre à l'hôpital militaire de Constantine le 18 septembre 1881.

Je vois le malade le 18 septembre, à trois heures trente du soir; la peau n'est pas très chaude, le thermomètre placé dans l'aisselle ne marque que 38°,2; le pouls, régulier, bat quatre-vingt-huit fois par minute. Bien que la fièvre soit très légère, l'état général est grave. Le malade, qui est très anémié, a un air étonné, ahuri; il paraît comprendre quelques-unes des questions que je lui fais, mais il n'y répond pas, ou bien il y répond par des paroles incohérentes. Il est impossible d'avoir des renseignements sur les débuts de la maladie. Ver.... n'accuse aucune douleur; langue saburrale, ventre souple, diarrhée, selles involontaires.

La matité splénique mesure 9 centimètres de haut sur 9 de large.

Examen du sang fait le 18 septembre, à quatre heures du soir;

Le sang très pauvre en hématies renferme des corps n° 1 en assez grand nombre et des leucocytes mélanifères.

Diète. Sulfate de quinine, 1gr,50.

19 septembre. Apyrexie. 37°,5 le matin. 37°,4 le soir.

Le malade est très faible, il a encore l'air ahuri ; ses réponses sont lentes, incohérentes. Anorexie. Diarrhée légère. (Potages. Sulfate de quinine 0gr.80 matin et soir.)

20 septembre. 36° le matin. Le soir l'apyrexie persiste. Le malade ne se plaint plus que d'une grande faiblesse, l'intelligence est encore un peu paresseuse, néanmoins le malade peut nous donner les renseignements qui suivent :

Ver .. est âgé de vingt-trois ans, il est en Algérie depuis deux ans. Au mois de mars 1880, une entrée a l'hôpital de Sétif pour une maladie qui paraît avoir eté une pneumonie du côté droit. Ver... dit avoir pris la fièvre intermittente pour la première fois dans les derniers jours du mois d'août dernier, alors qu'il accompagnait un convoi de Constantine a Tébessa. Le malade a eu plusieurs accès de fièvre à Aïn Béida et à Tébessa. A Tébessa il n'a pas été à la visite dans la crainte qu'on l'empêchât de revenir a Constantine, et il a fait la route de Tébessa à Constantine par étapes sans prendre aucun médicament ; il est rentré a Constantine le 18 septembre, et il a éte envoyé d'urgence a l'hôpital.

Anémie profonde, teinte terreuse de la face, muqueuses décolorées ; faiblesse générale très grande, le malade peut a peine se tenir sur ses jambes. Langue belle Anorexie. La diarrhée a disparu. (Potages Vin. Sulfate de quinine 0gr,80.)

Examen du sang fait le 20 septembre au soir : corps n° 1 en moins grand nombre que le 18 septembre, quelques corps ovalaires intermediaires aux corps n° 1 et 2.

21-27 septembre. L'apyrexie persiste L'appétit et les forces reviennent. (Une portion d'aliments, quatre portions de vin Vin de quinquina Le sulfate de quinine est continué à la dose de 0gr,60 par jour.)

4 octobre. Il n'y a pas eu de rechute ; le malade, qui est très faible, très anémié, obtient un congé de convalescence de trois mois.

Sortant le 5 octobre 1881.

OBSERVATION XXXV

FIÈVRE PALUSTRE DE PREMIÈRE INVASION. ACCÈS GRAVE AVEC ÉTAT TYPHOÏDE. MICROBES DU PALUDISME. GUÉRISON

Fou..., âgé de vingt-quatre ans, soldat au 11e escadron du train, entre à l'hôpital militaire de Constantine le 25 juillet 1882. Le billet d'entrée porte le diagnostic de *fièvre continue*.

Pas de maladies antérieures graves. Fou.., est en Algérie depuis vingt mois, il dit être malade pour la première fois.

Le 17 juillet dernier Fou.., a éprouvé de la céphalalgie, du malaise général, de l'anorexie et de la diarrhée. Il n'y a pas eu de frisson, pas d'accès de fièvre bien caractérisé : au dire du malade la fièvre aurait persisté jour et nuit jusqu'à l'entrée à l'hôpital, et cela paraît résulter aussi du diagnostic inscrit sur le billet d'entrée.

Du 17 au 25 juillet le malade a pris plusieurs doses de sulfate de quinine.

21 juillet Fièvre vive : 39°,1, à neuf heures du matin ; 41°,2, à quatre heures du soir. État typhoïde très prononcé : prostration, stupeur profonde, adynamie, le malade est indifférent à ce qui se passe autour de lui ; quand on l'interpelle à voix haute, il comprend ce qu'on lui dit, mais il ne répond que difficilement aux questions qu'on lui fait. Céphalalgie très forte, vertiges dans la station debout ou assise. Soif vive. Langue rouge et sèche à la pointe et sur la partie moyenne, tremblotante. Diarrhée séreuse, huit à dix selles dans les vingt-quatre heures. Ventre souple, indolore, gargouillement dans la fosse iliaque droite, sans douleur à la pression. La matité splénique mesure 11 centimètres de haut sur 12,5 de large. (Diète. Limonade Sulfate de quinine 1gr,60 en deux fois.)

Examen du sang fait le 25 juillet à deux heures trente du soir : corps n° 1 peu nombreux, corps n° 2 de moyen ou de petit volume libres ou accolés à des hématies. Les corps n° 2 de petit volume ne renfermant qu'un ou deux grains de pigment sont très nombreux : on en trouve souvent trois ou quatre accolés à une même hématie. Leucocytes mélanifères, quelques grains de pigment libres.

26 juillet. La fièvre est tombée : 37°,3 le matin Le soir l'apyrexie

persiste. Le malade se trouve beaucoup mieux, il ne se plaint plus que de faiblesse générale, la stupeur a disparu. Anémie très marquée. Langue humide, saburrale. Anorexie. Encore un peu de diarrhée. (Potages. Sulfate de quinine 0gr,80.)

27 juillet. L'apyrexie persiste. Anorexie. Faiblesse générale. (Potages. Sulf. de quinine, 0gr,80 matin et soir.)

Examen du sang fait le 27 juillet : corps n° 1 (rares), corps n° 2 (rares), corps n° 3, leucocytes mélanifères.

Dans la journée du 27 il y a encore un accès de fièvre, à deux heures du soir la température axillaire est de 39°, a quatre heures du soir, de 38°,5.

28 juillet. 37° le matin, le soir l'apyrexie persiste. Langue belle, un peu d'appétit. (Une demi-portion. Sulfate de quinine 0gr,80. Vin de quinquina)

29 juillet. L'apyrexie persiste. Anémie. Faiblesse générale Le malade a de la peine à se tenir debout et à marcher, vertiges, bourdonnements d'oreilles. Tremblement très marqué des extrémités supérieures. Langue belle, un peu d'appétit, la diarrhée a disparu presque complètement. (Une demi-portion. Sulfate de quinine 0gr,60 Vin de quinquina)

Le sulfate de quinine est continué a la dose de 0gr,60 par jour jusqu'au 4 août. Il n'y a pas de rechute de fièvre. L'appetit et les forces reviennent progressivement Le malade mange une portion a partir du 30 juillet, deux portions à partir du 12 août

Le malade, qui a obtenu un congé de convalescence, quitte l'hôpital le 19 août.

OBSERVATION XXXVI

FIÈVRE INTERMITTENTE QUOTIDIENNE. ACCÈS GRAVES AVEC ÉTAT TYPHOÏDE. URTICAIRE. MICROBES DU PALUDISME GUÉRISON RECHUTES DE FIEVRE INTERMITTENTE.

Bl..., engagé volontaire au 3e zouaves, âgé de dix-neuf ans et demi, entre a l'hôpital militaire de Constantine le 6 août 1882. Bl... a neuf mois de service en Algérie. Au mois de décembre 1881 il a eu a Philippeville une scarlatine et une bronchite, il est resté à l'hôpital pendant un mois et demi, après quoi il a été envoyé en congé de convalescence, il est rentré en Algérie au mois de mars dernier. Au mois de mai, Bl... est entré à l'hôpital de Constantine pour urticaire, il n'avait pas de fièvre à ce moment, le malade est resté quinze jours a l'hôpital.

Du 1er juillet au 29 juillet 1882 Bl... a eté detaché à Aïn-el-Bey, c'est à-dire dans une des localités les plus insalubres des environs de Constantine, il n'avait jamais eu auparavant d'accès de fièvre.

Le 10 juillet, céphalalgie, malaise, vertiges, soif vive, anorexie. Pas d'accès de fièvre bien caracterisés, pas de frissons violents, le malade continue a faire son service, mais il est très faible et ne mange presque rien. Le 29 juillet le malade a pu revenir avec sa compagnie à Constantine. Du 29 juillet au 6 août il est resté sous la tente, sa compagnie etant campee au Mansourah.

Le 2 août le malade a éprouvé de nouveau une céphalalgie très forte, accompagnée cette fois de douleurs lombaires; chaleur très forte sans frissons, soif ardente, coliques, diarrhée séreuse. La fièvre a persisté, au dire du malade, jusqu'a l'entrée à l'hôpital. Du 2 au 6 août, Bl.. est resté couché sous sa tente, il y avait seulement une légere amélioration le matin. La céphalalgie et les douleurs lombaires sont restées très vives. Soif ardente, langue sèche, anorexie complète, diarrhée séreuse.

Le malade n'a pris avant l'entrée à l'hôpital qu'une dose de sulfate de quinine, encore le médicament a-t-il été vomi en grande partie.

6 août. A l'entrée, la fièvre est très vive, 40°,6, à dix heures trente du matin. État typhoïde très marqué : prostration, adynamie, stupeur. Céphalalgie, insomnie depuis plusieurs jours. Langue rouge et sèche a la pointe, tremblotante. Diarrhée séreuse. Le ventre est sensible a la palpation, mais la douleur n'est pas localisée dans la fosse iliaque droite. Pas de taches rosées. La matité splénique mesure 10 centimètres de haut sur 12 de large. Rien à noter du côté des organes thoraciques.

Examen du sang fait le 6 août à deux heures du soir : corps n° 2, de petit ou de moyen volume, libres ou accolés à des hématies, ces élements sont très nombreux. Leucocytes mélanifères.

A l'entrée du malade, le médecin de garde lui fait avaler 2 grammes de sulfate de quinine en solution, mais le médicament est vomi en grande partie ; dans la journée j'injecte 1 gramme de sulfovinate de quinine par la voie hypodermique.

A quatre heures du soir la fièvre est moins vive, la température est de 38°,7 ; mais l'état général reste très grave.

Le 6 au soir, je fais avaler huit pilules de sulfate de quinine de 0gr,10 chacune, qui ne sont pas vomies.

7 août. La fièvre est tombée, 37° le matin ; le soir l'apyrexie persiste. L'état général est beaucoup meilleur, la céphalalgie et la stupeur ont disparu. Le malade accuse seulement une grande faiblesse. Langue humide, saburrale, anorexie. (Potages. Sulfate de quinine 0gr,80 matin et soir.)

8 août. L'apyrexie persiste. Le mieux continue. Je constate ce matin pour la première fois une éruption abondante d'urticaire sur le tronc et sur les membres. Un peu d'appétit. Langue belle. La diarrhée a disparu. (Une demi-portion. Vin de quinquina. Sulfate de quinine 0gr,80.)

9 août. L'apyrexie persiste. L'urticaire a disparu. (Une demi-portion. Sulfate de quinine 0gr,60. Vin de quinquina.)

10 août. L'apyrexie persiste. Anémie très marquée. Amaigrissement. Faiblesse générale. Vertiges dans la station debout, bourdonnements d'oreilles. Langue belle, un peu d'appétit. La diarrhée n'a pas reparu.

Une portion. Vin de quinquina. Café. Sulfate de quinine 0gr,60.

Le sulfate de quinine est continué à la dose de 0gr,60 jusqu'au 15 août. Le mieux continue. Pas de rechute de fièvre, l'appétit et les forces reviennent.

A partir du 18 août le malade mange deux portions.

Du 21 au 27 août, je rends le sulfate de quinine à la dose 0gr,60 par jour. Vin de quinquina.

Pas de rechute.

Le malade sort le 31 août.

Rechute de fièvre au mois de décembre 1882. La fièvre céde facilement, le malade n'est pas obligé d'interrompre son service.

Nouvelles rechutes pendant les mois de janvier, février et mars 1883. La fièvre reparaît tous les huit ou dix jours. A chaque rechute le malade va à la visite et prend quelques doses de sulfate de quinine.

Le 3 et le 4 mars, accès très forts vers trois heures du soir; le malade a pris deux doses de sulfate de quinine le 3 et le 4 mars.

Le 5 mars 1883, Bl... rentre dans mon service a l'hôpital militaire de Constantine, et je constate l'état suivant : apyrexie, anémie très marquée, faiblesse générale, amaigrissement, pas de teinte terreuse de la face ; quelques vertiges. Langue assez belle, peu d'appétit pas de diarrhée. La zone de matité splénique mesure 11 centimetres de haut sur 12 de large. (Une portion. Vin de quinquina.)

Examen du sang fait le 8 mars : je ne trouve pas trace d'éléments parasitaires.

L'apyrexie persiste jusqu'au 19 mars. Le 19 mars, à trois heures trente, accès de fièvre; à trois heures trente 38°,2 ; a six heures du soir 39°,8.

20 mars. 37°,2 le matin. Nouvel accès dans la journée, à une heure du soir 38°,4 ; à quatre heures 40°,1.

Examen du sang fait le 20 mars au matin : corps n° 2 libre ou accolés à des hématies, corps n° 2 munis de filaments mobiles ; corps n° 2 de petit volume. (Sulfate de quinine 0gr,80 matin et soir.)

21 mars. 37°, 9 le matin. Le soir l'apyrexie persiste. Un peu d'appétit. (Une demi-portion. Sulfate de quinine 0gr,80 matin et soir.)

22 mars. L'apyrexie persiste. (Sulfate de quinine 0, 80.)

22-24 mars. L'apyrexie persiste.

Examen du sang fait le 24 mars ; je ne trouve plus trace des éléments parasitaires. (Une portion. Vin de quinquina. Café. Sulfate de quinine 0gr,60.)

Le sulfate de quinine est continué à la dose de 0,60 jusqu'au 29 mars.

Le 2 avril je rends le sulfate de quinine a la dose de 0, 80; malgré cela le malade a des accès le 3 et le 4 avril.

3 avril. A cinq heures du soir 38°,5 ; à sept heures 38°,2.

4 avril. 37° le matin; a dix heures trente du matin 39°,9 ; à quatre heures du soir 39°,8. (Sulfate de quinine 0,80 matin et soir).

5 avril. 37°,1 le matin. Le soir l'apyrexie persiste. (Une demi-portion. Sulfate de quinine 0, 80. Vin de quinquina.)

6 avril. L'apyrexie persiste. L'appétit et les forces reviennent. (Une portion. Vin de quinquina. Cafe noir. Sulfate de quinine 0, 60.)

Le sulfate de quinine est continue a la dose de 0, 60 jusqu'au 13 avril. Pas de rechute de fièvre.

Le malade sort le 14 avril 1883 et est renvoyé en France au dépôt de son corps.

OBSERVATION XXXVII

FIEVRE INTERMITTENTE QUOTIDIENNE. ACCES GRAVE AVEC ÉTAT TYPHOÏDE. MICROBES DU PALUDISME GUÉRISON.

Ros.., âgé de vingt-quatre ans, soldat au 14e escadron du train, entre à l'hôpital militaire de Constantine le 16 août 1882.

Ros..., qui a trente-six mois de service, est en Algérie depuis treize mois ; en 1880 il a eu la fièvre typhoïde à Fougère.

Le malade a pris la fievre palustre pour la première fois le 14 juillet dernier en revenant d'accompagner un convoi du côté d'El Meridj. Début par céphalalgie, malaise général, douleurs lombaires, anorexie, soif vive. Au dire du malade la fievre aurait persisté sans interruption notable du 15 au 18 juillet. Le 18 juillet Ros... est entré une première fois a l'hôpital de Constantine dans le service d'un de mes collègues ; il a eu à l'hôpital plusieurs acces de fièvre bien caractérisés, qui ont cédé au sulfate de quinine, et il est sorti dans les derniers jours de juillet.

Rechute de fièvre six jours après la sortie de l'hôpital, accès de fièvre revenant tous les deux jours vers huit ou neuf heures du matin. Ros..., qui avait repris son service et qui avait été renvoyé a El Meridj, est resté huit jours malade dans cette localité. Pendant ces huit jours il n'a pris que douze pilules de sulfate de quinine. Rentré à Constantine le 16 août, le malade a été envoyé d'urgence a l'hôpital.

16 août. Fièvre très vive, la peau est brûlante, la température axillaire est de 40° le matin, de 39°3 le soir. État typhoïde très marqué, prostration. adynamie, stupeur profonde, le malade est apa-

thique, indifférent à ce qui l'entoure ; quand on lui demande où il souffre, il montre la tête et les reins. La langue est tremblante rouge et sèche à la pointe.

Ventre souple, indolore, un peu de constipation. La matité splénique mesure 14 centimètres de haut sur 15 de large. (Diète, Limonade. Sulfate de quinine 1gr, 60 en deux fois.)

Examen du sang fait le 16 août, à 2 heures du soir : corps n° 1 en grand nombre ; corps ovalaires intermédiaires aux corps n° 1 et n° 2; corps n° 2 en grand nombre immobiles ou munis defilaments mobiles. Les mouvements des filaments mobiles s'observent dès les premières minutes de l'examen, ce qui tient sans doute à ce que la température extérieure étant très élevée, le sang s'est à peine refroidi en passant des vaisseaux sur la lame de verre.

Le 16 à 3 heures du soir, nouvel examen du sang, qui cette fois a été recueilli dans une chambre humide de Ranvier. Corps n° 1 corps n° 2 munis de filaments mobiles, la mobilité des filaments est encore plus remarquable dans ces conditions que dans les préparations ordinaires ; les filaments en se débattant entraînent les corps n° 2 dans tous les sens. L'observation est malheureusement rendue difficile par l'épaisseur trop grande de la couche de sang.

17 août. La fièvre est beaucoup moins vive qu'hier : 38°,2 matin et soir. L'état général s'est notablement amélioré ; la stupeur a disparu en grande partie, ainsi que la céphalalgie et les douleurs lombaires. La langue est humide, saburrale. Anorexie. Faiblesse générale.

Le 17 août j'examine de nouveau le sang qui a été recueilli le 16 dans la chambre humide de Ranvier; je trouve des corps n° 1, des corps ovalaires, des corps n° 2 immobiles avec l'aspect qu'ils ont dans le sang frais ou déformés ; il n'y a plus de filaments mobiles. Quelques-uns des corps n° 1 renferment des grains pigmentés mobiles (examen fait le 17 août, à trois heures du soir); jusque-là je n'avais trouvé de grains pigmentés mobiles que dans les corps n° 2.

18 août. 37° le matin ; le soir l'apyrexie persiste.

État général très satisfaisant. Le malade ne se plaint plus que de faiblesse Un peu d'appétit.

Une demi-portion. Vin de quinquina. Sulfate de quinine 0gr,80.

Examen du sang fait le 18 au matin : corps n° 1 encore en assez grand nombre ; corps ovalaires ; corps n° 2 immobiles ou munis de filaments mobiles.

Le 18 août, à neuf heures du matin je recueille une goutte du sang de ce malade dans une chambre humide de Ranvier et j'ajoute une goutte d'eau. Au milieu des hematies, qui pâlissent rapidement, je distingue encore quelques corps n° 2 munis de filaments mobiles, mais les corps n° 1 et n° 2 se déforment bien plus vite que dans le sang pur.

Le 18 à deux heures trente j'examine de nouveau cette préparation. Les corps n° 1 et 2 sont déformés, immobiles, ils ont pris leurs formes cadavériques; je n'aperçois plus aucun filament mobile.

Nouvel examen fait le 18 août du sang pur recueilli le 16 au soir dans une chambre humide de Ranvier : la plupart des corps n° 1 et n° 2 ont pris leurs formes cadavériques, je trouve cependant plusieurs corps n° 1 ou n° 2 qui renferment des grains pigmentés mobiles. Il existe un double contour très net. Le 18 au soir, je mets au centre du champ du microscope un corps n° 2 renfermant des grains pigmentés très mobiles, et je fixe la préparation sur la platine du microscope. Le 19 au matin l'élément pigmenté se retrouve à la même place, mais les grains pigmentés sont immobiles et réunis en un seul bloc. En parcourant la préparation je ne trouve plus que des corps n° 1 et n° 2 déformés.

19 août. L'apyrexie persiste. Anémie très prononcée, teinte terreuse de la face, muqueuses décolorées. Faiblesse générale très grande, vertiges dans la station debout, pouls régulier, normal. Langue un peu blanche. Peu d'appétit.

Une demi-portion. Vin de quinquina. Sulfate de quinine 0,60.

20 août. Mieux sensible. L'appétit et les forces reviennent. (Une portion. Vin de quinquina. Café. Sulfate de quinine 0,60.)

Le sulfate de quinine est continué à la dose de 0,60 jusqu'au 24 août Pas de rechute de fievre.

Examen du sang fait le 24 août au matin : corps n° 1 et n° 2 en petit nombre ; quelques corps n° 2 renferment des grains pigmentés mobiles et j'en trouve encore un (un seul sur deux préparations) qui est muni de filaments mobiles. Corps n° 2 déformés.

Le malade, qui a obtenu un congé de convalescence, quitte l'hôpital le 29 août 1882.

OBSERVATION XXXVIII

FIÈVRE CONTINUE PALUSTRE AVEC ÉTAT TYPHOIDE. PLUSIEURS RECHUTES DE FIÈVRE INTERMITTENTE. ACCÈS PERNICIEUX GASTRALGIQUE AVEC GASTRORRHAGIE. ACCÈS PERNICIEUX SOPOREUX. MICROBES DU PALUDISME. GUÉRISON.

Cl..., agé de vingt-deux ans, soldat au 8ᵉ escadron du train, entre a l'hôpital militaire de Constantine le 3 octobre 1880.

Cl... est en Algérie depuis six mois, il est caserné au Bardo. Le malade est entré une première fois à l'hôpital de Constantine, le 3 mars 1880, pour une fièvre typhoide bien caractérisée ; à la sortie de l'hôpital, le 16 avril, Cl.. a repris son service et il s'est bien porté jusqu'au 2 octobre. Ce jour-la, il a été pris de céphalalgie très forte, avec frissons suivis de chaleur vive, soif ardente, malaise général tres prononcé. La fièvre a persisté sans rémission notable jusqu'a l'entrée à l'hôpital.

3 octobre. Je vois le malade pour la première fois a la contre-visite ; la fievre est très forte, la température prise à quatre heures du soir est de 40°3. Céphalalgie intense, malaise très prononcé, le malade gémit sans cesse, se tourne et se retourne dans son lit; pas de délire, le malade répond a mes questions, mais lentement, difficilement. La langue est rouge et sèche a la pointe, la gorge est sèche. Soif ardente. Diarrhée séreuse, quatre a cinq selles dans la journée. Le ventre est souple, indolore. Pas de taches rosées. La matité splénique ne mesure que [illegible] centimètres de haut sur 6 centimètres de large.

A part la douleur de la fosse iliaque, qui fait défaut, l'état du malade est celui d'un typhoïdique. J'écarte l'idée de fièvre typhoïde en tenant compte de ce fait que le malade a fait, il y a quelques mois, une fievre typhoide; la rapidité de l'invasion des accidents et l'insalubrité bien connue du Bardo, d'où vient le malade, plaident d'ailleurs en faveur du diagnostic de fievre palustre

L'examen du sang n'a pas été fait.(Diète. Limonade. Sulfate de quinine 1gr,60.)

4 octobre. La fièvre persiste toujours très vive : 41°, 2 le matin, 40°3 le soir. État typhoïde très marqué : prostration, adynamie, langue rouge et sèche à la pointe et à la partie moyenne, diarrhée, plusieurs selles involontaires. Ventre souple un peu sensible à la pression ; pas de taches rosées. (Diète. Limonade. Sulfate de quinine 1gr, 60)

5 octobre. La fièvre est tombée, 37°,7 le matin. 38° le soir. Le malade a dormi la nuit, il n'y a pas eu de sueurs abondantes. La langue est humide, saburrale; encore quelques selles diarrhéiques, mais le malade ne se salit plus. (Potages. Vin. Sulfate de quinine 0gr,80)

6 octobre. Fièvre legère, 38° le matin, 38°, 2 le soir.

Hier, le malade a vomi à plusieurs reprises; diarrhée séreuse abondante, dix selles pendant la nuit du 5 au 6. Le malade accuse une grande faiblesse et un malaise général. Le ventre est souple, indolore.

Dans la journée, nausées puis vomissements bilieux, douleur épigastrique. Le malade gémit sans cesse et l'état nauséeux dans lequel il est le fatigue beaucoup. Diarrhée séreuse, huit à dix selles dans la journée. (Sulfate de quinine 0gr,8 matin et soir; dans la journée, ipéca, 1gr,50. Glace. Boissons gazeuses.)

7 octobre. Le malade a vomi abondamment après avoir pris l'ipéca, les vomissements et les nausées ont disparu ensuite; la nuit a été meilleure que la précédente, la diarrhée est beaucoup moins abondante. Fièvre légère 38°,5 matin et soir. Bien que la température soit peu élevée, il y a de nouveau un état typhoïde assez prononcé : prostration, faiblesse générale, vertiges, bourdonnements d'oreilles, langue rouge et sèche. (Bouillon. Limonade. Sulfate de quinine 1gr,20)

8 octobre. 37°,9 le matin, 38°,1 le soir. Mieux sensible, il n'y a plus de nausées; la diarrhée a disparu, la langue est humide, saburrale, anorexie. (Potages. Limonade. Sulfate de quinine 1gr,20.)

9 octobre. 37°,2 le matin. Le malade se trouve bien, n'accuse plus

que de la fatigue et de la faiblesse. Dans la journée, mouvement fébrile sans frisson initial, à quatre heures, 39°, la langue se sèche de nouveau, le malade dit qu'il a sans cesse envie de dormir. (Diète. Sulfate de quinine 1gr,20.)

10 octobre. 37°,4 le matin, 38°,1 le soir. Mieux sensible. (Potages. Vin. Sulfate de quinine 0gr,60.)

11 octobre. Apyrexie complète. Le malade n'accuse plus que de la faiblesse. Un peu d'appétit. (Une demi-portion. Sulfate de quinine 0gr,60.)

12 octobre. L'apyrexie persiste. Le mieux continue. (Une portion. Vin de quinquina. Café.)

Du 12 au 18 octobre, le malade va bien, l'apyrexie persiste, les forces reviennent.

Le 18 octobre, à la contre-visite, le malade se plaint de coliques et de nausées; trois selles diarrhéiques depuis le matin, le malade a vomi à plusieurs reprises. Pas de fièvre. Diète.

19 octobre. Les vomissements se sont reproduits pendant la nuit du 18 au 19 octobre; vomissements bilieux. Le malade accuse des douleurs vives dans la partie inférieure de l'abdomen; il prétend qu'il n'a pas uriné depuis vingt-quatre heures; la diarrhée s'est arrêtée. Le cathétérisme est pratiqué, on ne retire qu'une petite quantité d'urine. Pas de fièvre. (Bouillon. Potion opiacée.)

20 octobre. Mieux sensible, le malade n'a plus vomi. Les jours suivants le mieux s'accentue, le malade mange une portion, puis deux portions.

5 novembre. A midi le malade est pris tout à coup de frissons, céphalalgie violente, nausées, puis vomissements, douleur extrêmement forte à l'épigastre, le malade gémit et se plaint sans cesse. Les vomissements d'abord bilieux, deviennent ensuite sanguinolents. Vers deux heures trente les matières vomies renferment du sang en grande abondance (l'examen histologique permet de constater l'existence d'hématies en très grand nombre dans les matières vomies). Le pouls est plus fréquent. Anxiété très grande. (Injection hypodermique d'un centigramme de chlorhydrate de morphine à l'épigastre.)

A trois heures et demie, les vomissements se sont calmés ainsi que les douleurs épigastriques, mais il y a encore des nausées. Fièvre vive, la température axillaire est de 40°,6. Le malade est très inquiet, il gémit sans cesse; faiblesse générale, prostration marquée. Le pouls est petit, très fréquent.

1 gramme de chlorhydrate de quinine en injections hypodermiques.

6 novembre. Apyrexie : 36°,4 le matin, 36° le soir. Sueurs pendant la nuit. Le pouls bat seulement soixante fois par minute. Il n'y a plus ni vomissements, ni nausées. (Bouillon. Lait. Sulfate de quinine 1gr,20.)

7 novembre. 38°,2 le matin, 37°,6 le soir. Le malade ne souffre plus, il n'a plus vomi. Herpès labial. (Bouillon. Lait. Sulfate de quinine 1gr,20.)

8 novembre. 36°,7 le matin, 36° le soir. Le pouls ne bat que cinquante-six fois par minute, il est un peu irrégulier. Anémie profonde, faiblesse générale. (Potages. Vin. Sulfate de quinine 1gr,20.)

9 au 16 novembre. L'apyrexie persiste. Le mieux continue, les forces reviennent peu à peu. (Une portion. Vin de quinquina Café.)

Le 16 novembre je fais pour la première fois l'examen histologique du sang. Je trouve au milieu des hématies des corps n° 1 en assez grand nombre et des corps n° 2 munis de filaments mobiles.

Du 17 novembre au 23 novembre, afin de prévenir une rechute, je prescris du sulfate de quinine, 1gr,60 par jour d'abord puis 0gr,80.

Nouvel examen du sang fait le 20 novembre : le nombre des éléments parasitaires du sang a considérablement diminué ; je trouve cependant encore quelques corps n° 1 et même quelques corps n° 2 munis de filaments mobiles.

Nouvel examen du sang fait le 23 novembre: corps n° 1 très rares, je ne trouve plus de corps n° 2, ni de filaments mobiles.

Un congé de convalescence est accordé au malade, qui sort de l'hôpital le 24 novembre.

Le 25 juillet 1882 Cl... rentre dans mon service à l'hôpital de Constantine. A sa sortie de l'hôpital au mois de novembre 1880

Cl.., a passé en France trois mois de congé, pendant lesquels la fièvre n'a pas reparu ; à l'expiration de son congé, Cl... a été envoyé au camp d'Avor, où il est resté un mois, il est parti ensuite pour la Tunisie.

Rechute de fièvre intermittente au mois de juin 1881 a Aïn Draham (Tunisie). Les accès de fièvre ne sont pas très forts, ils cèdent facilement au sulfate de quinine. Cl... n'est indisponible que pendant une quinzaine de jours.

Nouvelle rechute au mois de février à Constantine ; le malade est soigné a l'infirmerie de son régiment, il est encore indisponible pendant une quinzaine de jours.

Rechute le 23 juillet 1882. Le 23 au matin frisson, céphalalgie violente, malaise général ; après le frisson chaleur très vive, soif ardente. Le malade est obligé de s'aliter le 23 au matin, et la fièvre persiste sans rémission marquée jusqu'au moment de l'entrée à l'hôpital, le 25 juillet. Le médecin du corps a prescrit un ipéca le 24 juillet.

25 juillet. Fievre tres vive : 40°,8 le matin. Pouls tres fréquent, un peu irrégulier. Le malade, qu'on a dû apporter à l'hôpital, est indifférent à tout ce qui l'entoure, il ferme les yeux et paraît dormir ; quand on l'interpelle fortement, il ouvre les yeux d'un air étonné et il répond parfois par monosyllabes aux questions qu'on lui fait, puis il retombe dans son etat de somnolence. Langue rouge et sèche à la pointe. Un peu de diarrhée. Le ventre paraît indolore Taches ombrées sur la partie antérieure du tronc, pediculi pubis, (friction avec l'onguent mercuriel).

Examen du sang fait le 25 au matin : corps n° 2 de petit volume en assez grand nombre, libres ou accoles a des hématies ; leucocytes mélaniferes en grand nombre.

Le 25 au matin je fais avaler au malade 1gr,50 de sulfate de quinine.

Le 25 à quatre heures du soir la fièvre est moins vive, 38°,6 ; mais l'état général est toujours inquiétant. Stupeur, somnolence ; pouls à quatre-vingt-huit un peu irrégulier ; langue rouge et sèche, selles diarrhéiques involontaires.

J'injecte 0gr,80 de sulfovinate de quinine par la voie hypodermique. (Diète. Glace. Limonade.)

26 juillet. La fièvre est tombée, 37° le matin, le soir l'apyrexie persiste. L'état général s'est beaucoup amélioré, la faiblesse est très grande; mais il n'y a plus ni stupeur, ni somnolence, et le malade répond bien à mes questions. La langue est encore un peu sèche à la pointe. Éruption d'herpès très abondante aux deux lèvres. La diarrhée est beaucoup moins forte, le malade ne va plus sous lui; ventre souple, indolore; la matité splénique mesure 16 centimètres de haut sur 16 de large; à huit heures et demie le malade crache du sang rouge, spumeux, qui paraît venir des bronches. Il n'y a pas eu d'épistaxis. Rien d'anormal à l'auscultation de la poitrine.

Examen du sang fait le 26 au matin : je ne trouve plus que des leucocytes mélanifères; je constate aussi la présence de leucocytes mélanifères dans le sang qui a été expectoré. (Potages. Vin. Sulfate de quinine 0gr,80 matin et soir.)

27 juillet. L'apyrexie persiste. Anémie profonde, faiblesse générale. Langue humide, un peu saburrale. Anorexie. La diarrhée a disparu. (Potages. Sulfate de quinine 0gr,80.)

28 juillet. Le mieux continue. Un peu d'appétit. Une demi-portion. (Sulfate de quinine 0gr,60. Vin de quinquina.)

29 juillet. L'apyrexie persiste. Anémie profonde. Teinte terreuse de la face, muqueuses décolorées. Faiblesse générale, vertiges dans la station debout. Pas de douleurs. Langue belle. L'appétit revient. (Une portion. Vin de quinquina. Café noir. Sulfate de quinine 0gr,60.)

30 juillet-4 août. Pas de rechute de fièvre.

Mêmes prescriptions. Le sulfate de quinine est continué à la dose de 0gr,60 par jour.

Le 12 août, le malade demande à manger davantage, les forces reviennent.

Le 19 août accès de fièvre, 40°,2 à dix heures du matin, 37°,7 à quatre heures du soir. Sulfate de quinine 1gr,60.

Le 20 et le 21 août l'apyrexie persiste. (Sulfate de quinine 1gr,60 le 20 et 0gr,80 le 21 août.)

Le 22 août le malade, qui a obtenu un congé de convalescence, quitte l'hôpital.

OBSERVATION XXXIX

FIÈVRE INTERMITTENTE QUOTIDIENNE. RECHUTE. ACCÈS PERNICIEUX COMATEUX. MICROBES DU PALUDISME. GUÉRISON

Pèl..., âgé de vingt-cinq ans, caporal à la 21e section d'administration, entre à l'hôpital militaire de Constantine le 30 juillet 1882.

Pel... est en Algérie depuis quinze mois; pas de maladies graves antérieures à l'arrivée en Algérie. Au mois de juillet 1881, Pel... a eu à la Manouba (Tunisie) une fièvre pour laquelle il a été traité pendant un mois à l'ambulance de la Manouba; il a obtenu ensuite un congé de trois mois, pendant lequel il n'y a pas eu de rechute de fièvre. Il est probable que Pel... a eu en Tunisie une fièvre typhoïde.

Dans ces derniers temps le malade était employé au Bardo.

Le 18 juillet, le malade a été pris de céphalalgie avec malaise général, anorexie, frissons suivis de chaleur. Du 18 au 24 les accès de fièvre ont été légers, mais du 25 au 30 juillet ils sont devenus de plus en plus forts : accès quotidiens, réguliers avec frisson initial revenant vers une heure de l'après-midi. Du 25 au 29 le malade a été quatre fois à la visite et il a pris quatre doses de sulfate de quinine (de 0gr,50 à 0gr,80).

30 juillet. Apyrexie. Anémie très marquée. Faiblesse générale, apathie, anorexie, pas de diarrhée, langue saburrale; la matité splénique mesure 11 centimètres de haut sur 11 de large. (Une demi-portion. Vin de quinquina.)

31 juillet. Accès à midi; à deux heures du soir la température axillaire est de 41°, à quatre heures du soir, de 39°,2.

Examen du sang fait le 31 juillet à deux heures trente du soir corps n° 2 libres ou accolés à des hématies. (Sulfate de quinine, 1 gramme le 31 au soir.)

1er août. 37°,4 le matin. Le soir, l'apyrexie persiste. Faiblesse générale. Anorexie. (Potages. Sulfate de quinine 0gr,80 matin et soir.)

2 août L'apyrexie persiste. Anémie très prononcée, la face est pâle, elle n'a pas la teinte terreuse, les muqueuses sont décolorées.

Amaigrissement; faiblesse générale, un peu de tremblement des mains. Langue belle, l'appétit revient. Diarrhée légère. (Une demi-portion. Vin de quinquina. Sulfate de quinine 0,80.)

3 août. L'apyrexie persiste, les forces reviennent. (Une portion. Vin de quinquina. Café. Sulfate de quinine 0,60 chaque matin. Pas de rechute. Le malade sort le 13 août.)

Le 4 novembre 1882 à midi et demi Pel..., qui est devenu sergent, est apporté dans mon service à l'hôpital de Constantine; le malade est plongé dans le coma; on ne me donne aucun renseignement sur le début des accidents, mais je reconnais le malade pour l'avoir traité précédemment.

A une heure trente du soir, je trouve le malade dans l'état suivant: décubitus dorsal, stupeur profonde; le malade a les yeux ouverts mais il ne reconnaît personne et il ne répond a aucune des questions qu'on lui fait, il ne tire pas la langue quand on lui ordonne de le faire. Sensibilite tres obtuse La face est pâle, sans expression. Les membres sont dans la résolution: quand on les soulève au-dessus du lit, ils retombent inertes. Pas d'odeur alcoolique.

A une heure trente, la temperature axillaire est de 38°,7; le pouls fort, régulier, bat cent huit fois par minute.

Examen du sang fait le 4 novembre a une heure trente du soir: corps n° 1 en grand nombre, corps n° 2 immobiles ou munis de filaments mobiles, corps ovalaires intermédiaires aux corps n° 1 et n° 2, leucocytes mélanifères.

A l'entrée a l'hôpital le médecin de garde a prescrit du sulfate de quinine en solution, mais le médicament a été rejeté en grande partie; a 2 heures du soir, j injecte 1 gramme de chlorhydrate de quinine par la voie hypodermique.

Le 4 novembre à quatre heures du soir: 39°,2; le malade n'a pas repris connaissance, il laisse aller sous lui les urines et les matières fécales.

Vers huit heures du soir, un mieux sensible se produit, le malade paraît comprendre quelques-unes des questions qu'on lui fait, il avale 0gr.80 de sulfate de quinine en solution.

5 novembre. La fièvre est tombée, 37°,9 le matin, le pouls bat quatre-vingt-quatre fois par minute. Le malade a repris connaissance mais

il est hébété, incapable de fournir aucun renseignement, il s'étonne de se trouver à l'hôpital. Le soir l'apyrexie persiste, 37°,9.

Bouillon. Sulfate de quinine 0,8 matin et soir.

6 novembre 37°,1 le matin, soixante-seize pulsations par minute. Le soir l'apyrexie persiste. Anémie profonde, la face a une pâleur cireuse; les muqueuses sont décolorées. Le malade a repris connaissance et il répond assez bien a mes questions, mais il a encore l'air d'un homme mal éveillé. Langue blanche. Anorexie. La matité splénique mesure 11 centimètres de haut sur 14 de large.

Pel... raconte qu'à sa sortie de l'hôpital le 13 août dernier, il a éte employé au parc a fourrages, il a eu plusieurs rechutes de fièvre pendant les mois de septembre et d'octobre; chaque fois que la fièvre reparaissait, il allait pendant quelques jours à la visite et prenait une ou deux doses de sulfate de quinine.

Depuis le 1er novembre Pel .. éprouvait de la céphalalgie, du malaise général; mais comme il avait fini son temps de service et qu'il était sur le point de rentrer en France, le malade ne voulut pas aller à la visite dans la crainte d'être envoyé a l'hôpital.

Le 4 novembre, il se leva le matin, mais il dut bientôt regagner son lit; il ne se rappelle plus ce qui s'est passé ensuite. Pel... n'avait pas bu de boissons alcooliques quand les accidents graves qui ont nécessité l'entrée d'urgence a l'hôpital se sont déclarés. Il n'y a pas non plus chez lui d'alcoolisme chronique. (Potages. Sulfate de quinine 0,80.)

7 novembre. L'apyrexie persiste. Le malade n'accuse plus que de la faiblesse et de la fatigue. Langue belle, un peu d'appétit. (Une demi-portion. Sulfate de quinine 0gr,60. Vin de quinquina.)

8-12 novembre. Pas de rechute de fièvre. L'appétit et les forces reviennent.

Une portion. Vin de quinquina. Café. Le sulfate de quinine est continué à la dose de 0gr,60 chaque matin.

13-20 novembre. Pas de rechute de fièvre.

Examen du sang fait le 13 novembre; corps n° 1 encore en assez grand nombre; corps n° 2 rares, un de ces corps est muni de filaments mobiles.

Le sulfate de quinine suspendu du 13 au 20 novembre est repris a partir du 21 novembre a la dose de $0^{gr},80$ par jour jusqu'au 24 novembre. Pas de rechute de fièvre.

Examen du sang fait le 21 novembre: corps n°1 très rares. Pas de corps n° 2, ni de filaments mobiles.

Le malade quitte l'hôpital de Constantine le 24 novembre; il a fini son temps de service et rentre en France.

OBSERVATION XL

FIÈVRE INTERMITTENTE QUOTIDIENNE. ACCÈS PERNICIEUX DYSPNÉIQUE. MICROBES DU PALUDISME. GUÉRISON

Col..., âgé de vingt-trois ans et demi, soldat au 3° zouaves, entre à l'hôpital de Constantine le 8 août 1882.

Col..., qui est engagé volontaire, a cinquante-huit mois de service, il a passé tout ce temps en Algérie; il a eu une première atteinte de fièvre intermittente au mois d'août 1881 après avoir été détaché au Bardo. Le 10 août 1881 le malade est entré une première fois à l'hôpital de Constantine pour fievre intermittente quotidienne, il en est sorti le 27 septembre; il a repris son service en sortant de l'hôpital et a fait campagne en Tunisie. Au mois de novembre 1881, Col... a eu la dysenterie à Kairouan; il a passe dix jours à l'ambulance de Kairouan, puis il a été évacué sur Souse, Bone et Philippeville.

Au mois d'avril 1882 rechute de fièvre à l'Alloufa (province de Constantine); quelques accès, qui cèdent facilement au sulfate de quinine.

Rechute le 5 août à Constantine (Casbah). Le 5 août, céphalalgie, malaise général, anorexie, nausées.

Le 6 août, accès de fièvre bien caractérisé par les trois périodes de frisson, de chaleur et de sueurs. L'accès, commencé à huit heures du matin, dure jusqu'au soir; céphalalgie très forte, oppression très grande, point de côté à gauche dans la région splénique.

Le 7 août nouvel accès moins fort que le précédent.

Le 8 août troisième accès à la même heure que les précédents. Le malade, qui a été à la visite, tombe dans la salle de visite sans perdre connaissance toutefois. Chaleur très vive, soif ardente. Dyspnée, oppression très forte. Dans la journée le malade a du délire. Le soir coliques sèches très douloureuses. Le médecin du régiment prescrit une potion éthérée et envoie le malade d'urgence a l'hôpital.

Du 6 au 8 août Col... a pris trois doses de sulfate de quinine.

9 août. Apyrexie. Anémie, faiblesse générale, anorexie

Examen du sang fait le 9 août à deux heures du soir : corps n° 2 de moyen ou de petit volume libres ou accolés à des hématies ; ces éléments sont nombreux; beaucoup renferment des grains pigmentes mobiles.

L'apyrexie étant complète et le malade ayant pris trois doses de sulfate de quinine avant l'entrée a l'hôpital, je me contente de prescrire des potages.

10 août. Frisson violent à six heures du matin; a six heures trente minutes du matin la température axillaire est de 39°,8; a sept heures trente, au moment de la visite, je trouve le malade dans l'état suivant : fièvre vive, peau brûlante, pouls régulier, très fréquent Le malade, très anxieux, est assis dans son lit, la respiration est très difficile, les inspirations sont courtes et très fréquentes, il semble au malade que sa poitrine est très fortement serrée a la base. Il existe un peu de douleur à la pression au-dessous des fausses côtes du côté gauche, au niveau de la rate; mais cette douleur ne suffit pas à expliquer la sensation d'oppression, d'étouffement qu'accuse le malade. L'examen des organes thoraciques ne révèle du reste rien d'anormal sauf l'accélération des mouvements du cœur. Pas de toux, pas d'expectoration.

L'examen du sang fait le 10 août à huit heures trente du matin donne les mêmes résultats que celui fait le 9 ; il existe des corps n° 2 en grand nombre.

A huit heures trente du matin, j'injecte 1 gramme de sulfovinate de quinine par la voie hypodermique.

Le 10 août, à 4 heures du soir, la fièvre est tombée, sueurs assez abondantes. L'anxiété et la dyspnee sont beaucoup moins vives. Sulfate de quinine 0gr,80.

11 août. Apyrexie Le malade se trouve beaucoup mieux, la sen-

sation d'oppression et la dyspnée ont complètement disparu. Anémie profonde. La face a la teinte terreuse caractéristique, les muqueuses sont décolorées. Faiblesse générale; le malade a de la peine à se tenir sur ses jambes, et quand il essaye de se lever, il éprouve des vertiges, qui l'obligent a se recoucher aussitôt. Langue un peu saburrale, anorexie, constipation. La matité splénique mesure 11 centimètres de haut sur 13 de large; il y a encore un peu de douleur a la pression dans la région splénique. (Potages, Sulfate de quinine 0,80 matin et soir.)

12 août. Même état, l'apyrexie persiste. (Potages. Sulfate de quinine 0gr,80.)

13-16 août. L'apyrexie persiste; les forces et l'appétit reviennent lentement Une des piqûres faites pour injecter le sulfovinate de quinine à la cuisse droite a donné naissance à un petit abcès, qui est ouvert le 16 août et qui se cicatrise rapidement.

Le malade mange une demi-portion puis une portion. (Vin de quinquina, café, sulfate de quinine 0gr,60 chaque matin.)

Le sulfate de quinine est continué à la dose de 0,60 jusqu'au 19 août

Pas de rechute de fièvre.

Le malade, qui a obtenu un congé de convalescence, quitte l'hôpital le 27 août 1882.

OBSERVATION XLI

FIÈVRE CONTINUE PALUSTRE. DÉLIRE. ICTERE. MICROBES DU PALUDISME. GUÉRISON

S....., soldat au 26e d'artillerie, entre à l'hôpital militaire de Constantine le 19 août 1881.

Le 19 au soir, l'état général est très grave : fièvre vive, 39°,5 à 4 heures du soir, délire, ictère.

Je vois le malade pour la première fois le 20 août. La fièvre persiste, 39°,4 à 6 heures du matin. Le malade ne répond à aucune de mes questions, il a déliré toute la nuit et a été très agité. Teinte icterique très marquée de la peau et des sclérotiques. Pas de diarrhée, pas de douleur dans la fosse iliaque autant qu'on peut en juger dans l'état où se trouve le malade. La matité splénique a 7 centimètres et demi de haut sur 9 centimètres de large.

Examen du sang fait le 20 août au matin : corps n° 2 de petit volume, accolés presque toujours a des hématies, quelques-uns de ces corps ne renferment qu'un ou deux grains de pigment : leucocytes mélanifères.

Le diagnostic d'accès pernicieux est porté. Le malade refuse absolument d'avaler la solution de quinine.

J'injecte 1 gramme de chlorhydrate de quinine par la voie hypodermique.

L'examen du sang fait de nouveau le 20 août à une heure quarante-cinq du soir, donne les mêmes résultats que le matin.

Le 20 au soir la température est de 39°.

21 août. La fièvre est plus vive qu'hier : 40°,9 le matin, 39°,2 le soir ; néanmoins l'état général est meilleur, le malade a repris connaissance le 21 au matin, mais il a encore déliré pendant toute la nuit du 20 au 21. Le pouls est régulier, il bat cent fois par minute. Respiration fréquente (quarante inspirations par minute). Le malade accuse une céphalalgie très forte.

Langue rouge et sèche a la pointe. Soif vive. Ictère très marqué. Taches ombrées sur la partie antérieure du tronc; pediculi pubis en grand nombre (friction avec la pommade mercurielle).

Les urines renferment de la matière colorante de la bile en assez grande quantité (acide azotique), et elles donnent par la chaleur et les acides un léger nuage albumineux.

Le malade avale bien la solution de sulfate de quinine, 1gr,50 de sulfate de quinine le matin, 1 gramme le soir.

22 août. La fièvre est moins vive : 38°,4 le matin, 38°,5 le soir. L'état général s'est beaucoup amélioré. Le pouls ne bat plus que quatre-vingt-huit fois à la minute et on ne compte plus que vingt inspirations par minute; la teinte ictérique est moins marquée. Le malade a repris connaissance, il n'a pas déliré la nuit dernière, mais l'intelligence est encore très paresseuse, stupeur marquée.

Examen du sang fait le 22 août a deux heures du soir, je ne trouve plus que des corps n° 3 et des leucocytes mélanifères. (Sulfate de quinine 1gr, 50 le matin, 1 gramme le soir.)

Bouillon. Limonade tartrique.

23 août. La fièvre est tombée, 37°,4 le matin. Le soir l'apyrexie persiste. Le malade ne se plaint plus que d'une grande fatigue. Le pouls ne bat plus que soixante-quatre fois par minute. La teinte ictérique de la peau et des sclérotiques est encore très apparente.

Le malade, qui a repris tout à fait connaissance, nous donne les renseignements qui suivent : il est âgé de vingt-deux ans, il est né en Algérie et il habite depuis sa naissance un village situé à 15 kilomètres d'Oran. Il y a cinq ans, S..... a eu pour la première fois quelques accès de fièvre, qui ont cédé facilement au sulfate de quinine. Au mois d'octobre 1880, S..... a eu à Philippeville trois accès de fièvre, il a pris quelques doses de sulfate de quinine. La fièvre n'a reparu que le 18 août, c'est-à-dire la veille de l'entrée a l'hôpital de Constantine. Le malade a ressenti des frissons légers, de la céphalalgie, puis il a perdu connaissance et il ne se rappelle pas comment il a été transporté à l'hôpital. S..... affirme qu'il n'avait pas fait d'excès le 18 août et qu'il ne s'était pas expose au soleil. (Potages. Limonade. Sulfate de quinine 0gr, 80.)

24 août. L'apyrexie persiste. Le malade se trouve bien, demande à manger. Langue assez belle. Pas de diarrhée. La teinte ictérique de la peau et des sclérotiques disparaît peu à peu. Anémie très marquée. (Une demi-portion d aliments. Deux portions de vin. Sulfate de quinine 0gr, 80. Vin de quinquina.)

25-31 août. L'apyrexie persiste. L'appétit et les forces reviennent. Anémie. Faiblesse générale.

Examen du sang fait le 28 août : diminution très notable du chiffre des hématies, je ne trouve plus trace des éléments pigmentés. (Une portion, quatre portions de vin. Vin de quinquina. Café noir. Sulfate de quinine 0gr, 60.)

1er septembre. Le mieux continue. La teinte ictérique a disparu. Les urines ne renferment plus ni matière colorante biliaire, ni albumine. Le malade mange deux portions.

Le malade, qui a fini son temps de service, demande à s'en aller. Sortant le 3 septembre.

OBSERVATION XLII

FIÈVRE INTERMITTENTE. ACCÈS GRAVE AVEC ÉTAT TYPHOÏDE ICTÈRE ET VOMISSEMENTS BILIEUX. MICROBES DU PALUDISME. GUÉRISON.

Bay..., âgé de vingt-six ans, soldat à la 8e compagnie de remonte entre à l'hôpital militaire de Constantine le 17 juillet 1882.

Bay... est en Algérie depuis le 25 novembre 1878, il se dit malade pour la première fois ; il était détaché à Fezguia, dans une localité très insalubre quand il a pris la fièvre, le 30 juin. Fièvre intermittente quotidienne bien caractérisée ; le malade a pris à plusieurs reprises du sulfate de quinine ; quelques accès étaient supprimés; mais la fièvre ne tardait pas à reparaître. Le 16 juillet Bay... a eu la fièvre pendant toute la journée.

17 juillet Fièvre très vive, 40°,4 le matin ; 41° le soir. État typhoïde très marqué ; prostration, faiblesse générale. Céphalalgie très forte, stupeur, somnolence, le malade comprend encore les questions qu'on lui fait, mais ses réponses sont lentes, difficiles. Langue saburrale. Pas de diarrhée ; le ventre est souple, pas de douleur dans la fosse iliaque droite ; pas de taches rosées. La matité splénique mesure 10 centimètres de haut sur 11,5 de large. (Diète. Limonade. Sulfate de quinine, 1 gramme.)

18 juillet. La fièvre est tombée ce matin, le thermomètre ne marque que 37°,2 à six heures du matin, mais dans la journée il y a un nouvel accès très fort avec frisson initial ; à deux heures trente la température axillaire est de 40°,9, à six heures du soir, de 39°,6. L'état général, qui s'était amélioré le 18 au matin, s'aggrave de nouveau dans la journée, l'état typhoïde est très marqué, stupeur, adynamie.

Examen du sang fait le 18 juillet à deux heures quarante-cinq du soir, c'est-à-dire en plein accès : corps n° 2 de petit volume libres ou accolés à des hématies ; ces éléments sont très nombreux, beaucoup sont très petits et ne renferment qu'un ou deux grains de pigment ; leucocytes mélanifères. (Diète. Limonade. Sulfate de quinine 0g,80 matin et soir.)

Le 18 juillet, vers sept heures du soir, le malade a, à plusieurs reprises, des vomissements bilieux.

19 juillet La fièvre persiste, mais elle est moins vive, 38°,5 le matin, 39°,4 le soir. L'état général est meilleur. Les vomissements bilieux ont disparu ; mais le 19 au soir on remarque une coloration ictérique de la peau et des sclérotiques, qui n'existait pas au moment de l'entrée.

Bouillon. Limonade. Sulfate de quinine 0,80 matin et soir.

20 juillet. Il y a encore un peu de fièvre le matin (38°,8), le soir l'apyrexie est complète (37°).

La langue reste saburrale; anorexie, nausées. Constipation. Teinte ictérique très marquée de la peau et des sclérotiques. (Diète. Eau de sedlitz deux verres le matin. (Sulfate de quinine 0,80 matin et soir.)

21 juillet. 36°,9 le matin. Le soir l'apyrexie persiste. L'état général est beaucoup meilleur, le malade se plaint seulement d'une grande faiblesse, il a des vertiges dès qu'il essaye de se lever. La teinte ictérique persiste. La langue s'est nettoyée depuis hier, malgré cela l'anorexie reste complete. (Potages. Vin. Sulfate de quinine 0,80.)

22 juillet. L'apyrexie persiste. Anémie très marquée. La teinte icterique de la peau et des sclérotiques est moins marquée que les jours précédents. Faiblesse générale. Vertiges dans la station debout. Bourdonnements d'oreilles. Tremblement très marqué des mains. La langue est assez belle, un peu blanche encore. Anorexie. Pas de douleurs du côté du foie ni de la rate. (Une demi-portion, deux portions de vin. Sulfate de quinine 0,60. Vin de quinquina.)

23-25 juillet. L'apyrexie persiste. Les forces reviennent lentement. Anemie, vertiges. La teinte ictérique s'efface de plus en plus. Un peu d'appétit.

Examen du sang fait le 25 juillet au matin : je ne trouve plus trace d'éléments pigmentés.

Le sulfate de quinine est continué à la dose de 0gr,60 par jour jusqu'au 26 juillet inclus.

27 juillet. Symptômes d'embarras gastrique sans fièvre. (Eau de sedlitz, une bouteille. Diète.)

28 juillet. Le malade se trouve beaucoup mieux, demande à manger. (Une portion. Quatre portions de vin. Vin de quinquina. Café.) A partir de ce moment l'appétit et les forces reviennent assez rapidement Le 1er août le malade mange deux portions ; le 8 août il part en congé de convalescence.

CACHEXIE PALUSTRE

La cachexie palustre succède le plus souvent à une série de rechutes de fièvre intermittente ; mais elle peut aussi s'établir rapidement à la suite de quelques accès graves : c'est la *cachexie aiguë*, ou bien lentement, sans le cortège ordinaire des manifestations aiguës du paludisme, c'est la *cachexie d'emblée*. Cette dernière forme s'observe principalement chez les indigènes des pays palustres.

Les principaux signes de la cachexie palustre sont: l'*anémie* et l'*hypersplénie*.

Le cachectique palustre est essentiellement un anémique et la plupart des troubles morbides qu'il éprouve se rattachent à l'appauvrissement de son sang.

La peau est pâle, elle a une teinte terreuse, surtout à la face et chez les sujets qui ont été exposés aux ardeurs du soleil, chez les paludiques qui vivent renfermés dans des ateliers ou dans des bureaux, la peau de la face présente souvent une teinte cireuse, identique à celle qu'on observe chez les sujets qui ont eu des hémorrhagies abondantes. Les muqueuses sont décolorée; les sclérotiques d'un blanc bleuâtre.

Il existe souvent de l'œdème périmalléolaire et de la bouffissure de la face, dans les cas graves de l'anasarque.

Les malades amaigris, vieillis avant l'âge, accusent une grande lassitude, une faiblesse très marquée surtout dans les membres inférieurs ; les mouvements amènent facilement la fatigue ; chez quelques malades la démarche est incertaine, titubante comme celle d'un homme ivre. (Catteloup, *De la cachexie paludéenne en Algérie. Recueil mém. méd. milit.*, 2e série. t VIII, p. 1.)

Les extrémités supérieures sont quelquefois agitées par un tremblement facile à constater lorsqu'on fait étendre la main ; un malade atteint de cachexie palustre aiguë que j'observais à Constantine au mois de septembre 1879, avait non seulement un tremblement très marqué des extrémités supérieures, mais aussi un tremblement de la tête dans le sens de la flexion et de l'extension, tremblement assez fort pour incommoder beaucoup le malade quand il était assis la tête non appuyée : il n'y avait pas d'alcoolisme dans ce cas, non plus que de paralysie agitante ; sous l'influence du quinquina et d'un régime tonique, le tremblement disparut rapidement.

Dans la station debout, les malades ont des vertiges, des éblouissements ; au moindre effort, ils sont pris d'oppression, de palpitations de cœur ; l'auscultation permet de constater souvent l'existence de souffles anémiques à la base du cœur et dans les vaisseaux du cou.

Le cachectique palustre est indolent, apathique, indifférent à ce qui l'entoure, il reste couché tout le jour sans s'occuper de ce qui se passe autour de lui ; sa paresse intellectuelle ne lui permet aucune occupation, ne lui fait même désirer aucune distraction.

Les troubles nerveux ont du reste une intensité qui varie beaucoup avec les individus et avec les conditions dans lesquelles s'établit la cachexie palustre ; très marqués chez les malades atteints de cachexie aiguë, ces troubles nerveux sont en général très légers chez ceux qui ne sont arrivés à la cachexie que lentement, progressivement.

Dans les pays palustres, on voit des indigènes atteints de cachexie palustre bien caractérisée par l'énorme développement de la rate, qui se livrent à des occupations fatigantes et qui jouissent d'u ne assez grande vigueur.

En général il n'existe pas de douleurs, quelques malades accusent seulement des points douloureux dans la région splénique.

La rate est toujours fortement augmentée de volume, elle est dure, fibreuse, et comme elle déborde toujours les fausses côtes, il est facile de limiter sa partie inférieure par la palpation. L'extrémité inférieure de la rate arrive souvent au niveau de l'ombilic ; chez quelques malades elle descend même jusque dans la fosse iliaque gauche : la rate forme alors une tumeur qui remplit toute la moitié gauche de l'abdomen et dont le bord antérieur arrive jusqu'à la ligne blanche.

La matité splénique mesure souvent 15 à 20 centimètres en hauteur et en largeur, et nous avons déjà dit qu'il fallait doubler presque la dimension en hauteur de la matité splénique pour avoir la véritable dimension de la rate.

L'observation L est un exemple de l'énorme développement que peut prendre la rate. La tumeur splénique produisait dans ce cas une déformation visible à distance ; l'abdomen était très saillant et très dur du côté gauche, tandis qu'à droite la paroi abdominale était déprimée et souple ; la rate très facile à circonscrire par la palpation avait conservé sa forme normale, l'extrémité inférieure descendait jusque dans la fosse iliaque gauche et le bord antérieur, qui présentait une encoche assez profonde, dépassait la ligne blanche.

En Algérie, c'est surtout chez des indigènes habitant depuis leur enfance des localités malsaines et qui n'ont jamais pris de sulfate de quinine qu'on rencontre ces hypersplénies énormes. Les militaires qui sont traités avec soin dès le début de la maladie et qui sont renvoyés en France quand leur état l'exige, n'arrivent jamais à ce degré avancé de la cachexie.

Il est intéressant de constater que c'est chez les sujets qui n'ont jamais pris de sulfate de quinine qu'on rencontre les rates les plus volumineuses; les malades accusent presque toujours le sulfate de quinine de produire les tuméfations de la rate et du foie; c'est là un préjugé absurde et malheureusement très répandu contre lequel on ne saurait trop s'élever.

La tumeur splénique est indolore dans la plupart des cas, sauf pendant les paroxysmes fébriles, qui se produisent d'ailleurs assez souvent dans la cachexie palustre. Quelques malades ont des douleurs vives dans la région splénique, spontanées et à la pression; ces douleurs, qui s'exagèrent dans les inspirations profondes, dans les mouvements de toux, s'expliquent par la périsplénite et par les adhérences si fréquentes de la rate au diaphragme; d'autres malades, chez lesquels la rate hypertrophiée a une mobilité trop grande, accusent pendant la marche une sensation de pesanteur, de tiraillements dans l'hypocondre droit, parfois même ils ne peuvent pas, comme le malade qui fait l'objet de l'observation L, se coucher sur le côté droit, parce que dans cette position la rate vient presser sur les viscères abdominaux et opère des tiraillements sur le diaphragme, auquel elle adhère souvent.

Le foie est en général augmenté de volume, mais dans des

proportions bien moindres que la rate; il déborde d'un ou deux travers de doigt le rebord des fausses côtes. Plus rarement on observe une diminution de volume du foie (cirrhose atrophique).

La température des cachectiques palustres est souvent au-dessous de la normale, à 36° par exemple; le pouls est quelquefois ralenti au repos, mais sa fréquence s'exagère au moindre mouvement.

Les cachectiques palustres sont très sujets aux rechutes de fièvre intermittente; dans ces organismes usés par la fièvre, les accès sont souvent irréguliers, beaucoup de malades ne frissonnent pas et s'aperçoivent à peine qu'ils ont la fièvre; les accès se reproduisent le plus souvent avec les types tierce ou quarte ou encore d'une façon irrégulière.

La fièvre des cachectiques est souvent très rebelle; le sulfate de quinine administré même à forte dose ne supprime que quelques accès, et les malades sont condamnés à des rechutes incessantes (observations XLVIII et XLIX).

C'est une loi générale que la vigueur avec laquelle se développent les parasites est en raison inverse de la vigueur de l'être aux dépens duquel ils vivent; il est donc naturel que les microbes du paludisme soient très difficiles à détruire chez le cachectique palustre; une autre conséquence de cette loi est que, pour guérir les cachectiques palustres, il faut user largement des toniques et des reconstituants et ne pas se contenter de prescrire le sulfate de quinine, comme dans les formes aiguës du paludisme. (V. chapitre IX, *Traitement.*)

Les épistaxis sont très communes et quelquefois très difficiles à arrêter, à ce point qu'on est obligé de recourir au tamponnement des fosses nasales; les hématuries sont beaucoup plus rares; les moindres lésions traumatiques sont la source d'hémorrhagies abondantes comme chez les hémophiles.

L'œdème qui reste en général limité aux extrémités inférieures, peut envahir la face, les membres supérieurs et se transformer en une anasarque avec épanchement de sérosité dans le péritoine (ascite), dans le péricarde (hydropéricarde) et dans les plèvres (hydrothorax). Je ne parle pas ici des cas assez nombreux dans lesquels l'ascite est sous la dépendance d'une cirrhose du foie, ou l'anasarque sous la dépendance d'une néphrite.

En général ces œdèmes des cachectiques palustres ne s'accompagnent pas d'albuminurie et ils se dissipent rapidement sous l'influence d'un traitement rationnel.

Du côté des voies digestives, le symptôme le plus constant est l'anorexie, les malades ont souvent un dégoût marqué pour la viande, et il est difficile de les alimenter. L'anorexie se complique quelquefois de dyspepsie, les digestions sont laborieuses, il se produit quelquefois des vomissements. Il y a en général de la tendance à la constipation, mais on peut observer aussi de la diarrhée, et la dysenterie est une complication très commune du paludisme.

L'examen histologique du sang révèle toujours une diminution considérable du chiffre des hématies; ce chiffre qui, à l'état normal, est de 4,500,000 à 5,000,000 par millimètre cube, peut tomber à 1,000,000 et même à 500,000 par millimètre cube.

On serait tenté de croire que l'hypersplénie qui est souvent aussi considérable dans le paludisme que dans la leucémie, doit avoir ici comme là pour conséquence une augmentation considérable du chiffre des leucocytes; il n'en est rien.

J'ai été surpris plus d'une fois, en examinant le sang de cachectiques dont la rate occupait toute une moitié de l'abdomen, de ne pas trouver une proportion de leucocytes supérieure à la normale. La leucocytose est même beaucoup plus commune dans les formes aiguës du paludisme que chez les cachectiques.

On s'explique du reste facilement cette différence : si la rate d'un cachectique palustre peut atteindre au même volume que celle d'un leucémique, sa structure est bien différente ; chez le leucémique, il y a une hypertrophie vraie de la rate, c'est le tissu adénoïde qui forme la masse principale de l'organe ; dans l'hypersplénie palustre, au contraire, l'augmentation de volume se fait principalement aux dépens du tissu conjonctif et des vaisseaux, tandis que le tissu adénoïde est enserré et comme étouffé entre la gangue conjonctive épaissie et les vaisseaux distendus par le sang. (V. chapitre II, *Anatomie pathologique*, p. 89.)

Lorsque les cachectiques palustres n'ont pas eu d'accès de fièvre depuis quelque temps, l'examen du sang ne révèle souvent la présence d'aucun élément parasitaire. Chez les cachectiques palustres qui ont des rechutes de fièvre intermittente, on trouve, au contraire, presque toujours des éléments parasitaires caractéristiques du paludisme et souvent en très grand nombre. Les éléments que j'ai rencontrés le plus souvent dans le sang des cachectiques palustres sont les corps cylindriques, effilés à leurs extrémités, en croissant, pigmentés vers la partie moyenne, que j'ai désignés sous le nom de corps n° 1 ; souvent aussi à côté de ces éléments, j'ai constaté la présence des corps n° 2 et des filaments mobiles (observations XLII à XLIX).

La cachexie palustre se termine d'ordinaire par la guérison lorsqu'elle n'est pas invétérée et que les malades sont placés dans de bonnes conditions, lorsque surtout ils peuvent s'éloigner des foyers palustres. Mais trop souvent ces conditions ne sont pas réalisées, la cachexie persiste alors et de graves complications surgissent.

Parmi les complications les plus communes de la cachexie palustre, il faut citer : les pneumonies, les cirrhoses du foie, les néphrites. La mort peut être aussi la conséquence d'une fièvre adynamique, d'une fièvre bilieuse ou d'une syncope. La rupture de la rate est un accident heureusement très rare. Ces complications seront étudiées dans le chapitre suivant.

La population entière des pays palustres subit une véritable déchéance physique et morale, on constate une diminution de la taille moyenne et de la vie moyenne.

Monfalcon a très bien décrit le triste état des populations condamnées à vivre dans les foyers du paludisme (*Histoire médicale des marais*, Paris, 1826).

« La vie est courte dans les pays marécageux ; elle y est, terme moyen de vingt-six ans, suivant M. Sausset et le docteur Price .. L'habitant de ces tristes lieux souffre dès sa naissance, et montre pendant les premiers jours de sa vie la profonde empreinte de l'insalubrité du climat. A peine a-t-il quitté la mamelle qu'il languit et maigrit ; une couleur jaune teint sa peau et ses yeux ; ses viscères s'engorgent ; il meurt souvent avant d'avoir atteint sa septième année. A-t-il franchi ce terme, il ne vit pas, il végète, il reste cacochyme, boursouflé, hydropique, sujet à des fièvres d'automne interminables, à des hémorrhagies passives, et à des ulcères aux jambes qui guérissent difficilement. » (Monfalcon, *op. cit.*)

« L'habitant des pays marécageux vit avec la fièvre, écrit

Maillot (*op. cit.*, p. 265); il en contracte tellement l'habitude qu'il la regarde presque comme son état normal : et cependant sa vie s'use promptement, et cependant la plupart des journées qu'il dispute à la mort sont des heures de souffrance : enfin une colite chronique ou des hydropisies, ou des accès pernicieux viennent mettre un terme à sa pénible existence. »

Les conscrits de la Brenne (Indre) n'atteignent pas la taille voulue par la conscription. Dans la Dombes, la vie moyenne est inférieure de onze ans à ce qu'elle est dans les autres départements. (Rollet, *Etangs de la Dombes, Annales d'hygiène publique*, 1862.)

Burdel a signalé chez les habitants des plaines de la Sologne une détérioration physique et morale caractérisée par un étiolement qui commence dès le berceau, et un retard extraordinaire dans le développement (*De la dégénérescence palustre*, Paris, 1875).

OBSERVATIONS CLINIQUES

OBSERVATION XLIII

FIÈVRE INTERMITTENTE QUOTIDIENNE. CACHEXIE AIGUE MICROBES DU PALUDISME

Bel..., âgé de vingt-quatre ans, soldat au 3e zouaves, entre à l'hôpital de Constantine le 1er septembre 1882. Bel... a trois ans de service, il a passé tout ce temps en Algérie.

Bel... a été atteint de dysenterie à Gafsa au mois de novembre 1881, il est entré à l'ambulance de Gafsa, d'où il a été évacué sur Tébessa, puis sur Aïn-Béida et sur Constantine; le malade a été envoyé ensuite en France, avec un congé de convalescence de trois mois, il est rentré a Philippeville le 12 mai 1882.

Bel... a été détaché à Aïn-el-Bey du 3 au 26 août; le 10 août, il a eu pour la premiere fois un accès de fièvre bien caractérisé suivi d'herpès labial, fièvre intermittente quotidienne, accès quotidiens pendant huit jours, vers huit heures du matin. Le malade a pris pendant huit jours du sulfate de quinine, mais à petite dose $0^{gr},60$, par jour. Le 26 août, rechute de fièvre pendant la route d'Aïn-el-Bey à Constantine, nouveaux accès les 27 et 28 août. Le malade a été à la visite et a pris deux fois du sulfate de quinine.

Du 29 au 31 août, apyrexie, faiblesse générale très grande.

1er septembre. Apyrexie. Etat cachectique très marqué, anémie profonde, la face a une teinte terreuse très marquée, les muqueuses sont décolorées, amaigrissement, faiblesse générale, vertiges dans la station debout; le malade, apathique, indifférent à tout ce qui l'entoure, reste couché toute la journée. Anorexie, diarrhée légère. La matité splénique mesure 12 centimètres de haut sur 15 de large. (Potages, Lait.)

Le 2 septembre, l'apyrexie persiste

Examen du sang fait le 2 septembre à 2 heures du soir : corps n° 1 en grand nombre, corps ovalaires intermédiaires aux corps n° 1 et n° 2, corps n° 2 renfermant des grains pigmentés mobiles ou munis de filaments mobiles, filaments mobiles libres. (Potages. Sulfate de quinine $0^{gr},80$ le 2 au soir.)

3 septembre. L'apyrexie persiste. L'état général est le même (Potages. Sulfate de quinine $0^{gr},80$).

4 septembre. Même état. (Potages. Sulfate de quinine $0^{gr},80$). Examen du sang fait le 4 septembre au matin : corps n° 1 encore assez nombreux, corps ovalaires, corps n° 2 renfermant des grains pigmentés mobiles ou munis de filaments mobiles, ces derniers éléments sont beaucoup moins nombreux qu'à l'examen fait le 2 septembre.

Les jours suivants, l'état général s'améliore ; l'appétit revient peu à peu, le malade mange une demi-portion, puis une portion. Le sulfate de quinine est continué à la dose de $0^{gr},60$ jusqu'au 12 septembre.

Examen du sang fait le 9 septembre à huit heures du matin : corps n° 1, corps ovalaires, corps n° 2 (rares); sur deux préparations je ne trouve qu'un corps n° 2 muni de filaments mobiles, encore les mouvements sont-ils faibles, corps n° 3, leucocytes mélanifères. Pas de rechute de fièvre.

Le malade, qui a obtenu un congé de convalescence de trois mois, sort le 16 septembre 1882.

OBSERVATION XLIV

FIÈVRE INTERMITTENTE QUOTIDIENNE. CACHEXIE AIGUE MICROBES DU PALUDISME

Lais.., âgé de vingt-trois ans, soldat au 11e escadron du train, entre à l'hôpital militaire de Constantine le 27 septembre 1882.

Lais.. est en Algérie depuis près de deux ans, il a pris la fièvre intermittente pour la première fois le 25 août 1882 au Bardo. Fièvre intermittente quotidienne, accès du 25 au 29 août.

Rechute de fièvre le 7 septembre; fièvre quotidienne. Première entrée à l'hôpital de Constantine le 7 septembre, le malade a à l'hôpital plusieurs accès de fièvre, la fièvre cède assez facilement au sulfate de quinine; le malade sort le 23 septembre.

Rechute de fièvre le 25 septembre, accès les 25, 26 et 27 septembre.

27 septembre. Le 27 à midi, 39°,4, à quatre heures du soir, 37°,8. Aspect cachectique, anémie profonde. La peau de la face a une teinte terreuse, les muqueuses sont décolorées. Amaigrissement. Faiblesse générale, vertiges, essoufflement au moindre effort. Apathie, intelligence très paresseuse. Le malade n'accuse pas de douleurs. Langue belle, un peu d'appétit, pas de diarrhée. La rate déborde les fausses côtes, la matité splénique mesure 11 centimètres de haut sur 14 centimètres de large. (Sulfate de quinine, 1 gramme.)

28 septembre. 36°4 le matin, le soir l'apyrexie persiste. (Une demi-portion. Sulfate de quinine 1 gramme.)

Les jours suivants, l'apyrexie persiste. Le sulfate de quinine est continué à la dose de 0gr,80 jusqu'au 30 septembre. (Vin de quinquina.)

L'apyrexie persiste jusqu'au 6 octobre. Ce jour-là le malade a un accès léger (38°,4 à quatre heures du soir). Je rends quelques doses de sulfate de quinine.

17 octobre Il n'y a pas eu de nouveaux accès de fièvre, mais

l'état cachectique est toujours très prononcé. L'anémie, la faiblesse générale et l'apathie persistent.

Examen du sang fait le 17 octobre à huit heures du matin : corps n° 1 en assez grand nombre, corps n° 2, immobiles ou munis de filaments mobiles; M. Massoutié, médecin principal, et M. Jeunhomme, médecin major, constatent l'existence des microbes dans le sang.

Je prédis une rechute de fièvre.

18 octobre. A dix heures du matin, frisson, vomissements; à onze heures du matin, le thermomètre marque 40°,1, à quatre heures du soir, 39°. (Diète. Sulfate de quinine, 0gr,80).

Examen du sang fait le 18 a deux heures du soir, pendant l'accès ; corps n° 1 et corps n° 2 plus rares que dans l'examen du 17; je ne vois pas de filaments mobiles.

19 octobre. 36°,8 le matin, 38°,8 le soir. (Sulfate de quinine, 0gr,80. Bouillon. Limonade.)

20 octobre. 37°,7 le matin, 39°,2 le soir. (Sulfate de quinine, 0gr,80. Potages).

21 octobre. 36°,8 le matin. Le soir l'apyrexie persiste. (Une portion. Sulfate de quinine, 0gr80. Vin de quinquina.)

Le sulfate de quinine est continué à la dose de 0gr,80 jusqu'au 23 octobre. Pas de rechute de fièvre.

Examen du sang fait le 22 octobre : corps n° 1 (très rares), leucocytes melanifères (rares).

Le malade, qui est toujours très anémié et très faible, obtient un congé de convalescence de trois mois. Sortant le 24 octobre 1882

OBSERVATION XLV

FIÈVRE INTERMITTENTE QUOTIDIENNE. CACHEXIE AIGUE MICROBES DU PALUDISME

Leco..., âgé de vingt-quatre ans, soldat au 8e escadron du train, entre à l'hôpital militaire de Constantine le 19 octobre 1882. Leco... est au service militaire depuis trois ans, en Algérie depuis deux ans; il a pris la fièvre intermittente pour la première fois le 3 septembre 1882 a Aïn Béida, fièvre intermittente quotidienne, accès revenant vers trois heures du soir. Le malade a été traité à l'ambulance d'Aïn Béida, la fièvre a cédé assez facilement au sulfate de quinine. Rechute de fièvre à Aïn Béida au mois d'octobre, dernier accès le 18 octobre; le malade a été evacué sur l'hôpital militaire de Constantine.

19 octobre. Apyrexie ; anémie profonde, la peau et les muqueuses sont décolorées, amaigrissement, faiblesse générale, vertiges. Langue belle, un peu d'appétit. La rate très volumineuse est facile à limiter par la palpation dans sa partie inférieure. L'extrémité inférieure de la rate descend jusqu'au niveau de l'ombilic, la matité splénique mesure 20 centimètres de haut sur 13 de large. (Une portion. Vin de quinquina. Café.)

Examen du sang fait le 19 octobre à huit heures du matin : corps n° 1 en grand nombre; corps n° 2 immobiles ou munis de filaments mobiles; M. Massoutié, médecin principal et M. Jeuphomme, médecin major, constatent la presence de ces éléments.

Je ne prescris que du vin de quinquina; le malade a pris plusieurs doses de sulfate de quinine avant d'entrer à l'hôpital.

Pas de rechute de fièvre.

Examen du sang fait le 3 novembre : je ne trouve plus que des corps n° 1 en très petit nombre.

Le malade sort le 11 novembre 1882 avec un congé de convalescence de deux mois.

OBSERVATION XLVI

FIÈVRE INTERMITTENTE. CACHEXIE PALUSTRE. MICROBES DU PALUDISME

Pig..., âgé de vingt-deux ans, soldat au 3e tirailleurs, entre à l'hôpital de Constantine le 13 novembre 1882.

Pig... est en Algérie depuis un an, il a pris la fièvre intermittente pour la première fois au mois d'août 1882 à Kenchela, fièvre intermittente quotidienne. Rechute de fièvre au mois de septembre, le malade est entré à l'ambulance de Kenchela le 17 septembre, et il a été évacué sur Constantine le 24 septembre. Rechutes au mois d'octobre et au mois de novembre.

13 novembre. Apyrexie, anémie très marquée, teinte terreuse de

la face, muqueuses décolorées. Amaigrissement. Faiblesse générale, vertiges, essoufflement au moindre effort. Les extrémités inférieures sont légèrement œdématiées. Pas d'albumine dans les urines. Langue blanche, anorexie, le malade vomit des mucosités striées de sang et il se plaint de douleurs à l'épigastre. Constipation. La rate déborde les fausses côtes, la matité splénique mesure 16 centimètres de haut sur 17 de large. (Potages. Lait.)

Examen du sang fait le 13 novembre au matin : corps n° 1 en grand nombre.

Les jours suivants l'apyrexie persiste, les vomissements cessent, le malade mange une demi-portion à partir du 15 novembre, vin de quinquina.

17 novembre. L'apyrexie persiste. L'appétit et les forces reviennent. Examen du sang fait le 17 novembre au matin : corps n° 1 en grand nombre, corps ovalaires intermédiaires aux corps n° 1 et n° 2, corps n° 2 immobiles ou munis de filaments mobiles. MM. les docteurs Massoutié et Jeunhomme constatent la présence de ces éléments. Leucocytes mélanifères (rares).

Prévoyant une rechute de fièvre, je prescris quelques doses de sulfate de quinine. Le malade sort le 9 décembre 1882 avec un congé de convalescence.

OBSERVATION XLVII

FIÈVRE INTERMITTENTE DE RÉCIDIVE. CACHEXIE PALUSTRE MICROBES DU PALUDISME

Petteg..., âge de vingt-six ans, soldat au 3e zouaves, entre à l'hôpital militaire de Constantine le 6 août 1882. Petteg... est en Algérie depuis le 5 mai 1875. Première atteinte de fièvre intermittente en 1875. Dans ces derniers temps le malade était employé à la garde d'un troupeau à l'Alloufa ; il n'est rentré à Constantine que le 4 juin dernier. Des accès de fièvre ont eu lieu les 26, 27, 28 et 29 juillet ; le malade a eté à la visite pendant quatre jours et a pris quatre doses de sulfate de quinine. Apyrexie du 30 juillet au 4 août. Le 5 août rechute de fièvre, un accès bien caractérisé.

6 août. Apyrexie, anémie profonde, teinte terreuse de la face ;

aiblesse générale, amaigrissement ; la rate déborde les fausses côtes ; la matité splénique mesure 16 centimètres de haut sur 11 de large.

Examen du sang fait le 6 août : je ne trouve que des leucocytes mélanifères en petit nombre. (Une portion. Vin de quinquina. Café.)

L'apyrexie persiste jusqu'au 11 août.

11 août. Le 11 au matin accès de fièvre sans frisson initial ; le malade ne sait pas qu'il a la fièvre. A sept heures trente du matin la température est de 39°,1.

Examen du sang fait le 11 août à huit heures trente du matin : corps n° 1 en assez grand nombre, corps n° 2 immobiles ou munis de filaments mobiles, filaments libres ; corps ovalaires intermédiaires aux corps n° 1 et n° 2 ; leucocytes mélanifères.

Nouvel examen du sang fait le 11 août a trois heures du soir, à la fin de l'accès : corps n° 1 en assez grand nombre, corps n° 2 immobiles ou munis de filaments mobiles animés de mouvements très vifs, corps ovalaires intermédiaires aux corps n° 1 et n° 2.

Le 11 août à quatre heures du soir la température axillaire est de 38°,7. (Sulfate de quinine 0,8 le 11 au soir.)

12 août. 37°,2 le matin ; le soir l'apyrexie persiste. Anémie profonde. Un peu d'appétit. (Une portion. Sulfate de quinine, 0,8 matin et soir. Vin de quinquina. Café.)

Le sulfate de quinine est continué à la dose de 0,60 jusqu'au 18 août. Pas de rechute de fièvre.

Le malade sort le 19 août avec un congé de convalescence de deux mois.

OBSERVATION XLVIII

FIÈVRE INTERMITTENTE QUOTIDIENNE. DYSENTERIE. CACHEXIE PALUSTRE. MICROBES DU PALUDISME

Gabr.., gendarme, âgé de trente-trois ans, entre à l'hôpital militaire de Constantine le 7 novembre 1882. Gabr... a quinze ans de service, il est en Algérie depuis le mois de mars 1881. Pas de maladies graves antérieures à l'arrivée en Algérie. Gabr... a pris la fièvre intermittente pour la première fois le 16 septembre 1882 à Aïn Mlila ; la fièvre a persisté sans rémission notable du 16 au 24 septembre 1882 et a cédé au sulfate de quinine. Rechute de fièvre le 27 septembre, accès quotidiens sans frisson initial; la fièvre cède encore au sulfate de quinine, mais reparaît au bout de quelques jours.

Le 12 octobre première entrée à l'hôpital militaire de Constantine pour fièvre intermittente. La fièvre cède facilement au sulfate de quinine, mais le malade contracte à l'hôpital une dysenterie aigue, qui est traitée par les purgatifs salins et le calomel.

Le malade sort de l'hôpital le 4 novembre ; la fièvre reparaît le 5, et Gabr... rentre dans mon service le 7 novembre. Accès quotidiens les , 6 et 7 novembre.

7 novembre. A trois heures du soir la température axillaire est de 39°. Anémie profonde, amaigrissement, faiblesse générale. (Sulfate de quinine 0gr,80.)

8 novembre. 37°,1 le matin, 38° le soir. (Potages. Sulfate de quinine 0gr,80 matin et soir.)

9 novembre. 37° le matin; le soir l'apyrexie persiste. Rechute de dysenterie : selles muqueuses et sanguinolentes très fréquentes, coliques, ténesme. (Potages, lait. Sulfate de quinine 0gr,80.)

10 novembre. L'apyrexie persiste. Le sulfate de quinine est continué à la dose de 0gr,60 jusqu'au 15 novembre. Je prescris les purgatifs salins et le calomel du 10 au 12 novembre. Le 13 novembre la dysenterie a disparu presque complètement.

19 novembre. Rechute de fièvre; a midi 38°,9, a trois heures trente du soir 38°,3. (Sulfate de quinine 1 gramme le soir.)

Examen du sang fait le 19 novembre a une heure trente du soir (pendant l'accès) : corps n° 1 en grand nombre, corps ovalaires intermédiaires aux corps n° 1 et n° 2, corps n° 2 immobiles ou munis de filaments mobiles, filaments mobiles libres, leucocytes mélanifères.

20 novembre. 37°,3 le matin. Le soir l'apyrexie persiste. Aspect cachectique, anémie profonde, teinte terreuse de la face, muqueuses décolorées, amaigrissement très marqué, faiblesse générale, essoufflement au moindre effort ; tremblement très marqué des extrémi-

tés supérieures. Langue assez belle, anorexie, selles normales, la dysenterie n'a pas reparu. La matité splénique mesure 13 centimètres de haut sur 16 de large, la rate déborde notablement les fausses côtes. (Une demi-portion. Sulfate de quinine 1 gramme. Vin de quinquina.)

21 novembre. L'apyrexie persiste. L'appétit revient. (Une portion.) Sulfate de quinine 1 gramme. Vin de quinquina. Café.) Examen du sang fait le 21 au matin : corps n° 1 et n° 2 moins nombreux que le 19, je trouve encore quelques corps n° 2 munis de filaments mobiles, leucocytes mélanifères.

22-27 novembre. Pas de rechute de fièvre ; le sulfate de quinine est continué à la dose de 0gr,60 par jour jusqu'au 27 novembre.

Examen du sang fait le 26 novembre au matin : Corps n° 1 et n° 2 en petit nombre, pas de filaments mobiles.

29 novembre. Rechute de fièvre ; accès vers trois heures du soir sans frisson initial ; à quatre heures du soir, 39°,4.

30 novembre. 37°,4 le matin, 38°,2 le soir. (Sulfate de quinine 1 gramme matin et soir.)

Examen du sang fait le 30 novembre : corps n° 1 et n° 2 en petit nombre. Corps n° 3. Leucocytes mélanifères.

1er décembre. 38°,5 le matin Apyrexie complète le soir. (Sulfate de quinine 1 gramme.)

2 décembre. 36°,8 le matin. Le soir l'apyrexie persiste. L'appétit revient. (Une portion. Sulfate de quinine 0gr80. Vin de quinquina. Café.)

Les jours suivants l'apyrexie persiste Le sulfate de quinine est continué à la dose de 0gr,80 par jour. Le malade, qui a obtenu un congé de convalescence, sort le 7 décembre 1882.

Pendant le congé, qu'il passe dans la province de Constantine, le malade a quelques accès légers de fièvre pour lesquels il ne fait aucun traitement.

Au bout d'un mois, Gab.. rentre à son poste d'Aïn Mlila La fièvre reparaît tous les dix jours environ ; accès légers ; aucun traitement.

Le 15 mars 1883 rechute grave de fièvre intermittente. Le malade vomit tout ce qu'il prend, il rentre dans mon service à l'hôpital militaire de Constantine le 20 mars 1883.

20 mars Apyrexie, anémie profonde, teinte terreuse très mar-

quée à la face. Amaigrissement. Aspect cachectique. Anorexie. Nausées. Cephalalgie. Point splénique assez douloureux. La zone de matité splénique mesure 9 centimètres de haut sur 11 centimètres de large. Pas de diarrhée. Bronchite légère. (Potages. Limonade.)

21 mars. Apyrexie matin et soir. Le malade se trouve un peu mieux, il n'a pas vomi hier et les nausées ont disparu ce matin.

Examen du sang fait le 21 mars à deux heures du soir : corps n° 2 libres ou accolés à des hématies, corps n° 2 de petit volume libres ou accolés à des hématies, corps n° 2 renfermant des grains pigmentés mobiles, leucocytes melanifères. (Une demi-portion. Sulfate de quinine 1 gramme le 21 au soir.)

22 mars. Apyrexie le matin. Sulfate de quinine 1 gramme le matin. Malgré le sulfate de quinine qui a été pris le 21 au soir et le 22 au matin, le malade a un accès de fièvre le 22 dans la journée, a quatre heures du soir la température axillaire est de 40°,6. (Sulfate de quinine 0gr,80 le 22 au soir.)

23 mars. 37°,3 le matin Le soir l'apyrexie persiste. Examen du sang fait le 23 mars à trois heures du soir : corps n° 2 beaucoup plus rares que le 21, quelques-uns de ces corps renferment des grains pigmentés mobiles, leucocytes melanifères plus nombreux que dans l'examen fait le 21. (Une demi-portion. Sulfate de quinine 0gr,80 matin et soir. Vin de quinquina.)

24 mars. L'apyrexie persiste. Le malade se trouve beaucoup mieux. L'appétit et les forces reviennent, il n'y a plus ni vomissements ni nausées. (Une demi-portion. Sulfate de quinine 0gr80. Vin de quinquina. Café noir.)

25-26 mars. L'apyrexie persiste. L'amélioration continue. Examen du sang fait le 26 mars au matin : je ne trouve plus aucun élement parasitaire, ni même de leucocytes mélanifères. (Une portion. Vin de quinquina. Café noir. Sulfate de quinine 0gr,60.)

Le sulfate de quinine est continué à la dose de 0gr,60 par jour jusqu'au 29 mars.

Pas de rechute de fièvre.

2 avril. L'apyrexie persiste. Le malade demande à reprendre son service. Je prescris encore le 2 avril 0gr,80 de sulfate de quinine.

Sortant le 3 avril 1883.

OBSERVATION XLIX

FIÈVRE INTERMITTENTE QUOTIDIENNE, PUIS TIERCE. CACHEXIE PALUSTRE. MICROBES DU PALUDISME

Guer..., âgé de vingt-deux ans, soldat au 3e zouaves, entre à l'hôpital militaire de Constantine le 16 décembre 1882. Guer..., qui est engagé volontaire, est au service militaire et en Algérie depuis trois ans.

Guer... a eu la fièvre typhoïde au mois d'octobre 1881 à Tébessa, à la suite de cette maladie, il a été envoyé en congé de convalescence de trois mois en France; il est rentré à Constantine dans les derniers jours du mois de mars 1882. Le malade a pris la fièvre intermittente pour la première fois au mois d'août 1882 à Aïn el Bey, fièvre intermittente quotidienne. Guer... a été soigné d'abord à l'infirmerie puis il est entré à l'hôpital de Constantine au mois de septembre 1882 pour fièvre intermittente, et il a été envoyé de nouveau en congé de convalescence; il est rentré en Algérie le 9 décembre; pendant son congé, qu'il a passé à Paris, il a eu plusieurs rechutes de fièvre et il est entré à l'hôpital militaire Saint-Martin, où il a passé trois semaines.

Rechute de fièvre le 12 décembre, d'après les renseignements fournis par le malade, la fièvre aurait pris cette fois le type tierce. Dernier accès le 16 décembre à 6 heures du matin.

17 décembre. Apyrexie. Anémie profonde, teinte terreuse de la face, muqueuses décolorées, amaigrissement; faiblesse générale, vertiges, tremblement des extrémités supérieures. Langue assez belle, peu d'appétit, pas de diarrhée ni de constipation. La matité splénique mesure 14 centimètres de haut sur 18 de large.

Examen du sang fait le 17 décembre, à deux heures du soir : corps n° 2 libres ou accolés à des hématies; corps n° 2 de petit volume souvent réunis par groupes de 3, 4 ou 5; leucocytes mélanifères. (Une demi-portion. Vin de quinquina.)

18 décembre. Accès de fièvre, à cinq heures trente du matin frisson, à six heures trente la température axillaire est de 41°,4; à quatre

heures, du soir 38°, sueurs. (Sulfate de quinine 1 gramme le 18 au soir.)

Examen du sang fait le 18 décembre, à huit heures du matin : corps n° 2 libres ou accolés à des hématies, corps n° 2 renfermant des grains pigmentés mobiles ou munis de filaments mobiles, corps n° 2 de petit volume.

19 decembre. 36°,5 le matin; le soir l'apyrexie persiste. (Une demi-portion. Sulfate de quinine 1 gramme le matin, 0gr,80 le soir.)

Les jours suivants l'apyrexie persiste, le sulfate de quinine est continué a la dose de 0gr,80 d'abord puis de 0gr,60 jusqu'au 26 décembre. L'appétit et les forces reviennent, le malade mange une portion a partir du 21 décembre, deux portions à partir du 25.

Rechute de fièvre le 2 janvier 1883; à trois heures du soir 39°,1, à quatre heures 39°. Examen du sang fait le 2 janvier à trois heures du soir : corps n° 2 très rares, leucocytes mélaniferes. (Sulfate de quinine 1 gramme le 2 au soir.)

3 janvier. 36°,9 le matin, le soir l'apyrexie persiste. (Sulfate de quinine 1 gr. le matin. 0gr,80 le soir.)

Les jours suivants l'apyrexie persiste, le sulfate de quinine est continué a la dose de 0gr,60 jusqu'au 10 janvier.

Le 10 janvier rechute de fièvre, 39° à huit heures du soir.

20 janvier. 40°,2 le matin, 38°,4 le soir. Céphalalgie très forte, vomissements dans la journée. (Sulfate de quinine 0gr,80 matin et soir).

Examen du sang fait le 20 à 2 heures du soir : corps n° 1 (rares), leucocytes mélaniferes (rares).

21 janvier. 37°,4 le matin. Le soir l'apyrexie persiste. (Une portion. Sulfate de quinine 0gr,80. Vin de quinquina. Café noir.)

Les jours suivants le sulfate de quinine est continué à la dose de 0gr,60 jusqu'au 28 janvier. L'apyrexie persiste.

3 février. Rechute de fièvre à dix heures du matin ; à onze heures du matin 40°,1. Examen du sang fait le 3 février à deux heures du soir : corps n° 1 (rares); leucocytes mélanifères (rares), à quatre heures du soir 38°. (Sulfate de quinine 1 gr. le 3 au soir.)

4 février. 36°,7 le matin. Le soir l'apyrexie persiste. (Sulfate de quinine 1 gramme. Une portion. Vin de quinquina.)

5 février. L'apyrexie persiste. Sulfate de quinine 0,80. Le sulfate

de quinine est continué à la dose de 0gr,60 jusqu'au 14 fevrier.

Pas de rechute de fièvre. A partir du 7 fevrier le malade mange deux portions, à partir du 15 fevrier trois portions. Douches froides à partir du 12 fevrier.

Du 18 au 22 février, bien qu'il n'y ait pas eu de nouvelle rechute de fièvre, je rends quelques doses de sulfate de quinine.

Le malade sort le 25 février 1883; il est encore anémié, mais les forces sont revenues en grande partie.

OBSERVATION L

CACHEXIE PALUSTRE. HYPERTROPHIE ÉNORME DE LA RATE

Mohamed ben Belkassem, âgé de vingt-quatre ans environ, entre à l'hôpital militaire de Biskra le 20 novembre 1878. Mohamed habite dans l'oasis de Filliach, il dit avoir pris la fièvre intermittente il y a deux ans pour la première fois; depuis un an et demi il existe une tumeur dans l'hypocondre gauche. Le malade n'a jamais pris de sulfate de quinine, les charlatans arabes qu'il a été consulter ont pratiqué des cautérisations transcurrentes sur la région splénique, sur les bras et à la nuque.

28 novembre. Apyrexie, le malade dit avoir eu un accès de fièvre il y a huit jours pour la dernière fois; les accès reviennent d'une manière irrégulière. Anémie profonde, amaigrissement; aspect cachectique.

En découvrant le malade, on constate à première vue qu'il existe une déformation très caractéristique de l'abdomen, la moitié gauche de l'abdomen est très saillante, tandis que la moitié droite est affaissée comme à l'état normal; la simple inspection de l'abdomen, le malade étant couché, montre qu'il existe une tumeur volumineuse occupant toute la moitié gauche de l'abdomen; ce que confirment du reste tous les autres procédés d'exploration.

Au palper, on sent à gauche une tumeur dure résistante, facile à limiter; qui occupe toute la moitié gauche de l'abdomen; par sa partie supérieure la tumeur s'enfonce sous les fausses côtes du côté gauche, tandis que son extrémité inférieure descend jusqu'à l'épine iliaque antéro-supérieure, le bord antérieur de la tumeur correspond exactement, lorsque le malade est couché sur le dos, à la ligne blanche ; il existe vers la partie moyenne du bord antérieur une encoche assez profonde. La tumeur, qui est constituée évidemment par une hypertrophie énorme de la rate, n'est pas douloureuse a la pression. Lorsque le malade est couché sur le côté droit, la tumeur se déplace, elle déborde alors de deux travers de doigt au moins la ligne blanche à droite. La matité splénique mesure 28 centimètres de haut sur 18 de large.

Le malade éprouve quelquefois des douleurs et des tiraillements dans la région splénique ; il ne peut pas se coucher du côté droit.

Lorsque le malade est debout la déformation du ventre est moins marquée que lorsqu'il est couché à cause de la tension des muscles abdominaux.

Les autres organes abdominaux, et les organes thoraciques paraissent être à l'état sain.

L'examen du sang montre que le nombre des hématies est diminué, le chiffre des leucocytes n'est pas sensiblement augmenté ; pas de leucocytes mélanifères.

Je prescris quelques doses de sulfate de quinine et du vin de quinquina. Le 15 décembre le malade sort sur sa demande ; la tumeur splénique n'a que fort peu diminué de volume, mais le malade ne souffre pas, et il se préoccupe fort peu de sa tumeur splénique, qui ne l'empêche pas de reprendre ses occupations et de vivre d'une vie très active à sa sortie de l'hôpital

CHAPITRE VI

COMPLICATIONS ET MALADIES INTERCURRENTES

RUPTURES DE LA RATE. — ABCÈS DE LA RATE ET DU FOIE. — CIRRHOSES DU FOIE. — NÉPHRITES. — PNEUMONIE. — COMPLICATIONS DU CÔTÉ DU SYSTÈME NERVEUX : NÉVRALGIES, PARALYSIES, ASPHYXIE LOCALE DES EXTRÉMITÉS. — GANGRÈNE PALUSTRE. — RÉTINO-CHOROÏDITE. — RELATIONS DU PALUDISME AVEC LA DYSENTERIE, LA FIÈVRE TYPHOÏDE, LA VARIOLE, LA TUBERCULOSE, LE DIABÈTE, LE SCORBUT.

Le paludisme est une des maladies les plus répandues à la surface du globe ; sans parler des populations qui habitent des contrées palustres, beaucoup de malades qui ont contracté la fièvre intermittente dans des localités où ils n'ont séjourné que peu de temps, restent sujets, pendant de longues années, aux accidents du paludisme.

Cette grande fréquence des accidents palustres a été encore exagérée : quelques observateurs en sont arrivés à attribuer au paludisme des complications sans nombre, et à ne plus voir, pour ainsi dire, dans les maladies des pays chauds que des formes variées de l'endémie palustre. On a été jusqu'à décrire une ophthalmie et une uréthrite palustres, un rhumatisme palustre, etc...

Toutes les maladies peuvent venir se greffer sur le paludisme, l'état d'anémie et la faiblesse qu'il détermine rapidement, créent même une véritable prédisposition pour certaines affections, comme la pneumonie et la dysenterie. Que dirait-on d'un médecin qui ferait rentrer dans l'histoire de la gale toutes les maladies qui peuvent survenir chez les galeux? La supposition paraît invraisemblable, parce que nous connaissons bien la nature de la gale; mais avant la découverte des sarcoptes, on mettait sur le compte de cette maladie, considérée comme une diathèse, bien des complications qui lui sont absolument étrangères. L'erreur de ceux qui attribuent au paludisme toutes les maladies qui viennent le compliquer, ou même la plupart de celles qu'on observe en pays palustre, n'est certainement pas moindre.

Les doctrines médicales ont d'autant plus de chances de succès qu'elles sont plus simples et qu'elles conduisent à une médication plus systématique, et par là même d'une application plus facile.

Rasori avec les évacuants, Broussais avec la méthode antiphlogistique, Raspail avec le camphre me fourniraient des exemples à l'appui de cette proposition. Quoi de plus simple que la doctrine de l'irritation? Un malade souffre de la tête : céphalite, du ventre : entérite ou gastrite; le diagnostic est vite fait, ou plutôt il n'y a plus de diagnostic à faire, et le traitement n'est pas plus difficile à formuler, il se réduit à fixer le nombre des saignées à faire, ou des sangsues à appliquer *loco dolenti*. Comment une doctrine qui simplifiait d'une manière aussi remarquable la médecine n'aurait-elle pas séduit une grande partie du public médical?

La doctrine qui attribuait au paludisme la plupart des maladies observées en Algérie, et qui élevait le sulfate de quinine au rang de panacée universelle, a séduit aussi beaucoup d'esprits par sa simplicité ; mais comme la doctrine de Broussais, elle n'a eu qu'un temps; tous les praticiens sérieux l'ont abandonnée aujourd'hui, et le but qu ils poursuivent est, au contraire, de rechercher les limites du paludisme et d'établir rigoureusement la part qui lui revient dans la pathologie exotique.

Je m'occuperai d'abord dans ce chapitre, des complications qui relèvent plus ou moins directement du paludisme et qui ne rentrent pas dans le cadre des accès pernicieux; j'étudierai ensuite les rapports du paludisme avec quelques-unes des maladies qui peuvent venir le compliquer : dysenterie, fièvre typhoïde, etc...

Dans le chapitre II, j'ai déjà eu l'occasion de signaler quelques-unes des complications les plus fréquentes des fièvres et de la cachexie palustres, en décrivant les altérations que l'on rencontre le plus souvent chez les paludiques. Comme on pouvait s'y attendre, ces complications ont pour siège principal les viscères, qui, comme la rate et le foie, sont l'habitat de prédilection des microbes du paludisme.

L'hypersplénie mérite véritablement le nom de complication quand elle prend des proportions aussi colossales que dans l'observation L. La tumeur splénique par son volume et par son poids, par la compression ou par les tiraillements qu'elle exerce sur les viscères voisins, est une cause de gêne continuelle et de douleurs, quand elle n'est pas le point de départ d'accidents plus graves.

La périsplénite est presque constante chez les paludiques; aussi ai-je eu soin de signaler les points spléniques parmi les symptômes des fièvres palustres; ces douleurs sont parfois si vives et si persistantes que la périsplénite qui les occasionne mérite de prendre rang parmi les complications du paludisme. L'inflammation de la capsule peut, du reste, se propager aux parties voisines et occasionner des péritonites partielles, voire même la péritonite aiguë.

La rupture de la rate est un accident très grave, mais heureusement très rare; M. E. Collin qui, à lui seul, en a réuni huit observations, est certainement tombé sur une de ces séries exceptionnelles que tous les cliniciens connaissent bien et qui se rencontrent même pour les accidents chirurgicaux.

Les ruptures de la rate sont rares dans les formes aiguës du paludisme, malgré la distension très forte de la capsule et la transformation de la pulpe splénique en une véritable bouillie; elles se produisent d'ordinaire chez d'anciens fébricitants dont la rate est volumineuse, adhérente aux parties voisines, notamment au diaphragme, et recouverte sur certains points de plaques épaisses de périsplénite, tandis que sur d'autres, la capsule a conservé une épaisseur à peu près normale. Si une rate ainsi emprisonnée dans une enveloppe peu extensible et de résistance très inégale, vient à se tuméfier sous l'influence d'une rechute de fièvre, une rupture peut se produire.

Dans tous les cas cités par E. Collin (*op. cit.*), il s'agissait d'anciens fébricitants porteurs de rates volumineuses. De même, dans le fait publié par Quod (*loc. cit.*).

On trouve dans le *Traité des fièvres intermittentes* de Maillot un cas de rupture de la rate dans le cours d'un accès pernicieux (observation XXII).

Presque toujours une cause déterminante est nécessaire pour que la rupture se produise : violences extérieures, chutes, adhérences au diaphragme, donnant lieu à des tiraillements, etc.

Les ruptures siègent le plus souvent à l'extrémité supérieure de la rate ou sur sa face externe. Elles donnent lieu à des hémorrhagies intra-péritonéales plus ou moins abondantes; quand la mort n'est pas la conséquence de l'hémorrhagie interne, elle survient d'ordinaire au milieu des accidents de la péritonite aigue.

Vigla, qui a étudié les ruptures de la rate, qu'on observe parfois aussi dans la fièvre typhoïde, pense que le sang épanché dans le péritoine peut se résorber comme se résorbe le sang dans l'hématocèle péri-utérine (*Arch. gén. de méd.*, 1853).

E. Collin estime, au contraire, et les faits semblent lui donner raison, que l'hémorrhagie intra-péritonéale consécutive aux ruptures de la rate entraîne presque toujours la péritonite. Il faut dire que dans les observations citées par lui il y avait presque toujours des déchirures profondes de la rate et que le sang épanché dans le péritoine était mélangé à de la boue splénique ou même contenait des débris plus ou moins volumineux de la rate (voir l'observation III du Mémoire cité) qui ont pu jouer le rôle de corps étrangers.

Des épanchements sanguins enkystés par des adhérences de la rate avec le diaphragme et les organes voisins, peuvent suppurer et simuler des abcès de la rate (E. Collin).

Les abcès de la rate sont très rares chez les paludiques.

Mallet a rapporté deux observations d'abcès de la rate recueillies chez des paludiques; dans l'un de ces cas, l'abcès s'ouvrit à l'extérieur, et le malade guérit. (Mallet, *Des abcès de la rate, Recueil de mémoires de médecine militaire*, 1859). E. Collin en a publié trois autres observations très intéressantes (*Abcès et gangrènes de la rate dans les affections paludéennes, Recueil de mémoires de médecine militaire*, 1860); dans un de ces cas, l'abcès, qui occupait presque toute la rate, s'ouvrit à travers le diaphragme dans la plèvre gauche. J'ai vu le même accident se produire; mais, dans ce cas, l'abcès de la rate était consécutif à une fièvre typhoïde.

M. le Dr Doué a publié dans les *Archives de médecine navale*, en 1882 (p. 478), un nouveau cas d'abcès de la rate terminé par la guérison. Le malade avait eu, comme ceux de Mallet et de E. Collin, la fièvre intermittente.

Je n'ai observé qu'un cas d'abcès de la rate dans le paludisme; il s'agit d'un malade qui avait eu plusieurs atteintes de fièvre intermittente, et qui mourut à Bone le 18 octobre 1878 d'une pneumonie chronique avec dilatation des bronches. La rate était très volumineuse, et présentait la teinte brunâtre caractéristique du paludisme; à la face interne il existait une large plaque fibreuse de périsplénite, l'incision de cette plaque donna issue à un liquide puriforme qui s'échappa avec force, et mit à jour une poche arrondie de la grosseur d'une pomme de moyen volume, les parois de la poche étaient tomenteuses, recouvertes de pus. L'examen histologique démontra que la poche était formée par un tissu fibreux très dense; l'abcès était évidemment en voie de cicatrisation; dans ce cas la poche fibreuse exerçait sur le contenu une compression qui aurait facilité la résorption du pus. Il n'y avait pas d'échinocoques dans le liquide, ni de poche kystique tapissant la paroi.

Dans son mémoire sur les abcès de la rate, E. Collin cite deux exemples de gangrène partielle de la rate observés chez d'anciens fébricitants; dans un de ces cas la capsule s'était rompue, ce qui avait entraîné une péritonite aiguë.

Nous avons vu (chapitre II, *Anatomie pathologique du paludisme chronique*) qu'on observait souvent chez les cachectiques palustres des *cirrhoses du foie* qui se rapportaient à la cirrhose atrophique ou plus rarement à la cirrhose hypertrophique. Les symptômes de ces maladies du foie ne présentent rien de spécial chez les paludiques; il est donc inutile de nous y arrêter. Il arrive souvent que le paludisme guérit, tandis que la maladie du foie qu'il a provoquée s'aggrave de plus en plus. J'ai donné (observations IX et X) deux observations de cirrhose atrophique du foie chez des cachectiques palustres.

Les *abcès du foie* sont très rares chez les paludiques, à moins que le paludisme ne soit compliqué de dysenterie. Les abcès du foie ne paraissent avoir, en somme, aucune relation étiologique avec le paludisme, tandis que leurs rapports avec la dysenterie ne sont plus contestables. J'ai toujours constaté chez les sujets morts d'abcès du foie que la muqueuse du gros intestin présentait à un très haut degré les altérations de la dysenterie, et il me paraît hors de doute que presque toujours les abcès du foie sont produits par des embolies septiques dont le point de départ est dans les ulcérations du gros intestin. L'anatomie pathologique montre du reste que les abcès du foie dits des pays chauds ont la plus grande analogie avec les abcès pyohémiques. (A. Laveran, *Contribution à l'anatomie pathologique des abcès du foie. Archives de Physiologie*, 1879.)

La *néphrite* aiguë ou chronique est une complication assez commune du paludisme.

La néphrite des paludiques a tantôt les allures de la néphrite épithéliale (les urines renferment de l'albumine en grande quantité, l'anasarque se produit et se généralise rapidement), tantôt celles de la néphrite interstitielle ou mixte. J'ai donné déjà l'observation d'un malade mort de néphrite chronique (observation XII), avec péritonite aiguë ultime, on trouvera plus loin une observation de néphrite aiguë chez un paludique (observation LI) ; dans ce cas la guérison fut rapide et facile.

Nous avons vu que des *hématuries* se produisaient souvent dans le cours des fièvres bilieuses palustres, à Madagascar, à Mayotte, au Sénégal, à la Martinique et à la Guadeloupe, si bien qu'on avait été conduit à décrire comme une espèce distincte, la fièvre bilieuse hématurique, dont les rapports avec le paludisme ont été contestés pendant longtemps.

La *pneumonie* vient souvent compliquer le paludisme. La pneumonie aiguë peut se produire dans le cours des manifestations aiguës du paludisme, plus souvent on l'observe chez des individus affaiblis, anémiés par les fièvres ; enfin, on rencontre quelquefois chez les cachectiques palustres la pneumonie chronique vraie, la cirrhose pulmonaire.

Lorsque la pneumonie aiguë s'attaque à des individus impaludés depuis peu et encore vigoureux, elle évolue avec tous ses caractères classiques : fièvre vive, point de côté, expectoration rouillée caractéristique; les signes physiques sont très nets : matité, souffle tubaire, râles crépitants, etc. La pneumonie a seulement de la tendance à passer à la troisième période, dite d'hépatisation grise (observation LIII) et son pronostic est par suite beaucoup plus grave que celui de la pneumonie ordinaire de l'adulte.

Lorsque la pneumonie aiguë se produit chez des cachectiques palustres ou simplement chez des sujets anémiés et affaiblis par une ou plusieurs atteintes de fièvre intermittente, elle présente souvent quelques caractères particuliers, qui ont été très bien étudiés par Catteloup dans son mémoire sur la pneumonie d'Afrique (*Rec. mém. méd. milit.*, 1853).

Le frisson initial, le point de côté, les crachats rouillés peuvent manquer; l'examen physique de la poitrine révèle seul l'existence d'une pneumonie ; on trouve au niveau des parties hépatisées de la matité, un bruit de souffle moins fort en général, moins éclatant que le souffle tubaire de la pneumonie aiguë lobaire franche et des râles crépitants ou sous-crépitants. C'est, en somme, le tableau de la pneumonie des vieillards, et on comprend que la cachexie produite par la fièvre ait sur l'évolution de la pneumonie une influence analogue à celle de la cachexie des vieillards.

J'ai constaté plusieurs fois, que la pneumonie des cachectiques palustres avait une durée plus longue que la pneumonie lobaire franche et que la résolution se faisait parfois avec une grande lenteur. L'observation LII en est un exemple ; il s'agit d'un militaire qui, sans être cachectique, avait été fortement anémié, débilité par les fièvres et qui dans cet état fut pris d'une pneumonie qui envahit tout le poumon gauche la défervescence ne se fit qu'au dixième jour, et la résolution des exsudats mit dix-sept jours à se faire, c'est-à-dire qu'elle ne fut complète qu'au vingt-septième jour de la maladie ; la fièvre était tombée depuis huit jours qu'on entendait encore dans toute la hauteur du côté gauche, en arrière, du souffle et des râles crépitants.

J'ai déjà eu l'occasion de dire que dans la pneumonie des cachectiques les lésions diffèrent souvent d'une façon notable de celles qui caractérisent la pneumonie lobaire aiguë, franche : le parenchyme pulmonaire est carnifié plutôt qu'hépatisé, la coupe du poumon malade est lisse, luisante, non granuleuse, ce qui s'explique par la pauvreté des exsudats fibrineux ; au milieu du tissu pulmonaire induré, on trouve souvent des noyaux noirâtres, hémorrhagiques (v. chapitre II, *Anatomie pathologique*)

D'après quelques observateurs la pneumonie des paludiques ne serait pas seulement une complication se produisant dans le paludisme au même titre que dans d'autres maladies, la fièvre typhoïde par exemple ; dans certains cas du moins elle se développerait sous l'action directe du paludisme dont elle pourrait constituer la seule manifestation clinique ; c'est ainsi qu'on a décrit une pneumonie palustre intermittente, une fièvre rémittente pneumonique, une fièvre pernicieuse pneumonique (1). Il n'existe pas de pneumonie intermittente : il est du reste inadmissible qu'une hépatisation pulmonaire puisse se produire et se dissiper en quelques heures. Ce qui a pu faire admettre l'existence de cette entité morbide, c'est que chez certains malades

(1) Frison. *De la fièvre rémittente pneumonique. Rec. de Mém. de médecine militaire*, août 1866 — Du même, *Des manifestations variées de l'impaludisme au point de vue de l'étiologie. Même recueil*, 1870. — Cras, *fièvre pernicieuse pneumonique. Arch. de méd. navale*, 1864. — Cornibert, *Essai sur la fièvre pernicieuse pneumonique*, Thèse, Paris, 1872.

atteints de fièvre intermittente on observe à chaque accès, de la congestion pulmonaire. Il n'y a pas lieu non plus d'admettre l'existence d'une fièvre rémittente pneumonique ou d'une fièvre pernicieuse pneumonique.

Il est incontestable que la présence des éléments parasitaires dans le sang peut jouer un rôle important dans la pathogénie des inflammations du poumon comme dans celle des inflammations de la rate, du foie et des reins ; mais la pneumonie ne se produit jamais isolément, elle vient toujours se greffer sur un état morbide antérieur : fièvre intermittente ou continue palustre, cachexie palustre ; de plus elle n'est pas justiciable du sulfate de quinine, et une fois développée, son évolution est indépendante de celle de la fièvre palustre ; en un mot la pneumonie des paludiques a toujours les allures d'une complication, et elle ne mérite pas d'être rangée parmi les formes cliniques du paludisme. L'examen du sang fournit une nouvelle preuve à l'appui de cette assertion. J'ai constaté en effet plusieurs fois, chez des cachectiques palustres atteints de pneumonie, que le sang ne renfermait pas d'éléments pigmentés.

J'ai signalé déjà (chapitre II) la pneumonie chronique qui s'observe parfois chez les cachectiques, j'ai recueilli cinq observations de cette altération, qui est, comme on sait, très rare chez l'adulte, en dehors du paludisme : les observations XI et XII sont des exemples de pneumonie chronique chez des paludiques. Lorsque les malades ne sont pas enlevés par une complication, la pneumonie chronique évolue lentement et donne lieu à des symptômes qui rappellent de très près ceux de la tuberculose ; il existe des dilatations bronchiques qui simulent très bien les cavernes tuberculeuses, des hémoptysies, de la fièvre hectique. Le siège des râles caverneux ou cavernuleux (au sommet dans la tuberculose; en arrière et en bas dans la dilatation des bronches), la nature de l'expectoration, son odeur et la manière dont elle se fait, la marche lente de la maladie, peuvent cependant mettre sur la voie du diagnostic.

Les complications du côté du *cœur* me paraissent devoir être rangées parmi les plus rares.

Duroziez à réuni vingt observations d'affections organiques du cœur chez des paludiques (*Gazette des hôpitaux*, 1870, p. 47), et M. Lancereaux a admis l'existence d'une endocardite végétante et ulcéreuse, commune, dit-il, chez les individus atteints de fièvres intermittentes (*Archives gén. de médecine*, 1873, t. XXI, p. 672).

Les fièvres palustres sont trop communes, trop répandues, pour qu'il faille s'étonner de les rencontrer quelquefois dans les antécédents des malades atteints d'affections cardiaques, et à l'opinion défendue par MM. Duroziez et Lancereaux, on peut opposer celle de tous les auteurs qui ont étudié les fièvres palustres dans les pays chauds et qui, ou bien ne mentionnent même pas la possibilité de lésions cardiaques, ou bien signalent expressément, comme Dutroulau, l'absence de ces lésions.

Je n'ai rencontré qu'une fois sur le cadavre une altération de l'endocarde coïncidant avec les lésions caractéristiques du paludisme; encore s'agissait-il d'une altération ancienne, avec dépôts calcaires au niveau des valvules sigmoïdes de l'aorte, altération qui était évidemment antérieure à l'invasion du paludisme. L'examen du cœur fait sur les malades atteints des différentes formes du paludisme ne m'a jamais révélé les signes d'une péricardite ni d'une endocardite.

On peut admettre la cachexie palustre parmi les causes prédisposantes de l'endocardite ulcéreuse, mais seulement au même titre que toutes les autres maladies débilitantes.

M. Lancereaux signale au niveau des ulcérations de l'endocarde, dans l'endocardite ulcéreuse des paludiques, des granulations et des bâtonnets qui, dit-il, ont une grande analogie avec des vibrions (*op. cit.*, p. 685). Les bâtonnets observés par M. Lancereaux ne me paraissent avoir aucun rapport avec les microbes du paludisme.

La *parotidite* suppurée a été observée quelquefois à la suite d'accès graves de fièvre intermittente ou dans la fièvre continue palustre. J'en ai recueilli un exemple, la parotidite suppurée n'empêcha pas dans ce cas la guérison.

Les principales complications que le paludisme peut produire du côté du système nerveux sont: des névralgies, des paralysies, l'aphasie, enfin le syndrôme clinique qui a été décrit par Raynaud sous le nom d'asphyxie locale et de gangrène symétrique des extrémités. Les troubles du système nerveux qu'on observe dans le cours des accès pernicieux : délire, coma, etc..., ont été décrits précédemment, et je n'ai pas à y revenir.

Les *névralgies* qui surviennent chez les paludiques et qui affectent quelquefois la forme intermittente ont été décrites par la plupart des auteurs sous le nom de *fièvres larvées*. Les névralgies de la cinquième paire, surtout celles des branches sus et sous-orbitaires, sont les plus fréquentes ; viennent ensuite celles du nerf occipital, des nerfs intercostaux et du sciatique. Sur quatre cent quatorze cas de fièvre intermittente traités à Tubingue, Griesinger a observé treize fois la névralgie de la cinquième paire, sept fois des douleurs névralgiques disséminées dans la tête, une fois la névralgie pharyngée, une fois la névralgie intercostale (*op. cit.*, p. 74).

La névralgie sus-orbitaire s'accompagne d'une injection plus ou moins forte de la conjonctive, de photophobie, de larmoiement, et c'est probablement à la névralgie sus-orbitaire qu'il faut rapporter l'ophthalmie intermittente décrite par quelques auteurs.

M. le professeur Verneuil, qui a fait une étude très complète des névralgies palustres (*Revue de Chirurgie*, 1881, p. 906, et 1882, p. 16), se demande avec raison quel est, dans la pathogénie de la névralgie des paludiques, le rôle du paludisme lui-même et quel le rôle des prédispositions individuelles?

D'après ce qu'il m'a été donné d'observer en Algérie, je suis très porté à croire que le paludisme ne joue ici que le rôle d'une cause prédisposante en déterminant une anémie rapide et souvent très profonde. Dans les cas très rares d'ailleurs où j'ai observé des névralgies chez des paludiques, il s'agissait de malades qui avaient souffert de névralgies avant de venir en Algérie et chez lesquels la fièvre paraissait seulement avoir rappelé les douleurs névralgiques en leur imprimant un caractère intermittent plus ou moins net.

Le paludisme peut-il se manifester uniquement, indépendamment de toute fièvre, par une névralgie intermittente? Le doute me semble encore permis à cet égard malgré les faits qui ont été publiés par différents observateurs; il ne suffit pas qu'une névralgie ait le caractère intermittent, ni même qu'elle disparaisse après l'administration plus ou moins prolongée du sulfate de quinine, pour qu'on soit autorisé à dire qu'il s'agit d'une manifestation du paludisme. On sait que les névralgies et même les névrites traumatiques présentent souvent, en dehors de toute influence palustre, le caractère intermittent et peuvent être améliorées ou guéries par le sulfate de quinine, sans compter qu'on n'est jamais certain si la disparition des douleurs survenue à la suite de l'administration de ce médicament n'est pas la conséquence de la marche naturelle de la maladie.

Pour résoudre définitivement la question, il faudrait constater la présence des microbes du paludisme dans le sang d'un malade atteint de névralgie intermittente sans fièvre ; je n'ai pas eu jusqu'ici l'occasion de faire l'examen du sang dans ces conditions.

Les *paralysies* qui se produisent dans le cours du paludisme peuvent être divisées en *paralysies transitoires*, qui surviennent d'ordinaire pendant un accès de fièvre et qui disparaissent l'accès terminé ou peu après, et en *paralysies persistantes*, qui ne disparaissent pas avec la fièvre et qui ne sont pas justiciables du sulfate de quinine. La même division est applicable à l'*aphasie* qui a été observée plusieurs fois chez des paludiques.

Un malade est atteint de fièvre intermittente tierce : on constate à plusieurs reprises que pendant les accès il se produit une paralysie partielle ou de l'aphasie, qui se dissipe après l'accès, on constate en outre que sous l'influence du sulfate de quinine les troubles nerveux disparaissent rapidement en même temps que la fièvre ; la relation étiologique entre le paludisme et les accidents nerveux ne paraît pas discutable dans ce cas.

M. le Dr E. Boisseau a publié une observation très intéressante et très probante d'aphasie transitoire liée à des accès de fièvre intermittente. (*Gazette hebdom. de méd. et de chir.*, 1871.) La thèse de M. Vincent (*Des paralysies dans la fièvre intermittente et de leur pathogénie*, Thèse, Montpellier, 1878) renferme également plusieurs exemples très curieux de paralysies transitoires palustres : aphasie et paralysie des fléchisseurs de la main droite, aphasie, troubles de la vision et de l'ouïe, paraplégie et anesthésie partielle, etc.

Les paralysies persistantes sont plus communes que les paralysies temporaires, mais leur relation étiologique avec le paludisme est aussi moins nette, plus difficile à établir dans beaucoup de cas. Les formes de ces paralysies sont très variées, l'hémiplégie est la plus commune ; Griesinger en cite un exemple : « L'homme qui fait le sujet de cette observation avait été traité peu de temps auparavant pour une fièvre tierce, il s'était rétabli à la suite de quelques doses de sulfate de quinine et avait quitté l'hôpital ; les jours suivants il éprouva du frisson, des tremblements et des maux de tête ; le huitième jour il chancela au milieu d'une promenade ; quelques heures après il était paralysé de tout le côté droit. » (*Op. cit*, p. 69.) On peut objecter qu'il y a eu dans ce cas simple coïncidence entre l'atteinte de paludisme et les accidents cérébraux, qui s'expliquent très bien par une hémorrhagie cérébrale sans relation directe avec le paludisme (1).

Deux fois seulement j'ai rencontré des paralysies chez des paludiques, encore ne me paraît-il pas certain que le paludisme

(1) On consultera avec intérêt au sujet des paralysies d'origine palustre les ouvrages suivants : Ouradou, *Des paralysies dans la fièvre intermittente*, Thèse, Paris, 1851. — Grasset, *Étude clinique sur les diverses manifestations hemiplégiques de l'intoxication paludéenne*. *Montpellier médical*, 1876. — Landouzy, *Des paralysies dans les maladies aigues*. These d'agregation, Paris, 1880, p. 159.

ait joué dans ces deux cas un rôle exclusif ni même prépondérant.

Dans le premier cas il s'agit d'un militaire qui entrait à l'hôpital de Constantine au mois de février 1881 pour une paralysie incomplète de la jambe droite avec anesthésie; le malade avait eu plusieurs atteintes de fièvre intermittente bien caractérisée, mais la paralysie n'était pas survenue pendant le cours d'une de ces atteintes; elle s'était produite à la suite des fatigues d'une route faite par étapes. Il y avait probablement chez ce malade une myélite partielle ; à sa sortie de l'hôpital, le malade était en bonne voie de guérison.

La deuxième observation est relative à un militaire qui entrait à l'hôpital de Constantine le 29 novembre 1882 pour *paraplégie*. Les deux membres inférieurs étaient très faibles, le malade pouvait à peine se tenir debout, il y avait en outre des vertiges et des troubles cérébraux; la parésie des membres inférieurs ne s'accompagnait d'aucune altération de la sensibilité ni de la nutrition, d'aucun trouble de la miction ni de la défécation. Le malade avait eu plusieurs atteintes de fièvre palustre, il eut même à l'hôpital de Constantine une rechute, et je pus constater la présence des microbes du paludisme dans le sang. Malheureusement ce malade avait eu la syphilis, et il était difficile de faire la part du paludisme et celle de la syphilis dans la pathogénie des troubles nerveux. Le mercure et l'iodure de potassium furent prescrits sans résultats appréciables; quant au sulfate de quinine, il fit disparaître la fièvre intermittente sans modifier la paraplégie.

D'après Griesinger, des maladies mentales se développent quelquefois à la suite de la fièvre intermittente et en sont, dit-il, l conséquence (*op. cit.*, p. 69, et *Traité des maladies mentales*, traduction française du Dr Doumic, Paris, 1865).

Sydenham et Frerichs avaient mentionné déjà des troubles cérébraux consécutifs à la fièvre intermittente.

La *Maladie de Raynaud* (asphyxie locale et gangrène symétrique des extrémités) a été observée un assez grand nombre de fois chez des paludiques. Maurice Raynaud ne semble pas avoir attaché une grande importance à cette coincidence pathologique, dont il cite cependant plusieurs exemples. (*De l'asphyxie locale et de la gangrène symétrique des extrémités*, Thèse, Paris, 1862. — Du même : *Nouvelles recherches sur la nature et le traitement de l'asphyxie locale des extrémités. Arch. gén. de méd.*, 1874, t. I, p. 5 et 189.)

Ces exemples se sont multipliés depuis lors ; MM. Rey, Marroin, Calmette, Moursou ont publié des faits qui tendent à démontrer l'existence d'une relation étiologique entre la maladie de Raynaud et le paludisme. (Rey, *Archives de méd. navale*, 1869, t. XII, p. 211. — Marroin, *même recueil*, 1870, t. XIII, p. 344. — Calmette, *Des rapports de l'asphyxie locale des extrémités avec la fièvre intermittente paludéenne. Rec. de mém. de méd. militaire*, 1877, p. 24. — Moursou, *Étude clinique sur l'asphyxie locale des extrémités. Arch. de médecine navale*, 1880.)

Tantôt l'asphyxie locale se montre seulement au moment des accès de fièvre et disparaît avec eux, tantôt elle persiste après la guérison des accès et elle prend une forme plus grave, qui peut aboutir à la gangrène symétrique.

Je n'ai pas à décrire ici la maladie de Raynaud, qui se présente chez les paludiques avec ses caractères ordinaires ; la seule question qui doive nous arrêter est celle de la nature des relations qui existent entre cette maladie et le paludisme. La maladie de Raynaud peut-elle se développer sous l'action directe des microbes du paludisme et faut-il la considérer dans certains cas du moins, comme une fièvre intermittente larvée? ou bien faut-il admettre que le paludisme ne joue ici, comme dans beaucoup d'autres cas, que le rôle d'une cause prédisposante?

MM. Verneuil et Petit, qui ont fait une étude très complète et très remarquable de l'asphyxie locale et de la gangrène palustre (*Revue de chirurgie*, 1883, p. 1), font remarquer avec raison que l'asphyxie locale est très rare relativement à l'extrême fréquence des fièvres palustres; c'est, comme ils le disent fort bien, une des manifestations *les plus contingentes* du paludisme.

Je n'ai, pour ma part, observé aucun exemple de cette complication des fièvres pendant mon séjour en Algérie.

Il faut noter d'autre part que des maladies qui, comme la diarrhée de Cochinchine, n'ont aucun rapport avec le paludisme, mais qui sont, au même titre que lui, des causes d'épuisement et d'anémie, prédisposent également les malades qui en sont atteints à l'asphyxie locale des extrémités. (Moursou, *op. cit.*) Le froid paraît jouer le principal rôle dans l'étiologie de l'asphyxie locale des extrémités avec l'irritabilité plus ou moins grande de la moelle épinière; le paludisme ne favorise probablement la production de la maladie de Raynaud qu'en augmentant la sensibilité au froid et en exagérant l'action réflexe de la moelle sur les vaso-moteurs.

Il existe dans la science un certain nombre d'exemples de *gangrènes* survenues chez des malades atteints de fièvre palustre ou de cachexie palustre. MM. Verneuil et Petit, dans le mémoire cité plus haut, ont réuni tous les cas connus de gangrène palustre, et ils ont proposé de les diviser en deux groupes : *gangrènes associées ou secondaires* et *gangrènes palustres proprement dites ;* cette division me paraît excellente.

Les gangrènes associées ou secondaires sont de beaucoup les plus nombreuses. Les malades affaiblis par les fièvres sont naturellement prédisposés aux inflammations gangréneuses, et il n'y a pas lieu de s'étonner si chez des cachectiques palustres on observe des angines ou des stomatites gangréneuses, des eschares de décubitus, des gangrènes du poumon, ou si chez ces malades les traumatismes accidentels et les opérations chirurgicales se compliquent souvent de gangrène. C'est évidemment l'état général qui joue dans ces cas le principal rôle, et on peut dire que le paludisme n'intervient que très indirectement dans la pathogénie de ces accidents.

Les gangrènes palustres proprement dites sont très rares, mais très intéressantes : des faits très probants ont été publiés à ce sujet par MM. Ebrard, Larché, Duteuil, Verneuil, Moty. (Verneuil et Petit, *op. cit. Revue de chirurgie*, 1883, p. 438.)

Les deux faits de gangrène cutanée par plaques disséminées dont M. le Dr Moty a publié les observations, sont très curieux et méritent tout particulièrement d'attirer l'attention. Dans le premier cas, il s'agit d'un zouave atteint de fièvre intermittente de récidive chez lequel on vit se développer d'abord une plaque gangréneuse au-dessous de l'ombilic, puis d'autres plaques gangréneuses dans l'aîne et dans l'aisselle du côté gauche. Le malade n'était pas diabétique, et l'autopsie ne révéla aucune altération du cœur capable d'avoir donné naissance à des embolies.

Dans le deuxième cas, il s'agit d'un cachectique palustre âgé de soixante ans qui présentait sur différents points du corps, au moment de son entrée à l'hôpital, des ecchymoses cutanées à peu près circulaires, de 3 à 5 centimètres de diamètre, de couleur vineuse et sans empâtement sous-jacent. Un mois après l'entrée à l'hôpital, le malade fut pris subitement d'attaques épileptiformes, suivies de stupeur, de parésie du membre supérieur droit et de paralysie des lèvres.

« Les ecchymoses cutanées se prononcent en certains points et les accès de fièvre reparaissent. Le 22 mars, à la suite d'un traitement approprié, l'état général s'est relevé, les phénomènes paralytiques ont disparu et l'aspect des ecchymoses cutanées s'est notablement modifié ; les unes ont été résorbées, d'autres se sont, pour ainsi dire, parcheminées ; on trouve à leur niveau la peau épaissie et bleuâtre, sans traces d'inflammation ; une de ces plaques parcheminées occupe le relief de la lèvre inférieure ; enfin au bras gauche, deux d'entre elles se sont transformées en eschares gangréneuses sèches situées l'une au-dessus de l'autre, au-dessous de la région olécrânienne ; la plus grande a trois centimètres de diamètre ; elles sont sur le point de se détacher. » (Moty, *De la gangrène dans les fièvres intermittentes. Gazette des hôpitaux*, 1874, p. 372.) Le malade guérit.

M. Moty attribue ces gangrènes multiples à des infarctus formés par des leucocytes mélanifères ; les éléments parasitaires qui existent dans le sang des paludiques se prêtent encore mieux à ce rôle, et s'il y a lieu de s'étonner de quelque chose, c'est qu'ils ne déterminent pas plus souvent des oblitérations vasculaires.

Je ne m'occupe pas ici des gangrènes qui se rattachent au diabète, je dirai plus loin quelques mots des rapports du diabète avec le paludisme.

On observe quelquefois chez les paludiques des *troubles visuels* qui se rattachent à des lésions du fond de l'œil, dont M. le Dr Poncet a donné une très bonne description. L'ophthalmoscope révèle une névrite optique et une teinte grisâtre de la zone moyenne du nerf optique, il existe de l'œdème péripapillaire et des hémorrhagies rétiniennes. Sur des coupes histologiques de l'œil on constate ce qui suit : les vaisseaux de la choroïde et de la rétine renferment un très grand nombre d'éléments pigmentés et l'obstruction d'un certain nombre de capillaires par ces éléments explique la fréquence des hémorrhagies rétiniennes ; la présence de ces éléments dans les vaisseaux du nerf optique est aussi la cause de la teinte grisâtre de la papille. « Les amauroses *sine materia* liées aux fièvres intermittentes dans lesquelles l'ophthalmoscope n'avait pas trouvé de lésions, doivent être rangées, écrit Poncet, dans les rétino-choroïdites palustres avec embolies des leucocytes mélaniques dans les capillaires. » (*Société de biologie*, 27 juillet 1878, et *Progrès médical*, 1878, p. 598.)

Il nous reste à étudier maintenant les relations qui existent entre le paludisme et quelques maladies générales : dysenterie, fièvre typhoïde, variole, tuberculose, diabète, scorbut. Les états morbides complexes qui résultent de la complication du paludisme par la dysenterie et la fièvre typhoïde, ont donné lieu à de nombreuses discussions et méritent surtout de nous arrêter.

PALUDISME ET DYSENTERIE. — La dysenterie est en général très commune dans les pays chauds, où le paludisme règne avec intensité ; aussi arrive-t-il fréquemment que des malades atteints de fièvre intermittente prennent la dysenterie, ou inversement que des malades qui ont eu ou ont encore la dysenterie, sont atteints de paludisme. La coïncidence fréquente de la dysenterie et de la fièvre palustre dans les mêmes localités et souvent chez les mêmes individus, permet de comprendre comment quelques observateurs ont été amenés à regarder la dysenterie comme une manifestation du paludisme et à décrire une dysenterie palustre, une dysenterie intermittente et une fièvre pernicieuse dysentérique.

Les auteurs les plus compétents sont d'accord pour nier l'existence de la dysenterie intermittente et de la fièvre pernicieuse dysentérique. « La fièvre pernicieuse dysentérique, dans laquelle il n'y aurait des selles que pendant la durée des accès, est, dit Maillot, un être de raison; pendant l'accès, les selles sont beaucoup plus fréquentes qu'à tout autre moment de la journée, mais voilà tout. Tantôt la colite précède la fièvre intermittente, tantôt elle lui est postérieure; souvent on suspend les accès et la colite persiste, double fait qui démontre l'indépendance qui peut exister entre les deux maladies. » (*Traité des fièvres intermittentes*, p. 39.)

Si la dysenterie et le paludisme se compliquent souvent, plus souvent encore les deux maladies évoluent séparément. Le sulfate de quinine, qui est le spécifique du paludisme, n'a pas d'action sur la dysenterie; de même l'ipéca et les purgatifs n'en ont aucune sur la fièvre palustre. L'anatomie pathologique démontre aussi que le paludisme et la dysenterie sont deux maladies bien distinctes, ayant l'une et l'autre des lésions anatomiques très caractéristiques et sans rapports entre elles.

L'examen du sang des dysentériques ne révèle jamais l'existence des microbes du paludisme, ni celle des leucocytes mélanifères; à l'autopsie on constate des lésions profondes du gros intestin qui font absolument défaut dans le paludisme; la rate n'est pas augmentée de volume, on ne trouve d'éléments pigmentés ni dans la rate, ni dans les autres organes. Seuls les sujets qui ont été atteints successivement de fièvre palustre et de dysenterie présentent à la fois l'altération du sang propre au paludisme, et l'inflammation du gros intestin qui caractérise la dysenterie.

Bien que la dysenterie et le paludisme soient deux entités morbides absolument distinctes, dont l'étiologie, les symptômes, les lésions anatomiques et le traitement sont tout à fait différents, il n'en est pas moins intéressant d'étudier l'influence que ces deux maladies peuvent exercer l'une sur l'autre.

Il est incontestable que chacune de ces maladies en affaiblissant l'organisme, constitue une cause prédisposante pour l'autre; les individus anémiés et affaiblis par la fièvre intermittente prennent facilement la dysenterie, de même les convalescents de dysenterie sont très sujets au paludisme. Les deux maladies, loin de s'exclure, s'appellent, pour ainsi dire.

Lorsque le paludisme et la dysenterie coexistent chez un même individu, ces deux maladies réagissent l'une sur l'autre et s'aggravent réciproquement; lorsqu'un convalescent de dysenterie a une atteinte de fièvre intermittente, on observe souvent que la dysenterie passe de nouveau à l'état aigu.

Pendant les paroxysmes fébriles, la dysenterie s'aggrave, les selles deviennent plus fréquentes, les coliques sont plus vives, la prostration augmente (observation XLVIII); quelquefois même sous l'influence de la dysenterie, les accès de fièvre prennent le caractère pernicieux.

Au mois de septembre 1878 je recevais dans mon service, à l'hôpital militaire de Bone, un détenu qui se disait atteint de dysenterie depuis dix-huit jours ; le malade accusait aussi quelques accès de fièvre antérieure ; il était très affaibli, très anémié, pas de fièvre du reste. J'instituai le traitement de la dysenterie par les purgatifs salins ; mais le malade, qui était très indocile et qui faisait sans cesse des imprudences, continua à s'affaiblir ; quinze jours après l'entrée à l'hôpital, la fièvre reparut, le malade eut deux accès qui ne s'annonçaient pas comme des accès pernicieux et qui furent traités immédiatement par le sulfate de quinine à haute dose ; néanmoins la mort se produisit dans le collapsus, à la fin du deuxième accès. L'autopsie révéla les lésions caractéristiques de la dysenterie et celles du paludisme aigu. Il me paraît évident que dans ce cas la perniciosité de la fièvre s'explique par l'état de prostration dans lequel la dysenterie avait jeté le malade.

Dans un autre cas, chez un militaire entré à l'hôpital de Constantine au mois d'octobre 1879 pour dysenterie aiguë et atteint d'une rechute de fièvre intermittente au cours de la dysenterie, j'ai observé des accidents cholériformes très graves : extrémités froides, couvertes d'une sueur visqueuse, pouls filiforme, selles dysentériques très fréquentes, vomissements bilieux ; les traits étaient tirés, les yeux excavés, enfoncés dans les orbites, les lèvres cyanosées. Ces accidents s'amendèrent sous l'influence du sulfate de quinine, mais la dysenterie persista et ne céda qu'aux purgatifs salins et au calomel.

Paludisme et fièvre typhoïde. — Les différentes théories qui ont été émises sur les relations du paludisme et de la fièvre typhoïde peuvent se résumer dans les trois propositions suivantes :

1° Il existe un véritable antagonisme entre le paludisme et la fièvre typhoïde ; les localités palustres se distinguent par la rareté de la fièvre typhoïde, et les paludiques jouissent d'une véritable immunité pour la fièvre typhoïde ; c'est la théorie de Boudin.

2° Entre le groupe des fièvres typhoïdes et celui des fièvres palustres, on doit admettre l'existence d'un groupe de fièvres hybrides en quelque sorte, dépendant à la fois du paludisme et de la fièvre typhoïde et pour lequel les auteurs anglais ont proposé la dénomination de *typho-malarial fever*. M. le professeur L. Colin (1) s'est fait en France le défenseur de cette théorie, d'après laquelle une fièvre née sous l'influence du paludisme pourrait se transformer, par auto-infection de l'organisme malade, en fièvre typhoïde.

3° Le paludisme et la fièvre typhoïde sont des entités morbides parfaitement distinctes au point de vue de l'étiologie, de l'anatomie pathologique et du traitement qu'elles réclament et ne présentant que des ressemblances cliniques très superficielles ; il n'existe, du reste, aucun antagonisme entre ces deux maladies, qui règnent souvent dans les mêmes localités et qui ne confèrent aucune immunité l'une pour l'autre.

La théorie de l'antagonisme du paludisme et de la fièvre typhoïde (2) ne compte plus, je pense, aucun partisan ; les faits qui la condamnent sont si nombreux, d'une observation si

(1) L. Colin, *Traité des fièvres intermittentes*, p. 270-287. — Du même, *De la fièvre typhoïde palustre*, in *Arch. gén. de méd.*, mars et avril 1878. — Du même, *Traité des maladies épidémiques*, 1879, p. 806.

(2) Voyez à ce sujet : Boudin, *Traité des fièvres intermittentes*, Paris, 1842. — Du même, *Essai de géographie médicale*, Paris, 1843. — C. Paul, *De l'antagonisme en pathologie et en thérapeutique*. Thèse d'agrég., Paris, 1866 — L. Laveran. Art. *Antagonisme* in *Dictionn Encyclop. des sc. médicales*.

facile et si journalière, qu'il faudrait un degré d'obstination bien extraordinaire pour admettre encore les lois formulées par Boudin, lois qui, du reste, ont rencontré de tout temps une vive opposition.

Dès 1840, mon père constatait que la fièvre typhoïde se rencontrait en Algérie à côté des fièvres palustres ; dans un relevé des maladies observées par lui à Alger, d'avril à octobre 1840, il note quarante-huit cas de fièvre typhoïde. « A mon arrivée en Algérie, écrit mon père, j'étais tellement prévenu par certaines lectures, que je ne croyais rencontrer qu'une seule affection à formes variées et que je ne songeais qu'à employer un seul médicament, le sulfate de quinine. J'eus lieu bientôt de m'apercevoir de mon erreur en rencontrant la fièvre typhoïde identique à celle que j'avais vue à Paris. » (L. Laveran, *Documents pour servir à l'histoire des maladies du nord de l'Afrique. Recueil de mém. de méd. militaire*, 1re série, t. LII, p. 91.)

Tous les médecins militaires qui ont observé en Algérie, ont pu constater l'exactitude de l'observation faite par mon père, tous ont pu voir la fièvre typhoïde sévir sur nos troupes de concert avec les fièvres palustres. La fièvre typhoïde est endémique dans les grands centres de population de l'Algérie comme dans ceux de France, elle donne lieu fréquemment à des épidémies de garnisons en Algérie comme en France. Les symptômes, la marche, les lésions anatomiques de la fièvre typhoïde en Algérie sont identiques aux symptômes, à la marche et aux lésions anatomiques de la fièvre typhoïde qu'on observe à Paris par exemple ; la fièvre typhoïde algérienne présente seulement pendant la période des grandes chaleurs une gravité plus grande que la fièvre typhoïde des régions tempérées.

Pendant les années 1880, 1881 et 1882, j'ai traité dans le service dont j'étais chargé à l'hôpital militaire de Constantine deux cent quatre-vingt-treize cas de fièvre typhoïde, qui ont fourni trente décès, soit à peu près dix décès sur cent cas. C'est en 1881, pendant la guerre de Tunisie, que la fièvre typhoïde a régné avec le plus d'intensité (1).

Le tableau suivant donne la répartition des cas de fièvre typhoïde observés à Constantine dans mon service de 1880 à 1882, par année et par mois ; en comparant ce tableau à celui qui a été fourni précédemment (voir page 234) et qui indique la fréquence des fièvres intermittentes et des continues palustres pendant la même période, on voit que c'est pendant les mois de juillet, août et septembre que les fièvres palustres, comme les fièvres typhoïdes, ont régné avec la plus grande intensité, mais que l'influence saisonnière est moins constante sur la fièvre typhoïde que sur les fièvres palustres et principalement sur les continues palustres; ces dernières fièvres disparaissent complètement pendant plusieurs mois d'hiver, tandis que la fièvre typhoïde persiste et règne même quelquefois avec une certaine intensité pendant les mois les plus froids, alors qu'on n'observe plus aucun cas de fièvre palustre de première invasion (janvier et février 1880, novembre 1882).

(1) Voyez au sujet de la fièvre typhoïde en Algérie : Netter, *Note sur la f. typh. en Algérie. Rec. mém. méd. milit.* 1855. — Masse, *même recueil*, 1866. — V. Frison, *même recueil*, 1867. — Arnould et Kelsch, *même recueil*, 1868. — E Alix, *Observations médicales en Algérie* Paris, 1869.

FIÈVRE TYPHOÏDE

CONSTANTINE 1880 — 1882

	1880		1881		1882		Total pour les trois années	
	entrées	décès	entrées	décès	entrées	décès	des entrées	des décès
Janvier........	13	1	3	»	8	2	24	3
Février........	13	1	3	1	3	»	19	2
Mars...........	5	1	1	»	2	»	8	1
Avril...........	1	»	»	»	5	1	6	1
Mai.............	»	»	2	»	4	1	6	1
Juin............	»	»	6	»	7	»	13	»
Juillet.........	»	»	27	1	26	»	53	1
Août	6	»	32	3	18	2	56	5
Septembre	7	2	29	4	9	1	45	7
Octobre........	5	»	7	4	7	»	19	4
Novembre......	4	»	6	1	15	1	25	2
Décembre	2	»	11	1	6	2	19	3
	56	5	127	15	110	10	293	30

La coexistence de la fièvre typhoïde et du paludisme a été signalée dans la plupart des contrées palustres. L'Italie se prête très bien à l'étude de cette question de géographie médicale, car certaines provinces sont désolées par la malaria, tandis que d'autres en sont à peu près indemnes : en consultant la statistique de l'armée italienne on trouve que la fièvre typhoïde règne partout et que les provinces les plus sujettes à la malaria ne sont nullement dispensées de fournir leur tribut à la fièvre typhoïde. (A. Laveran, *Rapport sur l'état sanitaire de l'armée italienne Arch. de méd milit.*, 1883,, t. I, p. 195.)

La fièvre typhoïde a été observée dans les foyers les plus intenses du paludisme, à Madagascar, aux Indes, à Java et à Sumatra.

Il faut reconnaître cependant que la doctrine de l'antagonisme du paludisme et de la fièvre typhoïde peut citer quelques faits à son avantage. Les conditions de milieu favorables au paludisme diffèrent évidemment de celles qui favorisent le développement de la fièvre typhoïde.

Le paludisme règne dans les endroits bas, humides, peu habités, en dehors des grands centres de population : il atteint de préférence les individus qui sont obligés de vivre en dehors des villes, ceux qui travaillent la terre et couchent en plein air ; la fièvre typhoïde a au contraire son milieu de prédilection dans les grandes agglomérations urbaines, et l'encombrement est son facteur étiologique le plus connu.

J'ai pu constater plusieurs fois cette espèce d'opposition entre les conditions qui favorisent l'éclosion des deux maladies, notamment à Constantine pendant l'été de 1882 ; tous les malades atteints de paludisme avaient pris la fièvre au Bardo, sur les bords du Rummel, ou bien alors qu'ils étaient détachés aux forêts ou employés aux moissons ; au contraire la plupart des malades atteints de fièvre typhoïde provenaient du quartier de cavalerie situé sur une hauteur, à l'abri du paludisme, mais dans lequel l'insuffisance des locaux avait produit l'encombrement.

Il est bien rare qu'une théorie qui a eu un aussi grand retentissement que celle de l'antagonisme des fièvres palustres et de la fièvre typhoïde et qui a été défendue par un homme de la valeur de Boudin ne repose sur aucune base ; presque toujours on trouve comme point de départ un fait réel qui a été mal interprété ou dont l'importance a été exagérée jusqu'à l'erreur ; le fait réel qui a servi de fondement à la doctrine de l'antagonisme me paraît être l'espèce d'opposition qui existe entre les milieux favorables au développement du paludisme et à celui de la fièvre typhoïde, opposition qui n'a du reste rien d'absolu et qui, en tout cas, ne dépend nullement d'un antagonisme de ces maladies l'une pour l'autre.

Le paludisme ne confère aucune immunité pour la fièvre typhoïde pas plus que la fièvre typhoïde pour le paludisme. Il m'est arrivé bien souvent de voir la fièvre typhoïde se développer chez des malades qui avaient eu une ou plusieurs atteintes de fièvre intermittente et même chez des cachectiques palustres. Voici l'indication sommaire de ces faits :

1° Belkassem ben Mohamed, soldat indigène au 3e tirailleurs, entre à l'hôpital militaire de Constantine le 1er octobre 1879 pour une fièvre intermittente de récidive. Il prend quelques doses de sulfate de quinine et sort le 7 octobre. Le 17 octobre Belkassem rentre à l'hôpital ; il est malade depuis quatre jours et je constate l'existence d'une fièvre typhoïde qui suit son cours régulier et qui se termine par la guérison. Le malade avait évidemment contracté la fièvre typhoïde à l'hôpital pendant le premier séjour qu'il y avait fait ; il y avait à ce moment plusieurs typhoïdiques dans mes salles.

2° C.., soldat au 8e escadron du train, âgé de vingt-trois ans, entre à l'hôpital militaire de Constantine le 15 octobre 1879 pour fièvre intermittente quotidienne. La fièvre cède facilement au sulfate de quinine. Le 7 novembre une fièvre typhoïde se déclare. Fièvre typhoïde d'intensité moyenne, terminée par la guérison.

3° S..., soldat au 16e d'artillerie, entre à l'hôpital militaire de Constantine le 9 septembre 1880 pour fièvre intermittente. La fièvre cède facilement au sulfate de quinine. Le 22 septembre le malade présente les premiers symptômes d'une fièvre typhoïde qui suit son cours régulier et qui se termine par la guérison. Il y avait au moment de l'entrée de S... à l'hôpital plusieurs typhoïdiques dans mes salles.

4° Lar..., soldat au 8e escadron du train, entre à l'hôpital militaire de Constantine le 1er octobre 1881 pour fièvre intermittente bien constatée ; le malade prend ensuite la dysenterie. Le 4 novembre la fièvre a reparu. Je crois d'abord à une rechute de fièvre intermittente, mais l'examen du sang ne révèle l'existence d'aucun élément parasitaire. La fièvre ne cède pas cette fois au sulfate de quinine, et le malade fait une fièvre typhoïde régulière très bien caractérisée, qui se termine par la guérison.

5° Vi..., soldat au 3e escadron du train, entre à l'hôpital militaire de Constantine le 3 décembre 1881 pour cachexie palustre. A l'entrée à l'hôpital, anémie profonde, hypersplénie très marquée, le malade a eu à l'hôpital de Tébessa plusieurs atteintes de fièvre intermittente ; apyrexie le 3 décembre et les jours suivants. Le 8 décembre je constate qu'il existe de la fièvre, je crois à une rechute de fièvre intermittente, mais l'examen du sang ne révèle l'existence d'aucun élément pigmenté. La fièvre ne cède pas au sulfate de quinine, le malade fait une fièvre typhoïde régulière très bien caractérisée, qui se termine par la guérison.

6° Taieb ben si Lakdar, soldat indigène au 3e tirailleurs, entre à l'hôpital militaire de Constantine le 3 décembre 1882 pour cachexie palustre et fièvre. La cachexie palustre est évidente ; la rate, dure, fibreuse, descend jusqu'à l'ombilic. L'examen du sang ne révèle l'existence d'aucun élément pigmenté, je prescris néanmoins le sulfate de quinine. La fièvre ne cède pas et le malade fait une fièvre typhoïde très régulière et très bien caractérisée, qui se termine par la guérison.

7° T..., soldat au 3e zouaves, entre à l'hôpital de Constantine le 21 janvier 1883 pour une fièvre intermittente de récidive; je constate l'existence des microbes du paludisme dans le sang. La fièvre cède au sulfate de quinine. Le 8 février le malade est repris de fièvre et cette fois l'examen du sang est négatif, la fièvre ne cède pas au sulfate de quinine, et le malade fait une fièvre typhoïde régulière très bien caractérisée (observation LVIII). Pendant la convalescence de la fièvre typhoïde il y a une rechute de fièvre intermittente ; l'examen du sang révèle de nouveau la présence des microbes du paludisme et la fièvre cède au sulfate de quinine.

8° L'observation LV est encore plus probante que les précédentes, puisque cette fois le malade, entré à l'hôpital pour cachexie palustre, a pris dans les salles une fièvre typhoïde et qu'il a succombé à une péritonite par perforation ; on verra que, dans ce cas, l'autopsie a permis de constater les lésions de la fièvre typhoïde à côté de celles du paludisme. L'événement a trop bien prouvé ici qu'un organisme affaibli par la fièvre palustre était très propre au développement de la fièvre typhoïde.

Depuis 1869, j'ai toujours eu soin de recueillir les cas intérieurs de fièvre typhoïde qui se produisaient dans les services dont j'étais chargé; j'ai réuni ainsi vingt-sept cas de fièvre typhoïde contractée à l'hôpital par des malades entrés pour d'autres affections ou par des infirmiers employés auprès des typhoïdiques (1). Sur ces vingt-sept malades on vient de voir

(1) A. Laveran. *De la contagion de la fièvre typhoïde. Archives de médecine militaire*, 1884, t. III, p. 145.

que huit, c'est-à-dire plus du quart, étaient entrés à l'hôpital pour fièvre intermittente, et si je ne tiens compte que des faits observés en Algérie, je trouve que huit fois sur douze les cas intérieurs se sont produits chez des paludiques.

La fréquente coïncidence de la fièvre typhoïde et des fièvres palustres chez les mêmes malades a été signalée par M. le Dr Frison. Pendant l'été de 1866, M. le Dr Frison observait à à Ténès une petite épidémie de fièvre typhoïde qui coïncidait avec l'endémo-épidémie palustre annuelle. Sur trente-neuf malades qui eurent la fièvre typhoïde, huit avaient été atteints précédemment de fièvre intermittente. M. Frison conclut ainsi : « Non seulement l'intoxication marématique n'a montré aucune action préservatrice de la fièvre typhoïde, mais elle est venue aggraver la maladie et la compliquer parfois d'une manière fâcheuse. » (*Contrib. à l'histoire de la fièvre typhoïde en Algérie. Rec. mém. méd. militaire*, 1867. Voyez aussi : Sorel, *Documents sur la fièvre typhoïde en Algérie. Société méd. des hôpitaux*, 23 juillet 1880.)

Il est certain que la fièvre continue palustre a souvent avec la fièvre typhoide une ressemblance symptomatique frappante ; il est certain aussi que dans des cas, très rares à la vérité, on peut observer chez un même sujet les lésions de la fièvre typhoïde à côté des lésions du paludisme. Peut-on en conclure que le paludisme a le pouvoir de faire naître la fièvre typhoïde Je ne le pense pas.

L'analogie symptomatique ne prouve rien ; on sait du reste que l'état typhoide est commun à un grand nombre de maladies très différentes ; et d'autre part la coexistence dans quelques cas des lésions du paludisme et des lésions de la fièvre typhoïde s'explique très bien par la coincidence des deux maladies ; lorsqu'on observe les lésions de la variole à côté de celles du paludisme, personne ne songe à soutenir que le paludisme a déterminé l'éclosion de la variole.

Pendant la durée de mon séjour en Algérie j'ai fait plus de quatre-vingts autopsies de fièvre typhoïde et plus de vingt autopsies de fièvre palustre (en tenant compte des autopsies des sujets morts dans d'autres services que le mien) ; je n'ai constaté que *deux fois* la coexistence des lésions de la fièvre typhoïde et des lésions du paludisme ; dans tous les autres cas il n'y avait aucun doute possible sur la nature de la maladie cause de la mort ; les plaques de Peyer étaient absolument intactes quand on trouvait dans les autres organes les lésions du paludisme, et inversement, quand l'intestin grêle présentait les altérations des plaques de Peyer caractéristiques à la dothiénentérie, on ne trouvait pas les lésions de la mélanémie palustre. J'ajoute que j'ai examiné bien souvent le sang des malades atteints de fièvre typhoïde et que je n'y ai jamais constaté la présence des éléments parasitaires du paludisme, ni des leucocytes mélanifères.

On lira plus loin (observations LV et LVI) la relation des deux faits dans lesquels j'ai observé la coexistence des lésions du paludisme et de celles de la fièvre typhoïde; dans le premier cas, il s'agit évidemment d'un cachectique palustre qui a contracté la fièvre typhoïde à l'hôpital, et c'est seulement pour le malade qui fait l'objet de l'observation LVI qu'on pourrait soutenir qu'il y a eu transformation d'une fièvre palustre en fièvre typhoïde.

L'étiologie de la fièvre typhoïde est moins bien connue que celle du paludisme, on peut cependant admettre comme une chose très probable que la fièvre typhoïde est produite par des microbes qui se développent dans l'intestin, déterminent l'altération des plaques de Peyer, et s'introduisent dans les lymphatiques puis dans le sang. (A. Laveran et J. Teissier, *Nouveaux éléments de pathologie médicale*, t. I, p. 37.) La fièvre typhoïde ne naît pas spontanément, mais les microbes capables de la produire sont très répandus, comme le sont ceux de la putréfaction, et il suffit que ces microbes trouvent un organisme bien préparé à les recevoir pour qu'ils produisent la fièvre typhoïde.

Que le paludisme, en diminuant la force de résistance de l'organisme, joue à l'égard de la fièvre typhoide, comme à l'égard de beaucoup d'autres maladies le rôle de cause prédisposante, je l'admets volontiers et j'ai cité plus haut des faits qui tendent à le démontrer ; mais que sous l'influence de l'altération des sécrétions, une fièvre continue palustre puisse se transformer en quelques jours en fièvre typhoide, je ne saurais le croire.

La fièvre typhoïde n'est pas une intoxication, c'est une maladie miasmatique, qui présente une période d'incubation, des prodromes et qui ne détermine les ulcérations des plaques de Peyer qu'à la fin du premier septenaire. Si une fièvre continue palustre en déterminant une altération profonde des sécrétions gastro-intestinales, pouvait provoquer l'éclosion d'une fièvre typhoide, la continue palustre serait en tout cas guérie au moment où éclaterait la fièvre typhoide. Comment admettre qu'un individu qui succombe au bout de huit à dix jours de maladie a eu d'abord une fièvre continue palustre. laquelle aurait provoqué l'apparition d'une fièvre typhoide, qui elle-même aurait eu le temps d'évoluer jusqu'à la période d'ulcération des plaques de Peyer?

Il m'est arrivé une fois de voir la fièvre intermittente se développer pendant la convalescence d'une fièvre typhoïde bien caractérisée (observation LVII); le malade affirmait n'avoir jamais eu la fièvre intermittente avant son entrée à l'hôpital de Constantine pour fièvre typhoïde; le paludisme était indéniable; le sang renfermait un grand nombre d'éléments parasitaires. Fallait-il admettre que la fièvre typhoïde s'était transformée en fièvre intermittente? Évidemment non. Il est probable que le malade était sous le coup du paludisme quand la fièvre typhoïde s'est développée chez lui, que le paludisme est resté latent pendant l'évolution de la fièvre typhoïde et que pendant la convalescence de cette maladie, les microbes du paludisme se sont développés dans le sang d'autant plus facilement que l'organisme était plus affaibli par la maladie antérieure.

L'observation LVIII montre que la fièvre typhoïde survenant chez un individu atteint de fièvre intermittente, peut faire disparaître temporairement les accès de fièvre, mais que pendant la convalescence de la fièvre typhoïde, les malades sont très exposés à une rechute de fièvre intermittente; il est intéressant de constater aussi que les microbes du paludisme qui se cachent, pour ainsi dire, pendant le cours de la fièvre typhoïde, reparaissent dans le sang au moment où la rechute de fièvre intermittente se produit.

En résumé: le paludisme et la fièvre typhoïde constituent deux entités morbides bien distinctes, qui relèvent de causes absolument différentes et qui ne peuvent pas se transformer l'une dans l'autre; ces deux maladies loin de s'exclure, comme le croyait Boudin, s'appellent, au contraire, et se succèdent souvent chez un même individu, ce qui permet de comprendre qu'on rencontre quelquefois les lésions de la fièvre typhoïde à côté de celles du paludisme.

Paludisme et variole. — J'ai observé en 1881 à Constantine plusieurs cas intérieurs de variole ou de varioloïde chez des malades en traitement dans mon service pour fièvre intermittente ; la source de la contagion n'était pas douteuse, le service des varioleux était en effet, à cette époque, très mal isolé des salles communes. Chez plusieurs de ces malades j'avais constaté au moment de l'entrée à l'hôpital l'existence dans le sang des microbes du paludisme ; un nouvel examen fait pendant la fièvre d'invasion de la variole me montra que les éléments parasitaires avaient disparu, dans un cas seulement je trouvai encore dans le sang quelques leucocytes mélanifères.

J'ai été frappé de la gravité de la variole dans plusieurs de ces cas, et j'ai cru devoir rapporter deux faits qui sont très caractéristiques à cet égard (observations LIX et LX).

Dans le premier cas, il s'agit d'un paludique qui fut atteint d'une varioloïde discrète. Malgré la bénignité de l'éruption, il se produisit des abcès sur différents points du corps, et le malade fut atteint d'arthrites suppurées multiples notamment au niveau des articulations sterno-claviculaires, qu'il fallut ouvrir. Le malade guérit, mais après une longue suite d'accidents qui mirent plus d'une fois sa vie en danger.

Dans le deuxième cas, il s'agit d'un paludique qui succomba très rapidement à une variole hémorrhagique.

On peut admettre, je crois, que l'affaiblissement qui est la conséquence du paludisme favorise l'éclosion de la variole et que l'altération du sang des paludiques est une cause d'aggravation de la maladie.

Paludisme et tuberculose. — Ici encore nous rencontrons la doctrine de l'antagonisme. Boudin pensait que la phthisie pulmonaire était très rare dans les localités palustres et qu'au contraire les localités dans lesquelles la phthisie était commune se faisaient remarquer par le petit nombre et le peu de gravité des fièvres intermittentes; en d'autres termes, que la cause des fièvres palustres déterminait dans l'organisme humain une modification profonde qui le rendait réfractaire à la tuberculose. (Boudin. *loc. cit.*, et *De l'influence des localités marécageuses sur la fréquence et la marche de la phthisie*, in *Ann. d'hyg. publ. et de méd. lég.*, t. XXXVI, 1846.)

La doctrine de l'antagonisme de la tuberculose et du paludisme est basée principalement sur la rareté de la phthisie en Algérie et dans la Bresse. Mitchell, Folley, C. Broussais et beaucoup d'autres observateurs ont constaté en effet après Boudin que la phthisie était beaucoup plus rare en Algérie qu'en France, et Nepple a fait la même remarque pour la Bresse.

M. Duboué a écrit qu'à Pau il n'avait jamais observé la coexistence de la tuberculose et du paludisme chez les mêmes sujets (*op. cit.*, p. 115); mais il convient de faire remarquer que les tuberculeux qui sont à Pau ne s'exposent guère à contracter le paludisme.

En Algérie on observe souvent la tuberculose non seulement chez des Européens arrivés récemment en Algérie et pouvant être soupçonnés d'avoir apporté de France le germe de la maladie, mais chez des indigènes présentant tous les signes de la cachexie palustre. (Masse, *l'Antagonisme entre le paludisme et la phthisie pulmonaire n'existe pas en Algérie. Rec. de Mém. de méd. milit.* 1868, 3e série, t. XX, p. 124.)

Pendant les trois années 1880, 1881, 1882, j'ai reçu dans le service dont j'étais chargé à l'hôpital militaire de Constantine, deux mille cinq cent trente-six malades, sur lesquels il n'y avait que vingt-cinq tuberculeux, soit environ un tuberculeux sur 101 malades. Pendant la même période il est mort dans mon service soixante-neuf malades, dont neuf par tuberculose, ce qui donne un décès par tuberculose sur 7.5 décès généraux, proportion notablement inférieure à celle qu'on observe dans notre armée résidant en France et dans les autres armées européennes, qui fournissent à peu près un décès par tuberculose sur trois ou quatre décès généraux.

La tuberculose se rencontre donc en Algérie à côté du paludisme, mais elle y est moins commune qu'en France.

Cette rareté relative de la tuberculose, qui a servi de base à la doctrine de Boudin, est bien loin d'être constante dans les pays palustres.

Dans l'île de Walcheren, la tuberculose, d'après le docteur Yonge, compte pour un quart des décès. Lefèvre, à Rochefort, a trouvé que sur six cent quinze autopsies, la phthisie ou la tuberculose avaient été constatées cent trente-deux fois. (*Journ. de Méd. de Bordeaux*, 1845.)

Aux Indes, au Bengale la phthisie est fréquente et sa marche est très rapide. Dutroulau signale la fréquence et la gravité de la phthisie aux Antilles. A la Guyane, d'après Laure, il n'est pas de maladie plus fréquente que la tuberculose. (L., Laveran, art. *Antagonisme*, in *Diction. Encyclop. des sc. méd.*)

La doctrine de l'antagonisme de la tuberculose et du paludisme est si peu exacte, que quelques observateurs ont attiré l'attention sur la fréquence de la tuberculose miliaire chez les cachectiques palustres et ont émis l'avis que le pigment intravasculaire pouvait jouer un rôle important dans la pathogénie de ces tuberculoses miliaires associées au paludisme

Dès 1873 M. Tommasi Crudeli publiait un cas de tuberculose miliaire aigue chez un sujet atteint de mélanémie palustre, et il disait avoir constaté la présence d'embolies pigmentaires au centre de chaque granulation tuberculeuse. (*Rivista di Bologna*, 1873.)

MM. Marchiafava et Ferraresi ont rencontré très fréquemment à Rome la tuberculose miliaire chez des paludiques; on trouve dans leur intéressant mémoire le sommaire de sept observations recueillies en un mois. (*Observations anatomo-pathologiques sur l'infection de malaria. Bulletin de l'Académie médicale de Rome*, 1881.)

D'après ces auteurs, la fréquence de la tuberculose miliaire chez les paludiques s'explique : 1° par la profonde débilitation qui est la conséquence du paludisme ; 2° par l'irritation que le pigment produit dans les petits vaisseaux. Cette explication est très acceptable, il est en effet démontré qu'en injectant dans les veines des particules irritantes, on produit de véritables tuberculoses aigues expérimentales.

Je n'ai rencontré que très rarement la tuberculose associée au paludisme mais cela n'infirme en rien les observations faites à Rome par MM. Marchiafava et Ferraresi dans un autre milieu. La cachexie palustre n'atteint jamais chez nos soldats le même degré que chez les habitants de la campagne Romaine ; de plus je n'ai guère observé que des hommes adultes et bien constitués, beaucoup moins prédisposés par conséquent à la tuberculose que les enfants et les jeunes gens des deux sexes qui ont fourni à M. Marchiafava la plupart des faits sur lesquels il s'appuie pour soutenir que la tuberculose est une complication fréquente du paludisme.

Paludisme et diabète. — Nous avons vu que M. Burdel (de Vierzon) avait appelé dès 1859 l'attention sur la glycosurie passagère qu'on observe parfois pendant les périodes de frisson et de réaction des fièvres intermittentes. M. Burdel paraît avoir été particulièrement heureux dans ces recherches qu'il a reprises en 1871, car il dit avoir constaté la glycosurie quatre-vingt-douze fois sur trois cent quatre-vingt-deux cas de fièvre palustre, soit environ vingt-six fois sur cent.

On devait naturellement se demander si cette glycosurie n'était pas quelquefois le point de départ d'un véritable diabète.

Griesinger a trouvé que sur deux cent vingt-cinq cas de diabète la maladie s'était produite onze fois chez des malades atteints de fièvre intermittente rebelle ou de cachexie palustre (*Archiv. der Heilkunde*, 1859).

Dans ces derniers temps M. le professeur Verneuil a repris la question et il a réuni des faits déjà nombreux qui tendraient à faire croire que le paludisme doit être rangé parmi les causes du diabète. (Verneuil, *Divers cas d'affections chirurgicales chez des sujets paludo-diabétiques*, in *Bulletin de l'Acad. de méd.*, 1881. — Du même : *Glycosurie et paludisme. Gazette hebdom.*, 1882.)

Il est certain que les fièvres palustres figurent assez souvent dans les antécédents morbides des diabétiques ; j'ai eu moi-même l'occasion de noter plusieurs fois cette coïncidence. En 1872, alors que j'étais détaché à l'hôpital militaire thermal de Vichy, j'ai recueilli les observations de huit officiers diabétiques ; dans quatre cas les fièvres palustres figuraient dans les antécédents morbides (1), plusieurs malades accusaient

(1) Ces observations ont été publiées par M. le Dr Barudel dans un opuscule intitulé: *Recherches cliniques sur la goutte et la gravelle*, Paris, 1873.

même le sulfate de quinine pris à haute dose pour combattre la fièvre palustre d'avoir provoqué l'apparition du diabète.

La fréquence du paludisme enlève à ces faits et aux faits analogues beaucoup de leur importance; l'observation dans les pays où règne la malaria est du reste très peu favorable à l'idée d'un diabète d'origine palustre.

En Algérie le diabète n'est pas plus commun qu'en France, je n'en ai constaté pour ma part aucun exemple sur les nombreux paludiques qui ont passé dans mon service, il est vrai qu'il s'agissait de soldats et que le diabète est rare chez les sujets de cet âge et de cette condition, mais si le paludisme par lui-même pouvait occasionner le diabète, on ne voit pas pourquoi les soldats seraient plus épargnés que les officiers.

Il me paraît très douteux que le paludisme joue un rôle important dans l'étiologie du diabète (1).

Paludisme et scorbut. — Le paludisme n'engendre jamais le scorbut par lui-même et de toutes pièces, pour ainsi dire, mais il constitue une cause prédisposante très puissante de cette dyscrasie.

Les dangers de la complication des fièvres palustres par le scorbut ont été signalés à plusieurs reprises par les médecins d'armée, notamment en Crimée. Les troupes qui avaient campé près de la Tschernaïa et qui avaient été éprouvées par les fièvres palustres eurent fort à souffrir du scorbut.

Au mois d'octobre 1878, j'ai eu l'occasion d'observer une petite épidémie de scorbut qui régnait sur les détenus du pénitencier

(1) Voyez à ce sujet : Le Roy de Méricourt. *Paludisme et diabète*, in *Bulletin de l'Acad. de méd.* 1881. — Sorel, *Recherche de la glycosurie chez les paludiques. Gazette hebdom.* 1882.

de Bône. Le tiers des malades envoyés à l'hôpital pour scorbut avaient eu précédemment une ou plusieurs atteintes de fièvre intermittente, et chez deux de ces malades, il y eut à l'hôpital une rechute de fièvre. Cette petite épidémie avait été occasionnée, comme c'est la règle, par l'absence presque complète de végétaux et de fruits frais dans l'alimentation.

OBSERVATIONS CLINIQUES

OBSERVATION LI

FIÈVRE PALUSTRE. NEPHRITE AIGUE. GUERISON

Ré.., âgé de vingt-quatre ans, soldat au 3ᵉ bataillon d'Afrique, entre à l'hôpital de Constantine le 31 août 1881, Ré . est arrive en Algérie au mois d'avril 1881 ; il se dit malade depuis huit jours seulement, mais l'anémie, qui est très profonde, semble attester une invasion plus longue.

31 août. A quatre heures du soir 39°,8. Céphalalgie très forte, prostration, stupeur. Diarrhée séreuse, dix à douze selles dans les vingt-quatre heures, gargouillement dans la fosse iliaque droite, un peu de douleur a la pression. La matité splenique mesure 9 centimètres de haut sur 10 de large.

1ᵉʳ septembre. La fièvre persiste, 39° le matin, 40° le soir. État typhoïde très marqué.

2 septembre. 37°,8 le matin Le soir l'apyrexie persiste.

Examen du sang fait le 2 septembre a huit heures du matin : corps n° 1, leucocytes mélanifères.

4-5 septembre. L'apyrexie persiste. bien que le malade n'ait pas pris de sulfate de quinine depuis l'entrée a l'hôpital. Anémie profonde, la face a l'aspect cireux qu'elle présente chez les individus qui ont eu des hémorrhagies très abondantes, les muqueuses sont très pâles. Langue humide, assez belle, anorexie, diarrhée légère. Examen du sang fait le 5 septembre au matin : je ne trouve que des leucocytes mélanifères. (Sulfate de quinine 1ᵍʳ,60 en deux fois.)

6 septembre. L'apyrexie persiste. (Une portion. Sulfate de quinine 0ᵍʳ,80 Vin de quinquina.)

Du 7 au 15 septembre, le sulfate de quinine est continué à la dose de 0gr,60, pas de rechute de fièvre.

17 septembre Je constate pour la première fois qu'il existe un peu de bouffissure de la face ; le malade n'accuse, du reste, aucune douleur ; l'apyrexie persiste.

18 septembre. La bouffissure de la face augmente, depuis hier il s'est produit de l'œdème des membres inferieurs. Les urines sont pâles, peu abondantes (un litre environ dans les vingt-quatre heures), par la chaleur et par l'acide azotique, elles donnent un précipité albumineux (albumine rétractile).

19 septembre. L'anasarque augmente, l'œdème est beaucoup plus marqué aux extrémités inferieures et il a gagné les bourses. (Régime lacté. Chiendent nitré Quatre pilules de digitale)

La diurèse augmente rapidement. Le 22 septembre, la quantité d'urine rendue dans les vingt-quatre heures dépasse trois litres ; le 25 elle s'élève à quatre litres L'anasarque diminue rapidement, elle a disparu en grande partie dès le 26 septembre. État général satisfaisant, pas de rechute de fièvre. (Une portion. Vin de quinquina. Café noir. Chiendent nitre.)

Les urines examinées le 27 septembre ne donnent plus, par la chaleur et les acides, qu'un très léger nuage albumineux.

30 septembre. L'anasarque a disparu complètement, et il n'y a plus trace d'albumine dans les urines. Les forces reviennent, mais l'anémie est encore très profonde. (Deux portions. Vin de quinquina, Fer réduit.)

Le malade sort le 9 octobre 1881.

OBSERVATION LII

FIÈVRE INTERMITTENTE. PNEUMONIE DU CÔTE GAUCHE. RÉSOLUTION LENTE GUÉRISON

Poch..., âgé de vingt-quatre ans, soldat au 8e escadron du train, entre à l'hôpital militaire de Constantine le 18 décembre 1879. Poch... a pris la fièvre intermittente pour la première fois à Philippeville, au mois de septembre 1878, il a été traité a l'hôpital de Constantine au mois d'octobre 1878 pour fièvre intermittente quotidienne; depuis cette époque il a eu plusieurs rechutes légères.

Le 14 décembre 1879, après s'être refroidi par un temps de neige, le malade a éprouvé un frisson assez violent, suivi de chaleur et il a ressenti peu après un point de côté sous-mammaire à gauche; la fièvre aurait persisté sans interruption notable jusqu'à l'entrée à l'hôpital.

18 décembre. Fièvre vive 40°,6 à quatre heures du soir. Le malade accuse un point douloureux sous-mammaire à gauche, toux assez fréquente, pas d'expectoration. L'auscultation de la poitrine révèle à la partie antérieure et supérieure du poumon gauche un bruit de souffle, pas de râles crépitants. La respiration se fait bien à droite et dans le reste du poumon gauche.

Le malade est fortement anémié, la rate est notablement augmentée de volume; les autres organes ne présentent rien d'anormal. Le diagnostic de pneumonie est porté (Diète. Potion avec tartre stibié 0gr, 10, extrait d'opium 0gr, 05.)

19 décembre. La fièvre persiste; 39°,6 le matin, 40°,1 le soir. Le point de côté persiste. La pneumonie s'est étendue, elle occupe maintenant la plus grande partie du lobe supérieur gauche : souffle tubaire, râles crépitants; pas d'expectoration caractéristique. (Potion stibiée. Injection hypodermique de chlorhydrate de morphine)

20 décembre. 39°,4 le matin, 38°,8 le soir. Même traitement.

21 décembre 39°,8 le matin, 38°,8 le soir. La dyspnée a augmenté, toux, expectoration peu abondante, crachats adhérents au vase, légèrement rouillés. La pneumonie a envahi tout le poumon gauche, matité depuis la base jusqu'au sommet, en avant et en arrière, souffle tubaire, bouffées de râles crépitants. Le poumon droit respire bien. (Potion stibiée continuée, douze sangsues sur le côté gauche.)

22 décembre. 39°,3 le matin, 38°,8 le soir. Même état du reste. (Potion stibiée, on applique de nouveau douze sangsues sur le côté gauche.)

23 décembre. 38°,4 le matin, 37°,9 le soir. Les signes physiques persistent : matité dans toute l'étendue du côté gauche, râles cré-

pitants, souffle tubaire, bronchophonie, vibrations thoraciques exagérées : expectoration très peu abondante, crachats rouillés et très adhérents au vase.

24 décembre. 35°,8 le matin, 36°,7 le soir. Bien que la défervessence soit complète, le malade n'éprouve pas la sensation de bien-être qui accompagne d'ordinaire la crise dans la pneumonie; la dyspnée persiste, la toux est très fréquente; les signes physiques persistent; on trouve toujours du souffle et des râles crépitants dans toute l'étendue du côté gauche. Les crachats ne sont plus teintés de sang, mais ils sont toujours visqueux, très adhérents. (Potion stibiée continuee.)

25-31 décembre L'apyrexie persiste, l'état général s'améliore, l'appétit et les forces reviennent, le malade mange une demi-portion a partir du 27 décembre ; l'état local ne se modifie que lentement. Le 31 décembre la sonorité thoracique a reparu sous la clavicule gauche, râles sous-crépitants ; en arrière on trouve toujours du souffle et des râles crépitants.

C'est seulement le 10 janvier 1880 que la sonorité redevient normale en arrière et que les râles disparaissent après avoir pris le caractère des râles sous-crépitants.

Etat général satisfaisant, le malade mange une portion à partir du 15 janvier.

Convalescence lente et difficile, anémie persistante, faiblesse générale; le malade sort le 31 mars.

OBSERVATION LIII

FIÈVRE CONTINUE PALUSTRE. PNEUMONIE DU CÔTÉ DROIT. MORT. AUTOPSIE : HÉPATISATION GRISE DU POUMON DROIT, PÉRICARDITE, LÉSIONS DU PALUDISME.

Mar...., âgé de vingt-trois ans, soldat au 3e chasseurs d'Afrique, entre à l'hôpital militaire de Constantine le 25 juillet 1882. Mar..... se dit malade depuis une huitaine de jours. Début par céphalalgie, soif vive, malaise général, anorexie complete. D'après les renseignements fournis par le malade, la fièvre aurait persisté pendant huit jours sans rémission notable.

25 juillet. Fièvre très vive : 40°,2 le matin, 40°,4 le soir. Prostration assez marquée, stupeur, céphalalgie très forte, soif vive. La matité splénique est augmentée. Rien d'anormal à l'examen de la poitrine.

Je porte le diagnostic de fièvre continue palustre. (Diète. Limonade. Sulfate de quinine 1gr,60.)

26 juillet 39°,8 le matin, 39° le soir. Le malade accuse pour la première fois un point de côté sous-mammaire a droite, toux assez fréquente, expectoration presque nulle, ne présentant rien de caractéristique; l'examen de la poitrine ne révèle rien d'anormal. (Sulfate de quinine 0gr,80. Ventouses sèches à droite.)

27 juillet. 38°,6 le matin, 39° le soir. La dyspnée a augmenté beaucoup, anxiété vive; le point de côté est plus douloureux qu'hier; toux fréquente. expectoration caractéristique de la pneumonie, crachats rouillés, visqueux. A l'examen de la poitrine je trouve au sommet droit, en avant et en arrrière du souffle tubaire; pas de râles crepitants. (Potion avec tartre stibie 0gr,05 et extrait d'opium 0gr,05, injection hypodermique de chlorhydrate de morphine à droite.)

28 juillet. 38°,7 le matin, 38°,8 le soir, anxiété très grande, le point de côté est toujours très douloureux, la pneumonie a envahi le poumon droit dans presque toute son étendue, souffle en avant et en arrière, matité, râles crépitants, expectoration caractéristique. (Potion stibiée continuée, douze sangsues sur le côté droit de la poitrine.)

29 juillet. 39°,3 le matin, 38°,7 le soir. L'état s'aggrave de plus en plus, anxiété vive, orthopnée, expectoration abondante, crachats jus de pruneaux. Les signes physiques sont toujours ceux d'une pneumonie qui occupe le poumon droit dans toute sa hauteur. (Vin. Potion alcoolisée.)

30 juillet. 39°,4 le matin. Dyspnée très grande, délire, la face est cyanosée. Mort à 4 heures du soir.

Autopsie, faite le 31 juillet à huit heures trente du matin.

Thorax. La plèvre gauche est saine ainsi que le poumon gauche. La plèvre droite ne renferme pas de liquide, mais elle est recouverte par des exsudats jaunâtres, fibrineux, notamment à la base, au-dessous des exsudats la plèvre est vivement injectée. Le poumon droit est volumineux, il est hépatisé dans toute son étendue sauf à la partie antérieure du lobe inferieur, le parenchyme pulmonaire hépatisé est à la fois résistant et friable, sur la coupe il présente l'aspect caractéristique de l'hépatisation grise; par le raclage on enlève facilement une matiere puriforme. Il n'y a pas de tubercules aux sommets.

Le péricarde renferme une petite quantite de serosité louche; les deux feuillets du péricarde sont tapissés par des exsudats fibrineux, qui ont l'aspect gaufré qu'ils presentent d'ordinaire dans la péricardite aigue.

Le myocarde et les orifices du cœur sont a l'état sain; le cœur droit renferme un caillot volumineux, fibrineux, blanchâtre, assez résistant. Le cœur gauche est vide.

Abdomen. Le péritoine et les intestins sont a l'état sain, il n'existe notamment aucune altération des plaques de Peyer.

La rate, volumineuse, triplée au moins de volume, présente une teinte brunâtre, le parenchyme splénique est ramolli; l'examen histologique de la pulpe splénique fait a l'état frais révèle l'existence d'éléments pigmentés en grand nombre.

Le foie un peu augmenté de volume présente une coloration brunâtre.

Les reins ont l'aspect normal.

OBSERVATION LIV

FIÈVRE INTERMITTENTE QUOTIDIENNE DE PREMIÈRE INVASION. DYSENTERIE CONCOMITANTE. ACCÈS GRAVE. GUÉRISON

(Observation résumée.)

T..., âgé de vingt-deux ans, soldat au 3e zouaves, entre à l'hôpital militaire de Constantine, le 20 juillet 1882 T... est au service militaire et en Algérie depuis neuf mois, il se dit malade pour la première fois depuis son arrivée en Algerie. Du 14 juin au 13 juillet, le malade a eté employé à la pepiniere sur les bords du Rummel, c'est-à-dire dans une localité très insalubre, il arrosait les plantations.

Le 12 juillet, malaise général, céphalalgie, chaleur sans frisson; soif vive. Le 13 juillet, le malade a rejoint sa compagnie, mais il a du s'aliter le 14 juillet et, depuis ce moment, la fièvre a persisté sans rémission notable. Depuis le 12 juillet, T.... a, en outre, de la dysenterie, selles petites, fréquentes (huit à dix dans les vingt-quatre heures), muco-sanguinolentes, accompagnées de fortes coliques et de ténesme. Avant l'entrée à l'hôpital le malade n'a pris qu'un vomitif.

20 juillet. Apyrexie le matin. Anémie très marquée, amaigrissement, faiblesse générale; le malade se plaint beaucoup de sa dysenterie, selles sanguinolentes caractéristiques. (Diète. Eau de Sedlitz, deux verres.)

Le 20 a une heure du soir, accès de fièvre; à une heure trente : 40°,9. Examen du sang fait le 20 juillet à deux heures du soir : corps n° 2 de moyen ou de petit volume, libres ou accolés a des hématies, les corps n° 2 de petit volume sont nombreux, ils sont réunis quelquefois par groupes de quatre, cinq ou six ; leucocytes mélanifères.

Le 20 à deux heures du soir, je trouve le malade dans un état grave : adynamie profonde, subdélire; la langue est humide, blanchâtre, les selles ont toujours le caractère dysentérique; à six heures du soir, la température est encore de 40°,7. (Sulfate de quinine 1 gramme à deux heures du soir, 0gr,60 a quatre heures.)

21 juillet 36°,6 le matin; le soir l'apyrexie persiste. L'état général est beaucoup meilleur qu'hier, mais la faiblesse est très grande. La dysenterie s'est améliorée, quatre a cinq selles diarrhéiques dans la nuit du 20 au 21. (Bouillon. Lait. Sulfate de quinine 0gr,80 matin et soir.)

22 juillet. L'apyrexie persiste. Prostration marquée; les selles ont repris le caractère dysentérique, douze selles pendant la nuit dernière, coliques, ténesme. Le ventre est sensible à la palpation, rétracté. La matité splénique mesure 10 centimètres de haut sur 12 de large. (Potages. Lait. Sulfate de quinine 0gr,80 le matin, calomel 1 gramme dans la journée.)

Les jours suivants, l'apyrexie persiste; les selles se modifient sous l'influence du calomel et de l'eau de Sedlitz, elles deviennent diarrhéiques, puis diminuent de nombre. Le sulfate de quinine est continué a la dose de 0gr,60 jusqu'au 30 juillet.

30 juillet. L'apyrexie persiste, la dysenterie a disparu complètement; l'anemie est toujours tres marquée, les forces reviennent lentement. (Une portion. Vin de quinquina.)

Le malade sort le 22 août avec un congé de convalescence.

OBSERVATION LV

CACHEXIE PALUSTRE. FIÈVRE TYPHOÏDE CONTRACTEE A L'HOPITAL. ALBUMINURIE. PÉRITONITE PAR PERFORATION. MORT. AUTOPSIE : LESIONS CARACTÉRISTIQUES DE LA FIEVRE TYPHOIDE ET DU PALUDISME.

(Observation résumee.)

Cr..., âgé de vingt-trois ans, détenu au pénitencier militaire de Bône, entre a l'hôpital militaire de Bône, le 10 août 1878, pour cachexie palustre avec anasarque ; l'examen des urines fait à plusieurs reprises ne révèle pas l'existence de l'albumine.

Le malade allait bien, l'anasarque avait disparu lorsque le 11 septembre il se plaignit de tousser beaucoup, en même temps, je constatai de la diarrhée et un mouvement fébrile.

17 septembre. Fièvre vive, 40°,2 le soir, diarrhée sereuse abondante, douleur à la pression dans la fosse iliaque droite. Toux, râles de bronchite disséminés. Prostration, insomnie.

Les jours suivants la fièvre persiste, la temperature est en moyenne de 39° a 39°,5 le matin, et de 40° le soir. État typhoïde bien marqué. Symptômes abdominaux tres caracteristiques, diarrhée sereuse, météorisme, douleur a la pression dans la fosse iliaque droite ; le 22 septembre, je constate l'existence de taches rosées sur la paroi antérieure de l'abdomen. Bronchite légère.

La fièvre typhoide suit son cours regulier ; du 12 au 14 octobre, un mouvement de défervescence s'accuse, mais le 15 octobre la température remonte.

15 octobre. 39°,6 le matin, 40°,3 le soir. Prostration, somnolence, un peu de délire la nuit. L'anasarque a reparu et l'examen des urines révèle cette fois une assez grande quantité d'albumine.

16 octobre. 38°,8 le matin, 39°,8 le soir. Le malade vomit à plusieurs reprises dans la journée : il n'accuse aucune douleur spontanée, mais le ventre est ballonné et très sensible à la pression, surtout à droite.

17-20 octobre. La fièvre persiste, prostration, somnolence, le malade n'a pas vomi, il n'accuse aucune douleur spontanée ; le ventre est moins tendu, moins douloureux à la pression que le 16 octobre.

21 octobre. 38°,2 le matin, 39°,6 le soir. Il existe une tuméfaction de la joue droite ; en faisant ouvrir la bouche et en écartant la joue droite des gencives, je constate dans le sillon inférieur une ulcération profonde, noirâtre, d'odeur gangréneuse, le maxillaire inférieur est à nu au fond de cette ulcération. Pas de vomissements, pas de douleurs abdominales vives, ni spontanées, ni à la pression.

22 octobre. 37°,7 le matin, 38°,2 le soir ; malgré cette rémission, l'état s'aggrave de plus en plus. Mort le 23 octobre à trois heures du matin.

Autopsie, faite le 23 octobre.

Abdomen. L'incision de la paroi abdominale donne issue à un litre environ d'une sérosité louche, renfermant des flocons blanchâtres, fibrineux. Le péritoine est tapissé partout de fausses membranes qui font adhérer les anses intestinales entre elles. Il existe un peu au-dessus de la valvule iléo-cœcale, une perforation qui a à peu près les dimensions d'une pièce de cinquante centimes.

Les intestins sont détachés et ouverts.

Gros intestin : rien d'anormal.

Intestin grêle : on trouve au niveau de la valvule iléo-cœcale une large ulcération qui fait presque le tour de l'intestin, le fond est noirâtre, les bords sont affaissés. Au-dessus de cette ulcération, il en existe une dizaine d'autres qui siègent exactement au niveau des plaques de Peyer et qui ont toutes les apparences des ulcérations de la fièvre typhoïde à la période de réparation, l'une de ces ulcérations située à 8 centimètres au-dessus de la valvule iléo-cœcale est le siège de la perforation.

La rate, triplée au moins de volume, a la teinte brunâtre qu'elle présente d'ordinaire dans le paludisme, sa consistance n'est pas notablement diminuée. L'examen histologique révèle l'existence de nombreux éléments pigmentés, caractéristiques du paludisme.

Le foie a son volume normal, teinte brunâtre très prononcée. L'examen histologique fait sur des coupes après durcissement par le procédé ordinaire, montre qu'il existe dans les capillaires sanguins des éléments pigmentés en grand nombre.

Les reins ont un volume à peu près normal, la capsule se détache facilement, la surface des reins est lisse. La substance corticale est très pâle, d'un blanc jaunâtre. Il existe évidemment une néphrite épithéliale (l'examen histologique n'a pas été fait).

Thorax. Un peu de sérosité citrine dans le péricarde. Le myocarde et l'endocarde sont à l'état sain.

Plèvres saines. Les poumons présentent à un degré très marqué les lésions de la congestion hypostatique.

Crâne. Méninges, cerveau, rien d'anormal.

OBSERVATION LVI

FIÈVRE INTERMITTENTE, FIÈVRE TYPHOIDE, MORT, AUTOPSIE : LÉSIONS DU PALUDISME ET DE LA FIÈVRE TYPHOIDE AU DÉBUT.

Ber....., soldat au 3e zouaves, âgé de vingt-trois ans, entre à l'hôpital militaire de Constantine le 11 octobre 1881. Le malade, qui a eu plusieurs atteintes de fièvre intermittente, est evacué de l'hôpital de Tébessa; il est placé dans le service d'un de mes collègues, qui constate une fièvre vive, continue (le 28 octobre la température est de 39° le matin et de 40° le soir) et un état typhoïde très marqué. Le malade meurt le 19 octobre à deux heures du matin.

Autopsie, faite le 19 octobre a trois heures trente du soir.

Le cadavre est celui d'un homme bien constitué, profondément anémié.

Abdomen. Péritoine sain. Les ganglions mésentériques sont hypertrophiés.

Gros intestin : rien d'anormal.

Intestin grêle : les plaques de Peyer les plus voisines de la valvule iléo-cæcale au nombre de sept sont tuméfiées, la tuméfaction des plaques n'est pas générale mais par points séparés, les parties tuméfiées ont une coloration blanchâtre, elles sont indurées et notablement surélevées au-dessus de la surface intestinale. Il n'y a pas d'ulcération. La partie supérieure de l'intestin grêle est à l'état sain.

La rate très volumineuse, pèse un kilogramme, elle a une teinte brunâtre, qui n'est pas aussi foncée que dans les accès pernicieux, la consistance de la rate n'est pas notablement diminuée.

Le foie a un volume à peu près normal, teinte brunâtre caractéristique du paludisme, consistance normale.

Les reins sont un peu augmentés de volume, congestionnés.

Thorax. Le péricarde renferme 150gr environ de sérosité citrine. Le myocarde a son aspect normal. L'endocarde et les orifices du cœur sont à l'état sain. Le cœur droit renferme du sang liquide en assez grande quantité, le cœur gauche est vide.

Plèvres, saines. Poumons, sains.

Crâne. Œdème sous-arachnoïdien. Le cerveau est très pâle, évidemment anémie; la substance grise des circonvolutions n'a pas une teinte plus foncée qu'à l'état normal.

Examen histologique. Rate. a). Éléments isolés à l'état frais. On trouve au milieu des éléments normaux de la rate et des hématies, des éléments pigmentés caractéristiques du paludisme; ces éléments sont beaucoup moins nombreux que dans la rate des individus morts d'accès pernicieux.

b). Coupes faites après durcissement par le procédé ordinaire. Congestion très forte, tous les vaisseaux sont distendus et remplis de sang, les hématies se sont infiltrées aussi dans les trabecules du parenchyme splénique; au milieu des hématies on distingue des eléments pigmentés caractéristiques du paludisme en petit nombre.

Foie. Coupes faites après durcissement par le procédé ordinaire. Pas d'altération des éléments normaux; on distingue çà et là dans les capillaires sanguins des éléments pigmentés en petit nombre.

Reins. Coupes faites après durcissement par le procédé ordinaire. Pas d'altération notable, il n'y a pas d'eléments pigmentés dans les petits vaisseaux.

Intestin grêle. Coupes faites au niveau d'une des plaques de Peyer tuméfiées, après durcissement par le procédé ordinaire. La muqueuse a déjà disparu en grande partie, la tuméfaction est constituée par une hyperplasie du tissu adénoïde de la plaque de Peyer; l'aspect est exactement celui des plaques de Peyer tuméfiées au début de la fièvre typhoïde.

OBSERVATION LVII

FIÈVRE TYPHOIDE, FIÈVRE INTERMITTENTE PENDANT LA CONVALESCENCE DE LA FIÈVRE TYPHOIDE. GUÉRISON.

Bour.., âgé de vingt-deux ans, soldat au 8e escadron du train, entre à l'hôpital militaire de Constantine le 2 août 1882. Bour.., est au service militaire depuis trente mois, en Algérie depuis cinq mois : il exerçait, avant son incorporation, la profession de cultivateur aux environs de Clermont-Ferrand. Au mois de mars 1881, Bour... dit avoir eu au camp d'Avord une fièvre qui a duré trois jours, avec herpès labial; Bour... a passé trois jours à l'infirmerie, il n'a pas pris de quinine et la fièvre n'a pas reparu.

Du 27 mai 1882 au 30 juillet dernier, Bour... a été détaché à Tébessa, il dit s'être toujours bien porté dans cette garnison, il n'est rentré à Constantine que le 30 juillet et c'est au 31 juillet qu'il fait remonter les premiers symptômes de sa maladie.

Le 31 juillet : malaise général, céphalalgie, soif ardente, chaleur vive sans frisson, faiblesse générale. Le malade a été obligé de s'aliter le 31 juillet et la fièvre a persisté sans rémission notable jusqu'à l'entrée à l'hôpital.

2 août. Fièvre très vive : 40°,8 le matin, 40° le soir. État typhoïde bien marqué; prostration. Diarrhée légère, douleur à la pression dans la fosse iliaque droite.

Le diagnostic de fièvre typhoïde paraît probable, néanmoins je prescris le sulfate de quinine, 1 gramme, le 2 août; 0gr,80 le 3 et le 4.

Les jours suivants la fièvre persiste, la température est en moyenne de 39° le matin et de 40° le soir jusqu'au 11 août. Le diagnostic de fièvre typhoïde se confirme de plus en plus : céphalalgie, insomnies, prostration, anorexie, soif vive, diarrhée séreuse, douleur localisée à la fosse iliaque droite. Les taches rosées seules font défaut. (Lotions fraîches, lavements froids légèrement phéniqués.)

A partir du 11 août la fièvre est moins vive, la défervescence se fait par oscillations descendantes; la défervescence est complète le 20 août, la fièvre a donc duré exactement vingt et un jours et le tracé thermométrique est exactement celui de la fièvre typhoïde.

A partir du 21 août le malade paraît être entré en convalescence, il est faible, très anémié, il commence à manger.

Le 29 août le malade me dit que depuis plusieurs jours il a un frisson le soir vers sept heures; je fais prendre la température le 29 au soir, le thermomètre marque 39°,5.

30 août. 37°,2 le matin, le soir il y a encore un accès de fièvre, mais plus léger que les précédents; à sept heures du soir la température est de 38°,5. La matité splénique mesure 9 centimètres de haut sur 10 de large. (Sulfate de quinine 0gr, 80 matin et soir.)

Examen du sang fait le 30 août à huit heures du matin (avant de faire prendre le sulfate de quinine) : corps n° 2 de moyen ou de petit volume, libres ou accolés à des hématies, en très grand nombre, corps n° 2 renfermant des grains pigmentés mobiles ou munis de filaments mobiles.

31 août. 37°,1 le matin, le soir l'apyrexie persiste. Le malade se trouve beaucoup mieux. (Une demi-portion. Sulfate de quinine 0gr,80 matin et soir.)

Examen du sang fait le 31 au matin : corps n° 2 de moyen ou de petit volume en moins grand nombre que le 30, corps n° 3. Je ne trouve plus de filaments mobiles.

1er septembre. L'apyrexie persiste. (Une portion. Sulfate de quinine 0gr,80.)

Les jours suivants l'apyrexie persiste, le sulfate de quinine est continué à la dose de 0gr,60 jusqu'au 4 septembre.

Examen du sang fait le 3 septembre; je ne trouve plus aucun élément pigmenté.

Le malade sort le 5 septembre avec un congé de convalescence de trois mois.

OBSERVATION LVIII

FIÈVRE INTERMITTENTE, FIÈVRE TYPHOÏDE INTERCURRENTE. GUÉRISON

T..., âgé de vingt-trois ans, soldat au 3e zouaves, entre à l'hôpital militaire de Constantine, le 25 janvier 1883. T... est au service militaire depuis vingt-sept mois, en Algérie depuis quinze mois. Pas de maladies graves antérieures à l'arrivée en Algérie.

Première atteinte de fièvre intermittente au mois d'août 1882 ; le malade était alors détaché à la garde des forêts aux environs de Philippeville, il est entré à l'hôpital de Philippeville pour fièvre intermittente, et y est resté trente-cinq jours ; à la sortie de l'hôpital, il a repris son service. La fièvre n'a reparu que le 20 janvier 1883. Accès quotidiens du 20 au 24 janvier, revenant vers deux heures du matin ; accès réguliers avec frisson initial.

24 janvier. Fièvre vive, 40°,2 le matin, 38°,9 le soir. Anémie très marquée, teinte terreuse de la face, muqueuses décolorées, amaigrissement et faiblesse générale. Langue assez belle ; anorexie. La zone de matité splénique mesure 7 centimètres de haut sur 8 de large.

Examen du sang fait le 24 janvier, à deux heures trente du soir : corps n° 2 libres ou accolés à des hématies, leucocytes mélanifères. (Diète. Limonade. Sulfate de quinine, 1 gramme le 24 au soir.)

25 janvier. 38°,2 le matin, 38°,4 le soir. Anorexie. (Bouillon. Limonade. Sulfate de quinine, 1 gramme le matin.)

26 janvier. 37°,5 le matin. Le soir l'apyrexie persiste. Un peu d'appétit. (Une demi-portion. Sulfate de quinine 0[gr],80. Vin de quinquina.)

27 janvier. L'apyrexie persiste. Anémie. Faiblesse générale. Examen du sang fait le 27 janvier : je ne trouve plus aucun élément parasitaire, ni même aucun leucocyte mélanifère. (Une portion. Sulfate de quinine 0[gr],80. Vin de quinquina. Café noir.)

Le sulfate de quinine est continué à la dose de 0[gr],60 jusqu'au 4 février. A partir du 1er février, le malade mange deux portions, les forces reviennent.

Le 8 février, le malade se plaint de ne pas dormir la nuit, malaise général depuis deux ou trois jours, céphalalgie. Il n'y a pas eu de frisson, mais la peau est chaude, la température axillaire est de 39°,5 le 8 au matin, de 40°,6 le soir. Une rechute de fièvre intermittente paraît probable, cependant l'examen du sang fait le 8 février à deux reprises ne me permet de constater l'existence d'aucun élément parasitaire. Je prescris néanmoins le sulfate de quinine, 1 gramme, le 8 au soir.

9 février. La fièvre persiste. 39°,7 le matin, 39°,9 le soir. Malaise général, prostration marquée, céphalalgie, insomnie. Diarrhée légère, un peu de douleur à la pression dans la fosse iliaque droite. (Bouillon. Sulfate de quinine 1 gramme le matin, 0gr,80 le soir.)

10 février. La fièvre persiste, 39°,6 le matin, 40°,1 le soir. État typhoïde marqué, prostration, stupeur. Diarrhée séreuse. Douleur à la pression localisée dans la fosse iliaque droite. Il paraît évident que le malade a pris à l'hôpital une fièvre typhoïde : il y a, en ce moment, dans le service, plusieurs malades atteints de fièvre typhoïde. (Bouillon. Sulfate de quinine 0gr,80. Lotions fraîches.)

11 février. 39°,3 le matin. 40°,3 le soir. État typhoïde ; taches rosées très nettes sur la paroi antérieure de l'abdomen. Je supprime le sulfate de quinine, qui n'exerce aucune action sur la fièvre. (Bouillon. Lotions fraîches. Eau de Sedlitz, un verre tous les deux ou trois jours.)

La fièvre persiste les jours suivants ; la défervescence se prononce à partir du 15 février, elle est complète le 20 février, c'est-à-dire le dix-septieme jour environ de la fièvre typhoïde.

18 février. Le malade est anémié, très affaibli.

Examen du sang fait le 18 février : je ne trouve aucun élément parasitaire ; aucun leucocyte chargé de pigment. (Potages.)

Les forces reviennent lentement. Le 21 février, le malade mange une demi-portion, le 23 février une portion ; il commence à se lever.

L'apyrexie persiste jusqu'au 8 mars.

Le 8 mars a midi, frisson, suivi de chaleur. A midi et demi, 40°,3, à quatre heures du soir, 40°.

Examen du sang fait le 8 mars à deux heures du soir : corps n° 2 libres ou accolés à des hématies ; corps n° 2 renfermant des grains pigmentés mobiles ; corps n° 3. (Sulfate de quinine 0gr,80 le 8 au soir.)

9 mars. 36°,9 le matin. Le soir l'apyrexie persiste. (Une demi-portion. Sulfate de quinine 0gr,80 matin et soir.)

10 mars L'apyrexie persiste. Le malade mange avec appétit une portion. (Sulfate de quinine 0gr,80. Vin de quinquina.)

Le sulfate de quinine est continué à la dose de 0gr,60 jusqu'au 14 mars.

Le malade, qui a obtenu un congé de convalescence, sort de l'hôpital de Constantine, le 15 mars 1883.

OBSERVATION LIX

FIÈVRE INTERMITTENTE. VARIOLE ABCÈS MULTIPLES. ARTHRITES SUPPURÉES. GUÉRISON

(Observation résumée.)

Bou.., âgé de vingt-deux ans, soldat au 1er régiment d'artillerie, entre a l'hôpital de Constantine le 7 avril 1881.

Bou... est arrivé en Algérie le premier janvier 1881; il dit avoir pris la fievre intermittente dans le département du Cher, où il exerçait la profession de laboureur. La fièvre a reparu peu de temps après l'arrivée en Algérie; le malade est entré a l'hôpital de Batna le 21 janvier 1881 pour fièvre intermittente et y est resté trente-trois jours. Rechute de fièvre le 3 avril, accès quotidiens, du 3 au 6 avril le malade a pris quatre doses de quinine de 0gr,60 avant l'entrée a l'hôpital.

7 avril. Apyrexie. Anémie très marquée, teinte terreuse de la face; faiblesse générale, diarrhée légère ; la matité splénique est notablement augmentée. (Une demi-portion. Vin de quinquina.)

Examen du sang fait le 7 avril à deux heures du soir : corps n° 2 en petit nombre. je trouve un corps n° 2 muni de filaments mobiles et quelques filaments mobiles libres ; corps n° 3.

Du 8 au 14 avril l'apyrexie persiste, le malade mange une portion, je ne prescris que du vin de quinquina.

14 avril. Accès de fièvre vers quatre heures du soir, à cinq heures la température est de 39°,7.

15 avril. Apyrexie le matin. Sulfate de quinine $0^{gr},80$. Le soir l'apyrexie persiste.

Examen du sang fait le 15 avril avant de faire prendre le sulfate de quinine : corps n° 2 renfermant des grains pigmentés mobiles ou munis de filaments mobiles, corps n° 3.

Le 16 et le 17 avril, l'apyrexie persiste. Sulfate de quinine $0^{gr},80$ par jour.

L'apyrexie persiste jusqu'au 22 avril; ce jour-là le malade a un frisson à dix heures du matin, le thermomètre marque 39°,3 à dix heures du matin, 39°,9 a quatre heures du soir.

Je pense naturellement qu'il s'agit d'une rechute de fièvre intermittente.

23 avril. La fièvre persiste, 40° le matin. (Sulfate de quinine $0^{gr},80$ matin et soir.)

Examen du sang fait le 23 avril au matin; je ne constate plus l'existence d'aucun élément parasitaire.

24 avril. La fièvre persiste (Sulfate de quinine $0^{gr},80$). Le 24 au soir apparition d'une éruption variolique.

25 avril. La fièvre est moins vive, l'éruption se généralise, le malade est évacué sur le service des varioleux.

L'éruption est discrète; malgré cela la variole se complique d'abcès volumineux sur différents points du corps et d'arthrites suppurées des articulations sterno-claviculaires.

Le malade, qui a obtenu un congé de convalescence de trois mois, sort de l'hôpital dans le courant du mois d'août 1881; il est profondément amaigri et anémié.

OBSERVATION LX

FIÈVRE INTERMITTENTE, VARIOLE HÉMORRHAGIQUE, MORT, AUTOPSIE : LÉSIONS DU PALUDISME ET DE LA VARIOLE HÉMORRHAGIQUE.

Gre...., âgé de vingt-trois ans, soldat au 3e tirailleurs algériens, entre à l'hôpital militaire de Constantine le 12 avril 1881. Gre.... est arrivé en Algérie le 9 novembre 1879, il a pris la fièvre intermittente pour la première fois au mois de juillet 1880 à Batna; deux entrées à l'hôpital de Batna pour fièvre intermittente. Rechute de fièvre il y a quinze jours, le malade a eu cinq accès de fièvre, il a pris trois doses de sulfate de quinine et la fièvre a disparu.

12 avril. Apyrexie le matin, anémie très marquée, faiblesse générale. Accès de fièvre dans la journée, à trois heures trente du soir la température axillaire est de 39°,8.

13 avril. Apyrexie le matin. Sulfate de quinine 0gr,60. A onze heures du matin, frisson; à trois heures trente du soir la température axillaire est de 40°,7.

Examen du sang fait le 18 avril à huit heures trente du matin : corps n° 2 immobiles, corps n° 2 renfermant des grains pigmentés mobiles ou munis de filaments mobiles, corps n° 3

14 avril. Apyrexie. Sulfate de quinine 0gr,80.

Le sulfate de quinine est continué à la dose de 0gr,80 d'abord puis de 0gr, 60 jusqu'au 18 avril, pas de rechute de fièvre.

Examen du sang fait le 20 avril : je ne trouve plus aucun élément parasitaire.

26 avril. Malaise général, fièvre (38°,5 le soir), vomissements bilieux. Je suppose qu'il s'agit d'une rechute de fièvre intermittente. (Sulfate de quinine 0gr,80)

Le 27 et le 28 la fièvre persiste elle est continue, la température s'élève progressivement à 40° et à 40°,8 le 28 au soir. Malaise général très prononcé, douleurs lombaires, céphalalgie très forte, vomissements bilieux. Le sulfate de quinine est continué le 27 et le 28.

29 avril. Fièvre très vive : 40°,8 le matin, 40°,5 le soir Anxiété, malaise général, vomissements, depuis hier soir il existe un rash purpurique, qui limité d'abord aux aines et aux aisselles, s'étend le 29 avril à une grande partie du tronc ; on distingue quelques papules sur le front ; le diagnostic de variole est porté.

Examen du sang fait le 29 avril à deux heures du soir : je ne trouve plus que quelques leucocytes mélanifères.

Les urines renferment du sang en assez grande quantité.

30 avril. La fièvre persiste 39°,9 le matin, 40°,2 le soir, l'éruption de la variole se fait très mal, le rash qui existait sur le tronc prend de plus en plus le caractère hémorrhagique, on observe aussi un grand nombre de petites taches ecchymotiques sur la face et sur les membres.

Les urines renferment beaucoup de sang.

L'état s'aggrave de plus en plus et le malade succombe à la variole hémorrhagique le 3 mai 1881 à quatre heures du matin.

Autopsie, faite le 3 mai. Il existe sur toute la surface du corps des taches ecchymotiques d'étendue variable et des vésicules flasques qui renferment un liquide séro-sanguinolent; en incisant la peau au niveau des ecchymoses on constate que le sang s'infiltre profondément dans le tissu conjonctif.

Abdomen. Suffusions sanguines dans le tissu conjonctif sous-péritonéal, principalement autour des reins.

Intestins. La muqueuse intestinale présente çà et là de petites taches ecchymotiques. elle est saine d'ailleurs.

La rate a un volume à peu près normal, elle ne pèse que 140 grammes; le parenchyme splénique a une teinte brunâtre

Le foie pèse 1770 grammes, il a une teinte brunâtre, sa consistance est diminuée.

Les reins sont augmentés de volume, les bassinets et les calices sont remplis des deux côtés par des caillots sanguins; la substance corticale est pâle. La vessie est distendue par un liquide d'un rouge foncé, l'urine est mélangée évidemment à une grande quantité de sang.

Thorax. Taches ecchymotiques sous-pleurales. Congestion pulmonaire hypostatique, petit noyau de pneumonie lobulaire et hémorrhagies pulmonaires interstitielles.

Le cœur est retracté, presque vide. Le myocarde ne paraît pas altéré.

Le *crâne* n'a pas été ouvert.

Examen histologique. — *Rate*. *a*) Eléments dissociés à l'état frais. On trouve au milieu des éléments normaux de la rate et des hématies, des éléments pigmentés en grand nombre. *b*) Coupes faites après durcissement par le procédé ordinaire; congestion très marquée, au milieu des hématies on distingue des éléments pigmentés en grand nombre

Foie. Coupes faites après durcissement par le procédé ordinaire. On trouve ça et là dans les capillaires sanguins des éléments pigmentés en petit nombre. Les cellules hépatiques ne sont pas alterées.

Reins. Coupes faites après durcissement par le procédé ordinaire. Aucune altération notable, je ne trouve pas d'éléments pigmentés dans les petits vaisseaux.

Muscles. L'examen a porté sur des fragments des muscles grands droits de l'abdomen. Dégénérescence granulo-vitreuse très profonde.

CHAPITRE VII

DIAGNOSTIC. PRONOSTIC

PRINCIPAUX SIGNES DES AFFECTIONS PALUSTRES. — IMPORTANCE CAPITALE DE L'EXAMEN HISTOLOGIQUE DU SANG AU POINT DE VUE DU DIAGNOSTIC. — DIAGNOSTIC DIFFÉRENTIEL DES FIÈVRES PALUSTRES AVEC LES FIÈVRES DITES CLIMATIQUES, AVEC LA FIÈVRE TYPHOÏDE, L'INSOLATION, ETC. ETC. — MORTALITÉ. — PRONOSTIC DU PALUDISME.

Le diagnostic des différentes manifestations cliniques du paludisme est souvent entouré de difficultés sérieuses; il arrive au praticien le plus expérimenté d'hésiter au lit du malade; mais ce qui prouve surtout la difficulté de ce diagnostic, c'est que le groupe des maladies palustres a été très mal délimité jusqu'ici.

A côté des formes cliniques bien caractérisées, telles que les fièvres intermittentes dont la nature ne fait de doute pour personne, on en trouve d'autres telles que les fièvres dites rémittentes, qui n'occupent qu'une place discutée dans le cadre du paludisme.

Certains observateurs ont élargi au delà de toute mesure le

domaine du paludisme, et ont été conduits à ne plus voir, dans les maladies des pays chauds, que des formes variées de l'endémie palustre; d'autres, au contraire, ont cherché à restreindre ce domaine au profit des affections climatiques.

En pays palustre, malades et médecins ont une grande tendance à rapporter toutes les maladies au paludisme, et à considérer le sulfate de quinine comme la panacée universelle; j'ai déjà eu l'occasion de dire dans quelles exagérations on était tombé à cet égard. Quelques-uns des partisans des fièvres climatiques se sont montrés plus exclusifs encore, puisqu'ils ont été jusqu'à nier l'existence du paludisme, et à soutenir, comme R. Faure (*Traité des fièvres intermittentes*) et Armand (*Traité de climatologie*, Paris, 1873) que toutes les fièvres dites palustres étaient des fièvres climatiques, et qu'en admettant l'existence d'un miasme palustre on faisait une hypothèse inutile.

Ces opinions extrêmes n'ont jamais eu grand crédit dans la science; personne ne songe plus à contester au paludisme son trop vaste empire, on ne discute plus que sur quelques tracés de frontières.

Faut-il admettre à côté des fièvres palustres proprement dites, des fièvres spéciales aux pays chauds, nées sous l'influence seule du climat? Quelle est la fréquence et la gravité de ces fièvres climatiques? Faut-il admettre l'existence de pneumonies, de dysenteries et de fièvres typhoïdes palustres? Quel est le rôle de l'insolation dans la pathogénie des maladies des pays chauds?

On voit que pour le paludisme le chapitre du diagnostic se complique de problèmes nosologiques très importants; j'ai déjà essayé dans le chapitre précédent de résoudre quelques-uns de ces problèmes et de délimiter exactement quelques-unes des frontières du paludisme; c'est ainsi que je me suis expliqué sur la dysenterie et la fièvre typhoïde palustres et aussi sur les rapports de la pneumonie, des névralgies, du diabète, etc., avec le paludisme.

Si, jusqu'à ce jour, les questions relatives au diagnostic de certaines formes du paludisme ont donné lieu à tant de controverses, si les meilleurs observateurs se sont partagés sur quelques points, c'est qu'on manquait d'un critérium certain pour juger de la nature des accidents qu'on observait. Nous possédons aujourd'hui ce critérium, ce signe pathognomonique du paludisme.

Il suffit en effet de constater dans le sang d'un malade l'existence de quelques-uns des éléments parasitaires décrits au chapitre III de cet ouvrage, voire même de quelques leucocytes mélanifères pour que le diagnostic de paludisme soit mis hors de doute.

J'ai examiné le sang d'un grand nombre de malades atteints d'affections étrangères au paludisme, et je n'ai jamais rencontré dans le sang provenant de ces malades ni les éléments parasitaires proprement dits, ni les leucocytes mélanifères; d'autre part, toutes les fois que j'ai rencontré dans le sang d'un malade quelques-uns de ces éléments, j'ai pu affirmer le paludisme, et mes prévisions n'ont jamais été démenties.

M. le Dr Richard arrivait, de son côté, aux mêmes conclusions que moi. « L'oscillaria (1) est, dit-il, absolument spéciale à l'intoxication palustre, dont elle constitue un indice certain, pathognomonique. Nous ne l'avons jamais rencontrée en

(1) C'est le nom que j'avais d'abord proposé de donner aux microbes du paludisme.

dehors de l'impaludisme dans quelque maladie que ce fût; chaque fois que nous avons découvert une seule oscillaria sous une quelconque des formes qui ont été décrites, nous avons affirmé l'impaludisme et nous n'avons jamais été pris en défaut, et c'est pour la clinique un fait d'une très grande portée que vous devez tous comprendre, sachant par expérience combien est souvent difficile le diagnostic des fièvres dans les pays chauds. » (*Conférence faite à l'hôpital militaire de Philippeville. Revue scientifique*, 1883, p. 117.)

Nous avons vu en faisant l'histoire de la mélanémie (chapitre II, *Anatomie pathologique*) qu'on avait trouvé dans le sang de quelques malades atteints de mélanose, des granulations noires libres ou incluses dans des leucocytes. Ces granulations noires, me paraissent différer notablement des grains pigmentés qui existent dans le sang des paludiques; en admettant même que des leucocytes renfermant ces granulations noires puissent être confondus avec les leucocytes mélanifères des paludiques, il n'y aurait pas là une cause d'erreur bien importante ; la mélanose est une affection très rare, et, en général, facile à reconnaître, enfin et surtout, on ne trouve pas dans le sang des malades atteints de mélanose les parasites qui, dans le sang des paludiques, se rencontrent d'ordinaire à côté des leucocytes mélanifères.

La présence des échinocoques ou de leurs crochets dans un liquide, n'est pas plus pathognomonique de l'existence de ces parasites que celle des microbes décrits plus haut ne l'est de l'existence du paludisme.

Ce signe est d'autant plus précieux qu'il dispense de tous les autres, et qu'il permet de faire le diagnostic dans les cas où tous les renseignements qui mettent d'ordinaire sur la voie, font défaut.

Supposons que nous sommes dans un pays palustre et pendant la période endémo-épidémique : on apporte à l'hôpital un malade qui délire ou qui est plongé dans le coma ; le médecin ignore souvent les antécédents morbides ainsi que les conditions dans lesquelles les accidents se sont produits, et il se demande avec inquiétude s'il s'agit d'un accès pernicieux, d'une insolation, d'une méningite, ou tout simplement d'un cas d'alcoolisme ; dans le doute, il n'a d'autre ressource que de donner le sulfate de quinine à haute dose.

L'examen histologique du sang aurait pu tirer notre médecin d'embarras en quelques minutes, et s'il lui avait révélé l'existence des microbes du paludisme, il lui aurait inspiré une confiance salutaire dans la médication quinique, que l'on manie bien plus hardiment et bien plus sûrement quand on est sûr d'être dans la bonne voie.

L'examen du sang n'indique pas seulement le diagnostic, il fournit, en outre, des renseignements sur l'intensité de l'infection paludique et il permet quelquefois de prévoir des rechutes de fièvre.

Nous avons vu que lorsqu'on trouvait dans le sang d'un malade des corps n° 2, et surtout des filaments mobiles en assez grand nombre, on pouvait annoncer presque à coup sûr l'imminence d'un accès.

Le diagnostic du paludisme, si délicat chez certains malades et pour certaines formes, est inscrit, on peut le dire, dans les préparations histologiques du sang ; encore faut-il savoir lire dans ces préparations. On ne saurait trop recommander aux médecins qui sont appelés à exercer en pays palustre de se familiariser avec l'étude du sang au microscope, étude facile du reste, et qui ne demande que de la patience ; c'est ainsi qu'on arrivera à bien délimiter le paludisme, et à le traiter méthodiquement.

J'ai indiqué précédemment comment il fallait procéder à l'examen du sang (chapitre III, p. 154), je n'y reviendrai pas.

Si la recherche des éléments parasitaires dans le sang était toujours facile, si cet examen était à la portée de tous et si on pouvait le faire rapidement, il serait presque inutile d'indiquer d'autres signes du paludisme ; malheureusement il n'en est rien ; après avoir montré l'importance de l'examen du sang pour le diagnostic des fièvres palustres, il est juste que j'indique les difficultés et les lacunes de cette méthode d'investigation.

A côté des cas où les éléments parasitaires et les leucocytes mélanifères sont nombreux dans le sang et d'une observation facile, il en est d'autres, en assez grand nombre, où la recherche de ces éléments est très laborieuse, il peut même arriver que l'examen du sang soit négatif chez un paludique ; les microbes ont leur siège d'élection dans la rate et le foie et ils ne circulent pas toujours dans les vaisseaux périphériques auxquels on demande du sang pour l'examen. Il résulte de là, que si la présence des éléments parasitaires dans le sang d'un malade est pathognomonique, leur absence n'autorise pas à conclure d'une façon aussi absolue dans le sens opposé.

D'autre part, l'examen histologique du sang n'est pas toujours possible, soit qu'on n'ait pas sous la main un microscope, soit que le temps fasse défaut ; un examen du sang demande au moins un quart d'heure, et pendant la période endémo-épidémique, il arrive souvent qu'on reçoit en même temps dans un service d'hôpital, quinze ou vingt malades atteints de fièvres palustres. Il est donc nécessaire d'indiquer des caractères du paludisme plus faciles à constater et qui permettent d'arriver à un diagnostic plus expéditif, au moins dans la grande majorité des cas : nous allons passer en revue ces caractères, aucun d'eux malheureusement n'est pathognomonique au même titre que la présence des microbes dans le sang.

La provenance des malades, leur profession, leurs antécédents morbides, l'époque de l'année dans laquelle on se trouve fournissent des indications très précieuses au point de vue du diagnostic.

Un médecin expérimenté qui pratique en pays palustre, apprend vite à connaître les principaux foyers de la malaria, ceux qui donnent lieu aux accidents les plus graves, et qui fournissent chaque année le plus grand nombre d'accidents pernicieux ; aussi une des premières questions qu'il adresse à ses malades est-elle relative à l'endroit qu'ils habitent d'ordinaire. Le seul fait qu'un fébricitant provient d'une de ces localités suspectes fournit, surtout si on est pendant la période endémo-épidémique, de grandes présomptions en faveur du paludisme.

La connaissance de la profession, des occupations habituelles ou accidentelles des malades a aussi une grande importance. Si le malade est employé à des travaux de dessèchement d'un marais ou à des travaux de terrassement ou de culture, s'il s'agit d'un jardinier ou d'un moissonneur, d'un voyageur, d'un chasseur ou d'un soldat qui a traversé des localités insalubres, toutes les probabilités sont en faveur du paludisme; au contraire, si le malade a des occupations qui le retiennent à la ville, s'il est employé dans un magasin ou dans un bureau, il y a peu de chances pour que l'affection dont il est atteint soit de nature palustre.

Dans la plupart des contrées palustres, les fièvres ne règnent que pendant une partie de l'année, dite période endémo-épidémique ; nous avons vu qu'en Algérie, cette période comprenait les mois de juin à novembre, et qu'en dehors de ces limites il était très rare de voir survenir des fièvres de première invasion c'est là une source d'information d'autant plus précieuse pour le praticien, que les fièvres palustres graves, les continues, les fièvres compliquées d'accidents pernicieux, dont le diagnostic est particulièrement difficile, ne s'observent guère que pendant cette période.

Pendant l'hiver on ne rencontre que des fièvres intermittentes bien caractérisées, qui sont d'autant plus faciles à reconnaître que les malades ont eu antérieurement une ou plusieurs atteintes de fièvre ; on peut dire, si singulière que la chose puisse paraître, que le diagnostic des fièvres palustres ne présente de sérieuses difficultés qu'en été ; c'est alors que règnent les continues palustres, si difficiles à distinguer de l'embarras gastrique fébrile et de la fièvre typhoïde, les accès pernicieux délirants ou comateux, si semblables aux accidents produits par l'insolation, par la méningite ou par l'alcoolisme, les fièvres bilieuses graves, les accès cholériformes dont la symptomatologie a une si grande analogie avec celle du choléra, la dysenterie, enfin, qui peut venir compliquer la fièvre palustre.

La connaissance des antécédents morbides des malades est d'un grand secours pour le diagnostic, si un fébricitant a eu antérieurement une ou plusieurs atteintes de fièvre intermittente, il y a des chances sérieuses pour que les accidents qu'il présente relèvent du paludisme.

Les accès pernicieux ne se développent presque jamais d'emblée; il est donc très important, étant donné un malade atteint d'accidents graves, de s'enquérir si ce malade a eu déjà quelques accès de fièvre.

L'existence antérieure d'accès de fièvre intermittente ne fournit toutefois qu'une présomption; et le médecin qui rapporterait au paludisme tous les accidents qui surviennent chez d'anciens fébricitants aurait de nombreux mécomptes. J'ai cité dans le chapitre précédent quelques-unes des maladies intercurrentes du paludisme; pour être complet, il aurait fallu épuiser le cadre nosologique ; le paludique peut en effet contracter toutes les pyrexies et toutes les phlegmasies, sans compter les maladies spécifiques ou parasitaires.

« La fièvre paludéenne, dit Dutroulau, est de toutes les maladies d'un même climat, celle qui a le plus d'affinité pour les autres. » (*Op. cit.*, p. 236.)

Le facies des malades qui ont des fièvres palustres graves est quelquefois très caractérisque, la pâleur cireuse de la face et sa teinte terreuse permettent presque de faire le diagnostic à distance, comme l'a dit Bailly. (*Traité anatomo-pathol. des fièvres intermittentes*, Paris, 1825, p. 491.)

Mais il serait imprudent d'attribuer une trop grande importance à ce signe qui fait souvent défaut; chez les individus qui sont impaludés depuis peu la face est injectée, animée, vultueuse, ou bien la physionomie exprime la stupeur comme dans la fièvre typhoïde à forme adynamique.

La marche de la fièvre est très caractéristique dans les formes intermittentes. Lorsqu'un malade a tous les jours, tous les deux jours ou tous les trois jours, un accès de fièvre revenant presque à la même heure, et le plus souvent de minuit à midi, il est difficile de méconnaître une fièvre intermittente palustre ;

encore ne faut-il pas faire ce diagnostic trop légèrement; j'ai eu souvent l'occasion de constater, en Algérie, avec quelle facilité déplorable malades et médecins attribuaient à la fièvre intermittente des troubles morbides qui relevaient d'une affection absolument étrangère au paludisme et qui parfois même ne s'accompagnaient d'aucune élévation de la température.

Dans tous les cas où l'état du malade n'est pas assez grave pour nécessiter une intervention immédiate, il est bon de constater les accès de fièvre à l'aide du thermomètre avant d'intervenir, à moins, bien entendu, que l'examen du sang n'ait révélé l'existence des éléments parasitaires, auquel cas on peut agir immédiatement, le diagnostic n'étant pas douteux.

Les malades méconnaissent souvent les accès de fièvre qui ne s'accompagnent ni de frisson ni de sueur, et qui sont réduits au stade de chaleur.

Dans les fièvres continues palustres, le tracé thermique n'a pas une aussi grande importance diagnostique, car il diffère peu de celui d'un grand nombre de pyrexies ou de phlegmasies qui s'accompagnent d'une fièvre continue.

J'ai constaté quelquefois des rémissions vespérales dans la continue, chose rare dans les autres pyrexies et dans les phlegmasies; on peut dire aussi que les tracés des fièvres continues palustres se font souvent remarquer par leur irrégularité et par la rapidité avec laquelle la température monte ou s'abaisse.

Existe-t-il toujours de la fièvre chez les malades atteints d'accidents pernicieux?

Je crois que les accidents pernicieux se produisent toujours dans le cours d'un accès de fièvre, ou d'une fièvre continue et que par conséquent, il y a toujours une élévation marquée et souvent considérable de la température au début des accès pernicieux; mais il peut arriver qu'à la fin d'un accès algide ou cholérique, la température des parties centrales tombe à la normale ou même au-dessous, je ne parle pas de la température des parties périphériques, qui est toujours abaissée dans ces cas.

Il se produit dans l'état des malades atteints d'accidents pernicieux des changements plus rapides que dans aucune autre maladie et qui par cela même peuvent fournir quelques indications. On a quitté un fébricitant qui présentait un état typhoïde bien marqué, qui délirait ou qui même était plongé dans le coma; on se demande avec inquiétude si ce malade passera la nuit et le lendemain on a de la peine à le reconaître dans un homme affaibli, sans doute, mais sans fièvre, et dont l'intelligence est intacte.

L'herpès facial est très commun chez les paludiques; par suite il constitue un signe utile; on ne le rencontre avec la même fréquence que dans deux autres maladies, la fièvre éphémère et la pneumonie. L'urticaire est plus rare, et a, par conséquent, moins d'importance au point de vue du diagnostic.

J'ai déjà eu l'occasion de dire qu'on ne rencontrait jamais de taches rosées chez les paludiques; l'apparition de taches rosées dans un cas de fièvre continue de nature douteuse peut donc trancher la question en faveur de la fièvre typhoïde.

L'augmentation de volume de la rate est, sans contredit, un des signes les plus importants du paludisme; mais elle caractérise surtout la cachexie palustre; dans les formes récentes du paludisme, l'hypersplénie est souvent peu marquée et difficile à constater; la rate déborde peu ou point les fausses côtes, la percussion indique une zone de matité qui n'est pas toujours supérieure à celle qu'on trouve dans d'autres maladies infectieuses, la fièvre typhoïde par exemple.

C'est seulement chez les malades qui ont eu plusieurs atteintes de fièvre intermittente ou qui sont arrivés à la cachexie que l'hypersplénie prend la valeur d'un signe pathognomonique ; la rate fibreuse du cachectique palustre, facile à limiter par la percussion et par la palpation dans sa partie inférieure, ne pourrait être confondue qu'avec la rate de certains leucémiques. Les tumeurs de la rate modifient la forme de ce viscère, tandis que dans la leucémie comme dans la cachexie palustre sa forme est conservée. L'hypersplénie, si importante pour le diagnostic de la cachexie, est, en somme, d'un faible secours pour celui des manifestations aiguës et récentes du paludisme, qui sont, sans contredit, les plus difficiles à reconnaître.

La rapidité avec laquelle la fièvre palustre et les accidents graves qui peuvent la compliquer, se dissipent sous l'influence de la médication quinique, est donnée par tous les auteurs comme un bon signe du paludisme ; le précepte : *naturam morborum curationes ostendunt* trouve, en effet, ici une application très juste. Il faut bien savoir toutefois que les fièvres palustres ne cèdent pas toujours aux premières doses de sulfate de quinine ; les continues palustres persistent quelquefois pendant trois ou quatre jours malgré l'emploi à haute dose du sulfate de quinine. C'est seulement lorsque la fièvre se prolonge au delà de ce terme chez un malade qui a pris 1 gr. 50 à 2 gr. de sulfate de quinine par jour, que l'on peut exclure presque à coup sûr le paludisme. Il existe aussi des fièvres intermittentes très rebelles.

Si des accidents graves survenus chez un malade qui a séjourné dans un milieu palustre, cèdent facilement au sulfate de quinine, il y a des probabilités pour que ces accidents soient imputables au paludisme; mais il n'y a que des probabilités; il peut se faire que la disparition des accidents soit le fait de la marche naturelle de la maladie et non la conséquence de la médication quinique. On s'exposerait à de graves erreurs si on attribuait au paludisme toutes les fièvres et tous les accidents qui paraissent céder à la médication quinique.

La tendance aux rechutes est un excellent caractère des fièvres palustres; mais ce caractère ne peut être utilisé que dans certains cas particuliers. Si un malade qui a fait une fièvre mal caractérisée, de nature douteuse, est pris à quelque temps de là d'accès intermittents, on peut en conclure, presque à coup sûr, que sa première fièvre était aussi de nature palustre; si, au contraire, il n'y a pas de rechute, on devra admettre qu'il s'agissait probablement d'une fièvre typhoïde, d'un embarras gastrique fébrile ou de toute autre maladie ne relevant pas du paludisme.

En résumé, la provenance des malades, leur profession et leurs habitudes, leurs antécédents morbides, la connaissance exacte des foyers du paludisme et de la période endémo-épidémique, la marche de la fièvre dans les formes intermittentes, l'hypersplénie, l'efficacité du sulfate de quinine fournissent des signes très importants du paludisme et très suffisants pour le diagnostic dans la grande majorité des cas; mais il peut arriver aussi que le clinicien épuise toute la serie de ces signes sans arriver à la certitude; c'est surtout dans ces cas difficiles que l'examen du sang rend d'inappréciables services.

L'étude que nous venons de faire des principaux signes du paludisme va nous permettre de tracer rapidement le diagnostic différentiel des fièvres palustres simples ou compliquées et des principales maladies qui peuvent être confondues avec elles.

Je m'occuperai successivement des questions suivantes :

I. Diagnostic différentiel des fièvres palustres avec les fièvres simples : fièvre éphémère, embarras gastrique fébrile, avec les fièvres dites bilieuses et avec la fièvre typhoïde. A propos des fièvres simples qui peuvent être confondues avec les fièvres palustres, j'aurai l'occasion de parler des fièvres dites climatiques.

II. Diagnostic différentiel des accès pernicieux avec l'insolation, l'alcoolisme, la méningite, etc...

III. Diagnostic différentiel de la fièvre intermittente et de la cachexie palustre avec la fièvre hectique, la tuberculose, les abcès du foie, l'anémie simple des pays chauds, la leucémie.

I. — DIAGNOSTIC DIFFÉRENTIEL DES FIÈVRES PALUSTRES AVEC LES FIÈVRES SIMPLES (ÉPHÉMÈRE, EMBARRAS GASTRIQUE FÉBRILE), AVEC LES FIÈVRES BILIEUSES ET LA FIÈVRE TYPHOÏDE. — EXISTE-T-IL DES FIÈVRES CLIMATIQUES?

Rien ne ressemble plus à un accès de fièvre intermittente un peu prolongé qu'une fièvre éphémère; dans les deux cas, l'ascension thermique et la défervescence se font très rapidement, dans les deux cas il se produit souvent de l'herpès labial. Le frisson initial et le stade de sueurs sont, en général, beaucoup plus marqués dans l'accès palustre que dans la fièvre éphémère, mais nous savons que c'est là une règle qui souffre de nombreuses exceptions, et que l'accès de fièvre intermittente peut être réduit au stade de chaleur. Les conditions dans lesquelles la maladie s'est produite peuvent faire incliner le diagnostic d'un côté ou de l'autre ; il est certain que, si on est en pays palustre, pendant la période endémo-épidémique, on aura des chances de tomber juste en diagnostiquant une fièvre palustre ; ce diagnostic sera au contraire très improbable si on observe dans une contrée où les fièvres sont rares, ou bien si, en pays palustre, on a affaire à un malade qui est atteint de fièvre pour la première fois en dehors de la période endémo-épidémique.

Si on n'a pas recours à l'examen du sang, qui, seul, peut permettre de distinguer immédiatement la fièvre éphémère de l'accès palustre, le meilleur moyen d'arriver à un diagnostic exact est d'attendre avant de prescrire le sulfate de quinine et d'observer la marche de la fièvre. S'il s'agit d'une éphémère, la fièvre tombe et la défervescence se maintient, la guérison est rapide; l'apyrexie qui suit l'accès palustre n'est, au contraire, que temporaire ; de nouveaux accès ne tardent pas à se produire.

Le diagnostic différentiel de l'embarras gastrique fébrile et des fièvres continues palustres légères, présente aussi de grandes difficultés.

L'embarras gastrique prend souvent dans les pays chauds une gravité beaucoup plus grande que dans les pays froids ou tempérés ; il s'accompagne d'une fièvre qui persiste pendant plusieurs jours; d'autre part, dans la fièvre continue palustre, il y a toujours complication d'embarras gastrique, et on s'explique que dans certains cas de fièvre des pays chauds on ait de la peine à faire la part du climat et celle du paludisme.

C'est ainsi que quelques observateurs ont été conduits à décrire des *fièvres climatiques* indépendantes du paludisme, tandis que d'autres rapportaient au paludisme toutes les fièvres des pays chauds.

Jacquot, qui a plaidé avec beaucoup de conviction et de talent la cause des fièvres climatiques, a proposé de diviser les fièvres des pays chauds en trois classes :

Fièvres palustres ;

Fièvres climatiques ;

Fièvres mixtes, c'est-à-dire dans la pathogénie desquelles l'influence climatique et l'action du paludisme s'associent dans des proportions variables.

D'après Jacquot (1) les fièvres climatiques se distinguent des fièvres palustres :

1° Par leur époque de développement, l'apogée des climatiques correspondant au maximum des chaleurs et précédant celui des palustres ;

2° Par leurs symptômes, la fièvre climatique étant continue et ne présentant pas d'autres exacerbations que les recrudescences vespérales de la plupart des maladies aiguës ;

3° Par les rechutes, propres à la fièvre intermittente, rares ou nulles dans l'autre ;

4° Par la cachexie, qui se produit dans l'une et non dans l'autre ;

(1) Voyez à ce sujet : F. Jacquot, *Bulletin de l'Acad. de méd.*, 2 août 1853, et *Annales d'hygiène publique et de médecine légale*, 1854-1855. — Raynald Martin, *The influence of the tropical climates on Europeans constitutions*, London, 1856. — Morehead, *Clinical Researches on diseases in India*, 1860. — Ridreau, *De la chaleur atmosphérique, etc... Rec. mém. méd. milit.*, 1868. — Masse, *Étude sur la fièvre rémittente du nord de l'Afrique. Même recueil*, 1874. — Arnould, *Des Affections climatiques, etc.*, *Arch. gén. de méd.*, 1874. — L. Colin, *Traité des fièvres intermittentes*, 1870, et *Traité des maladies épidémiques*, 1879. — Armand, *Traité de climatologie*, 1873.

5° Par la différence des lésions anatomiques, la tuméfaction de la rate ne se produisant que chez les paludiques ;

6° Par la différence des indications thérapeutiques.

Une fièvre d'été en pays palustre étant donnée, on doit, d'après M. le Dr Arnould, se poser les questions suivantes :

1° Est-ce une fièvre climatique pure ?

2° Est-ce une fièvre climatique associée à une miasmatique et, dans ce cas, quel est l'élément dominant ?

3° Est-ce une fièvre miasmatique pure dans laquelle la chaleur n'apporte pas de symptôme propre, mais accentue seulement la phénoménalité infectieuse ?

M. le Dr Arnould ne se fait aucune illusion sur la difficulté de ces questions, peut-être même exagère-t-il un peu cette difficulté quand il ajoute : « Nous déclarons que prononcer avec certitude nous paraît impossible dans la plupart des cas ; affirmer quelque chose dès le début serait une imprudence ; tout au plus peut-on rétablir la distinction nosologique après coup. » (*Des affect. climatiques, etc... Arch. gén. de médecine*, 1874.)

Que sont donc ces maladies qui se réduisent à un mouvement fébrile plus ou moins intense et continu, accompagné des symptômes ordinaires de l'embarras gastrique, qui n'ont ni symptômes spéciaux, ni lésions anatomiques connues, qui, du reste, se terminent toujours favorablement et sans l'aide du sulfate de quinine ? Faut-il leur faire une place à part dans le cadre nosologique entre les fièvres palustres et l'embarras gastrique fébrile ?

Tous les auteurs qui ont cherché à établir l'existence des fièvres climatiques s'accordent à dire que, parmi les causes météorologiques, c'est la chaleur qui joue le principal rôle dans la pathogénie de ces fièvres. La question des fièvres climatiques peut donc se ramener à celle-ci : la chaleur extérieure est-elle capable de donner naissance à des fièvres ? et il me semble qu'il est facile de répondre à la question posée en ces termes.

Il ne suffit pas de placer un homme dans une étuve chauffée à 40° ou 50° pour lui donner la fièvre. J'ai déjà eu l'occasion de faire remarquer que, dans les pays chauds, il n'y avait pas de rapport direct entre la fréquence des fièvres et l'élévation de la température. On trouve des localités extrêmement chaudes dans lesquelles les fièvres sont cependant très rares; à Biskra, par des températures de 40° à 50° à l'ombre, je n'ai jamais vu les fièvres se multiplier dans des proportions anormales et je n'ai observé aucune fièvre qui méritât le nom de fièvre climatique; tous les fébricitants entrés à l'hôpital militaire de Biskra présentaient les symptômes de la fièvre palustre (intermittente ou continue), de la fièvre typhoïde, de la fièvre éphémère ou de l'embarras gastrique fébrile. A Constantine, je n'ai pas été plus heureux dans la recherche de la fièvre climatique; j'ai recueilli les observations, ou au moins les tracés thermométriques de tous les malades entrés pour fièvre dans mon service pendant quatre ans, et je serais fort embarrassé de donner ici une seule observation de fièvre climatique.

La chaleur extérieure joue certainement un rôle important dans la pathogénie et la marche des fièvres des pays chauds, mais je crois que ce rôle se réduit à celui de cause occasionnelle, adjuvante ou aggravante.

Exemples :

Un individu, à la suite de fatigues ou d'excès, est sous le coup d'un embarras gastrique, il reste exposé en plein soleil pendant les heures les plus chaudes de la journée; dans ces conditions, il arrive souvent que l'embarras gastrique se complique d'une fièvre plus ou moins vive qui se dissipe du reste facilement sous l'action d'un éméto-cathartique ou sous l'influence du repos et de la diète.

Un paludique qui n'a pas eu d'accès de fièvre depuis plusieurs semaines ou depuis plusieurs mois, fait une longue course en plein soleil; le jour même ou le lendemain, il n'est pas rare d'observer une rechute de fièvre intermittente.

Il est certain aussi que la chaleur extérieure, lorsqu'elle est très forte, aggrave tous les états fébriles. J'ai déjà dit combien en Algérie, les périodes pendant lesquelles le siroco souffle sont redoutables aux typhoïdiques. L'état de ces malades s'aggrave rapidement; tous les tracés thermométriques remontent et les décès se multiplient.

Nous avons vu enfin que la chaleur extérieure exerçait une action indéniable sur la gravité et sur le type des fièvres palustres, qui tendent de plus en plus à la continuité à mesure qu'on descend des régions tempérées vers les zones intertropicales.

Faut-il s'étonner si la fièvre éphémère et la fièvre gastrique, ou embarras gastrique fébrile prennent, elles aussi, une intensité plus grande dans les pays chauds que dans les pays tempérés?

J'étais parti pour l'Algérie sans idée préconçue touchant l'existence ou la non-existence des fièvres climatiques, j'avais même préparé, pour recevoir les observations relatives à ces fièvres, un carton qui est resté vide.

Après cinq années de recherches infructueuses, je crois pouvoir dire qu'il n'y a pas en Algérie d'entité morbide distincte des espèces nosologiques connues à laquelle on puisse appliquer le nom de fièvre climatique ; et que si la chaleur atmosphérique modifie plus ou moins l'évolution des maladies fébriles, elle ne crée jamais des fièvres de toutes pièces ; en d'autres termes qu'il n'y a pas de fièvres climatiques proprement dites, mais seulement des fièvres modifiées par le climat.

Les maladies décrites sous le nom de fièvres climatiques et de rémittentes climatiques, me paraissent devoir rentrer dans le cadre des fièvres gastriques ou embarras gastriques fébriles ; je reviens donc au diagnostic différentiel de ces dernières maladies avec les fièvres palustres.

En Algérie comme en France, c'est au printemps et au début de l'été qu'on observe le plus grand nombre d'embarras gastriques ; c'est aussi à ce moment que commence la période endémo-épidémique des fièvres palustres ; beaucoup de malades atteints de paludisme pour la première fois, ont des fièvres continues légères présentant la plus grande analogie avec l'embarras gastrique fébrile, on comprend donc que la question du diagnostic différentiel de ces deux affections se pose très souvent.

Dans les deux cas, les malades se plaignent de malaise général, de céphalalgie, d'anorexie ; la langue est blanche, saburrale, la soif est très vive, il existe souvent des nausées; presque toujours il y a de la constipation. Dans les deux cas, le thermomètre indique des températures fébriles mais la température s'élève en général beaucoup moins dans la fièvre gastrique que dans la continue palustre ; l'hypersplénie, qui, à la vérité, n'est pas toujours très marquée dans le paludisme récent, fait toujours défaut dans la fièvre gastrique simple ;

les conditions dans lesquelles la maladie s'est développée, ses suites et la manière dont elle est influencée par les traitements mis en usage fournissent des indications précieuses.

L'embarras gastrique cède facilement à un éméto-cathartique et n'a pas de tendance à reparaître, tandis que la fièvre continue palustre, abandonnée à elle-même ou traitée par les évacuants, se transforme en une fièvre intermittente, quand elle ne se complique pas d'accidents graves qui ne cèdent qu'au sulfate de quinine.

L'examen du sang reste comme dernière ressource et à lui seul il peut suffire pour trancher cette question délicate de diagnostic.

On demandera quelle est la fréquence de l'embarras gastrique fébrile dans les pays chauds et celle des fièvres continues palustres légères, qui peuvent être confondues avec lui. Si je m'en rapportais à ce que j'ai observé dans mon service d'hôpital, je n'hésiterais pas à dire qu'à Constantine au moins, les fièvres gastriques simples sont rares relativement aux fièvres palustres, mais il faut tenir compte de ce fait que les militaires atteints de fièvres légères sont soignés d'ordinaire dans les infirmeries des corps de troupe; c'est seulement lorsque la maladie ne cède pas aux évacuants que les malades sont envoyés à l'hôpital; il en résulte que la plupart des embarras gastriques ne figurent pas dans la statistique des hôpitaux militaires.

Le diagnostic différentiel des fièvres palustres compliquées d'ictère avec les fièvres dites bilieuses, soulève plusieurs questions intéressantes. L'ictère et les vomissements bilieux peuvent se produire dans le cours d'un grand nombre de fièvres : dans l'embarras gastrique fébrile, dans le typhus récurrent, dans la fièvre typhoïde, dans les fièvres palustres, sans compter la fièvre jaune et la typhoïde bilieuse, où l'ictère est de règle; l'ictère constitue en d'autres termes un symptôme commun à un grand nombre de fièvres différentes, et il serait aussi peu logique de confondre dans une même classe toutes les fièvres qui s'accompagnent de symptômes bilieux que de réunir toutes celles qui s'accompagnent d'épistaxis ou de diarrhée.

Le cadre des fièvres bilieuses doit être considéré comme un cadre d'attente, dans lequel on ne doit laisser que les fièvres qui ne se rapportent à aucune des espèces nosologiques connues.

La connaissance exacte que nous avons aujourd'hui des altérations du sang chez les paludiques permettra de faire sortir de ce cadre toutes celles de ces fièvres qui relèvent du paludisme; mais ce travail demandera du temps, et il ne pourra être fait que par un médecin bien placé pour observer les fièvres bilieuses graves dont la nature est encore contestée.

J'ai donné plus haut les observations de deux fièvres palustres graves avec ictère et vomissements bilieux (observations XLI et XLII) terminées par guérison, et d'une fièvre bilieuse terminée par la mort (observation VI); dans ces trois cas l'existence des microbes du paludisme dans le sang ne laissait aucun doute sur la nature des accidents. De même chez un malade mort de fièvre bilieuse avec anurie, dont les reins présentaient à un haut degré les altérations qui ont été signalées dans la fièvre bilieuse hématurique.

La plupart des auteurs s'accordent aujourd'hui à dire que la fièvre bilieuse hématurique relève du paludisme (voyez p. 284), mais on discute encore sur l'existence d'une fièvre mélanurique et sur la véritable nature de la fièvre bilieuse inflammatoire des Antilles, que les uns mettent au nombre des affections palustres (Dutroulau), tandis que d'autres en font une forme atténuée de la fièvre jaune (Bérenger-Féraud, *Traité clinique des maladies des Européens aux Antilles*, t. I, p. 300). L'examen du sang pendant la vie, l'examen de la rate et du foie dans les cas mortels, ne peuvent pas laisser longtemps ces questions en litige.

L'existence, dans les pays chauds, d'une fièvre bilieuse grave, indépendante de la fièvre jaune, du paludisme et de la typhoïde bilieuse paraît peu probable, mais c'est là, je le répète, une question qui demande à être étudiée de nouveau en utilisant les données si précieuses de l'examen histologique du sang.

L'hépatite aiguë, diffuse et généralisée, peut s'accompagner d'une fièvre continue très vive et d'ictère ; comme elle s'observe dans les pays chauds où le paludisme est endémique, on conçoit qu'il soit facile de la confondre avec une fièvre bilieuse palustre. L'hépatite aiguë diffuse est heureusement très rare, au moins en Algérie. Chez les malades atteints de cette affection, le foie est douloureux spontanément et à la pression. il est en général augmenté de volume, tandis que la rate n'est pas hypertrophiée, enfin la fièvre symptomatique de l'hépatite ne cède pas au sulfate de quinine.

L'examen histologique du sang permettra en tout cas de séparer la fièvre bilieuse palustre de l'hépatite aiguë diffuse généralisée, ainsi que de l'hépatite parenchymateuse aiguë ou ictère grave.

En exposant dans le chapitre précédent les relations qui existent entre la fièvre typhoïde et le paludisme, j'ai déjà eu l'occasion de dire combien étaient grandes les ressemblances symptomatiques de la fièvre typhoïde et de la continue palustre et combien le diagnostic différentiel de ces deux espèces morbides présentait de difficultés.

Faut-il s'étonner si deux maladies de nature différente se présentent quelquefois avec un appareil symptomatique presque identique? On pourrait citer un grand nombre d'autres exemples du même fait. L'empoisonnement par le tartre stibié a une si grande ressemblance avec le choléra, qu'on lui a donné souvent le nom de choléra stibié; l'empoisonnement par le phosphore se distingue difficilement de l'ictère grave; l'alcoolisme produit souvent des attaques convulsives qu'il n'est pas possible de distinguer des attaques de l'épilepsie vraie, idiopathique. La trichinose prend souvent le masque de la fièvre typhoïde.

Les réactions morbides de l'organisme sont, en somme, peu nombreuses, et on conçoit que des causes très différentes puissent provoquer des combinaisons de symptômes presque identiques; le médecin ne doit pas se laisser prendre à ces ressemblances superficielles, ce qu'il lui importe surtout de connaître, c'est la nature de la maladie qu'il observe, la cause des accidents auxquels il doit chercher un remède.

Le pronostic, les indications thérapeutiques sont très différents dans la continue palustre et dans la fièvre typhoïde, le diagnostic différentiel de ces deux formes présente donc, en dehors de son importance nosologique, un très grand intérêt pratique.

Pendant l'été, on reçoit dans les hôpitaux de l'Algérie un grand nombre de malades qui présentent l'état typhoïde à un haut degré, ils se disent atteints de fièvre depuis plusieurs jours, sans qu'on puisse décider d'après leurs réponses quelle a été la marche de la fièvre.

S'agit-il d'une fièvre typhoïde ou d'une continue palustre avec état typhoïde ?

La provenance du malade est une donnée très utile; si le malade vient d'une localité notoirement insalubre, il y a beaucoup de chances pour que la fièvre soit de nature palustre ; mais c'est là seulement une présomption.

On a dit que chez le typhoïdique, on constatait de la sensibilité à la pression dans la fosse iliaque droite, tandis que chez le paludique, il y avait de la sensibilité à la pression dans la région splénique, au-dessous des fausses côtes à gauche ; on a dit aussi que dans le paludisme l'hypersplénie était plus marquée que dans la fièvre typhoïde; ces signes sont tout à fait insuffisants dans la pratique.

On peut trouver chez le paludique atteint de fièvre continue de la diarrhée, du gargouillement dans la fosse iliaque droite, voire même de la sensibilité à la pression. Chez les malades atteints de fièvre typhoïde, il peut y avoir, au contraire, constipation, et la sensibilité abdominale n'est ni constante, ni toujours exactement localisée dans la fosse iliaque droite. Quant à l'hypersplénie, elle existe dans la fièvre typhoïde comme dans la continue palustre, et elle n'est pas toujours plus marquée dans la deuxième de ces maladies que dans la première.

Les taches rosées lenticulaires sont très caractéristiques de la fièvre typhoïde, je ne les ai jamais rencontrées pour ma part dans la fièvre continue palustre ; mais ces taches font assez souvent défaut dans les fièvres typhoïdes les plus authentiques et d'ailleurs, elles ne se montrent que vers le huitième jour de la maladie.

L'examen histologique du sang rend ici les plus signalés services; il suffit, en effet, de constater l'existence d'un seul élément parasitaire, voire même d'un seul leucocyte mélanifère dans le sang pour pouvoir affirmer qu'il s'agit d'une fièvre palustre ; j'ai diagnostiqué bien souvent de cette manière des fièvres continues palustres qui avaient toutes les apparences de fièvres typhoïdes. Lorsque l'examen du sang est négatif, on en conclura qu'il s'agit *très probablement* d'une fièvre typhoïde ; il faut, en effet, tenir compte des cas, si peu nombreux qu'ils soient, dans lesquels les éléments parasitaires très rares dans le sang, peuvent échapper à l'observateur.

En dehors de l'examen du sang, le seul moyen de résoudre cette question de diagnostic différentiel, consiste à prescrire le sulfate de quinine à forte dose, 1 gr. 50 à 2 gr. par jour. S'il s'agit d'une continue palustre, la fièvre tombe d'ordinaire au bout de deux ou trois jours; si la fièvre persiste le quatrième jour de l'entrée à l'hôpital, alors que le malade a déjà pris 5 à 6 grammes de sulfate de quinine, on peut en conclure, presque à coup sûr, qu'on a affaire à une fièvre typhoïde ou à quelque autre maladie étrangère au paludisme.

La convalescence de la continue palustre est plus rapide que celle de la fièvre typhoïde ; mais elle est souvent contrariée par des rechutes ; la fièvre prend alors un type franchement intermittent, ce qui achève de la caractériser.

Dans les cas, assez rares d'ailleurs, où la fièvre typhoïde survient chez un paludique, le diagnostic différentiel peut présenter des difficultés insurmontables, et de fait, il n'y a plus lieu à un diagnostic différentiel, puisque les deux maladies coexistent, on peut seulement se demander quelle est à un moment donné la maladie dominante; ici encore, l'examen du sang rend les plus grands services, j'ai constaté plusieurs fois que les éléments parasitaires du paludisme disparaissaient du sang chez les paludiques qui étaient atteints de fièvre typhoïde et qu'ils ne reparaissaient que pendant la convalescence de la fièvre typhoïde, lorsqu'il y avait une rechute de fièvre intermittente (observation LVIII).

Torres Homen a très bien indiqué les principaux caractères différentiels de la fièvre typhoïde et de la fièvre continue palustre (*Étude comparative des caractères cliniques de la dothiénenterie et de la fièvre rémittente paludéenne typhoïde. Archives de méd. nav.*, 1879, t. XXXI, p. 50).

La fièvre typhoïde se distingue en général facilement de la fièvre intermittente par la continuité même du mouvement fébrile ; il faut savoir toutefois qu'il existe des fièvres typhoïdes dans lesquelles la température est normale le matin pendant tout le cours de la maladie, véritables fièvres typhoïdes à type intermittent qui pourraient être confondues avec la fièvre intermittente quotidienne palustre.

J'ai recueilli plusieurs exemples de ces fièvres typhoïdes anormales, j'ai notamment sous les yeux en ce moment un tracé thermométrique très remarquable à cet égard. Ce tracé est celui d'un malade entré à l'hôpital de Constantine le 11 janvier 1882 pour dysenterie. Ce malade était convalescent de sa dysenterie, lorsqu'il contracta dans les salles la fièvre typhoïde. La plus haute température observée le matin pendant la période d'état fut de 38°, et ce chiffre ne fut atteint que deux fois ; pendant la période des grandes oscillations, la température du matin tombait à 36°, une fois même à 35°, tandis que le soir elle montait à 40°,6 et 40°,8 ; plusieurs fois l'ascension de la température fut accompagnée de frissons, si bien qu'il était très difficile de ne pas croire à l'existence d'une fièvre intermittente palustre; ce malade n'était nullement sous l'influence du paludisme, l'examen du sang était négatif, et la médication quinique n'avait aucune action sur la marche de la fièvre.

II. — Diagnostic différentiel des accès pernicieux avec l'insolation, l'alcoolisme, la méningite, etc.

Lorsque, chez un malade atteint d'une fièvre intermittente bien caractérisée, on voit survenir pendant le cours d'un accès de fièvre, du délire, de l'algidité, ou bien que le malade tombe dans le coma, il est facile de diagnostiquer un accès pernicieux délirant, algide ou comateux; malheureusement les choses ne se passent pas souvent ainsi ; la plupart des malades atteints d'accidents pernicieux sont dans un état très grave quand le médecin est appelé à les voir, et on n'a que des renseignements vagues ou inexacts sur les antécédents morbides et sur les débuts de la maladie.

Supposons, par exemple, que pendant la période endémo-épidémique, on apporte à l'hôpital un malade qui délire ou qui est plongé dans un état comateux ; s'agit-il d'une méningite aiguë, d'une insolation, d'accidents alcooliques, ou bien faut-il admettre l'existence d'un accès pernicieux ? Telles sont les questions assez embarrassantes que le praticien doit résoudre.

Le délire et le coma ont les mêmes caractères dans la méningite, dans l'insolation, dans l'alcoolisme et dans les accès pernicieux; l'hypersplénie n'est pas toujours assez marquée pour être caractéristique; des paludiques peuvent d'ailleurs être atteints d'alcoolisme, d'insolation ou de méningite et l'hypersplénie la mieux constatée n'exclut pas ces dernières maladies. Les vomissements, l'odeur alcoolique n'excluent pas davantage l'idée d'accidents pernicieux qui peuvent coïncider avec un excès alcoolique.

La provenance des malades fournit une indication très utile ; mais on ne peut en induire que des probabilités pour ou contre le paludisme. Dans la plupart des cas, on en est réduit à prescrire les sels de quinine à haute dose et à attendre ; si les accidents disparaissent rapidement, on en conclut qu'il s'agissait d'un accès pernicieux, sinon, la mort arrive et le diagnostic se pose à l'autopsie.

L'examen histologique du sang peut seul permettre dans ces cas d'arriver à un diagnostic rapide et précis et de distinguer l'accès pernicieux vrai de toutes les maladies qui peuvent le simuler ; cet examen est d'autant plus indiqué, il mérite d'autant mieux de passer dans la pratique médicale des pays chauds, que les éléments parasitaires caractéristiques du paludisme se rencontrent d'ordinaire en grand nombre dans le sang des malades atteints d'accès pernicieux et que, par suite, leur recherche, souvent laborieuse dans les fièvres simples, ne présente pas de difficultés sérieuses chez ces malades.

On a, dans les pays palustres, une grande tendance à expliquer par des accès pernicieux tous les accidents graves dont la cause n'est pas apparente ; beaucoup de ces diagnostics ne sont pas suffisamment justifiés ; à plus forte raison faut-il n'accueillir qu'avec les plus grandes réserves le diagnostic d'accès pernicieux, lorsqu'il s'agit de malades qui vivent en dehors des foyers endémiques, et qui n'ont jamais présenté d'accès de fièvre intermittente.

Le fait que les accidents se dissipent à la suite de l'administration du sulfate de quinine, ne saurait être accepté comme une preuve décisive de l'origine palustre de la maladie ; il peut se faire, en effet, qu'il n'y ait là qu'une simple coïncidence. L'examen du sang fait pendant la vie et l'examen des viscères, lorsque les malades succombent, pourront seuls permettre d'affirmer, dans beaucoup de cas, que les accidents se sont développés sous l'influence du paludisme.

L'apoplexie de chaleur ou coup de chaleur (heat apoplexy), paraît avoir été confondue plus d'une fois avec des accès pernicieux; le diagnostic différentiel de ces affections a été jusqu'ici un des problèmes les plus ardus de la pathologie des pays chauds. On peut dire qu'aujourd'hui ce problème ne présente pas de difficultés sérieuses; en effet, chez le malade atteint de coup de chaleur, on ne trouve pas trace d'éléments pigmentés, ni de microbes dans le sang et lorsque la mort se produit, rien n'est plus facile que de constater l'absence dans la rate et dans le foie des éléments pigmentés qui caractérisent le paludisme. Il ne pourrait y avoir de doute que si les accidents du coup de chaleur se produisaient chez un paludique.

D'après ce qu'il m'a été donné d'observer, j'inclinerais à croire que le coup de chaleur est très rare en Algérie. Les quelques malades qui sont entrés dans mon service pour insolation présentaient des symptômes méningitiques, céphalalgie très forte avec ou sans vomissements, fièvre, délire suivi de coma, ralentissement du pouls; à l'autopsie : injection vive des méninges cérébrales, exsudats inflammatoires des méninges plus ou moins bien caractérisés; la rate avait son volume normal et on ne trouvait pas trace d'éléments pigmentés dans le sang ni dans la pulpe splénique.

Il est à désirer que cette question du coup de chaleur, qui est encore fort obscure malgré les nombreux travaux qu'elle a déjà suscités, soit reprise au point de vue surtout de l'étiologie, qui, selon moi, est souvent complexe, et de l'anatomie pathologique, qui n'a pas encore été faite.

Les médecins militaires ont souvent l'occasion d'observer les accidents de l'insolation pendant les marches ou les revues; il n'est pas rare de voir une centaine d'hommes tomber pendant une grande revue d'été ; parfois même ces cas d'insolation sont assez graves pour entraîner la mort ; les troupes qui fournissent ces malades n'ont subi très souvent qu'une fatigue modérée et n'ont été soumises à aucune privation ; la température extérieure au moment où les accidents se produisent ne dépasse guère 30°.

Logiquement on devrait s'attendre à voir ces accidents se multiplier beaucoup sur des troupes en campagne dans les pays chauds, alors que le soldat est soumis à de grandes fatigues et exposé à des températures de 40° à 50° à l'ombre et à des températures plus élevées encore au soleil ; or il n'en est rien ; j'ai été frappé de voir combien les insolations sont rares en Algérie par les temps les plus chauds et pendant les marches les plus longues.

Je citerai en particulier le fait suivant : le 14 juin 1879 une colonne de cinq cents hommes environ venant d'Aumale à marches forcées, arrivait à Biskra pour prendre part à la répression de l'insurrection des Aurès, la température extérieure dépassait 40° ; il n'y eut pendant cette longue marche aucun cas d'insolation.

Il est probable que si la chaleur joue le principal rôle dans les accidents dits d'insolation, elle ne produit des effets funestes que sur des sujets prédisposés d'ailleurs. M. le Dr Zuber a appelé l'attention sur le rôle important de l'alcoolisme dans la pathogénie du coup de chaleur (*Mémoire sur le coup de chaleur. Société médicale des hôpitaux.* Séance du 22 octobre 1880). Les accidents qui se produisent chez le soldat pendant les marches ou les revues paraissent dépendre autant de la gêne apportée dans les mouvements par l'équipement militaire, de la fatigue et de la viciation de l'air qu'une colonne de troupes marchant en rangs serrés transporte avec elle, que de la chaleur extérieure elle-même ; la meilleure preuve qu'on en puisse donner, c'est que les accidents si communs parmi les soldats qui prennent part à une revue, s'observent très rarement parmi les spectateurs de la revue qui sont cependant plus nombreux en général et qui doivent subir naturellement les mêmes influences atmosphériques (1).

Les accès pernicieux cholériformes peuvent être confondus avec des cholérines simples et avec le choléra dans les pays où le choléra est endémique ou épidémique.

La dysenterie aiguë s'accompagne souvent d'une fièvre vive, alors même qu'il n'existe aucune complication de paludisme. C'est là un fait intéressant qui paraît avoir échappé aux auteurs qui ont décrit la fièvre dysentérique et la pernicieuse dysentérique au nombre des manifestations du paludisme.

J'ai recueilli en Algérie de nombreux tracés thermométriques relatifs à des malades atteints de dysenterie aiguë sans mélange de paludisme ; la fièvre oscille en général entre 38° et 38°,5 le matin 39° et 39°,5 le soir. Ce chiffre de 39°,5 est très rarement dépassé. La durée de la fièvre est variable, tantôt la défervescence se fait au bout de trois ou quatre jours, tantôt la fièvre se prolonge pendant une dizaine de jours, très rarement au delà de ce terme, à moins de complications telles que abcès du foie, parotidites, etc...

Je me suis déjà expliqué sur les relations qui existent entre la dysenterie et le paludisme, je n'y reviendrai pas.

(1) Voyez : A. Hirsch, *Handbuch der historisch. geograph. Pathol.* — A. Laveran, *Traité des maladies des armées*, Paris 1875, 80. — Vallin, *Recherches expérimentales sur l'insolation. Arch. gén. de méd.* 1870. — Lacassagne. *Société médicale des hôpitaux*, 27 juillet 1877.

La péritonite par perforation survenant chez un malade atteint de fièvre typhoide ambulatoire ou de dysenterie grave peut simuler un accès pernicieux algide.

Une crise de gastralgie ou de coliques hépatiques peut faire croire à un accès pernicieux gastralgique.

L'urémie à forme comateuse ou convulsive a quelque ressemblance avec les accès comateux ou convulsifs, mais la présence d'albumine dans les urines et les autres signes d'une néphrite, ainsi que l'abaissement de température qui s'observe en général dans l'urémie, ne peuvent pas permettre une longue hésitation.

La provenance des malades, leurs antécédents morbides, la marche des accidents fournissent dans tous ces cas des signes importants; mais c'est encore l'examen du sang qui permet de résoudre le plus sûrement toutes ces questions de diagnostic différentiel.

III. — Diagnostic différentiel de la fièvre intermittente et de la cachexie palustre avec la fièvre hectique, la tuberculose, les abcès du foie, l'anémie simple des pays chauds, la leucémie, etc.....

Les accès de fièvre symptomatiques de la pyohémie, ceux qui se produisent dans le cours des suppurations internes et en particulier des abcès du foie, ceux encore qui s'observent à la suite du cathétérisme, et dans la lithiase biliaire ou urinaire, sont identiques aux accès de la fièvre intermittente vraie, d'origine palustre; dans tous les cas l'accès de fièvre présente le plus ordinairement les trois stades classiques de frisson, de chaleur et de sueurs; mais les accès d'origine palustre se distinguent de tous les autres par la régularité avec laquelle ils reviennent tous les jours, tous les deux jours et tous les trois jours, et par leur prédilection marquée pour les heures matinales.

Les accès de fièvre de la pyohémie éclatent à des intervalles très irréguliers et aux heures les plus variées. La fièvre hectique des tuberculeux et des suppurations internes revient chaque jour, il est vrai, et présente une intermittence assez régulière, mais les paroxysmes se font toujours le soir, contrairement à ce qui a lieu d'ordinaire pour les fièvres intermittentes d'origine palustre.

Est-il nécessaire d'ajouter que l'hypersplénie fait défaut chez les tuberculeux et chez les malades atteints de pyohémie, que des localisations ne tardent pas à se produire chez les tuberculeux, le plus souvent du côté de la poitrine, enfin que ces pseudo-intermittentes ne cèdent pas au sulfate de quinine.

Dans les pays chauds et palustres où l'hépatite suppurée est commune, on a assez souvent à faire le diagnostic différentiel de ces deux maladies. Les accès de fièvre symptomatiques des abcès du foie ont une grande analogie avec ceux de la pyohémie, et de fait les abcès du foie sont, dans l'immense majorité des cas, la conséquence d'une pyohémie localisée au foie, pyohémie dont le point de départ est dans l'intestin et dont la localisation au foie s'explique par le mode de distribution de la veine-porte; les accès éclatent à des intervalles irréguliers, ils ne cèdent pas au sulfate de quinine, la rate n'est pas notablement augmentée de volume, et l'examen du foie fournit en général des signes plus ou moins décisifs.

L'hypocondre droit est souvent le siège de douleurs assez vives; le foie est augmenté de volume et dans quelques cas, la palpation permet de reconnaître la tumeur formée par l'abcès ; ces signes sont à vrai dire très obscurs et même manquent complètement lorsque les abcès se sont développés dans la partie centrale du foie ou à la face convexe.

Il existe ou il a existé presque toujours de la dysenterie et un état cachectique assez prononcé; enfin on peut avoir recours à l'examen du sang.

Les personnes qui habitent les pays chauds s'anémient en général au bout de quelque temps; cette anémie a une marche très lente et elle n'atteint jamais les mêmes proportions que dans le paludisme. L'hypersplénie, toujours très marquée dans l'anémie palustre alors même qu'il n'y a pas d'accès de fièvre, fait toujours défaut dans l'anémie simple.

Graves, dans ses leçons cliniques, appelle l'attention sur une fièvre nerveuse qui, dit-il, peut être confondue avec la fièvre intermittente. Cette fièvre nerveuse se produit toujours chez des femmes anémiques et nerveuses, et elle prend parfois un type intermittent assez régulier; elle cède aux antispasmodiques et non au sulfate de quinine. (Graves, *Leçons de clinique médicale*, traduct. française, t. I, p. 474.)

J'ai eu quelquefois l'occasion d'observer cette fièvre nerveuse dans les conditions signalées par Graves.

La leucémie splénique peut être confondue avec la cachexie palustre; dans les deux maladies, l'hypersplénie atteint souvent d'énormes proportions. Il suffit d'être prévenu de la possibilité d'une pareille erreur pour être à même de l'éviter.

La provenance des malades, les antécédents morbides, l'existence antérieure d'une et le plus souvent de plusieurs atteintes de fièvre intermittente chez les cachectiques palustres, enfin et surtout l'examen histologique du sang permettront de trancher cette question.

S'il s'agit d'un leucémique, on constatera facilement que le nombre des leucocytes du sang est fortement augmenté; nous savons que dans la cachexie palustre, bien que l'hypersplénie atteigne souvent les mêmes proportions que dans la leucémie splénique, il est rare que le chiffre des leucocytes dépasse notablement le chiffre normal.

Si, en faisant cet examen du sang, on constate l'existence des éléments parasitaires caractéristiques du paludisme, le diagnostic de cachexie palustre s'impose; mais il faut se rappeler que chez les cachectiques palustres qui n'ont pas eu d'accès depuis quelque temps, ces éléments font souvent défaut dans le sang; leur absence ne prouve donc rien si d'ailleurs le malade présente les signes caractéristiques de la cachexie palustre.

Le diagnostic de la fièvre intermittente est souvent assez difficile chez les jeunes enfants; la maladie peut se développer chez des enfants âgés seulement de huit à neuf semaines (Griesinger).

Bien plus souvent que chez l'adulte, le type de la fièvre est irrégulier et les accès sont incomplets. « Un léger frisson constitue quelquefois la plus grande partie de l'accès; les enfants deviennent bleus, froids, très pâles, ils bâillent, sont effrayés et peuvent même avoir des convulsions. Dans d'autres cas, au contraire, le stade de froid fait défaut, il survient de l'agitation, la tête est brûlante, la face rouge, la soif intense, parfois on observe un peu de sopor, et plus tard une sueur plus ou moins abondante. Dans les intervalles des accès, l'appétit se trouble, les évacuations sont irrégulières; les enfants sont de mauvaise humeur et l'anémie se produit avec rapidité. La tumeur splénique se développe et elle est relativement considérable; la cachexie palustre s'établit. » (Griesinger, *op. cit.*, p. 71.)

PRONOSTIC

Il est difficile de dire quelle est la mortalité du paludisme et de formuler d'une manière exacte son pronostic.

La mortalité varie beaucoup avec les conditions du milieu où on observe; d'autre part, le pronostic ne doit pas être basé seulement sur le chiffre des décès par accidents pernicieux; la longueur de la maladie, la fréquence des récidives, l'état d'anémie dans lequel le paludisme jette toujours les malades, la prédisposition qu'il crée pour certaines maladies doivent aussi entrer en ligne de compte.

Les causes qui influent le plus sur le chiffre de mortalité du paludisme sont : 1° les conditions de milieu et de climat; 2° la rapidité plus ou moins grande avec laquelle le traitement rationnel du paludisme est mis en usage.

Nous avons vu (voir chapitre 1er, page 12) que le paludisme a fait à plusieurs reprises de grands ravages dans les armées en campagne, notamment dans l'armée anglaise, lors de l'expédition de Walcheren, et dans l'armée française au début de l'occupation de l'Algérie; aujourd'hui, si on consulte les statistiques médicales des armées européennes qui ont le plus à souffrir du paludisme, comme l'armée française en Algérie et l'armée italienne, on est surpris de voir combien est faible le chiffre de mortalité du paludisme.

Je prends, par exemple, la statistique de l'armée française pour 1879; le chiffre des entrées à l'hôpital pour fièvre palustre est de huit mille quatre cent vingt-trois, dont cinq mille six cent sept pour le 19e corps, qui est en Algérie, et le chiffre des décès par fièvre palustre, accès pernicieux et cachexie palustre, est de cent treize, c'est-à-dire de 1,34 pour 100, ce qui représente à peine le dixième de la mortalité de la fièvre typhoïde, et 3 pour 100 environ des décès généraux.

La statistique de l'armée italienne pour 1878 donne dix mille six cent soixante-neuf cas de fièvre palustre et seulement quatre-vingt-douze décès par accidents pernicieux ou cachexie palustre, soit une mortalité de 0,85 sur 100.

Il existe à vrai dire dans toutes les statistiques relatives aux fièvres palustres et à la mortalité qu'elles occasionnent, deux causes d'erreur d'autant plus graves qu'elles tendent toutes deux à diminuer le tant pour cent des décès.

En premier lieu, le même malade atteint de paludisme entre, en général, à l'hôpital plusieurs fois, et, au lieu de figurer pour une unité dans le chiffre des malades, il y figure pour deux, trois et quelquefois davantage; de sorte que le chiffre des atteintes de fièvre palustre fourni par les statistiques est deux ou trois fois supérieur au chiffre vrai.

En second lieu, les paludiques qui succombent à des complications telles que : pneumonie, néphrite, cirrhose du foie, ne figurent pas en général dans la colonne des décès dus au paludisme, où on n'inscrit guère que les décès consécutifs aux accidents pernicieux et à la cachexie palustre bien caractérisée.

Le faible chiffre de mortalité du paludisme dans les armées française et italienne s'explique encore par d'autres causes ; les militaires atteints de paludisme sont soumis à un traitement rationnel dès le début des accidents, et on a soin de les éloigner des foyers dans lesquels ils ont contracté la fièvre. C'est ainsi qu'en Algérie on accorde très largement des congés de convalescence aux malades atteints de fièvre intermittente.

Du mois de septembre 1879 au mois de juin 1883, j'ai reçu, dans mon service à l'hôpital militaire de Constantine, treize cent dix malades atteints de paludisme, et ces treize cent dix malades n'ont fourni que six décès, soit une mortalité de 0,45 pour 100.

Bailly a trouvé, à Rome, une mortalité de un sur oix malades par les fièvres palustres ; Maillot, à Bône, une mortalité de un sur neuf; Nepple, dans la Bresse, une mortalité de un sur douze. Aux Indes, d'après Morehead, les fièvres palustres comptent pour 40,26 sur 100 dans la mortalité générale.

On comprend que dans les contrées où le paludisme règne avec une grande intensité, comme aux Indes, la population sédentaire qui ne peut pas fuir les foyers du paludisme et qui est souvent privée de soins éclairés, fournisse un chiffre de mortalité par les fièvres très élevé et hors de proportion avec les chiffres donnés plus haut, de la mortalité par le paludisme dans les armées française et italienne.

La gravité des accidents pernicieux ressort des chiffres suivants : sur huit cent quatre-vingt-six accès pernicieux, Bailly compte trois cent quarante-un décès, soit 1 sur 2 1/4 ; Nepple, six décès sur quatorze fièvres palustres compliquées d'accidents pernicieux; Antonini et Monard, neuf décès sur trente-neuf; Maillot, trente-huit sur cent quatre-vingt-six, qui se répartissent ainsi : accès comateux, soixante-dix-sept cas et quatorze morts; accès délirants, soixante-un cas et douze morts; accès algides, quarante-huit cas et douze morts. Haspel déclare qu'il a vu succomber le tiers des malades atteints d'accidents pernicieux.

Même dans les contrées où la mortalité par les fièvres palustres est beaucoup moindre qu'aux Indes, on peut dire que le pronostic du paludisme est toujours très sérieux; sans parler des accidents pernicieux qui peuvent se développer inopinément et entraîner rapidement la mort, la fièvre intermittente la plus simple a une grande tendance à récidiver. Le paludique s'anémie et s'affaiblit; alors même qu'il s'éloigne des foyers palustres, il reste, et quelquefois pendant des années, sous le coup de la fièvre, qui récidive sans cesse et qui peut aboutir à la cachexie ; à plus forte raison, la cachexie avec son cortège de complications : cirrhose du foie, néphrites, etc., est elle à craindre si le malade est condamné à rester dans les localités infestées par la malaria.

Une chose diminue beaucoup la gravité du pronostic du paludisme, c'est que nous possédons pour combattre les accidents qu'il produit un spécifique d'une efficacité merveilleuse.

La connaissance exacte des causes et de la nature de la malaria contribuera aussi, il faut l'espérer, à la rendre moins redoutable. En médecine comme en stratégie, il est vrai de dire qu'on a d'autant plus de chances de vaincre que l'on connaît mieux l'ennemi qu'il faut combattre. Tant qu'on a ignoré la véritable nature de la gale, cette maladie a été considérée comme très sérieuse ; on voyait des malades qui souffraient de la gale pendant des années et même qui en mouraient; on guérit aujourd'hui la gale en vingt-quatre heures. L'existence des microbes dans le paludisme me paraît aussi bien démontrée que celle des sarcoptes de la gale, et nous possédons dans le quinquina un parasiticide excellent.

Il est assurément plus difficile de tuer des microbes qui vivent dans le sang, dans les vaisseaux capillaires de la rate et du foie, qu'un parasite relativement volumineux qui se cache à peine dans des sillons sous-épidermiques; mais s'il ne faut pas se leurrer de l'espoir de guérir le paludisme en vingt-quatre heures, on peut espérer qu'on trouvera un mode d'administration des sels de quinine qui permettra de guérir le paludisme plus rapidement et plus sûrement qu'on ne l'a fait jusqu'ici.

Le paludisme est d'autant plus grave qu'il est plus ancien, plus invétéré; les individus atteints depuis peu sont sujets sans doute à des accidents pernicieux, mais ces accidents cèdent en général aux sels de quinine lorsque ces sels sont administrés *à temps* et *à dose suffisante;* d'autre part les viscères n'ont pas subi chez ces malades d'altération profonde, et la convalescence est assez rapide. Au contraire, chez l'individu anémié par les fièvres, chez le cachectique, le sulfate de quinine a bien moins de prise et d'efficacité, la tendance aux récidives de la fièvre est extrêmement marquée, la rate, le foie subissent des altérations profondes contre lesquelles le sulfate de quinine ne peut plus grand'chose ; enfin le cachectique palustre est prédisposé à des phlegmasies aiguës ou chroniques qui entraînent souvent la mort.

Les accès pernicieux frappent des coups plus rapides, plus inattendus et par suite plus remarqués que ne le sont ceux de la cachexie, mais tous les médecins qui ont exercé dans les pays palustres savent que la mort est bien plus souvent la conséquence de la cachexie que des accidents pernicieux.

Dans les contrées les plus insalubres, les accès pernicieux ne règnent que pendant une partie de l'année et ils n'atteignent jamais qu'une très faible partie des paludiques, tandis que la cachexie palustre persiste après la saison endémo-épidémique et fait souvent pendant l'hiver plus de victimes encore que durant l'été.

Alors même qu'elle a une marche lente, la cachexie palustre produit une déchéance profonde, physique et intellectuelle, des individus qu'elle atteint; des populations entières subissent ainsi l'influence néfaste du paludisme.

Parmi les accidents pernicieux, après la syncope, c'est l'accès algide qui présente le plus de gravité.

« Si j'avais à établir une échelle de gravité entre les diverses pernicieuses comitées, écrit M. L. Colin, je les classerais dans l'ordre suivant, en commençant par les plus bénignes : cholérique, ictérique, comateuse, délirante, cardialgique, algide, syncopale. » (*Traité des fièvres intermittentes*, p. 331.)

Les accès pernicieux qui surviennent chez d'anciens fébricitants sont généralement beaucoup plus graves que ceux qu'on observe dans les fièvres de première invasion. F. Jacquot a remarqué très justement que les fièvres pernicieuses d'automne étaient plus graves que celles du printemps, ce qui s'explique par la prédominance des accès délirants et comateux au printemps, des accès algides en automne, et par ce fait que la plupart des malades atteints d'accidents pernicieux en automne sont d'anciens fébricitants (F. Jacquot. *Lettres médicales sur l'Italie*, p. 169. — L. Colin, *loc. cit.*)

J'ai déjà eu l'occasion de dire que les accès pernicieux se reproduisaient souvent, à plusieurs reprises, chez les mêmes malades et j'ai cité l'observation d'un militaire qui eut successivement à l'hôpital militaire de Constantine trois accès pernicieux (chapitre v, p. 293, et observation XXXVIII). M. L. Colin rapporte plusieurs exemples analogues d'accès pernicieux frappant coup sur coup à quinze ou vingt jours d'intervalle le même malade (*Traité des fièvres intermittentes*, p. 337). D'après M. Mayer on verrait survenir dans le tiers des cas un nouvel accès pernicieux dans les huit ou dix jours qui suivent une première atteinte.

Lorsqu'un malade a eu un premier accès pernicieux le pronostic doit donc être très réservé; on avertira le malade et les personnes qui l'entourent du danger que présenterait un deuxième accès, de manière à ce que le médecin soit appelé dès l'apparition de nouveaux accidents.

On peut poser en règle générale que les accidents pernicieux guériraient le plus souvent si la médication spécifique était appliquée à temps; les accidents ont malheureusement une marche si rapide, dans beaucoup de cas, que l'intervention médicale est trop tardive et par suite impuissante.

L'emploi des sels de quinine par la méthode hypodermique a réalisé un grand progrès dans le traitement des accès pernicieux; cette méthode présente en effet deux grands avantages : elle permet de faire pénétrer avec certitude dans le sang les solutions quiniques alors même que les malades refusent de rien avaler ou qu'ils ont des vomissements; en second lieu l'absorption des médicaments injectés dans le tissu conjonctif sous-cutané est, comme on sait, beaucoup plus rapide que l'absorption par les voies digestives, et quand il s'agit d'un accès pernicieux, les minutes sont précieuses.

Les maladies intercurrentes du paludisme sont aggravées par l'état général mauvais des malades, en même temps qu'elles aggravent elles-mêmes le paludisme, qui se réveille parfois sous l'influence d'une phlegmasie ou d'un traumatisme. La pneumonie et la dysenterie des paludiques ont un cachet de gravité exceptionnel.

CHAPITRE VIII

PATHOGÉNIE

Les microbes décrits ci-dessus sont les véritables agents des maladies palustres. — La culture de ces microbes en dehors de l'organisme humain n'est pas nécessaire pour qu'on puisse affirmer leur rôle pathologique. — Les microbes du paludisme existent dans l'eau et dans la vase des marais, ils paraissent s'introduire le plus souvent dans l'économie avec l'eau servant à la boisson. — Pathogénie des différentes manifestations cliniques du paludisme. — Causes de l'intermittence des accidents cérébraux. — Phlegmasies secondaires. — Récidives.

Les propositions suivantes ont été établies dans les chapitres précédents, je me contenterai de les rappeler ici sans y insister davantage :

1° Les conditions favorables au développement de l'endémie palustre sont exactement les mêmes que celles qui président à la germination des plantes et à l'éclosion des infusoires, aussi l'hypothèse de la nature parasitaire du paludisme s'imposait, pour ainsi dire. Cette hypothèse a été émise depuis longtemps, mais jusqu'ici les recherches faites dans le but de découvrir le parasite du paludisme n'avaient abouti à aucun résultat satisfaisant.

2° On trouve dans le sang des paludiques des microbes très bien caractérisés au point de vue morphologique. A l'état parfait, ces microbes se présentent sous la forme de filaments grêles animés de mouvements très vifs. Ces filaments, qui sont très longs, puisqu'ils ont trois ou quatre fois le diamètre d'une hématie, seraient faciles à voir s'ils n'étaient pas extrêmement fins et transparents. Le plus souvent, ces microbes n'existent dans le sang qu'à l'état d'enkystement, et c'est dans l'intérieur des corps kystiques qu'on trouve le pigment dont la présence dans le sang des paludiques a été signalée depuis longtemps et dont la distribution dans les différents organes a été très bien étudiée par Frerichs.

3° La relation qui existe entre la mélanémie et les microbes que j'ai décrits est évidente ; les leucocytes mélanifères s'emparent des débris des corps kystiques et du pigment inclus ou mis en liberté par la désorganisation de ces kystes.

4° L'anatomie pathologique démontre qu'on trouve toujours dans le sang des individus morts de paludisme, principalement dans les petits vaisseaux de la rate, des éléments pigmentés, qui sont absolument caractéristiques du paludisme, et qui ne sont autres que des éléments parasitaires plus ou moins déformés. En pratiquant l'autopsie quelques heures seulement après la mort, on retrouve ces éléments avec les formes caractéristiques qu'ils ont dans le sang pris sur le vivant.

5° L'abondance des éléments parasitaires du sang et des éléments pigmentés qui en dérivent, est, en général, en rapport direct avec la gravité des accidents ; chez les malades atteints d'accès pernicieux, le sang renferme presque toujours des éléments pigmentés en grand nombre. Chez les individus qui succombent à quelque complication survenue dans le cours d'une fièvre intermittente simple, les éléments pigmentés sont rares et ne se rencontrent guère que dans la rate et dans le foie; au contraire, chez les sujets morts de fièvre pernicieuse, les éléments pigmentés existent en très grand nombre dans la rate, le foie, la moelle des os et la substance grise des centres nerveux, si bien que ces parties prennent une teinte brune qui a attiré depuis longtemps l'attention des observateurs.

6° Chez les malades atteints de fièvre intermittente, c'est au début des accès qu'on trouve les éléments parasitaires en plus grand nombre dans le sang et sous leurs formes les plus caractéristiques; lorsque le microscope révèle dans le sang d'un malade la présence des microbes à l'état parfait (filaments mobiles libres), on peut prédire presque à coup sûr que ce malade aura très prochainement un accès de fièvre, alors même qu'il n'existe encore aucun trouble apparent et que la température est normale.

7° Les microbes et les corps kystiques pigmentés que j'ai trouvés dans le sang des paludiques, ne se rencontrent jamais chez les malades atteints d'autres affections, si bien que la présence d'un seul de ces éléments dans le sang suffit pour assurer le diagnostic du paludisme.

8° Les éléments parasitaires disparaissent rapidement du sang lorsque les paludiques sont soumis à la médication quinique; on peut s'assurer directement qu'au contact d'une solution, même très faible, d'un sel de quinine, les microbes prennent leurs formes cadavériques. Le sulfate de quinine, qui tue rapidement les parasites arrivés à l'état adulte, a probablement beaucoup moins d'action sur les corps kystiques, ce qui expliquerait la fréquence des récidives de fièvre intermittente.

9° Les parasites observés à Constantine dans le sang de nombreux malades qui avaient contracté la fièvre sur les points les plus variés de l'Algérie ou de la Tunisie, chez des fébricitants venant de France ou de Corse, ont été retrouvés à Rome dans le sang des fébricitants de la campagne Romaine.

Enfin les recherches de M. le Dr Richard ont confirmé de tous points les faits que j'avais annoncés. « Aujourd'hui, après une année de recherches, écrit M. le Dr Richard, nous demeurons fermement convaincu que M. Laveran est dans le vrai et que le microbe réel de l'impaludisme a été découvert par lui. » (*Revue des cours scientifiques*, 1883, p. 114.)

10° J'ai montré enfin (chapitre III) que les microbes du paludisme ne pouvaient être confondus, ni avec les éléments normaux du sang plus ou moins altérés, ni avec les bacilli de M. Tommasi-Crudeli, ni avec les bactéries qui se trouvent presque toujours dans l'air, qu'il s'agissait en un mot de microbes spéciaux très bien caractérisés.

On a objecté que les microbes trouvés par moi dans le sang des paludiques, n'avaient pas été cultivés en dehors de l'économie et que je n'avais pas réussi à reproduire les accidents du paludisme par l'inoculation.

Lorsqu'on rencontre dans le sang d'un malade des bactéries analogues à celles qui existent à l'état normal dans le milieu extérieur ou dans les liquides en putréfaction, il est assurément indispensable, avant de pouvoir conclure que ces microbes sont la cause de la maladie, de fournir la preuve de leur action spécifique, de démontrer par la culture et par l'inoculation des liquides de culture à l'homme ou aux animaux qu'ils sont capables de reproduire telle ou telle maladie. Mais on conviendra, je l'espère, que les conditions sont ici différentes ; nous sommes en présence de microbes très bien caractérisés au point de vue morphologique, qu'on ne peut pas confondre avec les espèces vulgaires ; ces microbes sont du reste absolument spéciaux au paludisme, et leur présence dans les capillaires sanguins se lie intimement aux altérations pathologiques les plus constantes du paludisme.

Les parasites qui se rencontrent dans le sang des malades atteints de fièvre intermittente sont aussi caractéristiques du paludisme que la trichine l'est de la trichinose, ou les filaires du sang de la filariose. A-t-on attendu pour admettre au rang des maladies parasitaires, la trichinose et la filariose, que l'on eût cultivé les trichines et les filaires en dehors de l'organisme ?

Les belles recherches de M. Pasteur sur le charbon et sur le choléra des poules, ont mis en honneur la méthode des cultures, et il semble aujourd'hui, à lire certains auteurs, que toutes les maladies doivent se plier à ce mode d'expérimentation.

Avant d'exiger qu'on applique toujours cette méthode, il faudrait prouver que tous les agents morbigènes de nature animée se comportent comme les microbes du charbon ou du choléra des poules ; or, c'est précisément le contraire qui est démontré : la trichinose, la filariose, les cachexies produites par les échinocoques ou les cysticerques sont-elles susceptibles d'être étudiées par la méthode des cultures ? Il suffit de poser cette question pour la résoudre.

MM. Du Cazal et Zuber me paraissent avoir été bien sévères, pour ne pas dire bien injustes, envers la méthode d'observation, lorsqu'ils ont écrit récemment qu'elle ne pouvait donner ici que des résultats *approximatifs*. (*Revue des sciences médicales*, t. XVIII, p. 722.)

La méthode d'observation a fait ses preuves ; c'est à elle que nous devons la découverte de tous les parasites de l'homme et elle n'a rien à envier à la méthode expérimentale.

L'existence de trichines dans les muscles, de filaires dans le sang, suffit à démontrer la nature parasitaire de la trichinose et de l'hématochylurie? De même la présence des microbes que j'ai trouvés dans le sang des paludiques, suffit pour démontrer la nature parasitaire du paludisme ; ces microbes sont en effet aussi caractéristiques du paludisme que la trichine l'est de la trichinose, et la filaire du sang de la fiariose.

Il serait intéressant, j'en conviens, de reproduire les accidents du paludisme chez un homme ou chez un animal en lui inoculant des microbes pris dans le sang d'un malade atteint de fièvre palustre ; je suis persuadé que l'expérience réussirait chez l'homme si elle était faite dans de bonnes conditions, mais ces conditions sont, comme on va voir, difficiles à réaliser.

Après avoir constaté l'existence des microbes dans le sang d'un paludique, il faudrait recueillir du sang chez ce malade, et l'injecter immédiatement dans les veines d'un individu sain, vivant en dehors des milieux où règne la malaria et ne pouvant pas être soupçonné par conséquent d'être sous le coup du paludisme au moment de l'inoculation.

Dénuder une veine chez un individu sain, y placer une canule et injecter par cette canule du sang provenant d'un malade atteint de fièvre palustre, faire en un mot une transfusion du sang, cela constitue une opération très sérieuse dont je n'ai jamais voulu prendre la responsabilité, si désireux que je fusse de connaître le résultat d'une pareille expérience.

On peut, il est vrai, expérimenter sur les animaux ; malheureusement on ne connaît aucune espèce animale qui soit sujette au paludisme. (Voyez chapitre I, p. 20.)

Arrivera-t-on à produire chez certains animaux un paludisme expérimental? Peut-être; mais on n'y a pas réussi jusqu'ici; les expériences de M. Tommasi-Crudeli sont bien peu probantes, et sans craindre d'être taxé d'exigence, on peut réclamer de nouvelles preuves de l'inoculabilité du paludisme au cobaye, au lapin et au chien.

J'ai fait sur des lapins quelques expériences qui ne m'ont donné que des résultats négatifs. Après avoir constaté l'existence des microbes dans le sang d'un paludique, je recueillais du sang de ce malade à l'aide d'une ventouse scarifiée et je l'injectais dans les veines des lapins. Les lapins en expérience n'ont jamais présenté de troubles morbides, et à l'autopsie je n'ai jamais trouvé dans la rate, ni dans le foie, les éléments pigmentés caractéristiques du paludisme. Je crois inutile de donner la relation détaillée d'expériences qui ont toujours été négatives.

M. le Dr Richard a inoculé sans résultat à un singe du sang provenant d'un paludique et renfermant les microbes que j'ai désignés sous le nom de filaments mobiles; il est vrai que le sang avait été injecté dans le tissu conjonctif et non dans les veines, c'est à dire dans des conditions très peu favorables au succès de l'opération. Les singes vivent dans des vallées très insalubres et ne paraissent pas être sujets au paludisme.

J'ai dit plus haut que j'avais essayé sans succès de répéter les expériences de Ceci et que je n'avais pas réussi à provoquer le paludisme chez les lapins, en leur injectant dans les veines de l'eau recueillie dans les marécages les plus notoirement insalubres (chapitre I, p. 52).

Sera-t-on plus heureux dans l'inoculation du paludisme à d'autres espèces animales? La chose n'est pas impossible; mais, jusqu'à preuve du contraire, on peut conclure des faits connus que le paludisme est une maladie particulière à l'homme; l'expérimentation sur les animaux ne paraît donc pas pouvoir être utilisée pour son étude comme elle l'a été pour l'étude du charbon et d'autres zoonoses.

La culture des microbes du paludisme en dehors de l'organisme humain, présente aussi de grandes difficultés.

J'ai essayé inutilement de faire cette culture ;

1° Dans le sang pur ou mélangé à différents liquides, eau, solution de sulfate de soude, etc..., au contact de l'air ;

2° Dans du sang pur ou mélangé à différents liquides recueilli dans des tubes à vaccin et maintenu à une température de 37° dans une étuve ;

3° Dans du sang pur ou mélangé à différents liquides recueilli dans une chambre humide de Ranvier.

Dans toutes ces expériences j'ai constaté que la vie des microbes se prolongeait plus ou moins longtemps suivant la température et la rapidité avec laquelle le sang s'altérait; mais que dans tous les cas, au bout de vingt-quatre heures, quarante-huit heures au plus, les parasites étaient morts et déformés.

Les microbes du paludisme vivent aux dépens des corpuscules rouges du sang; dès que les hématies s'altèrent, dès qu'elles ne contiennent plus une quantité suffisante d'oxygène, dès que la pullulation des bactéries annonce la putréfaction du sang, les microbes prennent leurs formes cadavériques, comme dans le sang des individus morts de fièvres pernicieuses.

Peut-être serait-il possible, en recueillant du sang dans des tubes stérilisés de Pasteur, en maintenant ces tubes à une température convenable et en empêchant la désoxygénation du sang, d'obtenir des cultures des microbes du paludisme ; je n'ai pas pu faire cette expérience à Constantine dans de bonnes conditions, faute d'une installation convenable ; le sang s'altérait toujours dans les tubes et mon étuve était très insuffisante. De nouvelles tentatives faites dans de meilleures conditions réussiront peut-être, il est probable que le meilleur liquide de culture sera fourn par le sang lui-même.

Je crois inutile de m'arrêter à démontrer que la non-transmissibilité du paludisme ne prouve absolument rien contre sa nature parasitaire.

Les maladies occasionnées par des parasites vivant à la surface du corps, comme la gale et les teignes, sont contagieuses parce que les parasites qui les produisent : sarcoptes, achorion, trichophyton, sont facilement transportables d'un individu à un autre, mais celles qui relèvent de parasites vivant à l'intérieur du corps, comme les trichines, les échinocoques, les filaires du sang, ne sont nullement contagieuses; on conçoit que le paludisme prenne place parmi ces dernières, puisque les parasites qui le produisent se développent dans le sang.

A quel état les microbes du paludisme vivent-ils dans le milieu extérieur, sous quelle forme et par quelle voie s'introduisent-ils dans notre économie ?

J'ai cherché à plusieurs reprises dans l'eau et dans le sol des localités les plus insalubres, des éléments analogues à ceux que j'avais trouvés dans le sang des paludiques, j'ai examiné tout spécialement à ce point de vue l'eau stagnante et la vase recueillies en été dans les flaques d'eau voisines du Rummel au Bardo.

La moindre goutte d'eau provenant de ces flaques d'eau renferme une très grande variété d'infusoires, d'amibes, de bactéries et de spores de toute espèce.

J'ai constaté à plusieurs reprises dans ces préparations, notamment aux mois de juin et d'octobre 1881, l'existence de filaments mobiles ayant la plus grande analogie avec les microbes que l'on trouve dans le sang des paludiques; mais je n'ai jamais rencontré d'éléments pigmentés analogues aux corps kystiques n° 1 et n° 2. Il est probable que les microbes ne s'enkystent que quand ils pénètrent dans l'économie et que le pigment provient de la destruction des hématies.

On conçoit facilement que les microbes du paludisme puissent se rencontrer dans le sang avec des formes qui diffèrent notablement de celles qu'ils présentent dans les milieux extérieurs. L'histoire des parasites nous offre de nombreux exemples de ces transformations. Je me contenterai de rappeler les faits si curieux qui ont été découverts dans ces dernières années au sujet de la filariose.

Les filaires embryonnaires qui existent dans le sang des malades atteints de filariose sont absorbées par les moustiques qui viennent sucer le sang de ces malades, les filaires subissent une transformation dans le corps des moustiques et lorsque ces derniers vont mourir à la surface d'un ruisseau, les filaires s'échappent dans l'eau et sont absorbées ensuite avec l'eau potable. (Bourel-Roncière, *Arch. de méd. nav.*, 1878. — H. Barth, *Annales de dermatologie et de syphiligraphie*, 1881. — M. Nielly, *Éléments de pathologie exotique*, 1881, p. 360.)

Les moustiques jouent-ils un rôle dans la pathogénie du paludisme comme dans celle de la filariose? la chose n'est pas impossible, il est à noter que les moustiques abondent dans toutes les localités palustres.

Je n'ai pas recherché les microbes dans l'air des localités palustres; il y a là une lacune à combler. Le meilleur moyen serait, je crois, d'examiner la rosée naturelle recueillie dans ces localités ou l'eau de condensation fournie par les appareils réfrigérants. Cette recherche a été faite à plusieurs reprises, mais à une époque où on ne connaissait pas encore les formes sous lesquelles les microbes du paludisme existent dans le sang. Les plaques de verre glycérinées dont on s'est servi souvent pour recueillir les éléments en suspension dans l'air, ont de grands inconvénients; la glycérine tue les microbes ou du moins ceux qui se rapprochent des infusoires, elle les déforme et les rend beaucoup trop transparents.

C'est une opinion généralement reçue que l'infection palustre se fait par l'air, si bien que les mots *mal'aria* (mauvais air) sont devenus synonymes de paludisme. La plupart des auteurs n'admettent l'infection par l'eau potable qu'à titre exceptionnel, quelques-uns même la nient complètement. Je serais tenté de croire, au contraire, que l'eau est bien plus souvent que l'air le véhicule des germes du paludisme.

La question est assez difficile à résoudre, attendu que presque toujours les paludiques ont respiré l'air des localités marécageuses en même temps qu'ils faisaient usage de l'eau de ces localités ; il existe cependant dans la science des faits très probants en faveur de la transmission des fièvres palustres par les eaux potables.

Hippocrate et Rhazès admettaient que les eaux marécageuses employées pour la boisson pouvaient produire la tuméfaction de la rate et des fièvres intermittentes rebelles.

Hippocrate parlant des hommes qui boivent des eaux marécageuses, dit : « Ceux qui en font usage ont toujours la rate volumineuse et dure. » (Hippocrate, *Œuvres complètes*. Trad. de Littré, t. II, p. 27.)

Virey attribue aux eaux potables et aux infusoires qu'elles renferment une grande part dans la production des fièvres palustres. (J.-S. Virey, *Des animalcules infusoires considérés comme la principale cause du danger des eaux corrompues prises en boisson*, in *Journ. complém. du Dictionnaire des sciences médicales*, t. XIV.)

Raymond, cité par Alibert (*Traité des fièvres pernicieuses*, Paris, p. 288), attribue les fièvres pernicieuses qui règnent à Middelbourg et aux environs à la mauvaise qualité des eaux potables. « En effet, l'île de Walcheren dont cette ville est la capitale est plus basse que la mer et manque absolument de ruisseaux et de fontaines. On n'a pour les usages domestiques que l'eau de pluie que l'on conserve dans des citernes ; si l'on néglige d'en prendre soin, elle ne tarde pas à se corrompre par le mélange des insectes, des vers, des germes, et d'autres substances qui s'y putréfient. »

Pringle signale parmi les causes des fièvres des pays marécageux l'eau malsaine qu'on y boit communément. (Pringle, *Maladies des armées*, traduction française, Paris 1837.)

Félix Jacquot cite plusieurs faits qui prouvent que les eaux potables jouent un rôle important dans la pathogénie du paludisme. (*De l'origine miasmatique des fièvres endémo-épidémiques. Annales d'hygiène*, 1854.)

Pereyra de Bordeaux, cité par Jacquot, signale le fait suivant : les habitants des Landes bordelaises et de plusieurs points du département de la Gironde boivent de l'eau marécageuse ; or ceux qui filtrent cette eau sur des filtres en charbon ne contractent pas la fièvre palustre, qui sévit au contraire avec intensité sur ceux qui ne prennent pas cette précaution.

Bettington et Moore ont observé aux Indes des faits qui témoignent dans le même sens ; dans tel village la fièvre a disparu depuis qu'on a creusé un puits et qu'on ne fait plus usage de l'eau des marais ; dans tel autre, les habitants qui boivent de l'eau de source sont épargnés presque complètement, tandis que ceux qui boivent de l'eau stagnante sont très éprouvés par les fièvres ; Blower a relevé pour certaines communes d'Angleterre des faits analogues. (Cités par Parkes, *Traité d'hygiène*, 1869, et par M. Vallin, Art. *marais*, in *Diction. encyclop. des sciences médicales.*)

Boudin rapporte le fait suivant, qui est célèbre : Au mois de juillet 1834, cent vingt militaires s'embarquent à Bone sur un navire sarde, *l'Argo* : pendant la traversée, qui est longue et pénible, ces militaires sont obligés de faire usage d'une eau très mauvaise, puisée près de Bone, dans un endroit marécageux, tandis que les hommes de l'équipage boivent une eau de bonne qualité ; treize militaires meurent pendant la traversée et à l'arrivée à Marseille quatre-vingt-dix-huit sont déposés à l'hôpital du Lazaret, « offrant, dit Boudin, les signes les moins équivoques de l'intoxication paludéenne sous toutes les formes, sous tous les types et portée sur quelques-uns au plus haut degré de gravité, ou, si l'on aime mieux, de perniciosité ; » au contraire, les matelots sont épargnés. « Ce fait démontre d'une façon péremptoire, ajoute Boudin, que la matière paludéenne, à l'état liquide comme à l'état gazeux, absorbée par la surface gastro-intestinale comme par la surface bronchique provoque également l'intoxication. » (*Traité des fièvres intermittentes*, 1848, p. 66).

Parkes, dans son *Traité d'hygiène* (3e édit., Londres, 1869, p. 71), insiste sur ce fait, qu'en Angleterre les fièvres palustres ont disparu dans beaucoup de localités à partir du moment où les habitants de ces localités ont pu se procurer de l'eau de bonne qualité et n'ont pas été contraints de faire usage pour la boisson d'eaux stagnantes, marécageuses. « C'était de leau ayant cette origine, c'était l'eau des fossés qu'on buvait tout récemment encore à Sheerness, à l'embouchure du Medway, où la fièvre intermittente était si fréquente. » (De Chaumont, *Sur la transmission de la fièvre palustre par les eaux potables. Revue d'hygiène*, 1879, p. 102.)

Les médecins et les voyageurs qui ont parcouru des contrées marécageuses ont souvent constaté qu'on arrivait presque sûrement à se préserver des fièvres palustres en ne faisant usage que d'eau bouillie.

Le Dr Ch. Blanc qui a parcouru des régions très insalubres, en Abyssinie, insiste beaucoup sur l'excellence de cette mesure prophylactique; un officier anglais qui se soumit à la même règle que lui, et qui ne but que de l'eau bouillie ou filtrée avec soin fut préservé comme lui, tandis que toutes les autres personnes faisant partie de la même mission furent atteintes de fièvre ou de dysenterie. (*Notes médicales recueillies pendant un voyage en Abyssinie. Gaz. hebdom.*, 10 avril 1874.)

M. le Dr de Chaumont, professeur d'hygiène, à l'école de médecine de Netley, a signalé les deux faits suivants comme très probants en faveur de la transmission des fièvres palustres par les eaux potables. (*Revue d'hygiène*, 1879, p. 103).

Le premier de ces faits est dû à M. Taught, médecin-major de l'artillerie anglaise (*Army med. Reports*, t. XVII.)

La compagnie d'artillerie qui tient garnison à Tilbury Fort (circonscription de Gravesend) est en général très éprouvée par la fièvre intermittente, qui épargne au contraire les individus habitant au voisinage du fort, les employés de la gare du chemin de fer, les gardes-côtes et leurs familles à bord du vaisseau amarré tout près du fort. La principale cause de la préservation des individus n'habitant pas le fort paraît être que les troupes boivent l'eau de pluie recueillie sur le toit de la caserne et amassée dans des citernes souterraines, tandis que les autres habitants font usage d'une eau de source. Le fort est situé dans un marais salant et les citernes y sont exposées a l'infiltration ainsi que Mr de Chaumont a pu le constater, tandis que l'eau de source est à l'abri de cette influence.

En 1872 et en 1873 les troupes souffrirent beaucoup de la fièvre intermittente, le nombre des malades atteints de cette affection fut de 66 pour 100 en 1872 et de 24 pour 100 en 1873. Du mois de decembre 1873 au mois de juillet 1874 les citernes furent en réparation et les troupes firent usage de la même eau de source que la population civile : pendant cette période il n'y eut qu'un cas de fievre sur 90 hommes présents. La fièvre intermittente recommença à sévir dès que les troupes firent de nouveau usage de l'eau des citernes.

Je crois devoir faire remarquer que la période qui va de décembre à juin est précisément celle pendant laquelle on n'observe guère, même en Algérie, de fièvres palustres de première invasion, c'est l'époque d'hibernation des parasites du paludisme. Il n'y a donc pas lieu de s'étonner beaucoup de la disparition des fièvres à Tilbury Fort pendant cette période.

Le second fait est dû au docteur Ch. Smart, capitaine aide-major de l'armée des États-Unis, et se rapporte à la fièvre palustre dite des montagnes. Il paraît qu'à certaines époques, qui coïncident avec la fonte des neiges, les fièvres palustres sévissent dans des localités très saines d'ailleurs, nullement marécageuses et situées à une altitude qui devrait les mettre à l'abri du paludisme. Le Dr Smart constata que l'eau était très impure au moment de la fonte des neiges, il en conclut que la matière organique et les germes du paludisme, entraînés par les vents, pouvaient s'accumuler sur les montagnes avec la neige et souiller l'eau des torrents au printemps ou en été.

Il est bien difficile d'accepter cette explication et d'admettre que les microbes du paludisme puissent être transportés à de si grandes distances, à des altitudes aussi considérables et se conserver dans la neige.

Pendant l'été de 1882 j'ai observé le fait suivant, qui me paraît très significatif. J'ai dit qu'on ne contractait presque jamais la fièvre palustre dans la ville de Constantine ; cela est vrai surtout de la Casbah, qui occupe la partie la plus élevée de la ville. Pendant les mois d'août et de septembre 1882, je reçus dans mon service plusieurs ouvriers d'administration employés à la manutention, située dans l'intérieur de la Casbah ; ces hommes étaient atteints de fièvre intermittente pour la première fois, et ils affirmaient que depuis longtemps ils n'étaient pas sortis de Constantine. Ces malades, employés au four, avaient eu beaucoup à souffrir de la chaleur, qui, à l'extérieur, atteignait déjà 35° à 40° à l'ombre, et qui, dans la chambre attenant au four, dépassait certainement 50° ; pour lutter contre la chaleur, ils buvaient six ou sept litres d'eau pure par jour, en dehors des repas. Il est bien probable que c'est l'eau qui, dans ce cas, a servi de véhicule aux germes du paludisme. C'est seulement ainsi que je puis m'expliquer que des cas de fièvre intermittente se soient produits chez des hommes qui n'avaient pas quitté la Casbah et que, parmi les troupes casernées à la Casbah, les seuls militaires ayant pris la fièvre aient été ceux qui buvaient de l'eau pure en très grande quantité.

M. le professeur L. Colin a soumis à une sévère critique quelques-uns des faits cités plus haut, notamment le fait de *l'Argo*. (*De l'ingestion des eaux marécageuses comme cause de la dysenterie et des fièvres. Ann. d'hygiène publique et de méd. lég.*, 2e série, 1872, t. XXXVIII.) Les objections que M. L. Colin fait au récit de Boudin et à ses conclusions, ont certainement une grande valeur; il est cependant difficile de croire que Boudin se soit mépris complètement, grossièrement, sur la nature des accidents qu'il observait, et que ces militaires qui présentaient, selon lui, « les signes les moins équivoques de l'intoxication paludéenne sous toutes les formes, sous tous les types », n'aient été que des typhoïdiques.

M. L. Colin fait remarquer avec raison que, lorsqu'un individu habitant un pays palustre et faisant usage d'une eau stagnante pour sa boisson, prend la fièvre intermittente, il est impossible d'en conclure que l'infection s'est faite par l'eau plutôt que par l'air; mais cette objection se retourne contre les partisans de l'infection par l'air, attendu qu'un malade qui contracte la fièvre dans une localité a presque toujours fait usage de l'eau de cette localité en même temps qu'il en respirait l'air.

Même en écartant les exemples douteux d'infection par l'eau potable, on peut encore établir sur un nombre de faits très respectable les propositions qui suivent :

1° Il peut arriver que, dans une même localité, des individus vivant dans des conditions identiques, mais faisant usage pour la boisson d'eaux de provenance différente soient les uns atteints dans une forte proportion, les autres épargnés par les fièvres palustres.

2° Dans beaucoup de localités autrefois insalubres, il a suffi de mettre à la disposition des habitants une eau pure à la place de l'eau stagnante qui servait primitivement à la boisson, pour voir les fièvres palustres disparaître.

3° Dans des localités très saines d'ailleurs on peut contracter la fièvre palustre quand on boit l'eau provenant de localités insalubres, et les individus les plus exposés à contracter la fièvre dans ces conditions sont ceux qui font la plus grande consommation d'eau pure.

4° Les voyageurs qui parcourent des contrées très malsaines ont beaucoup de chances de se préserver des fièvres, s'ils ne boivent que de l'eau bouillie ; ceux qui ne prennent pas cette précaution sont atteints dans une très forte proportion.

La petitesse des microbes du paludisme, leur transparence parfaite, leur dissémination dans les eaux utilisées pour la boisson rendent évidemment leur recherche très difficile par les procédés ordinaires.

M. Certes a conseillé, pour mettre en évidence les infusoires renfermés dans les eaux potables, la méthode suivante, qui pourra peut-être faciliter la recherche des microbes du paludisme

On recueille dans une éprouvette 30 centimètres cubes de l'eau à analyser, on y ajoute 1gr,50 environ d'une solution d'acide osmique à un pour cent, et on laisse déposer. Les infusoires tués et durcis par l'acide osmique gagnent le fond de l'éprouvette et on les trouve facilement en recueillant quelques gouttes d'eau à la partie inférieure du vase au moyen d'une pipette, on peut aussi colorer à l'aide de différents réactifs les infusoires qui sont précipités. (Certes, *Analyse micrographique des eaux. Académie des sciences*, 14 juin 1880.)

M. Maggi, en se servant de ce procédé, est arrivé à mettre en évidence dans l'eau la plus pure en apparence des êtres microscopiques qui sont invisibles quand on ne fait pas usage de réactifs et qu'il désigne à cause de cela sous le nom d'*afaneri* (invisibles).

A ceux qui s'étonneraient de la difficulté qu'on a à trouver dans l'eau des localités où règne la malaria les microbes du paludisme ou leurs germes, je rappellerai que cette recherche est très difficile; même pour des parasites relativement volumineux, comme les oxyures, les ascarides, les ténias, les échinocoques; d'autant que ces parasites se trouvent dans le milieu extérieur sous des formes absolument différentes de celles qu'ils prennent dans notre économie

Si nous avions à notre disposition un animal susceptible de contracter le paludisme, cela faciliterait beaucoup l'analyse des eaux potables au point de vue des germes du paludisme, mais l'animal pouvant servir de réactif n'a pas encore été découvert.

On a dit que les microbes du paludisme ne pouvaient pas pénétrer dans l'économie par les voies digestives, attendu que, introduits dans l'estomac, ils seraient rapidement digérés et détruits; et à l'appui de cette assertion on a cité quelques expériences faites sur des infusoires et des amibes et démontrant que ces animalcules étaient détruits quand on les soumettait à des digestions artificielles.

J'admire avec quelle aisance certains auteurs tranchent les

questions les plus difficiles. On ne sait pas encore exactement sous quelle forme les microbes du paludisme s'introduisent dans l'organisme humain; n'importe; on expérimente sur les premiers infusoires venus; on assimile des digestions artificielles aux phénomènes de la digestion naturelle, et on déclare par analogie que les microbes du paludisme doivent se comporter de même, être détruits sous l'influence des mêmes causes que ces infusoires.

Il est probable qu'en effet les sucs gastro-intestinaux détruisent souvent les microbes du paludisme qui pénètrent par la voie digestive, c'est même ainsi qu'on peut s'expliquer pourquoi tous les individus qui font usage de la même eau saumâtre ne sont pas atteints de paludisme; parmi ces individus les uns, et c'est ordinairement le plus grand nombre, digèrent les microbes et n'ont pas la fièvre, mais les autres ne réussissent pas à digérer les microbes, soit parce qu'ils sont affaiblis et que leurs sucs gastro-intestinaux ont perdu une partie de leur activité, soit parce qu'ils ont absorbé une trop grande quantité d'eau, qui dilue fortement les sucs gastro-intestinaux et les rend inactifs, surtout si l'absorption d'eau a lieu dans l'intervalle des repas; les microbes du paludisme se développent chez ces derniers malades et produisent la fièvre.

La plupart des germes des parasites s'introduisent dans notre économie par la voie digestive ; sans parler des helminthes, les trichines et les filaires du sang pénètrent évidemment par cette voie et ne sont pas digérés par le suc gastrique.

Il est probable que les microbes desséchés ou leurs germes peuvent aussi être transportés par l'air et pénétrer par la voie pulmonaire.

Il me reste à dire comment les microbes, après s'être introduits dans l'économie, se comportent dans le sang et comment ils produisent les différents accidents du paludisme.

Nous avons vu que les éléments parasitaires primitifs, ceux qu'on rencontre avec le plus de fréquence dans le sang des paludiques atteints de fièvre de première invasion, sont de petits corps sphériques et pigmentés (corps n° 2 de petit volume, chapitre III, p. 167), qui sont le plus souvent accolés à des hématies aux dépens desquelles ils se nourrissent; on trouve quelquefois sur une même hématie trois ou quatre de ces parasites. A mesure que les éléments parasitaires s'accroissent, les hématies qui les portent pâlissent de plus en plus et finissent par disparaître. Les corps kystiques grossissent rapidement, enfin les microbes adultes s'échappent de leur enveloppe et deviennent libres.

On conçoit que, suivant la quantité des germes introduits dans le sang, suivant la rapidité avec laquelle ces germes se reproduisent, suivant aussi la susceptibilité du malade, l'intervalle qui s'écoule entre l'instant où les germes se sont introduits dans le sang et celui où apparaissent les premiers symptômes du paludisme, autrement dit la période d'incubation, soit très variable.

Les microbes du paludisme vivent dans le sang et circulent au milieu des hématies dans tous les organes, dans tous les tissus, au moins chez les paludiques qui sont sous le coup de paroxysmes fébriles ; ils ont du reste des habitats de prédilection en tête desquels il faut citer la rate. C'est dans la rate que es microbes chassés de la circulation générale vont se refaire comme dans un camp retranché et préparer de nouvelles attaques

On pouvait prévoir que des parasites qui vivent dans le sang, aux dépens des hématies, qui circulent dans tous les organes et dont les dimensions sont parfois supérieures à celles des hématies donneraient naissance aux processus suivants :

1° Anémie ;

2° Excitation, irritation des différents organes, notamment des centres nerveux ;

3° Obstruction temporaire ou définitive des capillaires sanguins dans certains départements vasculaires ;

4° A la longue, inflammation des viscères, notamment de ceux qui, comme la rate et le foie, sont les principaux réceptacles des microbes.

C'est en effet à ces processus morbides que se rapportent toutes les manifestations cliniques et toutes les altérations pathologiques du paludisme.

On voit les hématies pâlir et se détruire au contact des microbes, on peut donc dire qu'après l'anémie consécutive à des hémorrhagies, aucune anémie n'a de causes plus apparentes que l'anémie palustre. Dans la cachexie palustre, l'altération profonde de la rate aggrave encore l'anémie en mettant obstacle à la régénération des hématies.

Les phénomènes d'irritation provoqués par la présence des microbes du paludisme sont assez variables, surtout au point de vue de leur intensité. Chez tel malade l'infection palustre ne se traduit, pour ainsi dire, que par l'anémie et la perte des forces, chez tel autre, on observe une fièvre intermittente quotidienne, tierce ou quarte, chez tel autre enfin les accidents très graves qui ont été décrits sous le nom d'accès pernicieux.

L'abondance plus ou moins grande des éléments parasitaires dans le sang, la facilité avec laquelle les microbes se reproduisent chez certains individus déjà affaiblis par d'autres maladies, enfin et surtout les différences individuelles très grandes qui existent dans la sensibilité, dans l'irritabilité du système nerveux rendent compte de ces différences, dont on pourrait trouver de nombreux exemples en dehors de l'histoire du paludisme.

Je citerai, par exemple, la sensibilité au chatouillement, qui, presque nulle chez certains individus, s'exagère chez d'autres jusqu'à la névrose. L'histoire de la gale montre bien qu'un même agent d'irritation peut produire, suivant les individus, des effets très variables ; tel malade atteint de gale souffre peu de démangeaisons et n'a aux lieux d'élection qu'une éruption vésiculeuse très discrète, tel autre se plaint d'horribles démangeaisons ou présente une éruption d'ecthyma très étendue.

La fièvre intermittente, qui constitue la manifestation clinique la plus caractéristique et la plus commune du paludisme, mérite d'occuper la première place parmi les phénomènes d'irritation produits par les microbes.

Nous avons vu que c'était immédiatement avant les paroxysmes fébriles et au début de ces paroxysmes que le sang des fébricitants renfermait des éléments parasitaires en plus grand nombre et sous leurs formes les plus parfaites ; la présence de ces corps dont le volume est parfois supérieur à celui des hématies, doit évidemment provoquer, notamment dans la moelle épinière, une irritation très vive et on conçoit sans peine, étant données les propriétés physiologiques de la moelle, que cette irritation se traduise par un accès de fièvre.

On peut admettre comme démontré qu'il existe dans la moelle des centres vaso-moteurs et qu'en agissant sur ces centres on peut modifier la circulation et par suite la calorification de telle ou telle partie du corps ; on doit admettre également que les centres nerveux peuvent agir d'une façon directe sur la nutrition des tissus et sur la calorification. Existe-t-il dans la moelle, dans le bulbe ou dans le cerveau, des centres modérateurs de la chaleur animale comme quelques observateurs ont cherché à le démontrer? Ce n'est encore là qu'une hypothèse qui rend compte de quelques faits, mais qui est en contradiction avec d'autres. Quoi qu'il en soit, un fait est hors de doute, et cela nous suffit, c'est que la moelle épinière agit sur la calorification : certains traumatismes qui portent sur la partie supérieure de la moelle produisent, comme on sait, des élévations considérables de la température.

Le frisson qui marque le plus souvent le début des accès de fièvre, s'explique quelquefois par un abaissement réel de la température des parties périphériques, mais le plus souvent cette théorie du frisson est inadmissible, attendu que la température des parties périphériques s'élève en même temps que celle des parties centrales.

Lorain a proposé l'explication suivante de la sensation subjective du froid qui constitue le frisson fébrile.

« Lorsqu'un homme s'est équilibré avec le milieu ambiant, il n'en éprouve aucun malaise. Ainsi il n'y a que la soudaineté du changement d'un milieu à un autre qui nous émeuve. L'accoutumance au contraire amène une sorte d'adaptation ou d'accommodation entre nos tissus et le milieu.

« Si l'on prend un homme qui ait une température propre de 37° à la peau et qu'on le déplace pour le plonger alternativement, non plus dans un milieu tempéré comme celui où il se trouvait, mais dans une glacière, puis dans une étuve, il éprouvera un frisson dans la glacière, une sensation d'étouffement dans l'étuve, parce qu'il ne peut pas s'adapter instantanément à ces milieux si différents. Mais laissez-le dans l'une ou dans l'autre pendant un temps suffisant, son malaise disparaîtra, il sera adapté.

« Renversons la proposition: au lieu que ce soit un même homme mis aux prises avec des milieux différents, supposons que le milieu ne change pas, mais que ce soit l'état propre de l'homme qui change. Voici ce qui se produira : la peau, qui était à 37° tombe à 35°, parce que la circulation se concentre en dedans et abandonne les capillaires de la peau ; cet abaissement du niveau de la chaleur propre de l'individu a pour effet de changer le rapport qui existait entre sa peau et les milieux (macrocosme et microcosme) et de lui donner une sensation de chaleur. Inversement lorsque subitement la peau monte de 2 ou 3 degrés, elle se *désadapte* en sens inverse, et il y a frisson. » (Lorain. *Études de médecine clinique*, t. II, p. 6.)

Cette théorie du frisson me paraît passible de plusieurs objections : 1° Il y a quelquefois abaissement de la température des parties périphériques pendant le frisson, et dans ce cas les malades devraient éprouver au contraire, d'après Lorain. une sensation de chaleur ; 2° l'ascension thermométrique n'est pas instantanée, et les ascensions les plus fortes ne dépassent pas 4 à 5 degrés, or une différence aussi peu importante dans la température du milieu extérieur détermine très rarement le frisson, sans quoi nous aurions de violents frissons chaque fois qu'en hiver nous sortons d'une chambre bien chauffée pour aller au dehors ; 3° on constate de très grandes différences individuelles et il n'est pas possible, d'après l'étude de la température centrale et périphérique d'un malade, de dire si un accès fébrile s'est accompagné ou non de frisson, ni si le frisson a été léger ou violent; 4° le frisson fait souvent défaut, alors même que la température s'élève très haut et très vite.

La *désadaptation* du corps du fébricitant à la température du milieu extérieur est très probablement, comme le dit Lorain, une des causes du frisson et la preuve en est que le frisson est beaucoup plus rare dans les pays chauds et dans la saison chaude que dans les pays froids et dans la saison froide; mais d'autres causes paraissent intervenir et jouer un rôle plus important encore; en tête de ces causes doit figurer, ce me semble, l'irritation médullaire.

Depuis longtemps les médecins ont été conduits à expliquer par une irritation cérébro-spinale les principaux accidents du paludisme et notamment la fièvre intermittente.

D'après Rayer la fièvre intermittente est une *névrose cérébro-spinale*, qui peut être simple ou compliquée. (Art. *Intermittentes* du *Diction. de méd.*).

Guérin, de Mamers, pense que la fièvre intermittente est produite par une irritation très passagère du système nerveux cérébro-spinal, et, de même que Rayer, il la compare à une névrose. (*Journ. des progres*, 1830, cité par Maillot, *op. cit.*, p. 318.)

« La cause prochaine des fièvres d'accès par miasmes, dit Fodéré, paraît consister de prime abord dans une subirritation de la moelle de l'épine, d'où tout le système nerveux est ensuite sympathiquement affecté. » (*Leçons sur les épidémies*, t. II, p. 193, cité par Maillot.)

Le titre seul du *Traité des fièvres ou irritations cérébro-spinales intermittentes*, montre bien quelle importance Maillot attribuait au système nerveux dans la pathogénie des accidents du paludisme; nul n'a plaidé cette cause avec plus de conviction et de talent qu'il ne l'a fait et n'a fourni plus de pièces à l'appui.

Parlant du stade de froid de l'accès fébrile, Maillot écrit : « Frissons, froid, tremblements, douleurs lombaires ; voilà les faits saillants. Sur la valeur de ces deux derniers signes, pas de contestation, ils révèlent l'affection de la moelle épinière..... Il en est de même des frissons que l'on retrouve toutes les fois que les centres nerveux sont fortement ébranlés..... Quant au froid, on connaît l'influence du système nerveux sur la calorification : d'ailleurs dans le cas dont il s'agit l'aberration de la sensibilité qui fait éprouver un froid très vif, tandis que le plus souvent il n'y a pas d'abaissement réel de température, cette aberration, dis-je, ne démontre-t-elle pas de la manière la plus manifeste le trouble des centres nerveux ? » (*Op. cit.*, p. 321.)

Maillot n'a pas de peine à montrer que les accès délirants et comateux s'expliquent très bien par l'irritation du cerveau et des méninges ; quant aux accès pernicieux algides, il constate que c'est sur des sujets morts d'accès algides qu'il a trouvé les lésions les plus importantes de la moelle. (*Op. cit.*, p. 335.)

Maillot conclut en ces termes : « L'irritation active et hypérémique de l'axe cérébro-spinal, voilà donc ce qui constitue la nature, l'essence des fièvres intermittentes, soit qu'on étudie les fièvres simples ou bien celles qui deviennent pernicieuses par la lésion directe du système nerveux, ou bien enfin celles qui sont compliquées d'irritations thoraciques ou abdominales. » (*Op. cit.*, p. 336.)

Nous savons aujourd'hui que l'irritation cérébro-spinale qui produit la fièvre intermittente n'est pas primitive et nous en connaissons la cause, mais la théorie de Maillot est encore la meilleure que l'on puisse donner des accidents du paludisme.

Si l'accès de fièvre s'explique facilement par l'irritation que les microbes produisent en traversant les vaisseaux capillaires de la moelle épinière, il est plus difficile de dire pourquoi les accès se reproduisent sous la forme intermittente.

L'intermittence des accès palustres n'est pas, tant s'en faut, d'une régularité parfaite; sans parler des différents types (quotidien, tierce, quarte), qui peuvent se succéder chez le même malade, il arrive souvent que chaque accès retarde ou avance sur l'heure du précédent : un même accès peut se prolonger pendant vingt-quatre ou quarante-huit heures ; enfin la fièvre palustre peut être continue.

D'autre part l'intermittence régulière des symptômes n'est pas absolument spéciale aux manifestations du paludisme, elle a été notée fréquemment dans des névralgies, qui ne pouvaient pas être soupçonnées de s'être développées sous l'influence de la malaria, dans la névrite traumatique (W. Mitchell, *Des lésions des nerfs et de leurs conséquences,* traduction de Dastre Paris, 1874), dans les crises douloureuses d'origine hépatique. (J. Cyr, *De la périodicité de certains symptômes hépatiques. Arch. gén. de médecine,* mai 1883.)

Ces réserves faites, il n'en faut pas moins reconnaître que l'intermittence des accès reste un des caractères fondamentaux de la fièvre palustre, et on est conduit nécessairement à se demander quelle est la cause de cette intermittence.

Les théories de l'intermittence qui ont été formulées jusqu'ici sont toutes insuffisantes, si bien qu'après les avoir passées en revue, on est tenté de conclure comme Sydenham, qui écrit, à propos des différents types des fièvres intermittentes : « Si l'on me pousse là-dessus, je répondrai que je n'en sais rien du tout. »

On a accusé les variations atmosphériques du nycthémère (Roche); on a dit que chaque accès correspondait à l'absorption d'une nouvelle quantité de miasmes, théorie évidemment erronée, puisque la fièvre intermittente persiste souvent alors que les malades se sont éloignés des foyers palustres.

Bailly pensait que la position verticale succédant le matin à la position horizontale gardée pendant la nuit, pouvait provoquer l'apparition des accès ; on se lève tous les matins, et cette explication, très médiocre pour la quotidienne, est tout à fai mauvaise quand il s'agit de la tierce ou de la quarte

La théorie qui fait intervenir les variations nycthémérales de température est passible de la même objection. Si le refroidissement nocturne prépare l'accès, pourquoi chez certains malades les effets de ce refroidissement ne se font-ils sentir que ous les deux jours ou tous les trois jours? Une fièvre intermittente contractée dans un pays chaud, se reproduit souvent avec ce caractère alors que le malade est transporté dans un pays tempéré ou froid.

D'après Durand de Lunel, le miasme s accumule dans la rate pendant la nuit, et le matin il est versé dans la circulation générale, d'où l'accès de fièvre; Durand de Lunel dit avoir constaté sur un grand nombre de paludiques que la rate était augmentée de volume le matin. (*Gazette médicale* de Paris 1849, et *Traité dogmatique et pratique des fièvres intermittentes*, Paris, 1862.)

On est exposé ici à prendre l'effet pour la cause; les accès se produisant le matin et s'accompagnant d'une tuméfaction de la rate, il est naturel que l'hypersplénie soit plus considérable le matin que le soir; le fait lui-même sur lequel repose cette théorie, c'est-à-dire les variations nycthémérales du volume de la rate, ne me paraît pas suffisamment établi; ces variations sont en général peu considérables et très difficiles à apprécier par millimètres, voire même par centimètres, à cause de la mobilité de la rate et de ses changements de rapports avec la paroi abdominale. La théorie de Durand de Lunel est d'ailleurs pleine d'obscurités : pourquoi le miasme s'accumule-t-il dans la rate pendant la nuit, pourquoi en sort-il le matin ? Pourquoi chez certains malades n'en sort-il que tous les deux ou trois jours ?

La connaissance que nous avons aujourd'hui des véritables agents du paludisme peut-elle nous aider à comprendre l'intermittence ?

La première idée qui se présente à l'esprit, est que les microbes du paludisme ont eux-mêmes une activité intermittente, qu'ils ne se répandent dans la circulation générale qu'à certains moments, qui correspondent aux paroxysmes fébriles, ou bien qu'ils sont en partie détruits après chaque paroxysme et que l'intervalle d'apyrexie correspond au temps nécessaire à la repullulation des parasites. « La pullulation de ces corps doit être extrêmement active, écrit M. le Dr Richard : par exemple, dans les accès tierces, on ne les retrouve pas les jours d'apyrexie ; à mesure que l'accès s'approche, ils se montrent en nombre croissant et leur maximum correspond au début de l'ascension thermique : à partir de ce moment, leurs instants sont comptés, la chaleur fébrile leur est fatale et enraye net leur développement ; telle est l'explication de l'intermittence ; ils produisent la fièvre, la fièvre les tue et tombe à son tour ; à la faveur de l'apyrexie, ils repullulent, rallument la fièvre et ainsi de suite. » (*Op. cit.*, p. 117.)

Il est certain que c'est d'ordinaire un peu avant les paroxysmes fébriles et au début de ces paroxysmes que les microbes se montrent en plus grand nombre dans le sang des paludiques, c'est à ce moment qu'on a le plus de chances de les rencontrer et de pouvoir les observer sous leurs formes les plus caractéristiques

On a pu voir (chapitre III, p. 197) que sur ce point spécial, mes observations concordaient parfaitement avec celles de M. le Dr Richard. J'ai insisté sur ce fait que lorsqu'on trouve dans le sang d'un malade qui n'a pas eu de fièvre depuis quelque temps, des corps kystiques n° 2 et des filaments mobiles, on peut prédire le retour à bref délai des accès de fièvre ; j'ai dit aussi qu'après les paroxysmes fébriles le nombre des microbes vivants diminuait en général beaucoup dans le sang, tandis que celui des corps n° 3 et des leucocytes mélanifères, cadavres et débris de ces corps, augmentait notablement.

A côté de ces faits favorables à la théorie de l'intermittence émise par M. le Dr Richard, on en peut malheureusement citer d'autres qui lui sont contraires.

Il s'en faut de beaucoup que les microbes du paludisme disparaissent toujours à la fin des accès, il m'est arrivé souvent de rencontrer ces parasites en grand nombre et avec leurs formes les plus caractéristiques, les plus animées (corps n° 2 munis de filaments mobiles, filaments mobiles libres), dans le sang de malades qui se trouvaient à la fin d'un accès ou pendant les périodes d'apyrexie.

Autre objection : si les microbes du paludisme étaient détruits en grande partie à la fin de chaque accès et si l'intervalle d'apyrexie qui sépare deux accès successifs représentait le temps nécessaire à la repullulation des microbes, les accès de fièvre devraient toujours se reproduire à des intervalles à peu près égaux ; comment expliquer, si on adopte la théorie de M. le Dr Richard, la fièvre tierce et la fièvre quarte? Ces types s'observent chez les individus affaiblis, anémiés, dans le sang desquels la pullulation des parasites se fait très facilement, et il faudrait admettre cependant que les microbes mettent deux et trois fois plus de temps à se reproduire chez ces malades que chez ceux qui ont des fièvres quotidiennes.

Comment expliquer encore les accès prolongés et subintrants, les fièvres continues palustres ? M. le Dr Richard en est réduit à invoquer un miasme différent du miasme palustre, qui s'unirait à ce dernier pour produire la continuité des fièvres, hypothèse qui me paraît difficile à défendre.

Pourquoi le nombre des microbes diminue-t-il en général dans le sang des paludiques après les accès de fièvre ?

Faut-il croire que c'est là seulement une question de température et que les microbes du paludisme qui prospèrent dans le sang à 37°, meurent quand la température de ce sang monte à 40 ou 41° ? Une si grande sensibilité à la chaleur paraît peu probable ; j'ai du reste trouvé fréquemment dans le sang de malades qui avaient ou qui venaient d'avoir des températures supérieures à 40°, des microbes animés de mouvements très vifs ; on pourrait trancher la question en soumettant directement une préparation histologique renfermant des microbes du paludisme à des températures de 40 à 41°, je n'avais pas à Constantine de platine chauffante et je n'ai pas pu faire cette expérience.

Il me paraît probable que la chaleur n'agit que d'une manière indirecte sur les microbes du paludisme. On sait que sous l'influence de la chaleur artificielle, les leucocytes acquièrent une activité très grande ; les mouvements amiboïdes s'exagèrent, et si on met au contact des leucocytes des grains pigmentés, on constate qu'ils s'en emparent et les englobent très rapidement

La chaleur fébrile agit certainement comme la chaleur artificielle dans cette expérience ; chez le fébricitant l'activité des leucocytes s'exagère, et les éléments parasitaires deviennent plus facilement leur proie que chez l'individu dont la température est normale.

Mais revenons à l'intermittence et à la recherche de ses causes.

Il est probable, ainsi que je l'écrivais déjà en 1881 (*Nature parasitaire des accidents de l'impaludisme*, p. 97), que l'irritabilité de la moelle épinière est épuisée après chaque paroxysme fébrile, et que l'intervalle qui sépare les accès représente le temps nécessaire pour que cet épuisement se dissipe.

S'agit-il d'un homme vigoureux qui a la fièvre palustre pour la première fois ; les accès se succèdent à de courts intervalles, ils peuvent même être subintrants.

Le malade est-il au contraire anémié, affaibli déjà par plusieurs atteintes de fièvre ; l'épuisement nerveux qui suit chaque paroxysme se dissipe lentement et les accès ne se succèdent qu'à de longs intervalles. Certains cachectiques palustres ont très rarement des accès de fièvre, c'est le cas des individus qui habitent depuis leur enfance des localités marécageuses.

« L'habitude, dit Maillot, émousse l'activité des émanations marécageuses, en ce sens du moins que les indigènes n'ont très souvent que des fièvres peu graves, alors que les étrangers placés accidentellement dans le foyer des miasmes, éprouvent les accidents les plus formidables : c'est une remarque qui n'a échappé à aucun des auteurs qui ont écrit sur les fièvres intermittentes et dont j'ai eu souvent l'occasion de vérifier la justesse en Corse et en Afrique. Pendant que, dans ce dernier pays, nos soldats étaient horriblement décimés par les fièvres pernicieuses, les Arabes à notre solde, exposés également aux fatigues du camp, ne contractaient que des fièvres bénignes. » (Maillot, *op. cit.*, p. 265.)

Le système nerveux s'accoutume à l'irritation produite par la présence des microbes du paludisme dans le sang, de même qu'il s'accoutume à certains irritants externes qui finissent par ne plus l'impressionner. Chacun sait que les femmes de la campagne, qui ont l'habitude de manier des orties, peuvent le faire sans éprouver la moindre douleur, sans que leurs mains soient le siège d'aucune éruption ; les piqûres des moustiques sont moins douloureuses et donnent lieu à une éruption bien moins apparente chez les personnes qui habitent depuis longtemps les localités où ces insectes abondent, que chez les personnes qui y arrivent. Il serait facile de multiplier les exemples qui démontrent que l'irritabilité du système nerveux diminue par l'accoutumance.

Nous avons vu que la grande majorité des accès de fièvre intermittente s'observaient de minuit à midi; beaucoup de parasites ont une activité plus grande la nuit que le jour : tel est, par exemple, le cas des filaires, dont il est souvent impossible de constater la présence dans le sang pendant le jour; il est probable qu'il en est ainsi des microbes du paludisme ; le sommeil, en diminuant l'irritabilité du système nerveux, retarde un peu l'heure des accès, et c'est le matin, au réveil ou peu de temps après, que la fièvre éclate. Il n'y a là du reste rien d'absolu, les microbes du paludisme circulent souvent en très grand nombre dans le sang pendant le jour et ils peuvent provoquer des accès de fièvre à toute heure.

Au nombre des phénomènes d'irritation produits par les

parasites, il faut citer encore la céphalalgie, la rachialgie, les douleurs névralgiques, le délire, les convulsions. La pathogénie de ces accidents est trop simple ici pour qu'il soit nécessaire d'y insister.

On comprend sans peine que des parasites du sang, dont le volume est quelquefois supérieur à celui des hématies, puissent déterminer des obstructions vasculaires ; il y aurait même lieu de s'étonner de la rareté assez grande de ces accidents chez les paludiques, si nous ne savions : 1° que le volume des éléments parasitaires les plus gros diffère peu de celui des hématies ; 2° que les filaments mobiles sont d'une finesse qui leur permet probablement de franchir tous les réseaux capillaires et que l'élasticité des corps kystiques est comparable à celle des leucocytes ou des hématies ; 3° que les leucocytes s'emparent des cadavres des parasites et du pigment mis en liberté, et se chargent de transporter ces corps étrangers en dehors des vaisseaux.

Les oblitérations vasculaires produites par les parasites du paludisme se traduisent naturellement par des symptômes très variables, suivant l'organe intéressé.

Les accès pernicieux comateux s'expliquent très bien par l'accumulation des éléments parasitaires dans les capillaires cérébraux ; ce n'est pas là une hypothèse; chez les sujets morts d'accès pernicieux comateux, il est facile de constater, sur des coupes histologiques du cerveau, que les capillaires sont obstrués en beaucoup de points par des éléments pigmentés, qui ne sont que les cadavres des parasites.

Frerichs attribuait déjà à l'accumulation du pigment dans les vaisseaux cérébraux un rôle important dans la pathogénie de certains accès pernicieux; si cette théorie a fait peu de partisans, c'est qu'il était difficile de comprendre comment des thromboses produites par du pigment pouvaient se dissiper en quelques heures. On a toujours objecté à Frerichs la rapidité avec laquelle les symptômes cérébraux et le coma lui-même disparaissaient chez certains malades atteints d'accès pernicieux, pour reparaître parfois au bout d'un ou deux jours et se dissiper encore ; on ne s'expliquait pas non plus comment le sulfate de quinine pouvait agir sur des thromboses pigmentaires, et personne ne songeait à nier l'efficacité merveilleuse de ce médicament chez les malades atteints d'accès pernicieux comateux.

Le fait que l'obstruction des vaisseaux cérébraux est produite, non par des poussières inertes, mais par des éléments parasitaires, répond à toutes ces objections ; il est facile en effet de comprendre que les microbes qui ont obstrué pendant quelques heures les petits vaisseaux cérébraux puissent être entraînés de nouveau dans le torrent circulatoire, surtout si le sulfate de quinine, administré à forte dose, vient les engourdir ou les tuer.

Les thromboses vasculaires d'origine parasitaire, expliquent les paralysies et les aphasies transitoires qui ont été observées quelquefois dans le cours des accès de fièvre.

Dans certains cas, heureusement [illegible]res, les thromboses ne se dissipent pas avec les accès de fièvre ; elles donnent alors naissance à des foyers de ramollissement, et, si elles intéressent la zone motrice, à des paralysies plus ou moins persistantes.

L'accumulation des éléments parasitaires dans les petits vaisseaux explique encore la fréquence des hémorrhagies capillaires dans les formes graves du paludisme. M. le Dr Marchiafava a observé souvent des hémorrhagies ponctiformes dans les centres nerveux et les méninges.

J'ai noté, chez plusieurs individus morts de fièvre pernicieuse, des hémorrhagies capillaires très nombreuses dans la peau et dans les séreuses, notamment dans le mésentère. Sur un sujet mort de fièvre pernicieuse pendant l'été 1882, dans le service d'un de mes collègues de l'hôpital militaire de Constantine, le mésentère et le grand épiploon étaient criblés d'hémorrhagies ponctiformes, produites évidemment par l'accumulation des éléments pigmentés dans les petits vaisseaux.

Les épistaxis sont très communes dans le paludisme, mais l'hémorrhagie nasale est un phénomène trop banal pour qu'il soit nécessaire d'invoquer ici la présence des microbes.

L'hémoptysie, la gastrorrhagie et l'hématurie ne sont pas très rares chez les paludiques. Dans les reins les éléments parasitaires sont retenus par les glomérules de Malpighi comme par un filtre, et dans le cas où ces éléments sont nombreux, on conçoit que la circulation rénale et, par suite, l'excrétion de l'urine puissent être arrêtées complètement, comme chez ce malade dont j'ai déjà parlé qui, pendant plusieurs jours, présenta une anurie complète et dont les deux reins étaient infiltrés de sang.

L'albuminurie transitoire qui s'observe assez souvent pendant les accès de fièvre intermittente, s'explique par le même mécanisme que l'hématurie. L'oblitération d'un certain nombre de glomérules par les éléments parasitaires a naturellement pour effet d'augmenter beaucoup la tension du sang dans ceux qui sont restés perméables.

L'accumulation des éléments parasitaires dans certains départements vasculaires de la rate paraît pouvoir donner naissance à des infarctus qui sont suivis ou non de suppuration.

D'après MM. Tommasi Crudeli, Marchiafava et Ferraresi, les

embolies pigmentaires des capillaires du poumon peuvent devenir le point de départ d'une tuberculose miliaire (v. chapitre VI, p. 382).

L'amblyopie palustre s'explique très bien par les embolie- que les parasites forment dans les artères de la rétine.

Dans le paludisme aigu, la présence des éléments parasitaires détermine des hypérémies, des congestions passagères de différents organes sans inflammation proprement dite, auss les organes congestionnés (rate, foie) reprennent vite leur volume normal dès que la fièvre a disparu. Quand les malades succombent rapidement, on ne trouve à l'autopsie aucune lésion inflammatoire des viscères.

A la longue, l'irritation produite par la présence des microbes du paludisme et par les congestions répétées qui en résultent donne naissance à des phlegmasies chroniques qui ont naturellement leur siège d'élection dans les viscères qui servent plus spécialement d'habitat aux parasites du paludisme.

La rate présente constamment chez les individus qui ont eu plusieurs atteintes de fièvre intermittente, des altérations inflammatoires : splénite interstitielle, périsplénite ; et dans la cachexie palustre on observe une véritable cirrhose hypertrophique de la rate.

La cirrhose du foie vient, par ordre de fréquence, après celle de la rate, on peut citer ensuite la néphrite et la pneumonie chronique ; dans tous ces cas, le point de départ ordinaire des lésions inflammatoires est dans le système vasculaire ; il s'agit le plus souvent de cirrhoses vasculaires.

Les lésions de l'inflammation chronique une fois constituées dans un viscère peuvent persister et s'aggraver après guérison du paludisme.

Un malade qui a été atteint de gale peut conserver longtemps après la disparition des sarcoptes un eczéma qui, provoqué par la maladie parasitaire, lui survit et prend une marche chronique.

De même on observe des cirrhoses du foie et des néphrites d'origine palustre chez des malades qui n'ont plus depuis longtemps d'accès de fièvre intermittente et dans le sang desquels on ne trouve plus trace des parasites du paludisme.

La cirrhose hypertrophique de la rate persiste longtemps après la guérison du paludisme.

Les microbes du paludisme paraissent pouvoir vivre longtemps à l'état enkysté dans les sinus de la rate ; c'est ainsi qu'on s'explique que la maladie, après plusieurs mois de silence, puisse reparaître tout à coup, alors que les paludiques ont quitté les foyers dans lesquels ils ont contracté la fièvre et qu'il est impossible d'invoquer une nouvelle infection.

Toutes les causes susceptibles d'activer la circulation peuvent remettre en mouvement les germes qui sommeillent dans des vaisseaux peu fréquentés d'ordinaire et occasionner, par suite, une rechute de fièvre ; tels sont les excès de tout genre, les fatigues, les grands traumatismes, les émotions vives.

CHAPITRE IX

TRAITEMENT. — PROPHYLAXIE

ACTION SPÉCIFIQUE DU QUINQUINA DANS LE TRAITEMENT DU PALUDISME. — CETTE ACTION S'EXPLIQUE PAR LES PROPRIÉTÉS PARASITICIDES DU QUINQUINA ET DES SELS DE QUININE. — NÉCESSITÉ DES TRAITEMENTS SUCCESSIFS. — TRAITEMENT DES ACCÈS PERNICIEUX. — AVANTAGES DE LA MÉTHODE HYPODERMIQUE. — TRAITEMENT DE LA CACHEXIE PALUSTRE. — SUCCÉDANÉS DU SULFATE DE QUININE : SULFATE DE CINCHONINE, ARSENIC, IODE, ETC. — ASSAINISSEMENT DES LOCALITÉS PALUSTRES. — PROPHYLAXIE INDIVIDUELLE.

Nous connaissons aujourd'hui la cause des fièvres palustres, nous connaissions depuis longtemps le remède qu'il convient de leur opposer.

L'histoire de la découverte du quinquina a tout l'intérêt d'un roman, mais elle est trop connue pour que je la conte ici dans le détail ; il me suffira d'en rappeler les principales péripéties.

On sait que la femme du vice-roi du Pérou, comte d'El Cinchon, étant atteinte de fièvre intermittente, un corrégidor du Loxa lui conseilla l'usage d'une poudre, qui la guérit.

Joseph de Jussieu, qui fut envoyé en Amérique en 1735, désigne les Indiens du village de Malacotos, à quelques lieues de Loxa, comme les premiers qui aient connu les propriétés fébrifuges de l'écorce qui fut connue d'abord sous le nom d'*écorce du Pérou*.

En 1640, la comtesse d'El Cinchon rapporta en Europe la poudre à laquelle elle devait sa guérison et la distribua elle-même, d'où le nom de *poudre de la Comtesse ;* en 1649, les jésuites de Rome reçurent une grande quantité de cette poudre fameuse et la mirent en vogue, d'où le nom de *poudre des Jésuites ;* on sait enfin qu'en 1679, Louis XIV fut guéri d'une fièvre intermittente rebelle à l'aide d'un remède secret par un empirique anglais, nommé Talbot. Le grand roi acheta à Talbot son secret moyennant la somme de 48,000 livres et une pension viagère de 2,000 francs et le rendit public. (*Le remède anglois pour la guérison des fièvres, publié par ordre du Roi*, par M. de Blegny, Paris, 1682.)

Louis XIV fut quelque peu exploité en cette circonstance. Le remède secret, si bien payé par lui, n'était autre qu'une teinture vineuse de quinquina très concentrée, et Sydenham nous apprend que l'écorce du Pérou était connue et très appréciée en Angleterre dès 1660.

L'arbre qui fournit le quinquina ne fut décrit qu'en 1738 par La Condamine, qui avait été envoyé au Pérou pour y mesurer quelques degrés du méridien.

Depuis cette époque, le quinquina a donné lieu à un très grand nombre de travaux, en tête desquels il faut citer ici ceux qui nous ont fait connaître la quinine et qui ont rendu ainsi un service signalé à la thérapeutique.

C'est en 1820 que Pelletier et Caventou ayant soumis le quinquina aux procédés d'analyse que Sertuerner avait appliqués à l'opium, découvrirent la quinine, comme celui-ci avait découvert la morphine (1).

Les auteurs sont d'accord depuis longtemps pour reconnaître que le quinquina et les sels de quinine ont le pouvoir de guérir les accidents du paludisme, les fièvres palustres ont même été désignées souvent sous le nom de fièvres à quinquina.

Comment le quinquina et les sels de quinine guérissent-ils les fièvres palustres? C'est ici que les divergences commencent.

Il résulte des recherches de Favier (Thèse, Montpellier, 1848), de Briquet (*Traité thérapeutique du quinquina*), de Kerner (*Pfluger's archiv.*, 1870), de Liebermeister, que le sulfate de quinine abaisse la température du corps chez l'homme sain et plus encore chez le fébricitant; mais il est trop évident qu'il n'y a aucune comparaison à faire entre l'abaissement de température qu'on obtient difficilement (et que je n'ai jamais obtenu pour ma part) chez un malade atteint de fièvre typhoide en lui administrant du sulfate de quinine, et la disparition si merveilleuse de la fièvre et des accidents pernicieux qu'on observe dans les mêmes conditions chez les paludiques.

Les sels de quinine ne figurent parmi les antipyrétiques généraux qu'après les émissions sanguines, les bains froids, la digitale, le salycilate de soude et plusieurs autres médicaments; dans le traitement du paludisme, aucune médication ne

(1) Trousseau et Pidoux, *Traité de thérapeutique*, 8e édition, Paris, 1869, t. II, p. 483. — Bouchardat, *Manuel de matière médicale*, 4e édition, Paris, 1865, t. II, p. 338. — Briquet, *Traité thérapeutique du quinquina*, Paris, 1855 — L. Colin, *Etude sur les sels de quinine. Bulletin de thérapeutique*. 1872. — Dujardin-Beaumetz, *Leçons de clinique thérapeutique*, t. III, p. 695.

leur dispute la première place, ils ont véritablement ici des *propriétés spécifiques.*

On a fait des expériences sur l'homme sain et sur les animaux pour se rendre compte du mode d'action des sels de quinine.

Briquet conclut de ses recherches que les alcaloïdes du quinquina ont une action directe sur l'axe cérébro-spinal, action excitante d'abord, puis sédative, si on continue l'emploi de la quinine ou si on élève les doses (*op. cit.*).

Eulenburg a conclu d'expériences faites sur les grenouilles que le sulfate de quinine agit d'abord sur la moelle, où il paralyse les centres d'action réflexe, puis sur le cerveau. (*Archiv. f. Anat.* etc., 1865, cité par Trousseau et Pidoux, *op. cit.*)

D'après Bochefontaine, une injection hypodermique de chlorhydrate de quinine faite sur un chien détermine une diminution de volume de la rate (Thèse, Paris, 1873).

Piorry, Pagès, Kuchenmeister avaient dit déjà que la quinine diminuait le volume de la rate chez les individus bien portants.

Mossler aurait constaté, au contraire, que la rate augmentait de volume chez les animaux sous l'action des sels de quinine (*Deutsches Archiv*, 1875).

Ces recherches et les recherches analogues faites sur l'homme sain et sur les animaux, n'ont évidemment qu'une application très indirecte au sujet spécial qui nous occupe, et e crois inutile d'y insister davantage.

Il est aussi impossible d'étudier sur l'homme sain ou sur les animaux le mode d'action de la quinine dans les fièvres palustres, qu'il le serait de se rendre compte des propriétés parasiticides de la pommade d'Helmerich, en frictionnant, à l'aide de cette pommade, des animaux ou des individus qui n'auraient pas la gale.

Pringle, le premier, a reconnu les propriétés antiputrides du quinquina et a institué quelques expériences destinées à mettre ces propriétés en lumière.

Les naturalistes savent depuis longtemps que quand on veut étudier les infusoires, il faut avoir soin de n'introduire dans le liquide de culture aucune parcelle de quinquina. (A. Chevalier, *l'Étudiant micrographe*, Paris, 1865, p. 529.)

Il est facile de constater l'action toxique des sels de quinine sur les infusoires : on fait une préparation histologique à l'aide d'une goutte d'eau prise dans une infusion de foin et on examine les infusoires qui s'y rencontrent d'ordinaire en grand nombre : monades, vorticelles, paramécies, kolpodes, amibes, etc. ; on ajoute alors une goutte d'une solution faible d'un sel de quinine ; au bout de quelques instants tous les infusoires sont détruits.

De là à admettre que la quinine guérissait les fièvres palustres en tuant les parasites du paludisme, il n'y avait pas loin.

En 1867, Binz a publié des expériences tendant à démontrer que le paludisme était produit par des bactéries, et que le sulfate de quinine guérissait la fièvre palustre en tuant ces bactéries (1). (Binz, *Arch. de Max Schultze*, 1867.)

Les conclusions de Binz ne résistent pas à la critique, comme l'ont très bien démontré MM. Vulpian et Bochefontaine. Les bactéries trouvées dans le sang par Binz n'ont aucun caractère particulier et ne diffèrent pas de celles qu'on peut rencontrer dans le sang, même à l'état sain ; de plus, ces bactéries sont très peu sensibles à l'action des sels de quinine.

(1) Baxter a reproduit les expériences de Binz. (*The action of the cinchona Alkaloids, etc. The Pract.*, nov. 1873.)

M. Vulpian est arrivé à cette conclusion que, pour détruire les vibrioniens du sang, il faudrait administrer aux fiévreux plus de 30 grammes de chlorhydrate de quinine. (*Cours d'anatomie pathologique*, 1871.)

M. Bochefontaine a fait des recherches très intéressantes sur ce sujet (*Action de la quinine sur les vibrioniens. Arch. de physiologie*, 1873, 1re série, t. V, p. 390), et il a constaté que les vibrioniens sont peu sensibles à l'action de la quinine.

Ainsi que l'a montré M. Vulpian, il est facile de rendre des grenouilles bactérihémiques en leur injectant un peu de cyclamine sous la peau. Il se produit au niveau de l'injection une violente inflammation, et, au bout de quelques jours, le sang de ces animaux se remplit de bactéries, de vibrions et de spirilles.

M. Bochefontaine s'est assuré que le sulfate de quinine ne détruit pas les bactéries dans le sang des grenouilles ainsi infectées, et qu'il n'empêche pas leur production quand on l'administre d'une façon préventive. (Bochefontaine, *loc. cit.*, p. 728.)

M. Bochefontaine, qui conteste avec raison l'action toxique des sels de quinine sur les bactéries, n'hésite pas à reconnaître l'action énergique de ces sels sur les infusoires : « Les gros infusoires, paramécies, kolpodes, monades, ont toujours été rapidement détruits par le chlorhydrate neutre de quinine à 1/800e ; quelques instants après qu'ils avaient été soumis à cette solution, on n'en trouvait plus trace dans les préparations. » (*Op. cit.*, p. 404.)

Nous savons aujourd'hui que les parasites du paludisme appartiennent à un ordre plus élevé que les bactéries, et qu'ils se rapprochent des infusoires; on comprend donc très bien qu'ils soient rapidement détruits comme ces derniers par les sels de quinine, et les objections que MM. Vulpian et Bochefontaine adressaient à la théorie de Binz tombent d'elles-mêmes.

Il est à remarquer que les sels de quinine, qui tuent rapidement les infusoires, n'ont aucune action sur les spores végétales, ni sur les algues et les champignons, qui ont été accusés à plusieurs reprises, d'être les agents du paludisme. Les palmelles se développent très bien dans une solution de sulfate de quinine. (Wood, *American Journ. of. med. sc.*, 1868.) Bochefontaine a constaté que le penicillium pouvait vivre et prospérer dans des solutions concentrées de sels de quinine. (*Op. cit.*) Les bouteilles qui renferment les solutions de sulfate de quinine et qui ne sont pas nettoyées souvent et avec soin, se recouvrent presque toujours de champignons à leur face interne, je l'ai constaté maintes fois en Algérie.

La théorie parasiticide, qui cependant explique si bien l'efficacité merveilleuse du quinquina dans le traitement des fièvres palustres, a été, en général, assez mal accueillie jusqu'ici.

On a objecté que beaucoup de substances avaient des propriétés antiputrides et parasiticides au moins égales à celles du quinquina, sans être pour cela des antidotes du paludisme. On pouvait objecter surtout qu'on n'avait pas réussi à trouver dans le sang des paludiques ces parasites que le sulfate de quinine était censé détruire.

Nous connaissons maintenant les microbes du paludisme, nous savons qu'ils disparaissent du sang chez les malades qui sont soumis pendant quelque temps à la médication quinique, nous pouvons suivre à l'aide du microscope l'action des sels de quinine sur ces parasites comme sur les animalcules des infusions végétales; comment douter encore que si le quinquina guérit les fièvres palustres, c'est parce qu'il tue les microbes du paludisme?

Faut-il s'étonner si tous les agents parasiticides ne sont pas des spécifiques du paludisme au même titre que les sels de quinine?

Chacun sait que certains parasites sont particulièrement sensibles à l'action toxique de substances qui n'agissent pas sur d'autres. La racine de grenadier, les graines de courges, qui sont si précieuses dans le traitement du ténia, n'agissent pas contre les ascarides; la santonine, qui tue les ascarides, est sans action sur le ténia; il serait facile de multiplier ces exemples.

Évidemment si on pouvait introduire dans le sang, à dose suffisante, des parasiticides comme l'iode et le mercure, ces médicaments agiraient aussi efficacement contre les microbes du paludisme, plus efficacement même que le sulfate de quinine; mais ces agents sont des toxiques très puissants pour l'homme lui-même, et ils se prêtent mal à cet emploi; nous ne pouvons même pas les utiliser pour tuer les parasites qui vivent dans la partie supérieure du tube digestif.

M. Raulin, dans ses curieuses recherches sur les conditions de développement de l'aspergillus niger a démontré que, pour rendre la végétation de ce champignon impossible dans le liquide de culture qui lui est le plus favorable, il suffisait que ce liquide contînt un seize cent millième de nitrate d'argent L'influence stérilisante de l'argent est telle que la végétation de ce champignon ne s'opère pas dans un vase d'argent; si l'aspergillus niger était un parasite capable de se développer dans le sang de l'homme, pour arrêter sa pullulation dans un homme du poids de 60 kilogrammes, il suffirait de quarante milligrammes de nitrate d'argent. (Duclaux, *Ferments et maladies*, Paris, 1882, p. 47.)

Faut-il s'étonner après cela de la susceptibilité particulière que les microbes du paludisme présentent pour le quinquina ? Il ne nous reste qu'à regretter que cette susceptibilité ne soit pas égale à celle de l'aspergillus pour les sels d'argent.

Dira-t-on que les fièvres palustres récidivent souvent malgré le sulfate de quinine, et qu'il ne devrait pas en être ainsi si les sels de quinine avaient la propriété de tuer les microbes du paludisme ? Il n'est pas rare de voir la gale reparaître après une ou deux frictions ; le ténia résiste souvent aux ténifuges les plus puissants ; à plus forte raison, est-il facile de comprendre que des microbes qui vivent dans le sang, qui se cachent dans les plus fins capillaires de la rate, du foie et de la moelle des os soient difficiles à détruire.

Le sulfate de quinine n'agit pas aussi efficacement sur les microbes aux différentes phases de leur évolution. J'ai déjà eu l'occasion de dire que les corps kystiques n° 1 résistaient beaucoup mieux, beaucoup plus longtemps que les filaments mobiles à la médication quinique. La fréquence des rechutes de fièvre intermittente s'explique d'autant plus facilement qu'on se contente en général de prescrire quelques doses de sulfate de quinine pour couper la fièvre, et qu'on ne fait rien pour empêcher la repullulation des microbes.

D'après Binz le sulfate de quinine aurait la propriété d'arrêter les mouvements amiboïdes des leucocytes ; cette propriété, si elle existait réellement, serait très préjudiciable dans le traitement du paludisme, puisque ce sont les leucocytes qui sont chargés de purger le sang des éléments parasitaires; heureusement il n'en est rien : il résulte des recherches de Hayem et de Bochefontaine que les mouvements amiboïdes des leucocytes ne sont pas entravés par les sels de quinine. (Bochefontaine, *loc. cit.*)

Le traitement du paludisme est assez long et dispendieux, il importe donc de ne pas l'instituer, sauf dans les cas d'urgence, avant d'être fixé exactement sur le diagnostic. D'une façon générale, on peut dire que dans les pays palustres on donne beaucoup trop de sulfate de quinine à des malades qui n'en ont nul besoin, et qu'on n'en donne pas assez aux malades atteints de paludisme.

Le paludisme une fois reconnu, le médecin doit se demander sous quelle forme, à quelle dose et pendant combien de temps il prescrira le quinquina ou les sels de quinine.

Depuis la découverte de la quinine, la poudre de quinquina n'est plus guère employée dans le traitement des fièvres palustres, ou du moins on la réserve, ainsi que la teinture et l'extrait de quinquina, pour quelques cas spéciaux.

Torti administrait 8 grammes de poudre de quinquina en une seule dose après l'accès dans la fièvre intermittente simple.

La méthode de Sydenham était beaucoup meilleure ; Sydenham prescrivait 24 à 30 grammes de poudre de quinquina distribués de quatre en quatre heures par doses de 2^{gr},50 à partir de la fin de l'accès, et il avait soin de faire prendre un petit verre de vin après chaque dose.

Dans les fièvres simples, lorsque les malades avalent facilement la poudre de quinquina, cette méthode donne de bons résultats, on pourra même y recourir encore dans certains cas de fièvre intermittente rebelle.

Le grand inconvénient de la poudre de quinquina était qu'il

fallait faire prendre une grande quantité de cette poudre pour agir efficacement dans les fièvres graves, et que l'absorption du principe actif était lente et difficile ; 30 grammes de quinquina jaune, qui possède au plus haut degré les propriétés fébrifuges, renferment 0^{gr},50 environ de sulfate de quinine : pour faire prendre deux grammes de sulfate de quinine, dose souvent nécessaire dans les accès graves, il faudrait donc prescrire 120 grammes de poudre de quinquina.

Le sulfate de quinine est le plus employé des sels de quinine. Le chlorhydrate de quinine est beaucoup plus soluble que le sulfate et il contient à poids égal, plus de quinine ; il y aurait donc avantage à l'employer, s'il ne coûtait pas plus cher que le sulfate. Le chlorhydrate et le sulfovinate de quinine facilement solubles dans l'eau, conviennent très bien pour les injections hypodermiques. Le bromhydrate de quinine a été également préconisé pour cet usage.

Le tannate de quinine est très peu soluble dans l'eau ; il a une action lente et incertaine, il faut trois heures au moins pour que la quinine apparaisse dans les urines, tandis qu'avec le sulfate de quinine elle s'y trouve au bout de trente minutes.

Outre la quinine, on a extrait encore du quinquina d'autres alcaloides : la cinchonine, la quinidine, la cinchonidine, la quinoidine (mélange de sulfate de cinchonine et de quinine avec matière colorante) ; les propriétés fébrifuges de ces alcaloides sont contestables, très inférieures en tout cas à celles de la quinine.

La solution de sulfate de quinine a d'ordinaire une action excitante très modérée sur la muqueuse de l'estomac, et elle est bien supportée ; il est exceptionnel de voir survenir une irritation vive et des vomissements.

Les malades qui ont pris du sulfate de quinine à forte dose (un à deux grammes en une fois), ont souvent des bourdonnements d'oreilles, une surdité passagère.

Certaines personnes ont une sensibilité toute particulière au sulfate de quinine; c'est probablement ainsi qu'il faut expliquer les faits suivants cités par Trousseau et Pidoux: « Nous avons vu à l'hôpital de Tours une jeune religieuse rester folle pendant un jour pour avoir pris en une dose 1gr,25 de sulfate de quinine.

« Un jour par notre conseil, un malade prit en une fois 3 gr. de sulfate de quinine pour se guérir d'un asthme qui revenait tous les jours à une heure fixe. Quatre heures après l'ingestion du médicament, il éprouva des bourdonnements d'oreilles, des étourdissements, des vertiges et d'horribles vomissements; nous le vîmes sept heures après l'administration de la quinine, il était aveugle et sourd, délirait et ne pouvait marcher tant étaient grands les vertiges qu'il éprouvait; à chaque instant il vomissait; en un mot, il était sous l'influence d'une véritable intoxication. Ces accidents, auxquels d'ailleurs nous n'opposâmes aucune médication active, cédèrent spontanément dans le milieu de la nuit. » (Trousseau et Pidoux. *Op. cit.*, p. 487.)

Il est heureusement très rare de rencontrer des malades aussi impressionnables au sulfate de quinine. Je n'ai jamais observé pour ma part à la suite de l'administration du sulfate de quinine aux doses citées dans ces exemples: 1gr,25 à 3 grammes, que des bourdonnements d'oreilles et une surdité passagère.

Quelques auteurs ont exagéré notablement les propriétés toxiques du sulfate de quinine; aucun médecin ayant exercé dans les pays palustres n'admettra je pense, que le sulfate de quinine, à la dose de 3 ou 4 grammes, puisse déterminer la mort d'un homme adulte (1). Ces doses ont été bien souvent dépassées dans le traitement des accidents pernicieux et souvent avec succès.

Maillot, dans un cas de fièvre pernicieuse, a administré 9 gr. de sulfate de quinine dans les vingt-quatre heures et a guéri son malade. Monneret a fait prendre jusqu'à 8 grammes de sulfate de quinine par jour dans des névralgies rebelles (*Éléments de pathol. médicale*, Paris, 1852, t. III, p. 104).

Giacomini a pris sans inconvénient pendant quarante-sept jours, de 3 à 4 grammes de sulfate de quinine par jour ; Favier a pris également jusqu'à 3 grammes par jour de sulfate de quinine, dans le seul but d'expérimenter l'action de ce sel.

Giacomini donne l'observation d'un homme qui, par erreur, avala en une seule fois 12 grammes de sulfate de quinine : il y eut des phénomènes d'hyposthénisation du cœur et du système nerveux, mais ces symptômes furent combattus avec succès, à l'aide des excitants.

Guersent, a cité le fait d'une dame à laquelle son mari, médecin et monomaniaque, avait fait prendre en quelques jours 41 grammes de sulfate de quinine; cette dame perdit momentanément la vue, l'ouie et la parole; elle se refroidit comme un cadavre, mais tous ces accidents se dissipèrent rapidement.

Briquet, auquel j'emprunte la plupart des faits précédents, ajoute : « Il n'existe à ma connaissance de fait avéré d'intoxication suivie de mort que celui de ce médecin aliéné (dont il est fait mention plus haut), qui, pour se guérir d'une petite fièvre, s'administra lui-même l'énorme dose de 220 grammes de sul-

(1) Bouchardat, *Manuel de matière médicale*, Paris, 1865, 4ᵉ édit., t. II, p. 392.

fate de quinine en dix à douze jours et qui finit par succomber à la prostration dans laquelle il était tombé. » (Briquet, *Traité thérapeutique du quinquina*, p. 585 et suivantes.)

Il est très rare qu'il faille donner plus de 3 grammes de sulfate de quinine par jour, même dans le traitement des accidents pernicieux ; les exemples qui précèdent prouvent qu'on peut sans danger dépasser cette dose ; néanmoins et sauf le cas d'urgence, on ne prescrira pas à un malade qui n'a jamais pris de sulfate de quinine de dose supérieure à 1 ou 2 grammes.

Il importe que le clinicien soit prévenu que le sulfate de quinine peut provoquer des symptômes inquiétants, tels que délire, ivresse quinique, vomissements, hyposthénisation du système nerveux, afin qu'il ne confonde pas ces symptômes avec ceux de la fièvre, ce qui le conduirait à augmenter encore les doses de sulfate de quinine.

Chez les jeunes enfants la quinine est très active, on peut la prescrire à l'intérieur à la dose de 5 à 20 centigrammes. (Griesinger, *op. cit.*, p. 114.)

Le sulfate de quinine introduit dans l'économie est éliminé en grande partie par les urines, il est facile d'y constater sa présence à l'aide de l'iodure ioduré de potassium qui, en s'unissant à la quinine, donne lieu à un précipité jaune-marron (Bouchardat) (1) ; on observe parfois un peu de cystite.

Quelques observateurs ont attribué, sans preuves suffisantes

(1) La formule du réactif de Bouchardat est la suivante : iode 15 grammes, iodure de potassium 4 grammes, eau 300 grammes.

Briquet a modifié ainsi qu'il suit cette formule : iode 2 grammes, iodure de potassium, 8 grammes, eau, 250 grammes.

Kerner a utilisé les proprietés fluorescentes des sels de quinine pour constater dans les urines la présence des plus minimes proportions de ces sels. (Dujardin Beaumetz *loc. cit.*)

à ce qu'il me semble, au sulfate de quinine les hématuries qui se produisent quelquefois dans le cours des fièvres palustres. (Ughetti, *Intossicazione chinica e la febbrebiliosa ematurica. Lo Sperim.* 1878. — Karamitzas, *Sur l'hématurie provoquée par la quinine. Bull. de thérap.*, 1879.) La fièvre palustre hématurique est rare en Algérie, où cependant on donne le sulfate de quinine à aussi forte dose qu'au Sénégal et à Madagascar; d'autre part, comme le fait remarquer M. Dujardin Beaumetz (*op. cit.*, p. 736), les médecins qui traitent la fièvre typhoïde par le sulfate de quinine n'ont pas vu survenir d'hématuries chez leurs malades.

Le meilleur mode d'administration du sulfate de quinine et le plus pratique, au moins dans les hôpitaux, consiste à faire prendre ce sel en solution. Dans les hôpitaux militaires de l'Algérie, on se sert avec avantage d'une solution de sulfate de quinine au cinquantième, qui est en général très bien supportée; le médecin fait avaler la solution devant lui, et s'assure qu'elle n'est pas rejetée volontairement ou à la suite de vomissements.

Aux malades qui supportent mal la solution de sulfate de quinine, on peut prescrire les pilules de sulfate de quinine ou la poudre de sulfate de quinine dans des cachets faits avec du pain à chanter; l'absorption de ces préparations est moins rapide et moins sûre que celle de la solution.

Si les malades vomissent, si leur état est grave et peut faire craindre un accès pernicieux, à plus forte raison si les accidents pernicieux se sont déjà produits : délire, sopor, coma, algidité, etc..., il faut recourir immédiatement à la méthode hypodermique.

Les lavements de sulfate de quinine ne seront prescrits que

dans les cas où il serait impossible, faute de seringue à injections hypodermiques par exemple, ou d'une solution convenable, d'employer la voie hypodermique.

Les lavements sont souvent rejetés au bout de quelques minutes et en admettant même qu'ils soient conservés, l'absorption par la muqueuse du gros intestin est beaucoup moins rapide et moins sûre que par le tissu conjonctif sous-cutané.

Les sels de quinine qui ont été plus spécialement utilisés pour les injections hypodermiques, sont : le chlorhydrate, le sulfovinate, le bromhydrate et le sulfate de quinine.

Le chlorhydrate de quinine se dissout dans dix fois son poids d'eau, mais difficilement, le sel cristallise en partie à froid, il faut toujours faire chauffer la solution avant de s'en servir, et on a souvent de la peine à faire dissoudre tous les cristaux ; les injections hypodermiques de chlorhydrate de quinine donnent du reste de très bons résultats ; je les ai employées souvent et j'ai très rarement observé des abcès ou des eschares aux points d'injection.

Le sulfovinate de quinine est beaucoup plus soluble dans l'eau que le chlorhydrate ; un gramme de sulfovinate de quinine se dissout en effet à la température ordinaire dans 2 grammes d'eau ; mais il m'a paru que le sulfovinate de quinine donnait lieu, beaucoup plus souvent que le chlorhydrate, à des accidents locaux ; peut-être emploie-t-on d'ordinaire une solution trop concentrée de ce sel, il y aurait avantage, je crois, à se servir d'une solution au cinquième, ou même au dixième.

Le bromhydrate de quinine ne se dissout que dans 60 parties d'eau, mais on peut obtenir une solution au dixième de ce sel, en substituant à l'eau distillée pure, l'eau distillée additionnée d'alcool d'après la formule suivante :

Bromhydrate de quinine	1gr
Alcool	1gr,50
Eau	7gr,50

On peut encore utiliser pour les injections hypodermiques le sulfate de quinine rendu soluble à l'aide de l'eau de Rabel ou de l'acide tartrique.

Vinson a donné la formule suivante, qui est très bonne :

Sulfate de quinine	1gr
Eau distillée	10gr
Eau de Rabel	1gr

Ou :

Acide tartrique	0gr50

Les injections hypodermiques des sels de quinine rendent de très grands services dans le traitement des fièvres palustres, on peut dire que, grâce à elles, le pronostic des accidents pernicieux est devenu moins grave qu'il n'était autrefois; mais la méthode hypodermique doit être réservée pour les cas spéciaux, qui sont mentionnés plus haut; on ne peut pas songer à la généraliser; les injections hypodermiques des sels de quinine peuvent en effet donner lieu à des accidents locaux : douleurs, phlegmons, eschares, qui n'entrent pas en ligne de compte, quand il s'agit d'un accès pernicieux, mais qui dans un cas de fièvre intermittente simple, sont une complication toujours gênante et parfois assez grave.

Quand on fait des injections hypodermiques d'un sel quinique, il faut avoir grand soin de pousser la pointe de la canule au milieu du tissu conjonctif sous-cutané, les injections faites dans l'épaisseur du derme donnant lieu presque à coup sûr à des accidents locaux (1).

(1) Arnould, *Bulletin de thérapeutique*, 1865. — Borius, *Arch. de mé-*

La solution doit être très claire et ne tenir en suspension ni cristaux, ni spores. L'aiguille de la seringue doit être lavée dans l'alcool avant et après chaque opération.

Il est bon de ne pas injecter au même endroit tout le sel de quinine que l'on veut faire absorber. Si, par exemple, on emploie une solution de chlorhydrate de quinine au dixième et que l'on veuille injecter un gramme de ce sel, on fera l'injection par cinq ou six piqûres en des points différents; en prévision des abcès, des gangrènes, ou des phlegmons qui peuvent se produire, on fera ces injections aux membres et non sur le tronc.

L'injection sous-cutanée d'un sel de quinine est suivie en général d'une douleur assez vive; il se forme souvent, au point d'injection, un petit noyau d'induration. Tantôt ce noyau se résorbe, tantôt on voit se produire un abcès ou bien une eschare sèche de la grandeur d'une pièce de cinquante centimes ou d'un franc, qui ne se détache que lentement. Il se forme quelquefois des eschares beaucoup plus étendues, voire même des phlegmons diffus; mais ces graves accidents sont tout à fait exceptionnels et ne se produisent que quand on néglige de prendre les précautions indiquées plus haut.

Faut-il prescrire des évacuants avant le sulfate de quinine? Est-il nécessaire de faire prendre le sulfate de quinine pendant l'apyrexie? Ces questions ont été agitées bien souvent, et la plupart des auteurs les ont résolues autrefois par l'affirmative.

Une réaction s'est produite dans ces dernières années, et je

decine navale, 1869. — Vinson, *Gazette hebdomadaire*, 16 octobre 1874. — Gubler, Féréol, *Société de thérapeutique*, 12 janvier 1876. — Dziewonski, *Étude clinique sur les injections hypodermiques de bromhydrate et de sulfovinate de quinine*, Thèse, Paris, 1878. — Jaillard, *Du sulfovinate de quinine au point de vue de la méthode hypodermique. Rec. mém. méd. militaire*, 1878, p. 607. — Dujardin-Beaumetz, *op. cit.*

crois que les médecins ayant la pratique des pays chauds sont aujourd'hui d'accord pour admettre : 1° que les évacuants sont inutiles au début du traitement des fièvres palustres alors même qu'il existe un embarras gastrique très prononcé, et qu'ils sont même nuisibles, s'ils retardent l'emploi du sulfate de quinine; on prescrira donc immédiatement les sels de quinine, quitte à revenir aux évacuants si l'embarras gastrique persiste après la disparition de la fièvre; 2° qu'il n'y a pas d'inconvénient à faire prendre le sulfate de quinine pendant le cours des paroxysmes fébriles.

Dans les accès graves, dans les continues palustres, on donne aujourd'hui le sulfate de quinine, sans se préoccuper, comme autrefois, d'attendre un intervalle d'apyrexie ou de rémission, et on se trouve très bien de cette pratique; dans le cas de fièvre intermittente, on peut de même faire prendre le sulfate de quinine pendant les paroxysmes, mais ici il y a avantage à attendre l'apyrexie : on ne doit pas songer à faire avorter un accès commencé; l'absorption du sulfate de quinine se fait peut-être plus difficilement pendant les accès que dans les intervalles d'apyrexie; enfin l'accès de fièvre donne lieu souvent à un malaise très considérable, et la solution de quinine administrée à ce moment peut provoquer des vomissements.

L'examen histologique du sang montre que c'est dans la période prodromique des accès et au début de ceux-ci que les microbes se trouvent en plus grand nombre dans le sang, de là une nouvelle indication de faire prendre le sulfate de quinine pendant les intervalles d'apyrexie qui séparent les accès.

A quelle dose et pendant combien de temps faut-il prescrire le sulfate de quinine aux malades atteints de fièvre palustre?

La prescription suivante est applicable dans l'immense majorité des cas :

1° Prendre, les deux premiers jours, 1 gramme à 1gr,50 de sulfate de quinine ;

2° Du troisième au huitième jour, prendre chaque jour 0gr,80 à 0gr,60 de sulfate de quinine ;

3° Se reposer du neuvième au quinzième jour, et ne prendre que du vin de quinquina ;

4° Du quinzième au vingtième jour, prendre de nouveau, et sans attendre le retour de la fièvre, 0gr,60 à 0gr,80 de sulfate de quinine par jour. Continuer le vin de quinquina ;

5° Du vingtième au vingt-cinquième jour, interrompre le sulfate de quinine, en continuant le vin de quinquina ;

6° Du vingt-cinquième au trentième jour, reprendre encore du sulfate de quinine, 0gr,60 à 0gr,80 par jour. Vin de quinquina.

Continuer ensuite le vin de quinquina pendant un mois au moins.

Si pendant le cours du traitement, il y a une rechute de fièvre, faire de nouveau un traitement complet.

Cette méthode, que l'on peut appeler méthode des traitements successifs, a pour avantage de rendre beaucoup plus rares les rechutes, qui sont presque constantes chez les malades atteints de fièvre intermittente et qui se produisent à courte échéance quand on se contente de couper la fièvre à l'aide de quelques doses de sulfate de quinine ; la quantité de sulfate de quinine nécessaire pour un cas de fièvre intermittente simple est de 12 à 15 grammes.

Il y a tout avantage, lorsqu'un malade est atteint de paludisme, à le traiter énergiquement dès le début : plus on attend, plus l'anémie se prononce, plus les parasites sont difficiles à détruire, plus on a de chances aussi de voir survenir des altérations viscérales, qui ne sont plus justiciables du quinquina. La dépense que nécessite la méthode des traitements successifs ne peut pas être mise en balance avec les avantages qu'elle procure.

L'examen histologique du sang fournit des données très utiles sur l'efficacité du traitement ; c'est en m'appuyant sur ces données que je suis arrivé à établir les règles précédentes pour l'administration du sulfate de quinine. D'une façon générale, on peut dire qu'on ne trouve plus aucun élément parasitaire dans le sang des malades qui prennent depuis huit jours du sulfate de quinine, à la dose de 0gr,80 à 0gr,60 par jour; cette règle comporte cependant quelques exceptions ; il m'est arrivé quelquefois de trouver encore des corps en croissant (corps n° 1) chez des paludiques en traitement depuis huit jours et plus, mais il s'agissait toujours de malades dont le sang, lors de leur entrée à l'hôpital, s'était montré tout particulièrement riche en éléments parasitaires.

L'examen histologique du sang permet aussi de constater que si on se contente de donner trois ou quatre doses de sulfate de quinine et qu'on ne revienne pas à la médication quinique au bout de quelques jours, les microbes ne tardent pas à reparaître dans le sang et à provoquer une rechute.

Le lecteur ne perdra pas de vue que les doses de sulfate de quinine précédemment indiquées, sont formulées pour des fièvres palustres d'Algérie, c'est-à-dire pour des fièvres qui présentent toujours un certain caractère de gravité.

Avant la découverte du quinquina, les fièvres intermittentes étaient très rebelles et aboutissaient le plus souvent à la cachexie, les accès pernicieux étaient presque toujours mortels, mais il est incontestable que beaucoup de paludiques finissaient par guérir. Aujourd'hui encore, dans les pays palustres, on voit des malades trop pauvres ou trop insouciants pour recourir aux soins du médecin (je citerai notamment les indigènes en Algérie) qui luttent contre la fièvre, sans l'aide du sulfate de quinine, et qui finissent quelquefois par en triompher. Il est donc certain que la fièvre palustre peut guérir, indépendamment de tout traitement par la quinine ; ce qui, du reste, s'accorde bien avec les faits que révèle l'examen du sang.

Nous savons qu'après les paroxysmes fébriles, les microbes apparaissent moins nombreux dans le sang, qu'ils peuvent même disparaître complètement de la circulation générale. Je citerai, comme exemple, l'observation XXIII. L'examen du sang fait le 30 août 1881, permet de constater l'existence d'éléments parasitaires en assez grand nombre : corps n° 1, n° 2, filaments mobiles libres ou adhérents aux corps n° 2 ; je ne prescris que du vin de quinquina, et contre mon attente la fièvre ne reparaît pas ; à l'examen fait le 9 septembre, je ne trouve plus dans le sang aucun élément parasitaire ; il est bien probable toutefois qu'il y a eu une rechute de fièvre après la sortie de l'hôpital.

Le type de la fièvre intermittente me paraît avoir peu d'importance au point de vue du traitement, qui peut être formulé de la même manière pour les fièvres quotidienne, tierce et quarte.

Le traitement des fièvres continues palustres diffère peu de celui qui convient aux fièvres intermittentes ; on devra seulement insister davantage sur le sulfate de quinine au début ; on prescrira 1gr,50 ou 2 grammes par jour de sulfate de quinine, jusqu'à ce que la fièvre soit tombée ; l'apyrexie se produit presque toujours du deuxième au troisième jour après que le traitement a été institué. Lorsque la fièvre persiste le quatrième jour, on peut affirmer à coup sûr qu'il ne s'agit pas d'une fièvre palustre et suspendre le traitement spécifique.

Quand la défervescence s'est produite et que, du reste, on n'a pas de doutes sur la nature palustre des accidents, il faut continuer le traitement indiqué plus haut à propos de la fièvre intermittente.

Dès qu'un malade atteint de fièvre intermittente ou de continue palustre, présente des symptômes insolites : délire, stupeur, sopor, vomissements et douleurs gastralgiques, tendance à l'algidité, etc..., la première chose à faire est d'insister sur la médication quinique. La dose de 2 grammes de sulfate de quinine dans les vingt-quatre heures est généralement suffisante ; mais il faut s'assurer par soi-même que le médicament est bien avalé et conservé ; si le malade se refuse à prendre la quinine ou bien s'il se produit des vomissements, il faut recourir sans retard aux injections hypodermiques, qui devront être employées également toutes les fois que la gravité de l'état du malade sera manifeste et qu'on n'aura pas pu intervenir dès le début des accidents. On peut employer concurremment la méthode par ingestion et la méthode hypodermique.

Il suffit, en général, pour conjurer un accès pernicieux d'injecter 1 gramme de chlorhydrate de quinine ou de sulfovinate ; si au bout de six ou huit heures il n'y a pas d'amélioration, on peut renouveler l'injection.

Faire prendre de la quinine à un malade atteint d'accès pernicieux, c'est remplir la première et la plus importante des indications, mais cela ne dispense pas le médecin de prescrire un traitement symptomatique, surtout s'il n'a pas été appelé à intervenir dès le début des accidents.

L'accès pernicieux algide me paraît être de tous les accidents pernicieux celui qui réclame la médication symptomatique la plus énergique en dehors du traitement par le sulfate de quinine. On pratiquera sur la peau des frictions sèches ou bien des frictions excitantes, à l'aide du liniment volatil camphré; on appliquera des sinapismes aux extrémités inférieures; on prescrira des boissons chaudes, excitantes, le thé alcoolisé par exemple, les stimulants diffusibles : l'éther, l'acétate d'ammoniaque sous forme de potions; ou mieux encore on pratiquera des injections hypodermiques d'éther (2 à 4 grammes d'éther sulfurique); ces injections hypodermiques d'éther rendent aussi de grands services chez les malades atteints d'accidents cholériformes.

Dans les cas de fièvre palustre grave avec état typhoïde et hyperthermie, les lotions froides ou les bains froids seront indiqués.

Chez les malades atteints d'accès comateux, lorsqu'il s'agit de sujets sanguins, vigoureux, et qu'on constate du reste les signes d'une forte congestion encéphalique, il est indiqué d'appliquer des sangsues aux apophyses mastoïdes, dans le but de prévenir des phlegmasies consécutives, plutôt que dans celui d'arrêter la marche des accidents pernicieux. Les applications froides sur la tête, les révulsifs aux extrémités, les purgatifs drastiques remplissent la même indication. Tous les auteurs sont aujourd'hui d'accord, pour condamner l'emploi des saignées générales dans le traitement des accidents pernicieux.

L'hydrate de chloral (4 grammes dans une potion gommeuse) est très utile pour calmer les paludiques atteints d'accès délirants et les paludiques alcooliques.

M. le docteur Vallin a employé avec succès le bromure de

potassium, qui, selon lui, diminue la gravité des accidents du paludisme, en agissant sur la sensibilité réflexe de la moelle. (E. Vallin, *De l'emploi du bromure de potassium comme adjuvant dans le traitement des fièvres intermittentes. Bulletin de thérapeutique*, 1873.)

Lorsqu'il existe des vomissements, les boissons gazeuses, le vin de Champagne, la glace sont indiqués ; une injection hypodermique de chlorhydrate de morphine (un centigramme) pratiquée à l'épigastre, réussit souvent à calmer les vomissements ; on prescrira l'opium à l'intérieur, s'il existe en même temps une diarrhée abondante ; enfin si les vomissements persistent, on pourra appliquer à l'épigastre un vésicatoire qui sera pansé ensuite à l'aide de la morphine.

Dans la fièvre bilieuse palustre, l'ipéca et le calomel rendent de grands services, mais ici encore la première indication est de faire prendre de la quinine. Dans la bilieuse hématurique, on a recommandé le tannin, le perchlorure de fer, les ventouses scarifiées à la région lombaire.

Lorsque les paludiques sont arrivés à la période de cachexie, le médecin a une double indication à remplir : 1° il doit s'opposer, autant que possible, à l'aide de la médication spécifique, à la repullulation des microbes dans le sang ; 2° il doit s'efforcer de combattre l'anémie et la faiblesse générale. J'ai insisté à plusieurs reprises sur la facilité avec laquelle les parasites se développent dans des organismes débilités, dont la force de résistance et la vitalité sont diminuées, il importe donc, pour chasser du sang les microbes du paludisme, de mettre l'organisme en état de lutter et de se défendre lui-même, si j'ose ainsi dire.

Le quinquina remplit très bien ces deux indications, aussi la plupart des auteurs sont-ils d'accord pour dire que dans le traitement de la cachexie palustre, il doit être préféré au sulfate de quinine lui-même. Le quinquina, s'il a des propriétés fébrifuges moins énergiques que le sulfate de quinine, jouit en effet de propriétés toniques que ne possède pas au même degré le sulfate de quinine.

On prescrira par exemple le vin de quinquina additionné d'extrait de quinquina.

Il est d'usage de faire prendre le vin de quinquina avant les repas, et en général cette méthode n'a pas d'inconvénients ; chez les sujets très affaiblis, dyspeptiques ou chez lesquels le quinquina provoque des aigreurs d'estomac, on peut, comme l'a conseillé M. Vallin, faire prendre le quinquina au milieu des repas ; le quinquina se mélange aux aliments et par suite il irrite moins la muqueuse, mais dans ces conditions l'absorption des principes actifs paraît être beaucoup moins complète que lorsque le quinquina est ingéré à jeun, et puis le quinquina ne joue plus que très incomplètement son rôle d'apéritif, qui est important. (Griesinger, *op. cit.*, p. 104. Note de M. Vallin.)

Le fer et l'arsenic sont très utiles dans le traitement de la cachexie palustre. L'acide arsénieux doit être prescrit à petite dose (5 à 15 milligrammes par jour), et pendant longtemps; on peut utiliser les solutions de Fowler et de Pearson.

L'hydrothérapie rend ici de très grands services; la douche froide peut, il est vrai, provoquer une rechute de fièvre; aussi faut-il avoir soin de ne prescrire les douches qu'après avoir fait prendre quelques doses de sulfate de quinine.

On prescrira d'abord des douches générales en pluie et si

le malade les supporte bien on y joindra des douches en jet sur la rate (1).

La douche froide en jet sur la région splénique me paraît être la meilleure médication que l'on puisse opposer à l'hypersplénie palustre.

Mossler a employé contre l'hypersplénie palustre l'application locale de la glace et les injections, dans le tissu même de la rate à travers la paroi abdominale, de liqueur de Fowler (1 centimètre cube de cette liqueur au dixième), ou d'une solution phéniquée au deux centième (*Deutsches Archiv.*, 1875, p. 409. Griesinger, *op. cit.*, p. 116. Note de M. Vallin). Est-il besoin d'ajouter que cette médication, qui peut entraîner des accidents graves, doit être proscrite?

Botkin a recommandé l'emploi de l'électricité dans le traitement de l'hypersplénie (*die Contractilität der Milz*, Berlin, 1874). Il paraît démontré que la rate normale ou simplemen congestionnée peut diminuer rapidement de volume sous l'influence du courant électrique, ce qui est facile à comprendre puisque la rate est un organe essentiellement vasculaire e que les vaisseaux en se contractant diminuent son volume; mais lorsque la rate des paludiques est simplement congestionnée, elle reprend assez facilement son volume sans qu'i soit nécessaire de recourir au courant électrique, et quand elle est fibreuse, l'électricité ne paraît pas avoir beaucoup d'action sur elle.

Il est bon, comme le dit Griesinger, de continuer à donner de temps en temps du sulfate de quinine, aux paludiques qui

(1) Voir Fleury, *Traité pratique raisonné d'hydrothérapie*, Paris, 1856. — Fourcade, *Du traitement des fièvres intermittentes par l'hydrothérapie*, Thèse, Paris, 1872.

sont atteints d'hypertrophie du foie et de la rate (*op. cit.*, p. 117).

Les eaux minérales alcalines, celles de Vichy notamment, donnent souvent de bons résultats, mais le médecin qui envoie un paludique à Vichy, doit savoir que l'excitation produite par les eaux, principalement par les bains, détermine souvent une rechute de fièvre ; on pourra donner le sulfate de quinine de manière à prévenir cette rechute, ou bien se contenter de faire prendre l'eau de Vichy à l'intérieur et à petite dose.

Les hydropisies qui ne se rattachent pas à une altération des reins et qui ne s'accompagnent pas d'albuminurie, se dissipent en général rapidement, dès que l'état général s'améliore ; on peut hâter leur disparition à l'aide des diurétiques.

Lorsqu'il existe de l'albuminurie et qu'il y a lieu de penser que le malade a une néphrite aiguë ou subaiguë, le régime lacté est indiqué, et il donne souvent d'excellents résultats.

La médication spécifique du paludisme réussit d'autant mieux que le malade est placé dans de meilleures conditions hygiéniques.

Parmi ces conditions, la plus importante est de soustraire le plus rapidement possible le malade à l'action du paludisme. On conseillera aux personnes qui habitent des localités insalubres d'abandonner ces localités au moins pendant la saison endémo-épidémique des fièvres. Un changement de climat produit en général les meilleurs résultats.

Il ne faudrait pas croire toutefois qu'un malade qui a pris la fièvre en Algérie, par exemple, se trouve guéri par le seul fait qu'il rentre en France : la fièvre récidive souvent pendant plusieurs mois ou même plusieurs années, après que le malade a quitté les localités fébrigènes, et le changement de climat ne peut figurer que parmi les conditions adjuvantes du traitement au même titre que la médication tonique et reconstituante.

Les individus affaiblis, anémiés par une ou plusieurs atteintes de fièvres palustres doivent éviter les fatigues et toutes les causes débilitantes ; une bonne alimentation leur est nécessaire.

Aucun des nombreux médicaments qui ont été préconisés comme *succédanés* de la quinine, ne mérite véritablement ce titre : aucun d'eux ne possède une efficacité comparable à celle de la quinine dans le traitement du paludisme, aussi est-ce à la quinine qu'on a recours toutes les fois qu'il s'agit de fièvres graves.

Les prétendus succédanés de la quinine n'ont jamais eu de vogue dans les pays chauds, là où l'endémie palustre sévit avec force ; c'est surtout dans le traitement des fièvres intermittentes légères des pays tempérés que ces médicaments ont été employés et qu'ils ont donné de faciles succès.

Le *sulfate de cinchonine* a l'avantage de coûter moins cher que le sulfate de quinine ; malheureusement son action fébrifuge ne peut pas être comparée à celle de la quinine, ainsi qu'en témoignent les expériences faites dans les hôpitaux militaires de l'Algérie et de Rome par L. Laveran, Goze, Wahu, Barby, Rouis, Folie-Desjardins, Vital, Maignen, Mayer, Michel Lévy. (Voir le résumé de ces travaux in *Rec. de mém. de méd. militaire*, 3e série, t. II.)

A Blidah, quatre-vingt-huit malades traités par l'expectation ont donné deux cent trente-cinq accès, en moyenne 2,68 ; cinquante-six, traités par le sulfate de quinine, ont donné cinquante accès, soit 0,9 en moyenne ; avec le sulfate de cinchonine, la moyenne des accès a été de 2,45 c'est-à-dire à peine inférieure à celle de l'expectation pure et simple. « L'action du sulfate de cinchonine, dit mon père, m'a paru d'autant moins efficace que les fièvres étaient et plus récentes et plus intenses. Pendant la saison épidémique son défaut d'efficacité ressortait de la simple observation et était d'autant plus frappant que je me suis abstenu de le donner dans les accès graves où le caractère pernicieux était imminent. » (L. Laveran, *Étude sur l'action comparée du sulfate de quinine, du sulfate de cinchonine et du quinium dans le traitement des fièvres intermittentes d'Afrique*, in *Gazette médicale de Paris*, 1856.)

Le *quinium* s'est montré encore moins actif que le sulfate de cinchonine; trente malades atteints d'accès récents et traités par le quinium ont eu soixante-quinze accès, ou 2,50 en moyenne, rapport très peu éloigné de celui qui avait été fourni par l'expectation.

En 1872, M. Briquet a essayé de réhabiliter le sulfate de cinchonine; M. Briquet reconnaît que le sulfate de cinchonine ne peut pas remplacer le sulfate de quinine dans le traitement des fièvres palustres des pays chauds; mais il pense qu'on peut utiliser ce sel pour le traitement des fièvres de France; voici les règles qu'il trace pour son emploi (*Académie de médecine*, séance du 1er octobre, 1872):

1° Donner le sulfate de cinchonine en solution, ou, si on le donne en poudre, faire prendre aussitôt après l'ingestion un verre d'une boisson acidulée;

2° Toujours fractionner les doses et les faire prendre en cinq ou six fois d'heure en heure;

3° Laisser entre la dernière prise et l'accès futur un intervalle de huit à douze heures.

La puissance toxique du sulfate de cinchonine est à peu près égale à celle du sulfate de quinine, on ne peut donc pas sans inconvénient augmenter les doses (1).

L'*arsenic* peut certainement rendre des services dans le traitement du paludisme ; j'ai déjà eu l'occasion de dire que l'acide arsénieux pris à petites doses était très utile dans le traitement de la cachexie palustre, mais il ne mérite nullement le titre de succédané du sulfate de quinine.

Boudin, qui a préconisé le traitement arsenical dans le paludisme, reconnaît du reste qu'il ne faut pas se contenter de substituer l'arsenic au sulfate de quinine. « Notre médication, dit-il, ne consiste nullement dans la simple substitution des préparations arsenicales à la quinine, mais bien dans une médication complexe, dans laquelle l'arsenic est secondé par deux puissants moyens : les vomitifs et le régime alimentaire. Les vomitifs combattent l'embarras gastrique et hâtent le retour de l'appétit; le régime alimentaire abrège la convalescence, combat la tendance aux récidives et les accidents consécutifs multiples qui se lient à l'appauvrissement du sang. » (Boudin, *Traité de géographie et de statistique médicales.*)

Voici les règles posées par Boudin :

1° Faire vomir le malade au début ;

2° Donner l'arsenic à dose fractionnée, c'est-à-dire en plusieurs prises, dont la dernière deux heures au moins avant l'accès à combattre ;

(1) Voyez Moutard-Martin, *Mémoire sur la valeur du sulfate de cinchonine dans le traitement des fièvres intermittentes*, 1860, in *Mém. de l'Académie de médecine*, t. XXIV, p. 447. — *Discussion sur le sulfate de cinchonine. Bulletin de l'Académie de médecine*, t. XXV, p. 563. — Delioux de Savignac, art. *Cinchonine* in *Diction Encyclop. des sc. méd.* — Laborde. Voir J. Simon, *les Succédanés en thérapeutique*, Thèse, Paris. 1883.

3° Profiter de la tolérance qui existe au début pour administrer la dose la plus forte d'arsenic et diminuer graduellement la dose à mesure que la tolérance baisse ;

4° Prendre le médicament pendant les phases d'apyrexie aussi bien que les jours de fièvre ;

5° Continuer le traitement pendant un temps proportionné à l'ancienneté de la maladie ;

6° Faire usage d'une alimentation substantielle et très abondante, de vin généreux, etc.

Boudin employait la solution suivante, qui est désignée encore sous le nom de *liqueur de Boudin :*

Acide arsénieux	1 partie.
Eau et vin blanc, de chaque	1000 parties.

Les malades supportent presque toujours très bien 3 à 4 centigrammes d'acide arsénieux dans les premiers jours du traitement. Boudin a prescrit jusqu'à *dix centigrammes* d'acide arsénieux dans les vingt-quatre heures; une pareille dose peut amener de très graves accidents et la hardiesse avec laquelle Boudin maniait l'acide arsénieux ne doit pas être imitée.

Sistach s'est fait après Boudin le défenseur de l'arsenic dans le traitement des fièvres palustres. (*Recueil de mém. de méd. milit.*, 1861, 3ᵉ série, t. V, et *Archives générales de médecine*, 1875.)

Il paraît démontré aujourd'hui que si l'acide arsénieux donne de bons résultats dans le traitement du paludisme, c'est beaucoup plus en vertu de ses propriétés toniques qu'en vertu d'une action spécifique comparable à celle de la quinine. (Voir le rapport de M. Moutard-Martin sur un travail de M. Sistach, *Académie de médecine*, séance du 12 mai 1874.)

L'emploi de l'acide arsénieux me paraît être formellement contre-indiqué dans les formes aigues du paludisme, surtout dans les pays chauds et pendant la période endémo-épidémique, alors qu'on peut craindre la transformation de l'accès le plus simple en apparence en accès pernicieux. L'acide arsénieux est au contraire indiqué dans les fièvres intermittentes rebelles et dans la cachexie palustre.

Le *soufre* et l'*iode*, qui sont des métalloides voisins de l'arsenic et qui, comme l'arsenic, sont des parasiticides très énergiques, devaient naturellement attirer l'attention des expérimentateurs.

Polli ayant constaté que les propriétés antiputrides de l'acide sulfureux sont conservées dans les sulfites alcalins ou terreux, en a conclu que les sulfites étaient indiqués dans les maladies zymotiques, notamment dans les fièvres palustres. (Polli, *Sulle malattie da fermento morbifico*, Milan, 1864.)

La médication de la fièvre palustre par les sulfites ne paraît pas avoir donné de résultats bien satisfaisants ; les faits rapportés par Polli lui-même sont très peu convaincants. (C. Paul, *Bulletin gén. de thérapeutique*, 1865, t. LXIX. — L. Colin, *Traité des fièvres intermittentes*, p. 402.)

La médication iodée a été préconisée à plusieurs reprises pour le traitement des fièvres intermittentes; notamment par Boinet (*Traité d'iodothérapie*), par le Dr F. de Willebrand, professeur à l'Université d'Helsingfors (*Archives gén. de médecine*, 1869, t. II, p. 16), par MM. Barilleau, de Poitiers, et Seguin, d'Albi, et dans ces dernières années par plusieurs médecins italiens, Cantani, Regnoli, L. Concetti (*Gaz. degli Ospitali*, 1883, n° 58, p. 459).

La formule recommandée par F. de Willebrand est la suivante :

Iode..................................	1 gramme.
Iodure de potassium......................	2 grammes.
Eau distillée............................	10 grammes.

Prendre toutes les deux heures dans un demi-verre d'eau 5 gouttes de cette solution.

Le Dr L. Concetti donne de 24 à 36 gouttes de teinture d'iode dans 60 grammes d'eau distillée à prendre en trois fois avant les accès.

L'action de l'iode paraît être une action tonique comparable à celle de l'arsenic; la médication iodée, comme la médication arsenicale, n'est pas applicable dans les fièvres récentes ni dans les formes graves. L'iode n'est absorbé qu'à l'état d'iodures alcalins et il ne peut être donné qu'à petites doses; on s'explique donc qu'il ne tue pas les microbes du paludisme dans le sang, comme il tue des infusoires dans une infusion végétale.

La *strychnine* et la *noix vomique*, qui ont été préconisées, notamment par le Dr Pearson-Nash (*the Lancet*, 1867), paraissent devoir prendre rang aussi à côté de l'arsenic parmi les médicaments qui, grâce à leurs propriétés toniques, rendent des services dans le traitement des fièvres palustres rebelles et de la cachexie palustre, mais dont les vertus fébrifuges sont très problématiques.

Binz a conseillé la *bébeerine* alcaloïde extraite de l'écorce du *nectandra Rodiei* (*laurinées*). Cette substance a des propriétés analogues à celles de la quinine: comme elle, elle tue rapidement les infusoires. La *pipérine* à la dose de 50 à 75 centigrammes, et le sulfate de *bébeerine*, à la dose de 25 à 75 centigrammes, sont encore, dit Griesinger, les meilleurs remèdes incertains qui ont été proposés comme succédanés de la quinine.

On a encore préconisé la *salicine*, la *gentiane*, l'*écorce de simarouba*, la *quassia amara*, l'*écorce de chêne*, le *tannin*, l'*eucalyptus*, et bon nombre d'autres substances qui ne méritent aucune confiance.

PROPHYLAXIE

La prophylaxie du paludisme comprend :

1° Les mesures ayant pour but de combattre l'endémie palustre elle-même, et d'assainir les localités dans lesquelles règne cette endémie ;

2° Les mesures destinées à préserver des fièvres les personnes qui habitent des localités palustres ou qui sont obligées d'y séjourner quelque temps.

Assainissement des localités palustres. — Est-il possible d'assainir des localités, des contrées dans lesquelles l'endémie palustre règne avec intensité ?

La réponse à cette question n'est pas douteuse ; des faits en grand nombre montrent que des localités, des contrées entières, autrefois ravagées par les fièvres palustres, se trouvent aujourd'hui dans d'excellentes conditions de salubrité, j'ai déjà eu l'occasion de citer quelques-uns de ces faits (chapitre I, p. 3) et je crois inutile d'y revenir.

Les conditions favorables au développement du paludisme étant connues (chapitre I), il est facile d'en déduire les mesures qui doivent être conseillées pour assainir le sol.

Nous avons vu, par exemple, qu'un sol toujours humide, que des marécages et des eaux stagnantes fournissaient au paludisme son milieu de prédilection ; il était donc à prévoir qu'une des mesures prophylactiques les plus efficaces contre le paludisme serait de dessécher le sol et d'empêcher la formation des marécages.

Faciliter l'écoulement des eaux pluviales, pratiquer des tranchées, drainer le sol, construire des digues qui empêchent les rivières de déborder, et l'eau de mer d'envahir les côtes dont le niveau est inférieur à celui de la mer, empêcher le mélange dans des marigots de l'eau douce et de l'eau salée, telles sont en effet les premières mesures à conseiller pour combattre l'endémie palustre.

Le dessèchement des marais a donné maintes fois d'excellents résultats ; il faut bien savoir toutefois que cette opération, si elle est mal faite ou faite incomplètement, peut aggraver l'endémie palustre, loin de la faire disparaître. Un étang ou un marais est beaucoup moins dangereux, quand il est couvert d'eau que lorsqu'on vient à le vider et que la vase qui en forme le fond reste exposée à l'air.

Ce serait, par exemple, rendre un très mauvais service à une localité palustre située près d'un étang, que de faire écouler l'eau de cet étang surtout pendant l'été ; on s'efforcera au contraire à l'aide de barrages de maintenir l'eau au même niveau. On sait que Lancisi arrêta une grave épidémie de fièvres palustres qui sévissait sur la population de Rome, en faisant inonder les fossés du fort Saint-Ange ; le même moyen a été employé plusieurs fois avec succès en Hollande.

Les marais salants qui, lorsqu'ils sont bien entretenus et couverts d'eau, n'engendrent jamais les fièvres palustres, deviennent au contraire une cause d'insalubrité notoire, lorsqu'ils sont abandonnés et qu'ils se dessèchent en partie. (Mélier, *Rapport sur les marais salants. Bulletin de l'Acad. de méd.*, t. XIII, p. 281. — L. Colin, *Traité des fièvres intermittentes*, p. 465.)

Les travaux de desséchement des marais, de curage des étangs, des canaux ou des fossés devront être menés rapidement et ne seront jamais effectués pendant la période endémo-épidémique des fièvres. Nous savons que les microbes du paludisme ont, comme la plupart des animaux inférieurs, une période d'hibernation, qui, en Algérie, va de décembre à juin ; il faut savoir profiter de ce sommeil du paludisme pour le combattre sans danger.

Le drainage du sol donne d'excellents résultats : grâce à lui des contrées entières ravagées autrefois par le paludisme, jouissent aujourd'hui d'une salubrité très grande.

« Les fièvres d'accès, dit Graves (*Clinique médicale*, Traduct. de Jaccoud, 3e édition, t. I, p. 109), étaient anciennement très communes dans certains cantons marécageux voisins de Dublin : aussi à l'époque où je faisais mes études médicales, il y avait constamment dans les hôpitaux des cas plus ou moins nombreux de fièvre intermittente ; mais aujourd'hui les bas-fonds du sol ont été drainés, et les fièvres maremmatiques ont entièrement disparu. » Et un peu plus loin (p. 112) Graves ajoute : « De toutes les maladies que produisent les contrées marécageuses, la fièvre intermittente est la plus importante et son extinction est la plus saisissante, la plus éloquente de toutes les modifications causées par le drainage. »

Voici, d'après M. Barral, les principaux signes qui indiquent qu'une terre a besoin d'être drainée : la terre forte et grasse s'attache aux souliers, les pieds des hommes et des chevaux laissent des cavités dans lesquelles l'eau demeure comme dans de petites citernes, le soleil forme une croûte dure légèrement fendillée, un bâton enfoncé dans le sol à une profondeur de 40 à 50 centimètres forme un trou qui ressemble à une sorte de puits au fond duquel on aperçoit de l'eau stagnante. (Barral, *Drainage, irrigations, engrais*, Paris, 1860, t. I, p. 109, cité par Duboué, *Traité de l'impaludisme*, Paris, 1867, p. 105.)

Le drainage n'a pas seulement pour avantage d'assainir le sol, il augmente beaucoup sa fertilité et sa valeur, et il doit être regardé comme une des plus importantes améliorations foncières que l'on puisse exécuter. (Barral.)

Les arbres et les plantes suffisent à drainer le sol quand il n'est pas trop humide, aussi la culture du sol est elle regardée à juste titre comme un des meilleurs moyens d'assainir les localités palustres.

Les arbres et les plantes qui se développent le plus rapidement sont ceux qu'on devra préférer. L'eucalyptus globulus a été recommandé d'une manière toute spéciale dans ces dernières années, et il est certain que les plantations d'eucalyptus ont donné d'excellents résultats notamment en Corse (Regulus Carlotti, *Du mauvais air en Corse*, Ajaccio, 1869) en Algérie, aux environs de Bône et de Philippeville, et dans la campagne Romaine.

M. le sénateur Torelli, dans un rapport présenté au Sénat italien, sur l'amélioration des régions où règne la malaria (1), signale le fait suivant, qui montre bien l'heureuse influence exercée par les plantations d'eucalyptus :

Il existe, près de Rome, hors la porte d'Ostie, dans le lieu dit des *Trois-Fontaines*, un couvent qui, en 1868, était abandonné depuis longtemps à cause de son insalubrité, et qui portait le nom significatif de *Tomba*. En 1868, le pape Pie IX donna ce

(1) Torelli, *Rapport au Sénat sur l'amélioration des régions où règne la malaria*, 11 juin 1880 — Voir aussi à ce sujet : Ortal, *De l'eucalyptus globulus*, Thèse, Paris, 1874. — Gimbert (de Cannes), *Gazette hebdomadaire*, 1875, p. 340.

couvent aux trappistes, qui en prirent possession, mais dans des conditions déplorables. Dans les premières années, ce séjour était si malsain, que les religieux ne pouvaient pas y coucher; ils rentraient le soir à Rome et ne retournaient aux Trois-Fontaines qu'après le lever du soleil. Les premières plantations d'eucalyptus furent faites en 1869. En 1876, l'amélioration était déjà telle, que les trappistes pouvaient habiter le couvent pendant la nuit sans être atteints de fièvre. En 1877, quand la Commission du Sénat visita cet endroit, le nombre des eucalyptus dépassait 2,500. La Commission, frappée des résultats obtenus, proposa de céder aux trappistes un espace de 400 hectares, situé près de leur couvent, à charge d'y planter 100,000 eucalyptus en dix ans. En 1879, les plantations d'eucalyptus souffrirent beaucoup du froid, mais les années suivantes les trappistes plantèrent 25,000 eucalyptus par an; à la fin de 1881, il y avait déjà 55,000 eucalyptus aux Trois-Fontaines, et les fièvres palustres devenaient de plus en plus rares.

L'eucalyptus globulus agit-il simplement comme les autres arbres en drainant et en desséchant le sol? et s'il assainit le sol plus rapidement que ne font les autres arbres, est-ce uniquement parce que sa croissance est plus rapide, ou bien faut-il admettre que l'eucalyptus a des vertus spéciales, et qu'il jouit de la propriété de détruire ou d'éloigner les microbes du paludisme? Cette dernière hypothèse n'a rien d'invraisemblable, mais ce n'est encore qu'une hypothèse.

Nous avons vu que l'infection palustre se faisait souvent par les eaux potables, et que, dans certaines localités, les fièvres palustres avaient disparu quand on avait pu fournir une eau pure et de bonne qualité aux populations, qui faisaient usage auparavant d'une eau croupissante.

Une des mesures prophylactiques les plus utiles contre l'endémie palustre sera donc de faire arriver dans les localités palustres de l'eau prise dans des localités saines.

En dehors du desséchement du sol et de la culture, existe-t-il d'autres moyens d'assainir des localités palustres?

M. d'Abbadie a signalé l'influence des soufrières sur le paludisme; il résulte des faits cités par cet observateur que les émanations sulfureuses qui se produisent au voisinage des soufrières ont des effets très favorables dans les pays à malaria (*Communic. à l'Acad. des sciences*, séance du 18 septembre 1882).

Cette action de l'acide sulfureux s'explique bien, étant donnée la nature parasitaire des fièvres palustres. Il ne semble pas malheureusement que l'on puisse l'utiliser pour la prophylaxie générale du paludisme.

La terre et les plantes prises dans une localité palustre, peuvent très probablement, lorsqu'elles sont transportées dans une localité jusqu'alors indemne de paludisme, mais qui présente des conditions favorables à son développement, faire naître cette endémie.

Il serait donc possible dans certaines conditions spéciales, de prendre des mesures pour empêcher l'importation du paludisme d'une localité dans une autre, comme on prend en ce moment des mesures pour s'opposer à l'importation du phylloxéra de France en Algérie.

Le paludisme tend à décroître à mesure que le monde se civilise et se peuple davantage, à mesure que la richesse augmente, que les travaux d'art se multiplient, et que la culture du sol fait des progrès ; mais il dispose encore de très vastes domaines, non seulement en Afrique, en Asie et en Amérique, mais en Europe même, au centre des pays les plus civilisés.

L'exemple des marais Pontins montre combien il est difficile de triompher de l'endémie palustre quand elle s'est fortement implantée dans une contrée aussi favorable à son développement que l'est la campagne Romaine.

Les nombreuses tentatives faites à diverses époques pour assainir la campagne Romaine, n'ont donné que des résultats partiels et incomplets. La plus grande partie de cette vaste plaine reste inhabitable; le voyageur qui la traverse y cherche en vain un village florissant et il s'étonne de trouver ce désert aux portes d'une grande ville; à l'époque de la moisson, les travailleurs descendent des montagnes de la Sabine et, leur travail fini, les regagnent au plus vite. (De Tournon, *Études statistiques sur Rome*. — L. Colin, *Traité des fièvres intermittentes*, p. 484.)

Prophylaxie individuelle. — Le premier conseil à donner à une personne qui est appelée à vivre dans un pays palustre est de bien choisir son habitation.

Nous avons vu (chapitre I) que dans une même ville on trouvait souvent des quartiers très sains, à côté de quartiers notoirement insalubres; les parties les plus élevées d'une ville, les rues les plus centrales, les plus habitées, donnent le maximum de préservation contre les maladies palustres et doivent être par conséquent recherchées; on évitera au contraire les habitations qui sont situées dans les parties basses des localités palustres, sur les bords des cours d'eau, et celles qui sont isolées dans la campagne.

Le voyageur et le soldat qui sont obligés de traverser les localités marécageuses, et souvent d'y camper, doivent choisir avec soin les lieux dans lesquels ils dresseront leurs tentes;

ils doivent résister à l'attrait des rives fleuries et ombragées des rivières et gagner, surtout le soir, les hauteurs les plus voisines.

Dans les contrées les plus insalubres on trouve presque toujours des montagnes ou des collines qui sont à l'abri du paludisme et dans lesquelles on peut se réfugier au moins pendant la saison des fièvres. Les stations sanitaires établies par les Anglais sur les contreforts de l'Himalaya rendent à ce point de vue les plus grands services.

Nous savons que les fièvres palustres ne règnent que pendant une partie de l'année dite, à cause de cela, période endémo-épidémique ; en Algérie, par exemple, et en Italie on ne contracte presque jamais la fièvre pendant les mois de décembre à juin ; pendant ces six mois d'hiver on peut vivre sans se préoccuper du paludisme, et le voyageur qui dispose de son temps à son gré, doit choisir cette époque pour visiter les pays palustres. C'est aussi cette période de l'année qu'il conviendra de choisir pour envoyer des troupes dans les pays palustres et pour y faire des expéditions.

Lorsqu'on est obligé de séjourner pendant la saison endémo-épidémique dans les foyers palustres, il faut s'astreindre à des règles sévères, qui, bien comprises et bien suivies, sont d'une efficacité incontestable.

On évitera de fréquenter les principaux foyers du paludisme et surtout d'y séjourner la nuit ; tels sont les bords des marais et les rives fangeuses des rivières. Les ouvriers, les moissonneurs obligés de travailler dans les plaines insalubres devront regagner le soir les centres d'habitation ou les hauteurs, s'il y en a à proximité ; on sait qu'une altitude de 300 à 400 mètres suffit en général pour défendre contre la malaria ceux qui l'habitent. Les marins trouveront dans leurs vaisseaux un abri excellent.

Les travaux de défrichement, de culture, de terrassement, ne seront pas entrepris pendant la saison endémo-épidémique et ceux de ces travaux qu'il est indispensable de faire en cette saison, seront confiés de préférence aux indigènes des pays palustres et aux nègres quand la chose sera faisable.

L'eau qui sert à la boisson doit être, dans les localités palustres et pendant la période endémo-épidémique, l'objet d'une scrupuleuse attention. Si on ne peut pas se procurer des eaux parfaitement pures, provenant de localités non infectées par le paludisme (telles sont les eaux que les magnifiques aqueducs construits par les Romains vont chercher jusque dans les montagnes pour les déverser au centre de la ville de Rome), si on n'a pas à sa disposition une eau minérale naturelle, comme l'eau de Saint-Galmier, il faudra se résigner à ne boire que de l'eau filtrée et bouillie.

L'infusion légère de thé constitue une boisson hygiénique excellente dans les pays palustres, à cause de ses propriétés toniques et plus encore parce qu'il est nécessaire, pour la préparer, de soumettre l'eau à une ébullition prolongée, qui détruit tous les germes animés ; cette boisson rend de grands services aux troupes en campagne, et en rendrait de plus grands encore, s'il était possible d'obtenir du soldat qu'il s'en contentât et qu'il ne s'abreuvât pas au premier ruisseau venu.

Une décoction ou une macération légère de quinquina serait aussi une boisson excellente dans les pays palustres pendant la période endémo-épidémique ; nous avons vu qu'il suffisait d'ajouter dans une infusion végétale quelques parcelles de quinquina pour empêcher le développement des infusoires dans ce liquide ou pour détruire ceux qui s'y trouvaient. Le microbe du paludisme, qui se montre particulièrement sensible au quinquina, est détruit dans l'eau potable additionnée de quinquina, de plus la quinine qui est absorbée avec l'eau, peut détruire dans le tube digestif ou même dans le sang, les microbes qui auraient pénétré par une autre voie.

Le quinquina et le sulfate de quinine à petite dose, ont été administrés souvent à titre de médication préventive des fièvres palustres, et on peut dire que cette médication a donné en général d'excellents résultats ; le nombre des adhésions qu'elle a recueillies est déjà considérable et les faits cités en sa faveur, notamment par les médecins anglais et américains, sont très probants.

C'est une vérité généralement admise parmi les praticiens américains, que la quinine administrée régulièrement, tous les jours à la dose de 15 à 30 centigrammes, préserve souvent de la fièvre les individus qui séjournent dans les contrées palustres ; telle est l'opinion de G. B. Wood et de Van Buren, qui, dans son rapport à la Commission sanitaire des États-Unis, cite un grand nombre de faits qui témoignent en faveur de l'action prophylactique du quinquina. (*Essais d'hygiène et de thérapeutique médicales*, traduction de Evans. Paris, 1865, p. 39.)

Dans la marine anglaise on emploie souvent le vin de quinquina et le sulfate de quinine à titre préventif. « Conformément au neuvième article des instructions données aux médecins de la marine royale, dit M. Al. Bryson, on observe les règles suivantes chaque fois que, dans les régions tropicales, on envoie des hommes à terre pour y chercher de l'eau ou des vivres, ou pour y être employés à un labeur fatigant : au moment où, le matin, les hommes quittent le navire, et le soir quand ils reviennent, le médecin administre à chacun d'eux, une drachme d'écorce de quinquina pulvérisée dans un demi-verre de vin; après avoir pris le médicament, chaque homme reçoit un demi-verre de vin pur, qu'il boit immédiatement. Quand le vin manque à bord, on le remplace par de l'eau-de-vie étendue d'eau. »

Pour démontrer les effets salutaires de cette mesure, l'auteur cite les faits suivants : « Vingt matelots et un officier devaient être envoyés à Sierra-Leone, pour y travailler pendant la journée; aux matelots on administra l'écorce de quinquina, l'officier refusa d'en prendre : ce fut la seule personne qui eut la fièvre. Plus tard, on détacha deux chaloupes de l'Hydra pour explorer la rivière Sherbo ; elles restèrent absentes pendant une quinzaine ; chaque jour les hommes prirent du quinquina dans du vin, conformément aux instructions qu'ils avaient reçues. Pas un seul homme ne fut atteint de la fièvre, quoique la région explorée passât pour une des plus insalubres de la côte. L'équipage d'une troisième chaloupe séjourna pendant deux jours seulement dans la même région et à la même époque; les hommes n'avaient pas pris de quinquina, tous furent attaqués, excepté l'officier qui commandait la chaloupe. » (Bryson, cité par Van Buren, *op. cit.*)

Sur la proposition de M. Bryson, le sulfate de quinine a été substitué au quinquina en poudre dans les stations de la côte d'Afrique. On verse une forte solution alcoolique de sulfate de quinine dans plusieurs fûts de vin de manière que 30 grammes de vin renferment environ 0gr,25 de sulfate de quinine ; les rapports de MM. Sibbald, Heath, Henderson, F. Huppart, L. J. Hayne, médecins de la marine royale anglaise sont très favorables à cette manière de faire. (V. van Buren, *op., cit.*)

La quinine et la cinchonine ont été employées à titre prophylactique pendant la guerre de la Sécession, lorsque les troupes étaient appelées à occuper des postes très insalubres, et d'après Hammond les résultats ont été très favorables.

Jilek de Pola rapporte le fait suivant : sept cent trente-six soldats, étaient logés dans une même caserne, dans une localité palustre ; sur cinq cents d'entre eux qui prirent chaque matin 0gr, 10 de sulfate de quinine, dix-huit pour cent seulement eurent des fièvres légères avec récidives rares ; les deux cent trente-six soldats qui n'avaient pas pris de sulfate de quinine, fournirent vingt-huit cas de fièvre par cent hommes. (*Wochenbl, der Gesellsch. d. Wien. Aertz*, 1870, nº 17). Hertz d'Amsterdam, a cité des faits qui confirment ces résultats. (*Handbuch von Ziemssen*, p. 620. — Vallin, in Griesinger, *op. cit.*, p. 98, note.)

M. le Dr Gestin a observé le fait suivant : « A Assinie (côte ouest d'Afrique), les officiers de la *Pénélope* firent une excursion dans la rivière marécageuse de Tanoë, qui vient se jeter dans le lac d'Ahy ; tous avaient pris par précaution du sulfate de quinine ; un seul, commissaire de marine, se fiant à son immunité habituelle, s'en abstint ; huit jours après il fut pris de violents accès de fièvre intermittente bilieuse ; deux seulement, parmi les autres, éprouvèrent un léger malaise. » (Fonssagrives, *Hygiène navale*, p. 224.)

M. le Dr Thorel a pu parcourir impunément, les localités les plus insalubres du Mékong grâce au sulfate de quinine pris à la dose de 0gr,60 à 0gr,80 par semaine ; ceux de ses compagnons qui s'étaient astreints à la même précaution, échappèrent comme lui aux fièvres palustres. (*Notes médicales du voyage d'exploration du Mékong*, Thèse, Paris, 1870.)

Il ne peut pas être question de distribuer du sulfate de quinine à toute la population d'une ville ou d'un village, à tout un corps d'armée ; mais lorsque des ouvriers doivent faire un travail qui les expose tout particulièrement au paludisme, lorsque des voyageurs doivent traverser une contrée très insalubre, lorsqu'un poste doit être établi dans un foyer palustre, il est indiqué de prescrire le sulfate de quinine comme prophylactique.

M. Tommasi Crudeli a employé la médication arsenicale à titre préventif ; les expériences ont été faites sur des ouvriers et des employés des chemins de fer italiens (*Rapport présenté au ministre de l'Agriculture*, le 18 mars 1883, cité par M. Bouley, *Les maladies contagieuses et les médications préventives Revue scientifique*, 14 juillet 1883). Le résultat de ces expériences est résumé ainsi qu'il suit : « Sur quatre cent cinquante-cinq individus soumis à la médication arsenicale, trois cent trente-huit se guérirent des fièvres qu'ils avaient ou bien furent totalement préservés ; pour quarante-trois le résultat fut négatif, et douteux pour soixante-quatorze. »

Il me semble que ces faits et les faits analogues cités par M. Tommasi Crudeli, ne sont pas des plus probants, et que ces expériences n'ont pas été conduites avec toute la précision désirable. Il s'agissait de constater la valeur prophylactique de la médication arsenicale, il fallait donc exclure d'abord tous les individus ayant déjà eu la fièvre, puis former deux groupes d'individus pris dans les mêmes conditions, et soumettre un de ces groupes à la médication arsenicale, tandis que l'autre aurait servi à la contre épreuve. Il est possible du reste que l'arsenic pris à petite dose rende des services dans la prophylaxie des fièvres palustres, au même titre que tous les médicaments toniques et reconstituants : le café, l'alcool à petites doses, la noix vomique, etc.

D'après M. Mazzolini, les sulfites alcalins seraient employés avec avantage, à titre de médication préventive du paludisme. (Bouley, *op.*, *cit.*) Les faits allégués en faveur de cette action des sulfites ne paraissent pas devoir entraîner la conviction.

Toutes les causes débilitantes favorisent l'éclosion du paludisme, telles sont les grandes fatigues, les privations, une alimentation insuffisante, etc.

Maillot (*op. cit.*, p. 266) et M. Duboué font remarquer avec raison que le paludisme s'observe beaucoup plus souvent chez les pauvres que chez les riches. « Les huit dixièmes des cas d'impaludisme que j'ai observés, écrit M. Duboué, je les ai vus dans la classe peu aisée ou misérable, et les quelques exemples que j'ai notés parmi les gens riches, s'expliquent presque toujours par des imprudences hygiéniques, des excès de chagrin ou de travail ou d'autres causes débilitantes, qu'il est inutile d'énumérer. » (*De l'impaludisme*, Paris, 1867.)

On évitera surtout pendant la saison endémo-épidémique les grandes fatigues, les excès de toute sorte, les refroidissements et aussi l'exposition prolongée en plein soleil ; on fera usage d'une alimentation tonique.

Les alcooliques, très dangereux dans les pays chauds quand on en abuse, sont au contraire très utiles pris à dose modérée, pour combattre l'affaiblissement produit par la chaleur; on en peut dire autant des épices et des condiments, qui sont utiles pour combattre l'atonie des voies digestives ; mais qui, pris en excès, peuvent devenir très nuisibles.

Le café, en vertu de ses propriétés toniques, constitue une boisson excellente dans les pays chauds, aussi les Orientaux en font-ils une très grande consommation ; l'infusion de café, comme l'infusion de thé, a, en outre, cet avantage d'obliger à faire bouillir l'eau et à la purifier par conséquent.

Les personnes qui ont déjà eu une ou plusieurs atteintes de fièvre intermittente, doivent redoubler de précautions pour éviter une rechute toujours à craindre, surtout si l'anémie est persistante. Elles feront sagement de prendre du vin de quinquina ou de l'arsenic, ou bien encore de se soumettre à un traitement hydrothérapique, et, au moindre malaise, de recourir au sulfate de quinine.

Le changement de climat est la mesure la plus efficace pour éviter les rechutes de fièvre.

Peut-on s'acclimater dans les pays palustres ? Une première atteinte de fièvre intermittente, loin de donner l'immunité, comme il arrive pour la fièvre jaune, par exemple, constitue au contraire une prédisposition très marquée pour une nouvelle atteinte, en admettant même qu'un traitement bien dirigé ait détruit complètement les parasites qui s'étaient introduits une première fois dans le sang. Tous les auteurs sont aujourd'hui d'accord pour dire qu'on ne s'habitue pas au paludisme, et, pour admettre, contrairement à ce qu'on croyait autrefois, que la meilleure manière de réduire la mortalité des troupes qui occupent des postes insalubres dans les pays chauds, consiste à relever souvent ces troupes ; c'est ainsi que la garnison de Mayotte est relevée tous les six mois.

Les personnes qui vivent dans les pays palustres acquièrent quelquefois, après avoir subi plusieurs atteintes de fièvre, une certaine assuétude au paludisme, que l'on peut comparer à celle des indigènes de ces pays ; mais cette assuétude ne s'acquiert le plus souvent qu'au prix d'une déchéance de l'organisme ou d'une véritable cachexie.

TABLE DES MATIÈRES

CHAPITRE II

ANATOMIE PATHOLOGIQUE

CHAPITRE III

LES MICROBES DU PALUDISME

CHAPITRE IV

MANIFESTATIONS CLINIQUES DU PALUDISME

CHAPITRE V

MANIFESTATIONS CLINIQUES DU PALUDISME (*Suite*)

CHAPITRE VI

COMPLICATIONS ET MALADIES INTERCURRENTES

CHAPITRE VII

DIAGNOSTIC. PRONOSTIC

CHAPITRE VIII

PATHOGÉNIE

Pages

CHAPITRE IX

TRAITEMENT. PROPHYLAXIE

TABLE DES OBSERVATIONS

4149. — Tours, imp. Rouillé-Ladevèze, rue Chaude, 6.

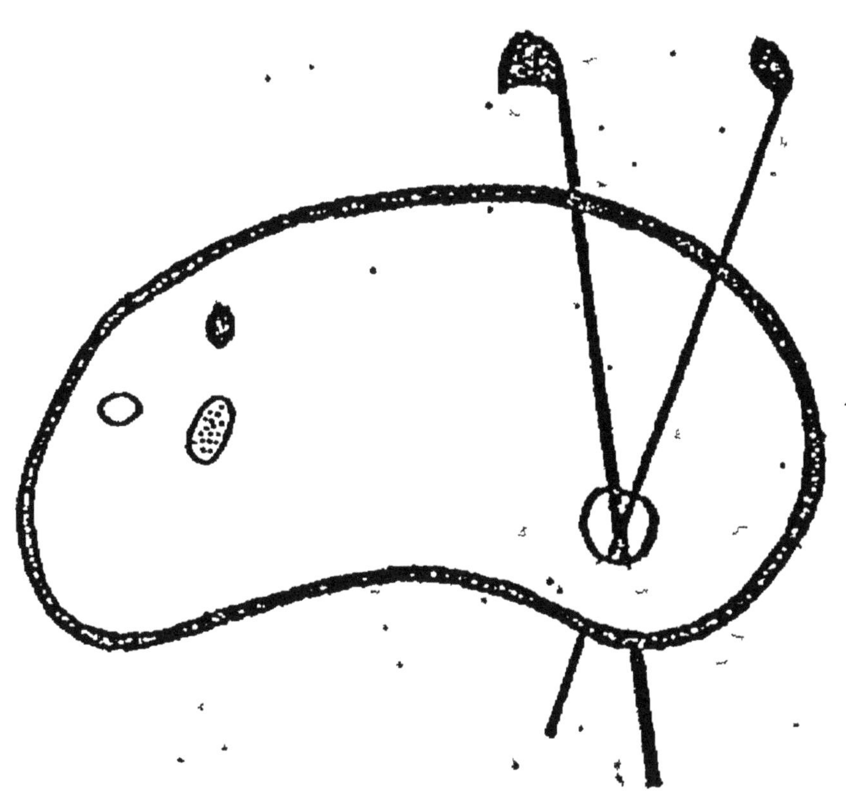

www.ingramcontent.com/pod-product-compliance
Ingram Content Group UK Ltd.
Pitfield, Milton Keynes, MK11 3LW, UK
UKHW012001240726
13965UKWH00001B/78

9 782013 598545